3.ª EDICIÓN

Manual de
Ictus

3.ª EDICIÓN

Manual de
Ictus

David O. Wiebers, M.D.

Emeritus Professor of Neurology
Mayo Clinic College of Medicine
Consultant Emeritus, Departments of Neurology and Health Sciences Research
Mayo Clinic and Mayo Foundation
Rochester, Minnesota

Valery L. Feigin, M.D., D.SC.

Professor of Neurology and Epidemiology
Director, National Institute for Stroke and Applied Neurosciences
Auckland University of Technology
Auckland, New Zealand

Robert D. Brown, Jr., M.D., M.P.H.

Professor of Neurology
Mayo Clinic College of Medicine
John T. and Lillian Mathews Professor of Neuroscience
Consultant, Department of Neurology
Mayo Clinic and Mayo Foundation
Rochester, Minnesota

Prólogo de

Jack P. Whisnant, M.D. (1924-2015)

Emeritus Professor of Neurology
Mayo Clinic College of Medicine
Consultant Emeritus, Departments of Neurology and Health Sciences Research
Mayo Clinic and Mayo Foundation
Rochester, Minnesota

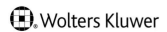. Wolters Kluwer

Philadelphia • Baltimore • New York • London
Buenos Aires • Hong Kong • Sydney • Tokyo

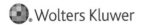

Av. Carrilet, 3, 9.a planta, Edificio D - Ciutat de la Justícia
08902 L'Hospitalet de Llobregat, Barcelona (España)
Tel.: 93 344 47 18   Fax: 93 344 47 16   e-mail: consultas@wolterskluwer.com

Revisión científica
Juan Pablo Venzor Castellanos
Médico Cirujano - Universidad Nacional Autónoma de México (UNAM)
Médico Internista - Neurólogo (UNAM)
Alta Especialidad en Enfermedad Vascular Cerebral, UNAM, México

Dirección editorial: Carlos Mendoza
Traducción: Wolters Kluwer
Editora de desarrollo: Cristina Segura Flores
Gerente de mercadotecnia: Simon Kears
Cuidado de la edición: Doctores de Palabras
Adaptación de portada: Jesús Esteban Mendoza
Impresión: C&C Offset Printing Co. Ltd. / Impreso en China

Para nuestros pacientes, nuestros colegas y nuestras familias.

CONTENIDO

Durante la primera mitad del siglo xx, se prestó muy poca atención científica a la comprensión de las características clínicas de los pacientes con diferentes tipos de ictus (*stroke*) y no se prestó atención a diferenciar los mecanismos. El término nosológico para el ictus en las estadísticas de mortalidad de principios del siglo xx era «apoplejía», del griego «golpear». La derivación del término clínico genérico «accidente cerebrovascular» es oscura. Este término contribuyó a promover la idea de que los pacientes con ictus eran víctimas y que, de alguna manera, el trastorno era providencial; por lo tanto, no era algo que estuviera sujeto a la intervención de médicos o científicos. En los hospitales de enseñanza, los pacientes con ictus no se consideraban apropiados para enseñar a los residentes y estudiantes sobre los procesos patológicos. Estos pacientes no eran admitidos en los hospitales de cuidados intensivos o ingresaban a un servicio sin fines de enseñanza para recibir cuidados de seguimiento.

La última mitad del siglo xx comenzó con pocos médicos que llamaron la atención sobre la importancia del ictus como problema clínico y que lideraron los esfuerzos por comprender los mecanismos sobre cómo algunos trastornos conducen a su aparición. Estos primeros esfuerzos derivaron en un creciente interés de los médicos y pronto atrajeron la atención de la investigación clínica y de laboratorio hacia este trastorno clínico frecuente.

Los clínicos reconocen ahora la importancia de diferenciar los tipos de ictus y el sustrato fisiopatológico cuando sea posible. Los estudios de imagen, cada vez más sofisticados, han mejorado mucho la capacidad del neurólogo y de otros profesionales para determinar el tipo y las características del ictus. El objetivo del médico actualmente es evaluar al paciente para determinar las opciones de tratamiento, que podrían ser médicas, quirúrgicas o de otro tipo.

Hasta hace poco, el éxito del tratamiento se centraba en el control de los factores de riesgo y las enfermedades concomitantes para prevenir el ictus. Ahora la atención se centra en la lisis de los trombos en las arterias que irrigan el encéfalo para prevenir o disminuir los daños de la isquemia. Se han desarrollado esfuerzos para proteger o preservar la integridad del encéfalo después de la isquemia, pero, hasta ahora, no han tenido éxito. Los médicos deben ser conscientes de la necesidad de proporcionar una atención urgente para que los tratamientos del ictus sean eficaces.

Este *Manual de Ictus* ha sido elaborado por médicos experimentados que han presentado los temas de una manera única, siguiendo los procesos de pensamiento que utilizan los clínicos neurovasculares experimentados. El énfasis en la importancia de lo que se puede aprender de la anamnesis es casi único en la literatura médica reciente sobre el ictus. Los autores utilizan algoritmos de tratamiento clínico que son útiles para los clínicos de todo tipo. También han abordado cuándo los pacientes con ictus deben ser hospitalizados y cuándo pueden ser evaluados con seguridad como pacientes ambulatorios. El triaje telefónico se considera parte de la evaluación.

El desarrollo de tratamientos eficaces contra el ictus, destinados a prevenir la muerte y reducir el deterioro de la función, exige que los médicos estén bien informados y den prioridad a la atención de los pacientes con ictus inmediatamente después de que éste se manifieste.

Conozco bien a los autores por nuestra relación personal y me complace que hayan producido un volumen que enfatiza la importancia de la evaluación clínica de los pacientes con ictus.

Jack P. Whisnant, M.D.

PREFACIO

Uno de los aspectos más gratificantes y satisfactorios de nuestro trabajo consiste en proporcionar información a los colegas que pueda contribuir al cuidado de sus pacientes. Es una forma de beneficiar a muchos más pacientes de los que podríamos ver uno a uno en un entorno médico-paciente típico. Este potencial de beneficio para el paciente y el médico constituyó el impulso que nos llevó a desarrollar la 1.ª edición del *Manual de Ictus* y nos motivó a producir las ediciones 2.ª y 3.ª.

Para nosotros es especialmente significativo que la 1.ª y 2.ª edición se hayan traducido a varios idiomas para poder compartirlas con colegas internacionales. Nos hemos esforzado para que la 3.ª edición sea lo más sencilla posible para los médicos y otros profesionales de la salud que atienden a pacientes con trastornos cerebrovasculares. En concreto, el libro se ha orientado a proporcionar recomendaciones clínicas basadas en la evidencia disponible y en la experiencia clínica para abordar situaciones específicas tal y como el lector se las encontraría.

Estamos de nuevo en deuda con muchas personas que han desempeñado un papel importante en el desarrollo y la finalización de este libro. Desde el punto de vista profesional, reconocemos a nuestros numerosos colegas y médicos en formación que nos proporcionan una fuente de intercambio de ideas, aprendizaje y camaradería. Expresamos nuestra especial gratitud y deuda a Jack P. Whisnant, M.D., nuestro querido mentor y colega, quien falleció en 2015 a la edad de 90 años. La orientación desinteresada y la generosidad de Jack durante tantos años fueron una bendición y queremos reconocer su extraordinaria influencia en nuestras vidas y carreras. Nos gustaría que todos los médicos pudieran trabajar con alguien como Jack en el transcurso de su actividad profesional.

También agradecemos las extraordinarias contribuciones de Kenna Atherton y Emily Abbott por su apoyo administrativo y legal en la Mayo Clinic; Chris Teja, Blair Jackson, Ariel Winter, Kayla Smull, Saranya Narayanan, Alicia Jackson, Beth Welsh, Steve Druding y Stacy Maylil por su apoyo editorial, de producción, de diseño y de marketing en Wolters Kluwer; Bob Benassi y John Hagen, por su experiencia artística en la ilustración del libro; Glenn Forbes, M.D. y John Huston, M.D., por su experiencia radiológica y su ayuda en el suministro de radiografías; Brian Younge, M.D., por su apoyo en el suministro de fotografías neurooftalmológicas; y Rita Jones, R.D., por su valiosa ayuda en cuestiones dietéticas y nutricionales.

Expresamos nuestro profundo agradecimiento a nuestros padres por enseñarnos la importancia de cuidar a los demás, por desarrollar nuestro deseo de conocimiento y por inculcarnos el valor de soñar y la voluntad de triunfar. También agradecemos a los demás miembros de nuestra querida familia su amor y apoyo constantes. Por último, agradecemos a nuestros pacientes el papel que han desempeñado al inspirarnos para escribir este libro, por habernos enseñado tanto a lo largo de los años y por permitirnos experimentar la profunda satisfacción de asistirles.

D.O.W.
V.L.F.
R.D.B.

3.ª EDICIÓN

Manual de
Ictus

Evaluación clínica y de laboratorio de los pacientes con enfermedad vascular cerebral

AVISO

Las indicaciones y las dosis de todos los fármacos que aparecen en este libro están recomendadas en la literatura médica y se ajustan a las prácticas de la comunidad médica general. Los medicamentos descritos no tienen necesariamente la aprobación específica de la Food and Drug Administration (FDA) de los Estados Unidos para su uso en las enfermedades y dosis para las que se recomiendan. Debe consultarse el prospecto de cada medicamento para conocer el uso y la dosis aprobados por la FDA. Dado que las normas de uso cambian, es aconsejable mantenerse al día respecto a las recomendaciones revisadas, especialmente las relativas a los nuevos medicamentos.

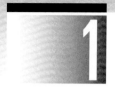

Evaluación clínica sistemática

El médico debe recurrir a las habilidades de evaluación clínica integral para proporcionar al paciente un diagnóstico preciso y eficaz. Dado que muchos procesos distintos de la enfermedad vascular cerebral (EVC) pueden causar síntomas neurológicos, el diagnóstico diferencial es importante. Una anamnesis detallada con una exploración sistemática neurológica, neurovascular y general son aspectos importantes de la evaluación clínica de los pacientes con sospecha de EVC.

Aunque la evaluación clínica de los pacientes con diferentes formas de EVC varía un poco (p. ej., con estados alterados de consciencia o alteraciones intelectuales), la mayoría de las partes de la evaluación clínica son uniformes.

PREGUNTAS PARA HACERSE

Es importante que el médico utilice un abordaje sistemático para evaluar al paciente con un posible problema cerebrovascular. En los pacientes con disfunción neurológica transitoria, es útil discutir en detalle con el paciente al menos un episodio de principio a fin para aclarar el diagnóstico. Para prácticamente todos los pacientes en los que se sospecha de trastornos cerebrovasculares, es útil dirigir la entrevista paso a paso para facilitar la respuesta a cuatro preguntas fundamentales:

1. ¿El problema es vascular?
2. ¿El problema vascular es una hemorragia o una isquemia?
3. Si el problema es hemorrágico, ¿cuál es la localización y la causa?
4. Si el problema es un infarto, ¿cuál es la distribución arterial o venosa y cuál es el mecanismo subyacente de la isquemia?

¿El problema es vascular?

La respuesta a la primera pregunta se basa principalmente en la cronología de los síntomas que presenta el paciente. La cronología clásica de un problema vascular implica un inicio repentino con una rápida progresión hasta el déficit máximo (instantáneamente o en segundos). Todas las zonas afectadas del cuerpo están implicadas desde el principio. **El inicio y la evolución rápidos** suelen aplicarse a todos los tipos de episodios cerebrovasculares, independientemente de la duración total de los síntomas. El prototipo de los episodios isquémicos breves es el **ataque isquémico transitorio** (AIT), definido como un episodio temporal de disfunción neurológica **focal** causado por una isquemia cerebral localizada que se resuelve completamente sin infarto cerebral permanente. Estos episodios se definían anteriormente como de duración inferior a 24 h. Es importante distinguir el AIT de un episodio de isquemia cerebral generalizada (síncope) y de casos como las crisis epilépticas o la migraña, que pueden aparecer como episodios de disfunción neurológica focal transitoria. La cronología de las crisis epilépticas focales suele implicar una progresión y evolución en pocos minutos (~2-3 min), mientras que el déficit focal que a veces se produce con la migraña suele ir en aumento o movilizándose durante 15-20 min (p. ej., escotoma centelleante creciente o adormecimiento diseminado que comienza en una mano) antes de remitir, y suele asociarse con una cefalea localizada, que por lo general se produce después del déficit neurológico focal. El aura de la migraña que se produce sin dolor de cabeza posterior suele denominarse *equivalente a ataque de migraña.*

Otra característica distintiva de los episodios vasculares es que la mayoría tienden a producir fenómenos negativos (p. ej., debilidad, hipoestesia o parestesias, pérdida visual); sin embargo, las crisis epilépticas focales tienden a producir fenómenos positivos (p. ej., movimientos tónico-clónicos, parestesias, alucinaciones visuales, escotomas centelleantes) y la migraña puede producir cualquiera de los dos fenómenos (con más frecuencia los positivos).

Hay raras excepciones a estas guías. Algunos AIT pueden presentarse con sacudidas rítmicas del brazo o la pierna, que suelen producirse cuando el paciente se levanta de una posición sentada o de decúbito. A menudo, se detecta una estenosis carotídea contralateral de alto grado o una oclusión (el llamado *AIT con temblor de extremidades*). Asimismo, las crisis epilépticas pueden cursar con afasia o puede aparecer una debilidad posterior a estas crisis (parálisis de Todd).

El déficit neurológico focal provocado por una isquemia cerebral que da lugar a pruebas patológicas o de imagen con lesión cerebral se denomina *infarto cerebral* (*ictus isquémico*).

Una excepción a la rápida evolución habitual del infarto cerebral se produce en los pacientes que presentan un déficit neurológico creciente hasta 72 h después del inicio de los síntomas. Estos pacientes se clasifican como individuos con **infarto cerebral en evolución**, un fenómeno que es más frecuente en los ictus que afectan al sistema vertebrobasilar. En esta situación, el médico debe considerar cuidadosamente la posibilidad de una lesión en masa subyacente (p. ej., hematoma subdural, neoplasia o absceso), una enfermedad desmielinizante o una encefalopatía concomitante.

¿El problema vascular es una hemorragia o una isquemia?

Una vez determinado que el problema es vascular, el médico debe intentar distinguir si el proceso principal es una hemorragia o una isquemia. Por lo general, los ictus isquémicos comprenden aproximadamente entre el 80 y 85% de todos los casos, y la hemorragia intracerebral y la hemorragia subaracnoidea comprenden alrededor del 10% y 5% del total, respectivamente.

El inicio de los síntomas con cefalea o rigidez de nuca sustenta un proceso hemorrágico, al igual que la disminución temprana del estado de consciencia en un paciente con una presunta lesión supratentorial. La isquemia es más probable cuando los síntomas son compatibles con la disfunción neurológica de un único territorio arterial o cuando la mejoría se produce rápidamente o al principio del curso clínico. La distinción entre hemorragia e isquemia es poco fiable desde el punto de vista clínico. La tomografía computarizada (TC) y la resonancia magnética (RM) han revolucionado la capacidad del médico para detectar un infarto cerebral agudo y distinguir entre hemorragia e infarto en situaciones de urgencia. Así, la TC y la RM pueden resolver prácticamente todos los casos en los que existe incertidumbre. En la TC, las lesiones isquémicas aparecen como áreas normales o como áreas de atenuación disminuida en las primeras horas después del inicio de los síntomas, mientras que las lesiones hemorrágicas suelen aparecer inmediatamente como áreas de atenuación aumentada. La RM puede permitir la detección de infartos cerebrales agudos (en imágenes ponderadas por difusión) y hemorragias cerebrales (como en la RM con eco de gradiente), pero generalmente no es necesaria de forma aguda para distinguir entre hemorragia e isquemia.

Si el problema es hemorrágico, ¿cuál es la localización y la causa?

Si el problema es por una hemorragia, el médico debe intentar definir el tipo, la localización y la causa de la hemorragia para facilitar el tratamiento adecuado (tabla 1-1).

TABLA 1-1 Localizaciones y causas asociadas de la hemorragia intracraneal

Ubicación	Causa
Epidural	Traumatismo craneoencefálico, desgarro de la arteria meníngea
Subdural	Traumatismo craneoencefálico, desgarro en la vena puente
Subaracnoidea	Aneurisma o malformación arteriovenosa
Intracerebral	Hipertensión, malformación arteriovenosa, aneurisma, angiopatía amiloide, malformación cavernosa, neoplasias primarias y metastásicas, infecciones, trastornos hemáticos, uso de anticoagulantes o trombolíticos
Intraventricular	Hipertensión, aneurisma, malformación arteriovenosa, trastornos hemáticos, uso de anticoagulantes o trombolíticos; a menudo, una extensión de una hemorragia intracerebral profunda

Es importante determinar la localización porque esto suele ayudar a definir la causa de la hemorragia. Las cinco localizaciones definidas con más frecuencia, procediendo de fuera hacia adentro, son: 1) hematomas epidurales y 2) subdurales, ambos generalmente causados por un traumatismo craneoencefálico; 3) hemorragia subaracnoidea, por lo general provocada por un aneurisma o una malformación arteriovenosa (MAV); 4) hemorragia intracerebral, a menudo producida por hipertensión, angiopatía amiloide, MAV, malformación cavernosa o aneurisma; y 5) hemorragia intraventricular, normalmente ocasionada por hipertensión, MAV o aneurisma (fig. 1-1).

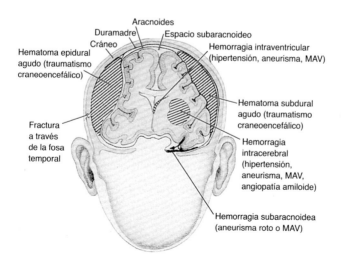

FIGURA 1-1. Localización de las hemorragias intracraneales. MAV: malformación arteriovenosa.

Si el problema es un infarto, ¿cuál es la distribución arterial o venosa y cuál es el mecanismo subyacente de la isquemia?

Si el problema es isquémico, el médico debe intentar primero definir la localización del proceso dentro del sistema nervioso central. Esto implica la localización de la disfunción neurológica en uno o más territorios vasculares y requiere algunos conocimientos de neuroanatomía, incluida la circulación cerebral. El **primer paso en la localización** es distinguir la isquemia generalizada (síncope y encefalopatía anóxica) de la isquemia cerebral focal (AIT e infarto cerebral). La diferencia es particularmente importante debido a las implicaciones enormemente diferentes de los dos tipos de isquemia en términos de causa, tratamiento y pronóstico. Si el problema es focal (o multifocal), el **segundo paso de la localización** consiste en distinguir los procesos de circulación anterior (sistema carotídeo) de los de circulación posterior (sistema vertebrobasilar). A partir de ahí, el médico puede subdividir la lesión isquémica en territorios vasculares individuales o múltiples relacionando los hallazgos clínicos con la anatomía funcional de los vasos cerebrales (*véanse* apéndices A-1 y A-2). Si un paciente tiene varios episodios vasculares, es importante saber si todos son similares (estereotipados) y revisar al menos uno de ellos con gran detalle.

Una vez localizado el proceso isquémico, hay que considerar el mecanismo subyacente. Las principales categorías de episodios isquémicos cerebrales relacionados con la fisiopatología subyacente, procediendo de proximal a distal en el sistema arterial, son: 1) **cardiogénico**, 2) **enfermedad de grandes vasos** (enfermedad oclusiva craneocervical), 3) **enfermedad de pequeños vasos** y 4) **enfermedad hemática** (*véase* tabla 8-1). Otra forma de uso frecuente para clasificar los subtipos de ictus isquémicos, aunque algo menos útil desde el punto de vista clínico, es utilizar las categorías de **infarto trombótico**, en el que la disminución local del suministro de sangre es causada por una obstrucción formada *in situ* en una arteria; **infarto embólico**, que se refiere a una obstrucción provocada por un trozo de material que se ha desprendido de un lugar más proximal; e **infarto lacunar**, que con frecuencia, aunque no siempre, es producido por la trombosis de una de las pequeñas ramas penetrantes.

2 Evaluación histórica de los principales signos y síntomas

La anamnesis detallada es la parte más importante de la evaluación de un paciente con enfermedad vascular cerebral. La atención inicial debe dirigirse a identificar y caracterizar lo siguiente: 1) **motivos principales de consulta** del paciente o **síntomas principales**; 2) **tiempo de inicio** y posibles **eventos precipitantes**; 3) características de la **circunstancia de inicio**, incluyendo las actividades del paciente, la **cronología** de la **aparición de los síntomas** y la rapidez con la que se desarrolló el déficit máximo (un perfil vascular típico implica un inicio repentino con una rápida progresión hacia el déficit máximo con todas las áreas del cuerpo afectadas desde el inicio); 4) presencia de un **déficit neurológico** focal o generalizado al inicio o de alteraciones del **estado de consciencia** al inicio; 5) presencia de **cefalea, vómito** o **actividad epiléptica** (focal o generalizada); y 6) **curso cronológico de los síntomas neurológicos** tras el inicio.

Con frecuencia, el paciente puede no recordar los detalles precisos de la cronología inicial y otros detalles importantes para la anamnesis. En este caso, los familiares suelen ser la mejor fuente de información. Se debe preguntar al paciente qué significan específicamente ciertas palabras que se utilizan para describir los síntomas (p. ej., «mareos», «dolor de cabeza» y «ver mal»), porque estos términos tienen una amplia gama de significados diferentes con distintas implicaciones para el diagnóstico y el tratamiento.

En este capítulo se describen varios síntomas que son especialmente pertinentes para los pacientes con trastornos cerebrovasculares y se aborda su aplicación al diagnóstico de estas afecciones.

CEFALEA

Una cefalea intensa y repentina que el paciente describe como «un martillazo en la cabeza» (o una descripción similar) sugiere una **hemorragia subaracnoidea**. Suele asociarse con la rigidez del cuello (meningismo) y puede estar localizada en la nuca. Sin embargo, hasta un 30% de todas las hemorragias subaracnoideas se presentan de manera atípica, y las formas menores, especialmente en individuos de edad avanzada, pueden no presentarse con cefalea intensa, rigidez de cuello o inicio catastrófico. En estos casos, una cefalea muy intensa de nueva aparición debe plantear siempre la posibilidad de una hemorragia subaracnoidea u otra hemorragia intracraneal.

Puede haber una cefalea localizada asociada con un déficit neurológico focal lentamente progresivo en las **malformaciones arteriovenosas intracraneales** en crecimiento (que pueden producir acúfenos pulsátiles con o sin soplo craneal) o en los **aneurismas**. Los aneurismas de la arteria carótida interna (parte intracavernosa o cerca del vértice petroso) pueden producir dolor facial o retroorbitario. Los aneurismas de la arteria cerebral media (cisura lateral) se asocian a veces con dolor retroorbitario, los aneurismas de la arteria cerebral posterior se relacionan con dolor retroorbitario u occipital y los aneurismas de la arteria basilar pueden causar dolor hemifacial.

La cefalea de la **hemorragia intracerebral** suele ser de aparición repentina y, a menudo, se relaciona con un déficit neurológico focal progresivo, vómito y alteración del estado de vigilia.

Los pacientes con **infarto cerebral** pocas veces (20%) presentan cefalea al inicio del episodio (con más frecuencia de causa embólica). Ocasionalmente, un paciente con un gran infarto cerebral puede experimentar cefalea (causada por el edema) que comienza hasta unos días después del inicio del ictus. Sin embargo, este tipo de cefalea suele ser temporal; una más intensa o persistente justifica investigar otras causas subyacentes, como tumores, abscesos, vasculitis o infartos hemorrágicos. Aunque son pocos los síndromes de cefalea en el contexto de un infarto cerebral que ayudan a su localización, la cefalea supraorbitaria focal asociada con hemianopsia homónima puede deberse a un émbolo o trombosis en la arteria cerebral posterior. El **ataque isquémico transitorio** (AIT) rara vez produce una cefalea prominente.

La hipertensión grave, con presiones sanguíneas diastólicas superiores a los 110 mm Hg, puede asociarse con cefalea, pero la hipertensión leve rara la produce. En los pacientes con **encefalopatía hipertensiva aguda** (a menudo, relacionada con déficits neurológicos causados por edema cerebral, hemorragia o vasoespasmo), puede haber una cefalea intensa causada por un aumento brusco de la presión arterial.

La cefalea provocada por el **aumento crónico de la presión intracraneal**, como ocurre con los tumores cerebrales, suele estar presente cuando el paciente se despierta por la mañana y puede **aparecer** con las maniobras de Valsalva forzadas o bajando la cabeza por debajo del nivel del corazón. Por el contrario, casi cualquier tipo de cefalea puede **empeorar** con las maniobras de Valsalva, bajando la cabeza por debajo del nivel del corazón o con un estrés o tensión excesivos.

La cefalea causada por **disfunción circulatoria venosa** (p. ej., trombosis del seno venoso intracraneal) suele ser el resultado de un aumento de la presión intracraneal y tiende a presentarse cuando el paciente se despierta y a ser provocada o potenciada por las maniobras de Valsalva, la posición supina o el descenso de la cabeza por debajo del nivel del corazón. En ocasiones, estos trastornos se asocian con una infección del sistema nervioso central (SNC) y producen fiebre y cefalea como consecuencia de la irritación meníngea.

La cefalea de la **arteritis temporal** (**de células gigantes**) se caracteriza por un dolor intenso y persistente asociado con arterias temporales de aspecto dilatado y de rosario, sensibles, eritematosas o sin pulso y con la claudicación mandibular. La sensibilidad del cuero cabelludo es característica y, a menudo, los pacientes tienen dificultades para peinarse. Otros rasgos relacionados son malestar general, poliartralgias, polimialgias, fiebre y pérdida de visión unilateral o bilateral. Este tipo de cefalea suele producirse en los pacientes mayores de 55 años de edad, pero también se ha registrado en los de 30 años. El diagnóstico es sugerido por una velocidad de eritrosedimentación elevada (a menudo, > 100 mm por hora) y confirmado por una biopsia de la arteria temporal. El tratamiento con corticoesteroides suele producir una mejoría drástica y rápida de la cefalea.

Las **migrañas** suelen empezar en la adolescencia o en los primeros años de la vida adulta. Con frecuencia, hay antecedentes familiares. Son intermitentes, a veces precedidas por pródromos de 15-30 min, como escotomas centelleantes, generalmente unilaterales, palpitantes y asociados con náusea, vómito o fotofobia. El dolor suele alcanzar su punto crítico en menos de 1 h y persiste de horas a 1-2 días, y se agrava con el ruido y la luz brillante. En algunos pacientes, las cefaleas se precipitan por el estrés, el ayuno, la menstruación y ciertos alimentos, como el alcohol, el chocolate, los embutidos y el glutamato monosódico (a menudo, utilizado en la comida china). Con frecuencia, la cefalea se alivia con el sueño.

Las **cefaleas en racimos** se caracterizan por dolores recurrentes, nocturnos, unilaterales, generalmente retroorbitarios, que duran entre 20 y 60 min y que suelen acompañarse de lagrimeo unilateral y congestión nasal y conjuntival. Por lo general se producen en hombres mayores de 20 años de edad y suelen incluir un síndrome de Horner ipsilateral y rinorrea durante los episodios. Característicamente, son precipitadas por el alcohol.

Las **cefaleas vasculares** (tabla 2-1) deben distinguirse de las no vasculares, como las asociadas con: 1) traumatismos cerebrales (hematoma subdural y cefalea postraumática); 2) infecciones o tumores del SNC; 3) contracción, inflamación o traumatismos relacionados con los músculos craneales o cervicales (cefalea por tensión

TABLA 2-1 Clasificación de la cefalea

Causa principal de la cefalea	Formas clínicas de cefalea
Migraña	Migraña sin aura, migraña con aura, migraña hemipléjica, migraña basilar, migraña oftalmopléjica, migraña retiniana
Tipo tensional	Cefalea tensional, episódica o crónica, causada por estrés excesivo, ansiedad, depresión, artrosis cervical, mialgias craneales o cervicales
Hemicránea paroxística en racimos/crónica	Cefalea en racimos, hemicránea paroxística crónica
Trastornos vasculares	Ictus isquémico (AIT, enfermedad vascular cerebral isquémica), hemorragia intracraneal (intracerebral, subdural, epidural, subaracnoidea), aneurisma no roto o malformación arteriovenosa, vasculitis, carotídeos, disección, síndrome de vasoconstricción cerebral reversible
Trastornos intracraneales no vasculares	Presión elevada del LCR (tumor primario o metastásico, hemorragia intracraneal, ictus isquémico con edema, absceso, hidrocefalia, seudotumor cerebral)
	Presión baja del LCR (después de punción lumbar, otra fuente de filtración de LCR)
	Infección (bacteriana, vírica, micótica, otra)
	Meningitis química
Consumo de sustancias o abstinencia	Exposición aguda a sustancias (nitratos, monóxido de carbono, alcohol, glutamato monosódico)
	Exposición crónica a sustancias (ergotamina, uso excesivo de analgésicos, píldoras anticonceptivas, estrógenos)
	Abstinencia (alcohol, ergotamina, cafeína, opiáceos)
Infección no cefálica	Vírica, bacteriana

(continúa)

Causa principal de la cefalea	**Formas clínicas de cefalea**
Trastornos metabólicos	Hipoxia, hipercapnia, hipoglucemia, diálisis, otros
Traumática	Cefaleas postraumáticas agudas y crónicas
Estructuras faciales/craneales	Ojos (incluyendo glaucoma, alteraciones inflamatorias, errores de refracción); oídos, nariz y senos paranasales; articulación temporomandibular, dientes, huesos del cráneo, cuello
Neuralgia/tronco nervioso	Compresión de un nervio craneal superior, desmielinización o infarto de un nervio craneal, inflamación (herpes zóster, neuralgia postherpética), síndrome de Tolosa-Hunt, neuralgia del trigémino, neuralgia glosofaríngea, neuralgia occipital
Otras	Cefalea benigna por tos o esfuerzo, cefalea con actividad sexual, cefalea por estímulo del frío, cefalea punzante idiopática

AIT: ataque isquémico transitorio; LCR: líquido cefalorraquídeo.
Fuente: adaptada de Headache Classification Committee of the International Headache Society. Classification and diagnostic criteria for headache disorders, cranial neuralgias and facial pain. *Cephalalgia*. 1988;8[Suppl 7]:1–96, con autorización de Scandinavian University Press.

y contracción muscular); 4) enfermedad de los senos paranasales; 5) glaucoma; 6) hipertensión intracraneal benigna; y 7) cefaleas inespecíficas relacionadas con el uso de diversos fármacos (p. ej., nitratos, indometacina o cefaleas de rebote por uso excesivo de analgésicos).

La cefalea es un síntoma muy frecuente del **hematoma subdural** subagudo (2-14 días) o crónico (> 14 días). La cefalea suele fluctuar en cuanto a su gravedad, con una presentación tenebrante, constante, unilateral o, con menor frecuencia, generalizada, que a menudo llega a implicar alteraciones de la consciencia y disfunción neurológica focal. El diagnóstico se establece mediante una tomografía computarizada (TC) o una resonancia magnética (RM) de cráneo. Las **cefaleas postraumáticas** pueden ser intermitentes, continuas o crónicas (bilaterales o, con menor frecuencia, unilaterales) y a veces se asocian con mareos, vértigos o acúfenos. La cefalgia disautonómica postraumática se caracteriza por cefaleas intensas, episódicas, punzantes y unilaterales, acompañadas de midriasis ipsilateral y sudoración facial excesiva.

La **meningitis** o la **encefalitis** suelen producir una cefalea intensa, profunda, constante y creciente, generalizada y asociada con rigidez de nuca, signos de Kernig y Brudzinski y fiebre. El diagnóstico se establece mediante punción lumbar. La cefalea persistente de aparición subaguda durante un periodo de horas o días también puede aparecer en infecciones sistémicas, como la influenza, sin una afectación definitiva del sistema nervioso central.

Las **cefaleas que se asocian con los tumores cerebrales** suelen ser unilaterales y lentamente progresivas en frecuencia y gravedad y tienden a producirse cuando el paciente se despierta por la mañana. A medida que el tumor crece, el dolor suele relacionarse con signos neurológicos focales o con signos de aumento de la presión intracraneal. Al igual que con otras lesiones que causan efecto de masa, las cefaleas pueden producirse al agacharse con la cabeza hacia abajo o al realizar maniobras de Valsalva (toser, estornudar y hacer esfuerzos para defecar).

La **cefalea tensional** (cefalea por contracción muscular) suele ser constante, profunda, generalizada, bilateral y de distribución occipital, frontal o en forma de banda alrededor de la cabeza, con tensión y sensibilidad asociadas en los músculos del cuello. Puede persistir de forma ininterrumpida durante días o semanas y suele asociarse con un exceso de estrés o tensión, ansiedad, insomnio o depresión.

La cefalea causada por la **enfermedad de los senos paranasales** suele estar localizada en los senos afectados, a menudo con secreción nasal purulenta y fiebre asociadas. El diagnóstico se establece mediante TC o RM de los senos paranasales.

La **cefalea de origen ocular** (desequilibrio músculo-ocular, hipermetropía, astigmatismo, alteración de la convergencia y acomodación, glaucoma de ángulo estrecho e iridociclitis) suele localizarse en la órbita, la frente o la sien ipsilateral y tiene una calidad constante y dolorosa que puede seguir al uso prolongado e intensivo de los ojos para el trabajo de cerca (en el caso del glaucoma, el dolor suele estar asociado con pérdida de visión). Una descripción cuidadosa del tipo de cefalea y la cronología de su inicio, la relación con el uso de los ojos, la duración y los síntomas asociados suelen sugerir el diagnóstico, que se establece a partir de otros signos oculares. Por ejemplo, una cefalea de larga duración, de leve a moderada, que se produce hacia el final del día y se alivia con unas horas de descanso o sueño es más probable que esté relacionada con un trastorno ocular.

La **hipertensión intracraneal benigna** suele producir una cefalea intermitente, leve o intensa, que puede ser provocada por las maniobras de Valsalva o por inclinarse con la cabeza hacia abajo y que se asocia con papiledema. Los criterios para este diagnóstico incluyen evidencia de un aumento de la presión intracraneal y ausencia de evidencia clínica o de laboratorio de una lesión cerebral focal, una infección o hidrocefalia.

La **cefalea por baja presión del líquido cefalorraquídeo**, a veces denominada *cefalea espinal* (a menudo se produce tras la punción lumbar), suele ser generalizada y se caracteriza por empeorar sustancialmente cuando la persona está sentada o de pie. En general, la cefalea se alivia por completo cuando la persona se acuesta.

MAREOS

Es importante determinar si el paciente está describiendo una sensación de movimiento o giro propio o del entorno (vértigo), una sensación de mareo con o sin oscurecimiento visual o balanceo postural (lipotimia o presíncope) o algo más (como una sensación inusual en la cabeza o inestabilidad en la marcha).

Vértigo

El **vértigo** indica una disfunción en los componentes periféricos o centrales del sistema vestibular. El vértigo central es el resultado de trastornos que afectan al tronco encefálico o a las vías vestibulocerebelosas; el vértigo periférico indica la afectación del órgano terminal vestibular (p. ej., los conductos semicirculares) o de sus neuronas periféricas, incluida la porción vestibular del nervio craneal VIII. En la tabla 2-2 se presenta un método para clasificar las causas del vértigo.

El **vértigo central** es una parte frecuente de las alteraciones de la circulación posterior, como el infarto cerebeloso o del tronco encefálico, la hemorragia o el AIT vertebrobasilar. En el contexto de la enfermedad vascular, el vértigo se asocia casi siempre con otros síntomas de disfunción del tronco encefálico o del cerebelo. El vértigo central también puede ser causado por neoplasias de la fosa posterior (a menudo, asociadas con cefalea o ataxia de la marcha o de las extremidades), enfermedades desmielinizantes, malformaciones arteriovenosas, encefalitis del tronco encefálico y

| TABLA 2-2 | Causas del vértigo |

Degenerativas	Tóxicas	Neoplásicas
Degeneración del cerebelo	Fenitoína	Neurinoma del acústico,
Siringobulbia	Aminoglucósidos	otros tumores del ángulo
Malformación de	Alcohol	pontocerebeloso
Arnold-Chiari	Quinina	Meningioma
Platibasia	**Metabólicas**	Colesteatoma
Infecciosas o	Beriberi	Astrocitoma cerebeloso, otras
inflamatorias	Pelagra	neoplasias cerebelosas
Laberintitis	Hipotiroidismo	Tumor del glomo yugular
Otitis media	Hipoglucemia	**Vasculares**
Enfermedad vírica	**Traumáticas**	Isquemia del tronco encefálico
Absceso cerebeloso	Fractura del hueso	Hemorragia cerebelosa
Sífilis del SNC	petroso	Oclusión de la arteria auditiva
Aracnoiditis	Conmoción cerebral	inferior
Meningitis	Otros traumatismos	Migraña
Esclerosis múltiple	craneales	**Otras**
		Enfermedad de Ménière
		Crisis epilépticas

SNC: sistema nervioso central.

epilepsia vertiginosa (epilepsia tornado) originada en el lóbulo temporal. Los medicamentos como los analgésicos, los antiarrítmicos, los anticonvulsivos, los antibióticos, los diuréticos de asa y los sedantes también pueden provocar vértigo.

El **vértigo periférico** puede ser causado por disfunción laberíntica unilateral o bilateral (infección, traumatismo, isquemia o toxinas), neuronitis vestibular, lesiones del ángulo pontocerebeloso que inciden en el nervio craneal VIII (como el neurinoma del acústico), enfermedad de Ménière (ataques recurrentes de vértigo asociados con pérdida de la audición, acúfenos y sensación de plenitud en el oído, que puede mejorar después de que disminuya el ataque) o vértigo posicional benigno (vértigo episódico que ocurre después de los cambios de posición de la cabeza, el cual disminuye con intentos repetidos de provocar vértigo con el mismo movimiento).

Los vértigos posicionales de causa periférica y central pueden diferenciarse con base en las características clínicas, los rasgos del nistagmo y los hallazgos con la maniobra de Nylen (tabla 2-3). Esta última se realiza haciendo que el paciente se acueste bruscamente desde una posición sentada y oriente la cabeza aproximadamente 30° por debajo del plano horizontal. La prueba se repite con la cabeza colocada a la izquierda, recta y a la derecha; se debe observar el nistagmo y registrar cualquier síntoma clínico.

Aturdimiento

El **aturdimiento** (*light-headedness*) es análogo a las sensaciones que preceden al síncope (cuasisíncope) que se produce por la isquemia cerebral generalizada. El vértigo verdadero casi nunca se presenta durante el estado presincopal. La lipotimia presincopal estereotipada puede asociarse con oscurecimiento visual, pesadez en los miembros inferiores y balanceo postural. Las causas del aturdimiento están relacionadas con la hipoperfusión cerebral generalizada e incluyen hipotensión postural, hipotensión ortostática, disminución del gasto cardiaco (p. ej., las arritmias cardiacas), anemia u otros trastornos vasovagales.

Características diferenciadoras del vértigo periférico y central

Característica	Vértigo periférico	Vértigo central
Clínica		
Inicio	Repentino	Insidioso; menos a menudo, repentino
Patrón	Paroxismo	Continuo, ocasionalmente paroxístico
Gravedad	Intenso	Leve
Acúfenos	Frecuentes	Raros
Caída en la prueba de Romberg	Hacia el lado de la lesión, lejos del componente rápido del nistagmo	Hacia el lado de la lesión, hacia el componente rápido del nistagmo
Estimulación calórica	No reactiva	Normal
Nistagmo		
Espontáneo	Puede estar presente	Puede estar presente
Tipos	Horizontal o rotatorio, no vertical	Horizontal, rotatorio o vertical
Dirección del componente rápido	Igual en todas las direcciones de la mirada	Varía según la dirección de la mirada
Maniobra de Nylen		
Latencia	3-45 s	No hay
Fatigabilidad	Sí	No
Fijación visual	Inhibe el vértigo	No hay cambios
Dirección del nistagmo	Fijo	Independiente
Reproducibilidad	Inconstante	Constante
Intensidad	Vértigo intenso, náusea	Vértigo leve, rara vez hay náusea

Otras causas de mareos por razones distintas al vértigo

Otras causas son el síndrome de hiperventilación (a menudo, asociado con la falta de aire, la aceleración de los latidos del corazón y la sensación de miedo), diabetes (relacionada con hipoglucemia, neuropatía autónomica o hipotensión postural) y diversos fármacos, como los antidepresivos tricíclicos, los antihipertensivos y los tranquilizantes.

ALTERACIONES VISUALES

Las alteraciones visuales suelen consistir en las **pérdidas visuales** (incluida la visión borrosa) o la **diplopía**. Es muy importante determinar si estos síntomas son consecuencia de una enfermedad vascular cerebral, de un trastorno neurológico no vascular, de una alteración ocular primaria o de otra cosa (p. ej., un trastorno psicógeno). Los defectos en la retina, el nervio óptico, el quiasma, el tracto óptico, el núcleo geniculado lateral, el tracto geniculocalcarino (radiación óptica) y la corteza estriada de los lóbulos occipitales pueden causar alteraciones visuales.

Muchas alteraciones de la visión son ocasionadas por enfermedades oculares primarias (tabla 2-4). Por ejemplo, el astigmatismo o las lesiones maculares pueden producir una distorsión de las formas normales de los objetos (**metamorfopsia**). La inflamación de la córnea, la afaquia, la iritis, el albinismo ocular o ciertos medicamentos, como la cloroquina o la acetazolamida, suelen causar **fotofobia**. El cambio de color (**cromatopsia**) puede ser consecuencia de alteraciones sistémicas (p. ej., la visión amarilla que acompaña a la ictericia), del consumo de fármacos (como la visión amarilla y blanca en la toxicidad digitálica), de lesiones coriorretinianas o de cambios lenticulares. Los **anillos** que se observan al ver luces u objetos brillantes pueden ser provocados por cambios en el cristalino, cataratas incipientes, glaucoma o edema corneal. Las **manchas** o **puntos** delante de los ojos, que se mueven con el movimiento del ojo, suelen ser causados por opacidades vítreas benignas (moscas volantes). La dificultad para ver en la oscuridad (**nictalopía**) puede deberse a una retinosis pigmentaria congénita, atrofia óptica hereditaria, carencia de vitamina A, glaucoma, atrofia óptica, cataratas o degeneración de la retina.

Defectos del campo visual

Los síntomas de la pérdida visual incluyen pérdida de agudeza visual, varios tipos de defectos del campo visual (tabla 2-5) y pérdida visual unilateral o bilateral (el abordaje clínico para evaluar la agudeza visual y los campos se trata en el capítulo 5).

Las lesiones vasculares de la retina pueden causar **escotomas arqueados**, **centrales** o **cecocentrales**, correspondientes a la zona de irrigación vascular de la arteriola implicada (el paciente las ve como manchas oscuras en forma de cuña) (fig. 2-1). Los **escotomas arqueados** también pueden ser producidos por lesiones compresivas o vasculares del disco óptico como resultado de un glaucoma o por cuerpos hialinos (drusas) del disco. La neuritis óptica y las lesiones retrobulbares del nervio óptico (enfermedad desmielinizante; enfermedades infiltrativas, neoplásicas o infecciosas; enfermedades degenerativas; aneurisma; tumor) suelen provocar **escotomas cecocentrales**. Los **escotomas centrales** y pequeños en la enfermedad macular suelen causar una visión distorsionada de las líneas rectas (metamorfopsia), un rasgo que

TABLA 2-4 Alteraciones visuales causadas por trastornos oculares primarios

Efecto sobre la visión	Enfermedades oculares
Metamorfopsia	Astigmatismo, lesión macular
Fotofobia	Inflamación de la córnea, afaquia, iritis, albinismo ocular, medicamentos
Cromatopsia	Alteraciones sistémicas, consumo de drogas, lesiones coriorretinianas, cambios lenticulares
Anillos en la visión	Alteraciones del cristalino, catarata incipiente, glaucoma, edema corneal
Manchas, puntos	Opacidades vítreas
Nictalopía	Retinitis pigmentaria congénita, atrofia óptica hereditaria, insuficiencia de vitamina A, glaucoma, atrofia óptica, catarata, degeneración de la retina

TABLA 2-5 Causas de los defectos del campo visual	
Defecto	**Causa**
Escotomas	
Arqueados	Lesiones compresivas o vasculares del disco óptico
Cecocentrales	Neuritis óptica, lesiones retrobulbares del nervio óptico
Centrales simétricos, cecocentrales	Estados tóxicos, trastornos nutricionales
Centelleante	Migraña, epilepsia
Constricción periférica del campo visual	Papiledema, meningioma de la vaina perióptica, psicógena
Hemianopsia	
Bitemporal	Lesiones del quiasma óptico
Incongruente (menos a menudo congruente) homónima	Lesiones del núcleo geniculado lateral, del tracto óptico o de la radiación óptica
Homónima congruente	Lesiones de la corteza calcarina

ayuda a distinguir entre las lesiones maculares y las del nervio óptico. Los estados tóxicos o los trastornos nutricionales (ambliopía tabáquica-alcohólica) pueden producir **escotomas centrales** o **cecocentrales** relativamente simétricos. El **escotoma centelleante** (el paciente ve luces brillantes, incoloras o coloreadas en el campo visual) suele producirse como parte de la migraña o la epilepsia con afectación del lóbulo occipital. La constricción periférica progresiva del campo visual puede ser causada por el papiledema o un meningioma de la vaina perióptica o puede ser psicógena (visión en túnel).

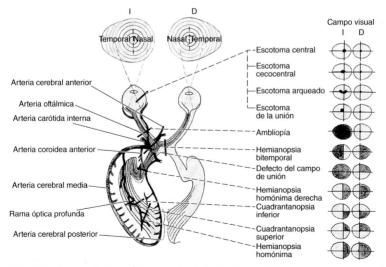

FIGURA 2-1. Patrones de defectos del campo visual y localización del déficit.

Las lesiones del quiasma óptico (tumor hipofisario, craneofaringioma, meningioma selar y aneurisma supraselar del polígono de Willis) producen **hemianopsias bitemporales** (ceguera en la mitad temporal de los campos visuales). Las lesiones del tracto óptico pregenicular (infecciones y tumores) causan **hemianopsia homónima** asociada con atrofia óptica y defectos pupilares aferentes. Las lesiones del núcleo geniculado lateral (infecciones, tumores y aneurisma del polígono de Willis) o las lesiones posgeniculares en la radiación óptica (ictus isquémico o hemorrágico, malformación arteriovenosa o glioma) provocan **hemianopsias homónimas incongruentes** (los defectos de campo en los dos ojos no son idénticos) con reflejos pupilares normales. La **hemianopsia homónima congruente** (los defectos de campo en los dos ojos son idénticos) con reflejos pupilares normales significa una lesión en la corteza calcarina, generalmente como resultado de un trastorno cerebrovascular o neoplásico, como un ictus isquémico o un glioma.

Pérdida unilateral de la visión

La pérdida unilateral de la visión puede ser causada por isquemia opticorretiniana, oclusión de la arteria o vena central de la retina, neuropatía óptica isquémica anterior, neuritis óptica o retrobulbar, o disfunción del nervio óptico como resultado de una compresión mecánica (tabla 2-6).

La ceguera monocular transitoria por isquemia opticorretiniana episódica (**amaurosis fugaz**) suele ser causada por una enfermedad oclusiva del sistema carotídeo ipsilateral y da lugar a alteraciones hemodinámicas del flujo sanguíneo ocular o émbolos retinianos (placas de colesterol y fibrina) que se originan en la placa del sistema carotídeo proximal. Por otra parte, los émbolos pueden llegar al ojo desde el corazón en circunstancias de anomalías valvulares, estasis sanguínea (arritmias, infarto de miocardio e insuficiencia cardiaca congestiva) o derivaciones cardiacas de derecha a izquierda con trombosis venosa sistémica.

El paciente con amaurosis fugaz suele describir el episodio como una pérdida aguda y transitoria de la visión (una percepción de una sombra que se tira hacia abajo desde arriba o hacia arriba desde abajo sobre un ojo o, en ocasiones, que procede en un patrón circular desde la periferia hasta el centro de un ojo) que suele durar segundos o minutos. El médico debe interrogar con cuidado al paciente para determinar si describe la pérdida de visión en un ojo o un defecto de campo homónimo (para localizar este defecto de campo, algunos pacientes pueden haber cerrado alternativamente un ojo y luego el otro en el momento del ataque).

El cuadro clínico de la amaurosis fugaz puede presentarse con poca frecuencia en casos de 1) arteritis craneal (a menudo, en pacientes con cefalea asociada de nueva

TABLA 2-6	Causas de la pérdida de visión unilateral
Tipo de pérdida de visión	**Causa**
Repentina	Enfermedad oclusiva del sistema carotídeo ipsilateral, anomalías valvulares cardiacas, estasis sanguínea, derivaciones cardiacas, arteritis craneal, oclusión de la arteria o vena central de la retina, neuropatía óptica isquémica
Subaguda	Neuritis óptica, neuritis retrobulbar, papiledema, migraña
Gradual	Disfunción del nervio óptico causada por una compresión mecánica

aparición, intensa y persistente; arterias temporales agrandadas con aspecto de rosario o sin pulso; dolor o calambres en la mandíbula al masticar [claudicación mandibular]; o poliartralgias y polimialgias), 2) papiledema (que rara vez produce ceguera unilateral transitoria en forma de visión borrosa muy breve en uno o ambos ojos, normalmente durante cambios bruscos de postura) y 3) migraña (aunque los escotomas bilaterales son mucho más frecuentes en la migraña que en la ceguera y la pérdida visual unilaterales).

La ceguera unilateral repentina también puede ser causada por la oclusión de la arteria central de la retina (por lo general, pérdida visual completa, duradera o permanente), la oclusión de la vena central de la retina (que suele causar una pérdida visual más leve), la neuropatía óptica isquémica (pérdida visual repentina de leve a moderada que suele empeorar gradualmente) o la neuritis óptica (generalmente en adultos jóvenes con disminución de la agudeza visual, escotomas centrales o paracentrales y, a veces, movimientos oculares dolorosos, todo lo cual se desarrolla de forma subaguda y empeora en unos días). Estos diagnósticos suelen establecerse a partir de los hallazgos oftalmoscópicos característicos.

La aparición gradual de una ceguera unilateral suele deberse a la disfunción del nervio óptico resultante de la compresión mecánica que a menudo se asocia con neoplasias o lesiones inflamatorias dentro de la órbita o en las zonas retroorbitarias-paraselares, como los gliomas ópticos, los meningiomas, los hamartomas, los hemangiomas, los linfomas, el mieloma múltiple, la sarcoidosis, las infecciones o enfermedades inflamatorias de los senos paranasales, los adenomas hipofisarios y los meningiomas del ala medial del esfenoides. A medida que avanza la compresión, la agudeza se deteriora aún más, junto con la visión del color, las anomalías aferentes del reflejo pupilar y, finalmente, la atrofia óptica. El diagnóstico suele establecerse con TC o RM de las zonas orbitaria, retroorbitaria y selar.

Amaurosis total

Las enfermedades que afectan a ambos **nervios ópticos** (neuritis óptica bilateral, neuropatías ópticas tóxicas y nutricionales, enfermedades desmielinizantes o degenerativas, arteritis craneal y neuropatía óptica isquémica), al **quiasma óptico** (generalmente lesiones de gran tamaño, incluyendo adenomas hipofisarios con o sin ictus hipofisario, craneofaringiomas, meningiomas y aneurismas supraselares del polígono de Willis) o, con poca frecuencia, ambos **tractos ópticos** (infartos múltiples, hemorragias intracerebrales o tumores), ambas **radiaciones ópticas** (infartos múltiples, hemorragias intracerebrales o tumores) o ambas **cortezas calcarinas** (encefalopatía hipertensiva, tumores, infartos bilaterales o hemorragias intracerebrales) pueden producir

T A B L A **2-7**	Causas de la amaurosis total

Tipo de pérdida de visión	Causa
Completa	Enfermedades o lesiones de ambos nervios ópticos, quiasma óptico, ambos tractos ópticos, ambas cortezas calcarinas
Oscurecimiento episódico y bilateral	Isquemia transitoria del territorio basilar
Intermitente	Enfermedad desmielinizante o degenerativa
Gradual, progresiva	Tumores, aneurismas
Deterioro simultáneo con escotoma	Neuropatía óptica tóxica o nutricional

amaurosis (tabla 2-7). A menudo, la pérdida visual bilateral parcial progresa con el tiempo antes de convertirse en completa. Los defectos característicos del campo visual (*véase* arriba) y las anomalías de la agudeza visual o del reflejo pupilar ayudan a establecer el diagnóstico.

Ocasionalmente, algunos episodios breves de oscurecimiento bilateral de la visión que duran de unos segundos a unos minutos pueden preceder a un infarto del territorio basilar. Las enfermedades desmielinizantes o degenerativas suelen producir una pérdida de visión bilateral intermitente asociada con atrofia óptica bitemporal y alteración precoz de la visión del color. Los tumores (p. ej., los meningiomas) o los aneurismas que afectan las estructuras mencionadas provocan con frecuencia una pérdida de visión gradual y progresiva (generalmente asimétrica).

El deterioro bilateral simultáneo de la visión con escotomas centrales o ceco-centrales relativamente simétricos que se desarrollan durante un periodo de días a semanas puede observarse en la neuropatía óptica tóxica o nutricional asociada con fármacos como el alcohol metílico, la isoniazida, el etambutol, la penicilamina, la cloroquina o la fenilbutazona, con el abuso del tabaco y el alcohol o con las insuficiencias de tiamina, riboflavina, piridoxina, niacina, vitamina B_{12} o ácido fólico. La trimetadiona, las sulfonamidas, la estreptomicina, la metacualona, los barbitúricos, los digitálicos o las tiazidas pueden causar alteraciones de la visión del color inducidas por fármacos.

La pérdida visual repentina bitemporal no orgánica (funcional) se caracteriza por la ausencia de pruebas objetivas de alteraciones oculares o enfermedad de las vías ópticas (incluidos resultados negativos en la TC o la RM de cráneo). Algunos pacientes pueden tener visión de túnel (la visión remanente en túnel no cambia, independientemente del tamaño del objetivo o de la distancia de la prueba) o defectos del campo visual variables con irregularidades anatómicas.

Diplopía

La diplopía puede ser causada por una gran variedad de trastornos. La anamnesis cuidadosa es muy útil para determinar el diagnóstico y el origen de la diplopía e incluso puede proporcionar información sobre la localización más probable de la lesión. El médico debe aclarar varias cuestiones (tabla 2-8). **¿La diplopía se desarrolló de manera súbita o gradual?** La aparición súbita es típica de la isquemia o hemorragia aguda del tronco cerebral, y la aparición gradual con progresión lenta es típica de los aneurismas o tumores en crecimiento. **¿La diplopía se ha asociado con dolor orbitario o periorbitario?** El dolor alrededor del ojo y de la zona frontal puede ser causado por la trombosis del seno cavernoso, por aneurismas de la arteria carótida interna a nivel de la fosa infraclinoidea o intracavernosa o de la fosa craneal media o por una enfermedad inflamatoria de la órbita. La hemorragia de los aneurismas suele provocar un fuerte dolor de cabeza generalizado. **¿Cerrar un ojo cambia la diplopía de alguna manera?** Si la diplopía es provocada por una mala alineación de los ojos, el cierre de cualquiera de ellos la corregirá; si no es así (diplopía monocular), debe sospecharse que existe un problema ocular (cristalino dislocado, catarata, lesión retiniana o macular) o un trastorno funcional. **¿Los dos objetos se ven horizontalmente, verticalmente o como una combinación de ambos?** El desplazamiento horizontal de los objetos puede ser un signo de disfunción del nervio *abducens* o del músculo recto lateral, el desplazamiento vertical de las imágenes puede indicar la afectación del nervio oculomotor o del nervio troclear y la diplopía combinada horizontal y vertical también puede ocurrir con la disfunción del nervio oculomotor o del nervio troclear.

¿Existe una dirección de la mirada que amplíe o reduzca la distancia entre las imágenes? Las imágenes se desplazan más lejos cuando el paciente mira al máximo en la dirección de acción del músculo débil en los casos de disfunción de los nervios craneales III, IV o VI, pero esta prueba no puede utilizarse fácilmente en la evaluación

T A B L A 2-8	Preguntas que hay que responder en la evaluación de la diplopía

Pregunta	Significado
¿El inicio fue repentino o gradual?	Repentino: isquemia o hemorragia del tronco encefálico
	Gradual: aneurisma, tumor
¿La diplopía se asocia con dolor orbitario o periorbitario?	El dolor puede ser causado por trombosis del seno cavernoso, aneurisma de la ACI, enfermedad orbitaria inflamatoria
¿La diplopía cambia al cerrar los ojos?	Si se corrige con el cierre: desalineación Si no se corrige: problema ocular o trastorno funcional
¿Los objetos se ven horizontales, verticales o ambos?	Horizontal: posible disfunción del nervio *abducens* o del músculo recto lateral Vertical: posible afectación del nervio oculomotor o del nervio troclear Horizontal y vertical: posible disfunción del nervio oculomotor o del nervio troclear
¿La dirección de la mirada amplía o reduce la distancia entre las imágenes?	Imágenes más alejadas cuando se mira en dirección a la acción del músculo débil: disfunción de los nervios craneales III, IV, VI
¿La diplopía es intermitente o constante?	Constante: tumor, inflamación, infarto, infección Intermitente: AIT, aneurisma, defecto de la unión neuromuscular, disfunción de los músculos extraoculares

ACI: arteria carótida interna; AIT: ataque isquémico transitorio.

de la debilidad de varios músculos extraoculares, como en la miastenia grave o las miopatías oculares. Además, el ojo puede estar desplazado hacia adelante (exoftalmos) o en otras direcciones como resultado de una masa orbitaria con o sin diplopía.

¿La diplopía es intermitente o constante? Es importante conocer el momento y el modo de aparición de la diplopía y si es constante o intermitente. La diplopía constante o lentamente cambiante puede ser consecuencia de tumores, inflamación, infartos o infecciones; la diplopía intermitente es más indicativa de AIT, aneurismas y trastornos de la unión neuromuscular o de los músculos oculares.

Las lesiones de los nervios craneales III, IV y VI pueden producirse a nivel de sus núcleos, a lo largo de su recorrido desde el tronco cerebral a través del espacio subaracnoideo, el seno cavernoso o la fisura orbitaria superior. La diplopía horizontal o vertical aislada que es el resultado de la parálisis del nervio oculomotor suele ser causada por un traumatismo craneal, una vasculopatía diabética, un aneurisma intracraneal de la carótida interna o de la arteria comunicante posterior, una hernia del uncus u otras afecciones poco frecuentes, como tumores en la base del cerebro, infartos del nervio, inflamación, lesiones con efecto de masa o trombosis del seno cavernoso, sífilis, vasculitis, enfermedad desmielinizante o migraña complicada (migraña oftalmopléjica).

Las causas más frecuentes de diplopía vertical o vertical/horizontal que resulta de la parálisis del nervio troclear incluyen ictus isquémico en el tronco encefálico, atrapamiento contra el tentorio en caso de hernia o traumatismo, trombosis del seno cavernoso e inflamación o lesión masiva. La parálisis aislada del nervio troclear puede ser producida por aneurismas o neoplasias de la fosa posterior, traumatismos, sinusitis esfenoidal, vasculopatía diabética, migraña complicada, infarto nervioso y meningitis sifilítica o tuberculosa.

La diplopía horizontal aislada y unilateral que se origina de la parálisis del nervio *abducens* puede ser causada por la vasculopatía diabética, los aneurismas del polígono de Willis, un aumento de la presión intracraneal con o sin hernia hacia abajo o, con menor frecuencia, el infarto del nervio craneal VI, las lesiones masivas en la órbita y el glioma pontino en los niños o los tumores nasofaríngeos metastásicos en los adultos.

DEBILIDAD MUSCULAR

Cuando un paciente experimenta debilidad, pesadez o dificultad para realizar alguna actividad, deben tenerse en cuenta varias características. El médico debe aclarar la zona precisa del cuerpo que está afectada: ¿el proceso es focal, multifocal o generalizado? También hay que interrogar sobre el inicio: ¿el problema fue agudo o gradual en su inicio, y hubo progresión tras el comienzo de los síntomas?, ¿los síntomas son episódicos o continuos?, ¿hay algo que parezca provocar los síntomas y qué lleva al empeoramiento?, ¿cuál es el patrón de la debilidad?, ¿hay otros síntomas además de la debilidad? Tras responder a estas preguntas y realizar una exploración exhaustiva, puede determinarse la localización de la anomalía neurológica que provoca la debilidad y esbozar un diagnóstico diferencial.

Los aspectos importantes de la exploración neurológica son el patrón de debilidad muscular, el aspecto de los músculos y la presencia de fasciculaciones, atrofia o hipertrofia. También deben evaluarse los reflejos tendinosos profundos y el tono muscular. Otros aspectos del examen neurológico deben delinear la presencia de anomalías en otras áreas del sistema nervioso. Los síntomas y signos asociados con la debilidad muscular causada por lesiones en varios lugares se revisan en la tabla 2-9 y la figura 2-2.

TRASTORNOS SENSITIVOS

Cuando los pacientes con enfermedad vascular cerebral isquémica o hemorrágica presentan una anomalía sensitiva, suele ser en forma de parestesias. Es importante aclarar que las parestesias casi siempre reflejan la ausencia o la pérdida de sensación (fenómeno negativo), en contraste, por ejemplo, con las crisis sensitivas, que característicamente implican un hormigueo o demasiada sensación (fenómeno positivo). En ocasiones, el paciente con una lesión talámica o del tracto espinotalámico puede tener una molestia o dolor ardorosos tras la hemianestesia o sensaciones subjetivas de parestesias en las extremidades contralaterales. El ictus lacunar que afecta al tálamo también puede causar un **ictus sensitivo puro**, que se manifiesta por la pérdida de sensibilidad en el lado contralateral del cuerpo y la cara, sin déficit motor.

Cuando se presenta entumecimiento facial unilateral o bilateral aislado, es importante analizar cuidadosamente su distribución. Una disposición en «piel de cebolla» es diagnóstica de una lesión en el núcleo trigeminal descendente a nivel del puente, el bulbo raquídeo o la médula cervical superior, que puede ser causada por un infarto (como el síndrome de Wallenberg de un infarto medular lateral), una enfermedad desmielinizante o la siringobulbia. El entumecimiento mandibular, maxilar, oftálmico o hemifacial puede ser consecuencia de lesiones que afectan la parte extramedular del nervio trigémino, a menudo como resultado de un tumor o de una neuropatía sensorial.

TABLA 2-9	Localización de la debilidad muscular

Ubicación	Síntomas	Signos (lado, relevantes para el lugar de la lesión)
Cortical/ hemisférica	Debilidad: en una sola extremidad o en la cara, puede implicar combinaciones de debilidad en un solo lado	Debilidad contralateral de las extremidades, la cara o la lengua Espasticidad
	Otros: pérdida sensorial ipsilateral asociada con la debilidad, pérdida visual, dificultad para hablar	Aumento de los reflejos Respuesta plantar extensora
		Afasia
		Apraxia
		Hemianopsia
Cápsula subcortical/ interna	Debilidad: es más probable que afecte a todo el lado, incluyendo la cara, el brazo y la pierna	Debilidad contralateral de las extremidades, la cara o la lengua Espasticidad
	Otros: la pérdida sensorial puede afectar las mismas zonas que la debilidad; no hay afasia, apraxia o hemianopsia	Aumento de los reflejos Respuesta plantar extensora Pérdida sensorial
Tronco encefálico	Debilidad: en el brazo y la pierna, puede implicar solo la cara o la lengua, puede ser bilateral	Igual que la ubicación subcortical Déficit de los nervios craneales ipsilaterales, incluyendo debilidad de la cara o la lengua
	Otros: diplopía, vértigo, disfagia, ronquera, adormecimiento de la cara o las extremidades	Dolor facial y pérdida de temperatura ipsilateral (tronco encefálico medio a bajo) o contra-lateral (tronco encefálico alto)
		Dolor en la extremidad contralateral, dolor en el tronco y pérdida de temperatura
Médula espinal (segmento)	Debilidad: en brazo y pierna, a menudo bilateral	Debilidad de las extremidades
	Otros: problemas intestinales y vesicales, entumecimiento	Espasticidad
		Aumento de los reflejos por debajo de la lesión
		Disminución de los reflejos a nivel de la lesión
		Respuesta plantar extensora
		Dolor contralateral y pérdida de la sensibilidad a la temperatura
		Pérdida de propiocepción ipsilateral

(continúa)

TABLA 2-9 Localización de la debilidad muscular (*continuación*)

Ubicación	Síntomas	Signos (lado, relevantes para el lugar de la lesión)
Células del asta anterior	Debilidad: limitada al segmento o segmentos implicados	Debilidad: limitada al segmento o segmentos implicados
		Atrofia
	Otros: calambres, fasciculaciones	Fasciculaciones
		Disminución de los reflejos
		Sin respuesta plantar extensora
Raíz nerviosa	Debilidad: en la distribución de las raíces nerviosas	Debilidad en la distribución de las raíces nerviosas
	Otros: dolor local, parestesias, entumecimiento	Disminución de los reflejos en la distribución de las raíces nerviosas Atrofia segmentaria
		Pérdida sensorial segmentaria
		Fasciculaciones segmentarias (poco frecuentes)
Plexo	Debilidad: en una sola extremidad	Todos los signos pueden implicar de forma incompleta al plexo
	Otros: dolor local, parestesias, entumecimiento	Debilidad en una sola extremidad Disminución de los reflejos en una sola extremidad
		Atrofia de las extremidades
		Pérdida sensorial en una sola extremidad
		Fasciculaciones en un solo miembro
Nervio periférico	Debilidad distal: caída del pie, marcha torpe	Debilidad distal
	Otros: adormecimiento distal, parestesias distales	Pérdida sensorial distal
		Atrofia distal
		Fasciculaciones distales (poco frecuentes)
		Disminución de los reflejos
Músculo	Debilidad: proximal mayor que distal, con dificultad para levantarse de la silla o elevar los brazos sobre la cabeza	Debilidad proximal Sensibilidad y tono normales Los reflejos pueden verse afectados de forma tardía
Unión neuromuscular	Debilidad: fluctuante Otros: ptosis fluctuante, disartria, disfagia, diplopía	La debilidad empeora con esfuerzos repetitivos o persistentes Sensibilidad y tono normales
		Los reflejos suelen ser normales

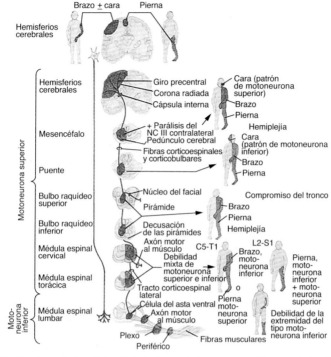

FIGURA 2-2. Características clínicas de las lesiones del sistema motor a diferentes niveles. NC: nervio craneal.

También debe buscarse información sobre el **tipo de inicio**, el **patrón temporal** (las parestesias intermitentes, especialmente con un inicio repentino, pueden ocurrir con una lesión vascular o como parte de la epilepsia; el inicio gradual es más típico de las lesiones neoplásicas) y la **asociación con otros signos neurológicos** (el entumecimiento facial aislado rara vez es causado por una lesión cerebrovascular). Como se mencionó anteriormente, una convulsión sensitiva que se origina en la corteza sensitiva o cerca de ella puede producir entumecimiento (hormigueo o fenómeno positivo) transitorio y unilateral de la cara, el brazo o la pierna, que suele avanzar con rapidez (en pocos minutos) de una zona a otra y puede ir acompañado de sacudidas clónicas de la extremidad implicada. La migraña también puede producir una anomalía sensorial e implicar la anestesia o el hormigueo, comenzando característicamente en una mano y subiendo por el brazo antes de afectar la cara ipsilateral y, a veces, la pierna ipsilateral. Este tipo de crisis suele durar entre 15 y 30 min y suele venir seguida de un dolor de cabeza unilateral y punzante.

TRASTORNOS DEL HABLA Y DE LA DEGLUCIÓN

La **disartria**, tal y como se define neurológicamente, es una dificultad específica de la articulación causada por una enfermedad cortical (paresia de las extremidades contralaterales asociadas), corticobulbar (que acompaña a otros signos de parálisis seudobulbar), subcortical extrapiramidal (asociada con bradicinesia, rigidez y temblor de reposo en las extremidades), cerebelosa (pueden observarse otros signos de marcha o ataxia apendicular) o del tronco encefálico (a menudo, con déficits asociados de los nervios craneales).

La **disfonía** es una alteración de la capacidad para producir sonidos debido a una enfermedad respiratoria o a una parálisis de las cuerdas vocales (afectación medular o resultado de una intervención quirúrgica en la carótida o la tiroides, una neoplasia bronquial o un aneurisma aórtico). En los pacientes de mediana edad o adultos mayores puede producirse una disfonía espástica. Este trastorno de naturaleza desconocida se caracteriza por un espasmo no progresivo y aislado de todos los músculos de la garganta al intentar hablar. La **afasia** es una pérdida de producción o comprensión del lenguaje hablado o escrito, a menudo como resultado de una lesión cortical, por ejemplo, un ictus isquémico o hemorrágico.

En un paciente con alteraciones del habla y de la deglución, el médico debe determinar si los síntomas son causados por una parálisis seudobulbar (afectación bilateral del tracto corticobulbar) o por una verdadera parálisis bulbar (que incluye los núcleos de los nervios craneales IX, X y XII, la unión neuromuscular o una afectación muscular) (tabla 2-10).

En un paciente con parálisis bulbar aguda, el diagnóstico diferencial debe incluir el infarto cerebral (a menudo, asociado con otros síntomas de una lesión del tronco encefálico), la miastenia grave (en general, con debilidad acompañante de los músculos extraoculares, faríngeos o de las extremidades), el botulismo (con frecuencia, acompañado de pupilas dilatadas y de reacción lenta y debilidad de los músculos extraoculares), el síndrome de Guillain-Barré (que suele estar precedido por debilidad ascendente y simétrica de las extremidades), la parálisis por garrapatas (precedida por una picadura de garrapata, dolor muscular y fiebre) y la poliomielitis bulbar (a menudo, con debilidad asimétrica de las extremidades y fiebre).

| TABLA 2-10 | Características diferenciadoras de las parálisis bulbares y seudobulbares |

Síndrome	Estructuras implicadas	Principales causas	Rasgos clínicos característicos
Parálisis bulbar	Núcleos de los nervios craneales IX, X, XII Unión neuromuscular o músculos	Infarto del tronco encefálico, enfermedad desmielinizante, siringobulbia, botulismo, síndrome de Guillain-Barré, parálisis por garrapatas, poliomielitis bulbar, difteria, miastenia grave	Es frecuente la regurgitación nasal de líquidos; el habla tiende a ser nasal y jadeante; debilidad flácida (también puede haber atrofia) de los músculos asociados con el habla, la masticación, la deglución y el movimiento de la lengua y los labios
Parálisis seudobulbar	Tracto corticobulbar bilateral	Ictus hemisférico bilateral, infarto lacunar bilateral, encefalopatía, enfermedad desmielinizante, encefalitis, traumatismo, esclerosis lateral amiotrófica	El habla tiende a ser lenta, estrangulada, de tono bajo y áspera; la regurgitación nasal de líquidos es rara; incontinencia emocional, demencia, signos bilaterales del tracto piramidal, reflejo mandibular espontáneo, reflejo de hociqueo o reflejo de prensión

ANOMALÍAS DEL MOVIMIENTO Y LA MARCHA

En un paciente con alteraciones del movimiento o la marcha, una anamnesis cuidadosamente obtenida puede indicar el probable origen y el lugar de la lesión causante. Hay que preguntar al paciente si la alteración se produce más en la oscuridad que en la luz, si hay vértigo acompañante (afectación del tronco encefálico) u otros síntomas, si hay dificultad en el inicio o la finalización de la marcha y si hay antecedentes familiares de anomalías del movimiento o de la marcha.

Un paciente con inestabilidad y alteraciones de la marcha que no cambian mucho en la oscuridad respecto a la luz suele tener una disfunción cerebelosa (o de las vías cerebelosas) que implica al lóbulo anterior o al vermis de la línea media. La aparición aguda de estas alteraciones sugiere una lesión cerebrovascular, con más frecuencia un infarto cerebeloso. La aparición más gradual de la ataxia de la marcha aislada suele ser provocada por el envejecimiento o por el consumo crónico de alcohol. Otras causas de ataxia cerebelosa de la marcha incluyen hemorragia cerebelosa, tumores, infecciones, alteraciones del desarrollo (agenesia, deformidad de Dandy-Walker, malformación de Arnold-Chiari, enfermedad de von Hippel-Lindau), trastornos degenerativos (ataxia telangiectasia y ataxia de Friedreich) y trastornos metabólicos, farmacológicos, paraneoplásicos o tóxicos (mixedema, enfermedad maligna, trastornos innatos del metabolismo, consumo de alcohol y fenitoína), así como hidrocefalia.

La inestabilidad al ponerse de pie, caminar o sentarse, que aumenta notablemente en la oscuridad o cuando el paciente tiene los ojos cerrados, pero sin una alteración sustancial de la coordinación de las extremidades ni nistagmo, lleva a sospechar de ataxia sensorial causada por lesiones de nervios periféricos o del cordón posterior (tabes dorsal, insuficiencia de vitamina B_{12}, anemia perniciosa, trastornos paraneoplásicos, síndrome de Sjögren y exceso de vitamina B_6). Por el contrario, las enfermedades del hemisferio cerebeloso (infarto, hemorragia, enfermedad neoplásica o desmielinizante) suelen provocar un deterioro importante de la coordinación de las extremidades ipsilaterales.

PÉRDIDA TRANSITORIA DEL CONOCIMIENTO Y CONVULSIONES

Dado que el médico no suele ser testigo de los síntomas transitorios, es muy importante en la evaluación una anamnesis detallada, que incluya el tiempo que precede a la crisis convulsiva y el tiempo que la sigue. El médico debe preguntar si las alteraciones se produjeron con rasgos prodrómicos (la palidez, las náuseas y la sudoración suelen preceder a los **ataques sincopales o presincopales** vasovagales; las palpitaciones, la sudoración, las alteraciones del comportamiento o las convulsiones pueden preceder al **síncope hipoglucémico**; el vértigo y los escotomas centelleantes suelen preceder a la pérdida del conocimiento [PDC] transitoria causada por la **migraña basilar**; y los movimientos, sensaciones o experiencias anómalos estereotipados justo antes de la pérdida de conocimiento pueden sugerir una **crisis convulsiva**); si las alteraciones aparecieron de forma repentina o gradual cuando el paciente estaba de pie (las alteraciones al estar de pie asociadas con un inicio gradual de la pérdida de conocimiento son típicas del **síncope** o de las **alteraciones funcionales**), sentado o recostado (las alteraciones en decúbito que se asocian con un inicio brusco de la pérdida del conocimiento son más indicativas de una **crisis convulsiva**); si el paciente había consumido alcohol u otras drogas (**síncope** o **crisis inducidas por drogas**); si el paciente había estado enfermo o febril en el momento en el que se produjo el incidente (sugiere un **síncope** o **crisis febriles**); si hubo manifestaciones motoras o sensitivas focales, como alteraciones del habla, anomalías sensitivas localizadas o hemiparesia o monoparesia antes o después del suceso (indica una **lesión cerebral estructural localizada**); y si se observó una laceración de la lengua, un hematoma o incontinencia urinaria o fecal después de la PDC (indicativo de una **crisis convulsiva** más que de un simple síncope).

El carácter estereotipado e incontrolable de las crisis focales (crisis parciales con o sin PDC y generalización secundaria) o generalizadas (ausencia, mioclónicas, clónicas, tónicas o atónicas) es característico de la epilepsia. En la tabla 2-11 se revisan las características que diferencian las convulsiones del síncope.

Pérdida transitoria del conocimiento

La PDC transitoria suele ser el resultado de un síncope causado por la reducción del gasto cardíaco o la disminución mecánica del retorno venoso, así como de una conmoción cerebral producida por un traumatismo (tabla 2-12). Los trastornos metabólicos, como la hipoglucemia, pueden provocar una PDC transitoria, y la causa puede ser la migraña basilar, especialmente en las mujeres jóvenes. La insuficiencia cerebrovascular primaria casi nunca causa una PDC transitoria.

La **reducción del gasto cardíaco** (**síncope cardíaco**) suele ser consecuencia de arritmias cardíacas (especialmente bloqueo auriculoventricular con ataques de Stokes-Adams, asistolia ventricular, bradicardia sinusal, fibrilación ventricular episódica, taquicardia ventricular y taquicardia supraventricular sin bloqueo auriculoventricular), infarto masivo de miocardio con fallo de bomba, obstrucción del flujo de

TABLA 2-11   PDC transitoria: comparación de las crisis convulsivas con el síncope

Síntomas	Convulsiones	Síncope
Pródromos	Ninguno: PDC repentina	Náusea
	Aura	Diaforesis
	Malestar epigástrico	Mareos
	Déjà vu	Oscurecimiento visual
	Sensación de miedo	
	Fenómenos sensitivos o motores focales	
Durante el episodio	Síntomas convulsivos Movimientos tónico-clónicos Incontinencia intestinal o vesical Mordedura de la lengua Síntomas no convulsivos Mirada Movimientos automáticos de las extremidades	Sin respuesta Flacidez Rigidez ocasional con movimientos espasmódicos Incontinencia urinaria ocasional
Después del episodio	Confusión que dura minutos Agitación que dura minutos	Recuperación rápida
Actividad	Sueño De pie, sentado o en decúbito Consumo de alcohol	De pie o sentado Decúbito (menos frecuente) Ejercicio Consumo de alcohol
Causa	Tabla 2-13	*Véase* tabla 2-12

PDC: pérdida del conocimiento.

Clasificación de las causas del síncope

Categoría	Causas
Cardiopulmonar	
Disritmias	
Taquicardia	Supraventricular
	Fibrilación auricular
	Aleteo auricular
	Otras
	Ventricular
	Taquicardia ventricular
	Fibrilación ventricular
Bradicardia	Bradicardia sinusal
	Bloqueo cardiaco de segundo o tercer grado
	Fallo del marcapasos
Síndrome del seno enfermo	
Toxicidad de los medicamentos	
Obstrucción del flujo de salida/ insuficiencia cardiaca	Estenosis pulmonar
	Estenosis aórtica
	Embolia pulmonar
	Infarto de miocardio
	Miocardiopatía hipertrófica obstructiva
Obstrucción del flujo de entrada	Taponamiento pericárdico
	Estenosis mitral
	Mixoma auricular
	Miocardiopatías (restrictivas)
Cerebrovascular (causa inusual)	
Estenosis/oclusión de las arterias carótidas o vertebrobasilares bilaterales	Múltiples causas (*véase* tabla 8-1, enfermedades de los grandes vasos)
Otros neurológicos	
Mediado neurológicamente	Síncope vasovagal
	Síncope sinusal cardiaco
	Neuralgia glosofaríngea
	Síncope miccional

(*continúa*)

TABLA 2-12	Clasificación de las causas del síncope (*continuación*)

Categoría	Causas
Hipotensión ortostática	Neuropatía autonómica
	Atrofia multisistémica
	Decúbito prolongado
Metabólico/hematológico	Hipoglucemia, hipoxia, anemia
Psicológico	Ansiedad

salida del ventrículo izquierdo (estenosis aórtica y estenosis subaórtica hipertrófica), obstrucción del flujo pulmonar (estenosis pulmonar, hipertensión pulmonar primaria y embolia pulmonar) y taponamiento cardiaco. En los pacientes con sospecha de síncope cardiaco es obligatorio realizar un electrocardiograma (en muchos casos, también es necesario llevar a cabo una monitorización prolongada, una prueba de mesa basculante o estudios de electrofisiología cardiaca).

El **síncope vasovagal** (**vasodepresor**) se caracteriza por una debilidad generalizada con pérdida del tono postural, incapacidad para mantenerse erguido y una PDC causada por la reducción global del flujo sanguíneo cerebral. Una breve fase prodrómica suele incluir diversas combinaciones de palidez, náusea, bostezos, malestar epigástrico, hiperpnea o taquipnea, debilidad, confusión, taquicardia, dilatación pupilar y sudoración. El paciente está pálido y tiene bradicardia e hipotensión. Este síncope puede ser experimentado por personas sin una enfermedad médica o neurológica significativa y tiende a ocurrir durante el estrés emocional (especialmente en entornos cálidos y llenos de gente) y, a menudo, cuando el paciente está de pie (sentarse puede aliviar o minimizar el episodio). Las circunstancias que precipitan este tipo de síncope son la maniobra de Valsalva, la tos o la micción. Ocasionalmente, los paroxismos de tos en los pacientes (sobre todo hombres) con bronquitis crónica producen un **síncope tusígeno**. Después de toser con fuerza, el paciente se debilita de forma repentina y pierde momentáneamente el conocimiento. Se cree que el mecanismo es la disminución del retorno venoso cardiaco asociado con la maniobra de Valsalva. El síncope por defecación tiene un mecanismo subyacente similar. En todos los subtipos de síncope vasovagal, la pérdida de conocimiento suele ser de corta duración, pero pueden desarrollarse movimientos tónicos o clónicos si la alteración del flujo sanguíneo cerebral se prolonga (crisis anóxicas).

La **hipotensión postural** (**ortostática**) con **síncope** es una causa bastante frecuente de PDC en los pacientes de mediana edad o adultos mayores que presentan inestabilidad de los reflejos vasomotores. La presión arterial debe medirse cuando el paciente está en decúbito supino, inmediatamente después de ponerse de pie y 1-2 min después. La disminución de la presión arterial sistólica de más de 25 mm Hg en bipedestación y asociada con un cuasisíncope o síncope es altamente indicativa del diagnóstico. Este síndrome puede ser causado por algunos medicamentos (antihipertensivos, bloqueadores adrenérgicos β, antidepresivos tricíclicos, nitratos, dopaminérgicos o agonistas de la dopamina) o por enfermedades concomitantes (enfermedad de Addison, neuropatía autonómica parainfecciosa o paraneoplásica, amiloidosis con neuropatía asociada, atrofia multisistémica [síndrome de Shy-Drager], disautonomía familiar) o puede ser idiopático. Aunque el carácter del ataque sincopal difiere poco del tipo vasovagal, el efecto de la postura (que se produce cuando el paciente se levanta repentinamente de una posición de decúbito) representa su característica cardinal.

El **síncope del seno carotídeo** puede iniciarse por la palpación directa sobre la zona de la bifurcación carotídea, el giro de la cabeza hacia un lado, un collarín apretado o el afeitado sobre la región del seno, sobre todo en individuos de edad avanzada. Deben evitarse la palpación y el masaje del seno carotídeo en los pacientes en quienes se sospecha este diagnóstico. La auscultación de las arterias carótidas debe realizarse con cuidado y, en individuos seleccionados, las investigaciones neurovasculares no invasivas pueden ser útiles para buscar indicios de enfermedad oclusiva carotídea.

Convulsiones y crisis epilépticas

Convulsión es un término genérico que puede definirse como una alteración transitoria de la función neurológica relacionada con una descarga eléctrica anómala y excesiva de una población de neuronas en el cerebro. Sus manifestaciones clínicas son numerosas y variadas. Las crisis convulsivas se clasifican generalmente como generalizadas (convulsivas o no convulsivas, primarias o secundarias) o parciales (simples o complejas) y pueden ser aisladas, cíclicas, prolongadas o repetitivas.

Una **crisis clónica jacksoniana** o una hemiparesia o monoparesia transitoria después de una convulsión motora (**parálisis de Todd**) es indicativa de una lesión de la corteza motora frontal. Las **crisis sensoriales simples** (parestesia u hormigueo en una extremidad o en la cara, con o sin sensación de distorsión de la imagen corporal, u otras sensaciones extrañas, localizadas o estereotipadas, como alucinaciones olfativas o visuales, sensación de familiaridad o extrañeza, éxtasis, miedo, estados de ensoñación o ilusiones, sin PDC) sugieren una lesión de la corteza sensorial contralateral. El cuadro clínico de las **crisis focales discognitivas** o de la epilepsia psicomotriz (originada generalmente en el lóbulo temporal o frontal) suele incluir un aura compleja (alteraciones viscerales, de memoria, de movimiento o afectivas estereotipadas) y una PDC en forma de pérdida de capacidad de respuesta sin caída, con o sin automatismos (actividad motora compleja involuntaria, a menudo repetitiva y aparentemente forzada), con frecuencia seguida de un estado de confusión que dura unos minutos o más. El tipo de aura que precede a las **crisis tónico-clónicas generalizadas** secundarias proporciona información sobre el lugar de la lesión.

Una vez que se ha diagnosticado un trastorno convulsivo, el médico debe establecer su causa (tabla 2-13). La epilepsia idiopática suele desarrollarse cuando la persona es joven y suele caracterizarse por crisis generalizadas. Las causas más frecuentes de las convulsiones en la edad adulta temprana son los traumatismos (con o sin hematoma subdural), la abstinencia de drogas o alcohol (por lo general en las 48 h siguientes al cese del consumo excesivo), infecciones del SNC, tumores y malformaciones arteriovenosas.

La aparición de convulsiones en la edad adulta tardía puede asociarse con algunas enfermedades vasculares cerebrales (infarto cerebral previo, infarto cerebral agudo [especialmente de causa embólica], malformación cavernosa, malformación arteriovenosa, hemorragia subaracnoidea aguda y hemorragia intracerebral), traumatismos, abstinencia de drogas o alcohol, tumores, enfermedad degenerativa, infección del SNC, encefalopatía tóxica o metabólica (antidepresivos tricíclicos, fenotiazinas, teofilina, hiponatremia, hipoglucemia, hiperglucemia no cetósica, insuficiencia de magnesio, hipocalcemia, insuficiencia hepática o renal) y trastornos vasculares del colágeno.

TABLA 2-13 Clasificación de las causas de las convulsiones

Hereditarias/ degenerativas	Infecciosas/ inflamatorias	Tóxicas/ metabólicas	Neoplásicas	Vasculares	Otras
Enfermedad de von Recklinghausen	Meningitis y encefalitis Bacteriana	Alteraciones electrolíticas graves,	Tumor cerebral primario, metástasis	Infarto cerebral Hemorragia	Hematoma subdural o epidural traumático
Esclerosis tuberosa	Micótica	hipocalcemia, hipo-	cerebral	intracerebral	Lesión cerebral
Síndrome de Sturge-Weber	Vírica Sifilítica	natremia, insuficien- cia de vitamina B₆,		Hemorragia subaracnoidea	penetrante Fiebre
Errores congénitos del metabolismo	VIH Enfermedad de Lyme	fenilcetonuria Hipoglucemia		Trombosis sinusal Encefalopatía	Espasmos infantiles Idiopática
	Tuberculosis Parásitos	Hipotiroidismo Inducidas por		hipertensiva Vasculitis cerebral	Hipoxia/anoxia generalizada
	Absceso cerebral Enfermedades vasculares	fármacos Abstinencia de alco-		Malformación arteriovenosa	
	del colágeno	hol u otras drogas Insuficiencia hepá-		Malformación cavernosa	
		tica o renal		Aneurisma intracra- neal grande no roto	

VIH: virus de la inmunodeficiencia humana.

TRASTORNOS COGNITIVOS

Cuando la función cognitiva está deteriorada, el médico debe distinguir la **demencia** (deterioro progresivo del intelecto, el comportamiento y la personalidad causado por procesos de enfermedad difusa que afectan a los hemisferios cerebrales) de varias **seudodemencias**, entre ellas:

1. Enfermedades psiquiátricas
2. Lesiones aisladas del hemisferio dominante
3. Lesiones aisladas del hemisferio no dominante
4. Alteraciones aisladas de la memoria
5. Estado confusional agudo (delírium)

Los pacientes deprimidos y aquellos con psicosis y otros **trastornos psiquiátricos** (como la ansiedad) que provocan una disminución de la concentración suelen quejarse de problemas de memoria. En estas situaciones, debe buscarse cuidadosamente una causa orgánica.

Las **lesiones del hemisferio dominante** suelen acompañarse de anomalías en la función del lenguaje (afasia o disfasia). El síndrome de Gerstmann, la agrafia, la acalculia, la confusión derecha-izquierda y la agnosia de los dedos pueden ocurrir en las lesiones del hemisferio izquierdo. La apraxia del habla también puede producirse en pacientes con lesiones del hemisferio dominante.

La mayoría de los pacientes con lesiones del **hemisferio no dominante** muestran un deterioro constructivo más drástico, como la apraxia constructiva y la apraxia de vestir, que los pacientes con lesiones del hemisferio dominante. La prosopagnosia (dificultad para reconocer los rostros), el deterioro de la orientación espacial, la anosognosia (desconocimiento de la presencia de la enfermedad), la impersistencia motora y la aprosodia también pueden darse en estos pacientes.

Las **alteraciones aisladas de la memoria** incluyen la **amnesia global transitoria**, un síndrome que suele presentarse como un acontecimiento único en individuos de edad mediana a avanzada y que se caracteriza por la incapacidad para formar nuevos recuerdos (amnesia anterógrada) junto con cierto grado de pérdida de memoria de los eventos que precedieron al inicio del episodio (amnesia retrógrada). No hay otros síntomas o signos neurológicos que acompañen al deterioro de la memoria. La afección suele resolverse en minutos u horas y la persona se recupera por completo. Aproximadamente el 10% de los pacientes tienen episodios recurrentes. La causa de la amnesia global transitoria es desconocida y puede ser multifactorial; se ha sugerido una causa migrañosa. La amnesia transitoria puede ocurrir ocasionalmente con la isquemia cerebral de la vasculatura posterior, pero en general se observan otros síntomas neurológicos.

Los pacientes con **estado confusional agudo** (síndrome cerebral agudo, encefalopatía tóxica y síndrome cerebral orgánico con psicosis) se muestran desatentos, incoherentes, agitados y contradictorios en el relato de los acontecimientos recientes. Además, suelen presentar alucinaciones (las visuales son más típicas en los pacientes con trastornos neurológicos, mientras que las auditivas son más frecuentes en aquellos con enfermedades psiquiátricas primarias) y fluctuación del estado de consciencia. Por la noche, cuando se reducen los estímulos ambientales, la confusión y la agitación se acentúan. Las causas más frecuentes del estado confusional agudo son las siguientes: 1) alteraciones tóxico-metabólicas, incluyendo las reacciones de abstinencia de drogas y fármacos, 2) sepsis y 3) aumento de la presión intracraneal.

Al obtener los antecedentes de un paciente con **demencia** y de un familiar o amigo del paciente, el médico debe obtener detalles del **estado mental previo** del paciente y del **inicio** y la **rapidez del deterioro mental** (el deterioro agudo o escalonado de la función intelectual puede asociarse con la demencia multiinfarto; la progresión subaguda durante un periodo de días o semanas puede ser causada por la encefalitis;

TABLA 2-14 Clasificación de las causas más frecuentes de la demencia

Hereditarias/ degenerativas	Infecciosas/ inflamatorias	Tóxicas/ metabólicas	Neoplásicas	Vasculares	Otras
Enfermedad de Alzheimer	Meningitis y encefalitis	Uremia	Tumores bilaterales	Multiinfarto	Lesiones craneoencefálicas múltiples
Enfermedad por cuerpos de Lewy		Insuficiencia hepática	Primaria	Enfermedad de Binswanger	HSD crónico
Enfermedad de Pick	Bacteriana	Hipopituitarismo	Metástasis		
Enfermedad de Huntington	Micótica	Hipotiroidismo	Carcinomatosis meníngea	Vasculitis	Hidrocefalia
Enfermedad de Parkinson	Vírica	Paratiroidea			Comunicante
Parálisis supranuclear progresiva	Enfermedad sifilítica VIH	Hiponatremia	Síndromes paraneoplásicos (p. ej., encefalitis límbica)		No comunicante
Enfermedad de Wilson	Enfermedad de Lyme	Carencias vitamínicas Anemia perniciosa			
	Absceso cerebral	B$_{12}$ Folato			
	Enfermedad de Creutzfeldt-Jakob	Toxinas			
	Enfermedades vasculares del colágeno	Medicamentos Metales pesados			

HSD: hematoma subdural; VIH: virus de la inmunodeficiencia humana.

la progresión durante un periodo de meses puede ser el resultado de la enfermedad de Creutzfeldt-Jakob; y la progresión crónica durante varios meses o años puede asociarse con enfermedad de Alzheimer, hidrocefalia normotensiva o encefalopatías metabólicas). La evaluación de los **antecedentes farmacológicos** del paciente permite determinar la demencia causada por la toma de tranquilizantes, antidepresivos tricíclicos, litio, anticonvulsivos, esteroides, fármacos anticolinérgicos y dopaminérgicos, metildopa, clonidina o propranolol.

Las preguntas sobre el **estado nutricional** pueden revelar una demencia originada por una insuficiencia de tiamina (demencia alcohólica crónica o síndrome de Wernicke-Korsakov), insuficiencia de vitamina B_{12} o folato, pelagra, abuso de alcohol o la toxicidad por metales pesados, como arsénico, plomo, talio o mercurio. Las preguntas sobre el **estado de salud general** y los **trastornos relevantes** ayudan a determinar la causa probable de un proceso de demencia (tabla 2-14).

El médico también debe preguntar sobre cualquier **antecedente familiar de demencia** (que sugiere enfermedad de Huntington y, posiblemente, enfermedad de Alzheimer). La enfermedad de Alzheimer causa aproximadamente el 60% de todas las demencias; las enfermedades vasculares cerebrales (demencia multiinfarto, encefalopatía subcortical progresiva o enfermedad de Binswanger) causan el 20% de las demencias.

3 Revisión médica general

Los antecedentes familiares, médicos, sociales y ambientales del paciente pueden proporcionar información que aclare la causa de una enfermedad vascular cerebral isquémica o hemorrágica (tabla 3-1). Los factores de riesgo familiares de ictus isquémico han sido difíciles de definir con certeza, aunque la hipertensión, la ateroesclerosis sistémica, la diabetes mellitus y la hiperlipidemia tienen al menos cierta predisposición hereditaria en muchos pacientes. Hay que tener en cuenta los antecedentes familiares de ictus isquémico y de formación de trombos arteriales o venosos (*véase* cap. 23 sobre los síndromes de ictus hereditarios). En los pacientes con hemorragia subaracnoidea o intracerebral, se debe preguntar por los antecedentes familiares de hemorragia intracraneal, aneurisma sacular, malformación arteriovenosa, malformación cavernosa, enfermedad renal poliquística, enfermedad del tejido conjuntivo y trastornos hemorrágicos.

También debe obtenerse una anamnesis completa. Deben registrarse los episodios previos de enfermedad vascular cerebral de tipo isquémico o hemorrágico. Dado que la presencia de ateroesclerosis sistémica es un factor de riesgo para la ateroesclerosis cerebrovascular, se deben interrogar antecedentes de infarto de miocardio, angina de pecho y claudicación. Los antecedentes de hipertensión, diabetes o hiperlipidemia son también un importante factor de riesgo de ateroesclerosis. Otros padecimientos médicos que pueden ser relevantes para el ictus isquémico son las arritmias cardiacas, las valvulopatías, la enfermedad del tejido conjuntivo, la apnea obstructiva del sueño y la coagulopatía de subtipos tanto trombóticos como hemorrágicos. También hay que tener en cuenta los traumatismos previos de cabeza o cuello o la radioterapia. En el caso de los ictus isquémicos o hemorrágicos, debe registrarse el uso de antiplaquetarios, anticoagulantes, fibrinolíticos, suplementos de estrógenos, suplementos dietéticos o supresores del apetito, descongestionantes y productos herbolarios.

Los antecedentes sociales y ambientales deben incluir la aclaración de la cantidad y la duración del consumo de tabaco, alcohol y drogas recreativas. Dado que el sedentarismo es un factor de riesgo para el ictus isquémico, debe definirse la naturaleza y la duración de la actividad física del paciente. También son útiles los antecedentes dietéticos, con énfasis en la ingesta de colesterol, grasas saturadas y ácidos grasos *trans*, así como la ingesta diaria de frutas y vegetales.

TABLA 3-1 Antecedentes médicos generales de los pacientes con ictus

Factores de riesgo de isquemia cerebral	Factores de riesgo de hemorragia cerebral	Factores de riesgo de hemorragia subaracnoidea
Antecedentes familiares		
Ictus isquémico, trombosis arterial o venosa	Hemorragia intracerebral, aneurisma sacular, MAV, malformación cavernosa, trastornos hemorrágicos	Hemorragia subaracnoidea, aneurisma sacular, MAV, enfermedad renal poliquística, síndrome de Ehlers-Danlos, síndrome de Marfan, neurofibromatosis, seudoxantoma elástico y trastornos hemorrágicos
Enfermedades anteriores		
Ictus isquémicos o AIT; cardiopatía isquémica; hipertensión; diabetes mellitus; hiperlipidemia; ateroesclerosis sistémica; apnea obstructiva del sueño, arritmias cardíacas; valvulopatía; trombosis arterial o venosa; trastornos hemáticos, como anticoagulante lúpico positivo (antecedente de abortos múltiples), anticuerpos anticardiolipina positivos (antecedente de livedo reticular), policitemia, trombocitemia, púrpura trombocitopénica, anemia falciforme, leucemia; enfermedades del tejido conjuntivo; operación reciente; traumatismo de cabeza o cuello; radioterapia de cabeza o cuello	Hemorragia intracerebral; traumatismo craneoencefálico; hipertensión (especialmente grave o mal tratada); aneurisma intracraneal no roto; malformación arteriovenosa no rota; malformación cavernosa; infarto cerebral; infección del SNC; EBS; vasculitis sistémica; vasculitis primaria del SNC; neoplasia intracraneal; trastornos hemáticos, como púrpura trombocitopénica, anemia falciforme, leucemia, estados de hipercoagulabilidad (trombosis venosa); enfermedad de moyamoya	Hemorragias subaracnoideas, traumatismo craneoencefálico con hipertensión, aneurismas no rotos, MAV no rotas, otros trastornos enumerados en el apartado «antecedentes familiares» (arriba), coartación de la aorta, esclerosis tuberosa, displasia fibromuscular, válvula aórtica bicúspide, trastornos hemorrágicos, EBS y vasculitis primaria del SNC

(continúa)

TABLA 3-1 Antecedentes médicos generales de los pacientes con ictus (*continuación*)

Factores de riesgo de isquemia cerebral	Factores de riesgo de hemorragia cerebral	Factores de riesgo de hemorragia subaracnoidea
Antecedentes sociales y medioambientales Hábito tabáquico; dieta (consumo excesivo de colesterol/grasas saturadas/ácidos grasos *trans* o consumo insuficiente de frutas y vegetales); uso de anticonceptivos orales o reemplazo de estrógenos; consumo de drogas recreativas, suplementos dietéticos o supresores del apetito, descongestionantes, productos herbolarios	Tratamiento anticoagulante, antiplaquetario o fibrinolítico, consumo excesivo de alcohol, uso de drogas recreativas, suplementos dietéticos o supresores del apetito, descongestionantes, productos herbolarios	Tratamiento anticoagulante o fibrinolítico, consumo de cigarrillos, consumo excesivo de alcohol, uso de drogas recreativas, suplementos dietéticos o supresores del apetito, descongestionantes, productos herbolarios

AIT: ataque isquémico transitorio; EBS: endocarditis bacteriana subaguda; MAV: malformación arteriovenosa; SNC: sistema nervioso central.

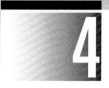

Exploración general

La exploración general sistemática de los pacientes con enfermedad vascular cerebral está dirigida a encontrar pruebas de enfermedad del sistema cardiovascular y a evaluar el estado funcional de otros órganos internos vitales (pulmones, riñones e hígado). La exploración de un paciente con síntomas neurológicos debe comenzar con una breve inspección y continuar con una exploración general y neurológica completas.

INSPECCIÓN

Posición del cuerpo y de las extremidades y movimientos espontáneos

Los pacientes con monoparesia o hemiparesia aguda tienen movimientos espontáneos variables de las extremidades afectadas. A menudo, los pacientes en coma con hemiplejía aguda yacen con la pierna afectada en rotación externa y ocasionalmente presentan fasciculaciones unilaterales, movimientos clónicos unilaterales o posiciones de descerebración o decorticación espontáneas unilaterales o bilaterales asimétricas (*véase* cap. 6). Diversas alteraciones metabólicas pueden producir sacudidas mioclónicas bilaterales (observadas en la uremia) y asterixis (movimientos irregulares de aleteo de las manos con los brazos estirados y las muñecas extendidas) en asociación con temblores y fasciculaciones difusas (observadas en la insuficiencia hepática, la hipoglucemia o la hiponatremia).

Aspecto e higiene general

Estos rasgos suelen reflejar la imagen que el paciente tiene de sí mismo y pueden proporcionar información sobre alteraciones médicas o neurológicas subyacentes.

Signos específicos de enfermedad crónica

El hallazgo de algunos signos específicos de la enfermedad crónica puede proporcionar información sobre la fisiopatología subyacente de varios signos y síntomas neurológicos, incluida la alteración del estado de consciencia. Aunque el olor a alcohol en el aliento del paciente suele indicar una intoxicación etílica, también hay que tener en cuenta un hematoma subdural superpuesto, otra hemorragia intracraneal, un traumatismo, crisis convulsivas, encefalopatía de Wernicke o una infección. Otros ejemplos son el olor a cetonas, que suele indicar cetoacidosis diabética, y el hedor hepático, que sugiere insuficiencia hepática. Las laceraciones en los bordes laterales de la lengua (crisis convulsivas recientes), las marcas de pinchazos en los brazos (intoxicación por drogas) y las equimosis y petequias en la piel (traumatismo reciente o trastorno hemorrágico) también pueden ser signos muy útiles.

Exploración cutánea

Entre los pacientes con traumatismos, los «ojos de mapache» pueden indicar la presencia de una fractura orbitaria, el signo de Battle puede significar una fractura mastoidea subyacente y otros **hematomas** o **abrasiones** en la cabeza o el cuerpo pueden indicar que la causa subyacente es un traumatismo. También se deben caracterizar los cambios de color de la piel por la naturaleza de la pigmentación (hipo- o hiperpigmentación), la localización (focal o generalizada), la presencia de eritema y el patrón específico de los cambios. Las características permiten considerar la presencia de un trastorno médico o neurológico subyacente (tabla 4-1).

La **cianosis** en las extremidades distales asociada con una piel fría puede indicar vasoconstricción en los pacientes con insuficiencia cardiaca grave. La obstrucción venosa o la hipertensión venosa suelen provocar una cianosis localizada o generalizada. La obstrucción arterial en una extremidad causada por una embolia, una constricción arteriolar o un vasoespasmo inducido por el frío suele causar palidez y frialdad localizadas.

Diversas afecciones pueden asociarse con el **edema localizado** o **generalizado**. Las posibles causas del edema localizado incluyen la trombosis venosa profunda, la obstrucción linfática causada por un tumor, el linfedema primario, el edema por estasis de una pierna paralizada y el edema facial causado por la obstrucción de la vena cava superior o el efecto limitado de una reacción alérgica. La hinchazón bilateral de

TABLA 4-1   Características diferenciadoras de algunas anomalías del color de la piel

Anomalía del color de la piel	Causas más frecuentes
Eritema en alas de «mariposa» en la cara	Lupus eritematoso sistémico
Eritema en los codos y las rodillas	Dermatomiositis
Livedo reticular	Idiopática, enfermedades vasculares del colágeno, trastornos hemáticos, síndrome de Sneddon, ingesta de medicamentos, émbolos de colesterol, inmovilidad prolongada
Máculas blancas en el tronco o las extremidades	Diabetes, vitiligo, hipotiroidismo, tirotoxicosis, anemia perniciosa, insuficiencia suprarrenal, sarcoidosis, lepra, esclerosis tuberosa
Hipermelanosis marrón difusa generalizada	Enfermedad de Addison, tumores productores de ACTH, hemocromatosis, esclerodermia sistémica, porfiria cutánea tardía
Máculas marrones circunscritas	Neurofibromatosis de von Recklinghausen, melanoma maligno, síndrome de Peutz-Jeghers
Palidez o frialdad localizada	Obstrucción arterial (embolia, constricción arteriolar, vasoespasmo inducido por el frío)
Cianosis del lecho ungueal, de los labios o de las mucosas	Insuficiencia pulmonar crónica, fístula arteriovenosa pulmonar, cardiopatía congénita con derivación derecha-izquierda, insuficiencia cardiaca grave, obstrucción venosa, hipertensión venosa

ACTH: hormona adrenocorticotrópica.

las piernas se observa en la insuficiencia cardiaca, la obstrucción de la vena cava inferior o la cirrosis. El hipotiroidismo puede estar asociado con la hinchazón periorbitaria. Los fármacos como los esteroides, los estrógenos y los vasodilatadores, el embarazo y la alimentación después de la inanición también pueden causar edema.

Las **várices** pueden indicar un aumento de la presión intraabdominal o, en raras ocasiones, fístulas arteriovenosas. La **tromboflebitis** que da lugar a una trombosis venosa profunda puede provocar tromboembolia pulmonar.

EVALUACIÓN CARDIACA

Durante la exploración general, debe prestarse especial atención al corazón del paciente, incluyendo la auscultación cardiaca, la palpación precordial y la evaluación de la frecuencia y el ritmo cardiacos. La **auscultación cardiaca** puede revelar anomalías de las válvulas cardiacas, la presencia de hipertensión pulmonar, defecto del tabique ventricular o auricular, anomalías de la pared cardiaca o pericarditis constrictiva (tabla 4-2). La palpación precordial aclarará el tamaño del corazón y también puede sugerir la presencia de valvulopatías (tabla 4-3).

 TABLA 4-2   Evaluación cardiaca: auscultación

Característica de la auscultación	Causas más frecuentes
Primer ruido cardiaco acentuado	Estenosis mitral, corazón hipercinético, pared torácica delgada
Disminución del primer ruido cardiaco	Insuficiencia cardiaca, insuficiencia mitral, pared torácica gruesa, enfisema pulmonar
Desdoblamiento anómalo del segundo ruido cardiaco	Hipertensión pulmonar, estenosis pulmonar, bloqueo de rama derecha, insuficiencia mitral, comunicación interauricular, estenosis aórtica
Tercer ruido cardiaco de tono bajo	Insuficiencia ventricular izquierda o sobrecarga de volumen
Tercer ruido cardiaco de tono alto	Pericarditis constrictiva
Cuarto ruido cardiaco de tono bajo	Estenosis aórtica, hipertensión sistémica, miocardiopatía hipertrófica, enfermedad arterial coronaria
Chasquido de apertura de tono alto después del segundo ruido cardiaco	Estenosis mitral
Chasquidos de eyección de tono alto después del primer ruido cardiaco	Dilatación de la raíz aórtica o de la arteria pulmonar, estenosis aórtica congénita o estenosis pulmonar
Soplos sistólicos	Insuficiencia mitral o tricuspídea, comunicación interventricular, estenosis aórtica, derivación aortopulmonar
Soplos diastólicos	Insuficiencia aórtica o pulmonar, estenosis mitral, conducto arterioso persistente, coartación de la aorta, fístula arteriovenosa pulmonar

TABLA 4-3	Evaluación cardiaca: palpación precordial

Hallazgos de la exploración	Causas más frecuentes
Amplitud, duración y desplazamiento lateral exagerados del impulso del vértice del ventrículo izquierdo	Hipertrofia ventricular izquierda
Distensión presistólica del ventrículo izquierdo	Exceso de presión ventricular izquierda, isquemia miocárdica
Doble impulso sistólico	Miocardiopatía hipertrófica
Vibraciones de baja frecuencia	Enfermedad de la válvula mitral o aórtica
Pulsación de la articulación esternoclavicular derecha	Dilatación aneurismática de la aorta ascendente, arco aórtico derecho

EXPLORACIÓN VASCULAR PERIFÉRICA

La ausencia o la reducción de los pulsos arteriales periféricos en las extremidades superiores e inferiores es indicativa de lesiones arteriales estenóticas u oclusivas primarias o de lesiones provocadas por émbolos proximales. El **tiempo de llegada** del pulso radial a la muñeca también puede ser útil. El pulso radial tardío puede ser el resultado de una lesión oclusiva en un vaso proximal, generalmente la arteria subclavia. La palpación simultánea de los pulsos arteriales radial y femoral, que en general son prácticamente coincidentes, permite detectar el **pulso más débil y retardado**, que sugiere coartación aórtica. El **pulso disminuido o filiforme** puede ocurrir en los pacientes con infarto de miocardio, enfermedad pericárdica restrictiva y otras alteraciones asociadas con la disminución del gasto cardiaco o en aquellos con aumento de la resistencia vascular periférica. El **pulso aumentado y saltón** se da característicamente en los pacientes con anemia, fiebre, insuficiencia mitral, insuficiencia aórtica o fístula arteriovenosa periférica. Las **alteraciones de la amplitud del pulso** pueden ser consecuencia de una descompensación ventricular izquierda grave, la taquicardia paroxística, una contracción ventricular prematura, el taponamiento pericárdico, la obstrucción de las vías respiratorias o la obstrucción de la vena cava superior.

La **presión arterial** (**PA**) debe medirse en ambos brazos con el paciente en posición supina y, si es posible, sentado y de pie para detectar una asimetría significativa en la PA y documentar la hipotensión postural. Hay que verificar que el tamaño del manguito sea adecuado para el tamaño del brazo del paciente. Una diferencia de 20 mm Hg o más en la PA sistólica o diastólica entre dos brazos puede deberse a una enfermedad oclusiva en la arteria subclavia o distal a ella en el lado de la PA sistólica o diastólica más baja, o más proximalmente en la arteria innominada o en la aorta entre las arterias innominada y subclavia izquierda. Una disminución significativa de la PA braquial cuando el paciente adopta la posición vertical indica hipotensión postural, que puede ser sintomática. La ausencia de taquicardia compensatoria puede significar una disfunción autonómica central (como la atrofia multisistémica) o periférica (como la neuropatía autonómica). Las últimas directrices sobre la hipertensión arterial definen la PA normal como $< 120/< 80$ mm Hg; la PA elevada como 120-129/< 80 mm Hg; el estadio de hipertensión 1 como 130-139/80-89 mm Hg; y el estadio de hipertensión 2 como $\geq 140/\geq 90$ mm Hg.

Aunque hasta el 90% de los pacientes con hipertensión tienen la llamada *hipertensión idiopática o esencial*, debe considerarse una causa específica para la elevación de la PA (tabla 4-4). Los componentes esenciales de la evaluación son 1) los

TABLA 4-4 Formas clínicas frecuentes de hipertensión arterial

Forma de la hipertensión	Característica clínica	Causas más frecuentes
Hipertensión esencial (primaria)	Varía	Desconocido
Hipertensión secundaria	Principalmente hipertensión sistólica	Ateroesclerosis aórtica, insuficiencia aórtica, tirotoxicosis, síndrome cardiaco hipercinético, fiebre, fístula arteriovenosa, conducto arterioso persistente Causas renales: estenosis de una arteria renal principal o ramificada, infarto renal, nefroesclerosis arteriolar, preeclampsia, eclampsia, pielonefritis crónica, glomerulonefritis aguda o crónica, enfermedad renal poliquística, nefropatía diabética, tumores productores de renina
	Hipertensión sistólica y diastólica	Causas endocrinas: hiperaldosteronismo primario, síndrome de Cushing, feocromocitoma, síndrome adrenogenital congénito, acromegalia, hipercalcemia, mixedema, anticonceptivos orales Causas neurógenas: síndrome diencefálico, disautonomía familiar (Riley-Day), poliomielitis bulbar, aumento agudo de la presión intracraneal, lesión medular aguda Otras causas: coartación de la aorta, toxemia del embarazo, porfiria aguda intermitente, transfusión excesiva

antecedentes médicos (incluyendo la ingesta de sal, el uso de anticonceptivos orales u hormonas, la presencia de diabetes mellitus, el historial de tabaquismo, las alteraciones lipídicas y las enfermedades cardiacas o renales) y los antecedentes familiares de hipertensión; 2) la exploración física: oftalmoscopia, evaluación del tamaño de la tiroides, auscultación de soplos en el cuello y el abdomen, palpación de los pulsos periféricos, determinación del tamaño del corazón y los riñones, auscultación del corazón y los pulmones; y 3) pruebas de laboratorio: obtención del hemograma completo, creatinina sérica, potasio, sodio, calcio, fosfato, glucosa en sangre, lípidos (debe incluir lipoproteínas totales, de alta y baja densidad, colesterol y triglicéridos), ácido úrico, hormona estimulante de la tiroides, análisis de orina, electrocardiografía y radiografía de tórax. En determinadas circunstancias, pueden estar indicados estudios especiales, como la ecografía de la arteria renal, la ecocardiografía, las concentraciones séricas de metanefrina y los estudios de orina de 24 h para las concentraciones de metanefrina, catecolaminas o cortisol.

EXPLORACIÓN DE CABEZA, TÓRAX Y ABDOMEN

La exploración clínica de la cabeza (cuero cabelludo y cara), el tórax (pulmones) y el abdomen (hígado, bazo, sistema digestivo y aparato urogenital) puede proporcionar otros hallazgos importantes.

La palpación y exploración del **cuero cabelludo**, la **zona mastoidea** y los **arcos cigomáticos** del paciente pueden revelar una fractura deprimida o una laceración. La exploración del **conducto auditivo** y de la **nariz** para detectar la presencia de una filtración de líquido cefalorraquídeo o una hemorragia puede indicar una fractura de la placa cribiforme o de la porción petrosa del hueso temporal. También debe explorarse la esclerótica ocular en busca de hemorragias, ya que una hemorragia de la cara lateral del ojo, que no está limitada posteriormente por la esclerótica normal, es característica de la fractura de la fosa craneal anterior.

El **cuello** (cuerpos vertebrales cervicales), el **tórax** (clavículas, costillas, tronco y cuerpos vertebrales) y las **extremidades** (huesos largos) deben explorarse para detectar la presencia de fracturas, especialmente en los pacientes en estado de coma que tienen antecedentes inciertos o signos de posibles lesiones. El **aumento de tamaño de los ganglios linfáticos** suele ser indicativo de una enfermedad infecciosa, inmunitaria o maligna.

La **exploración pulmonar** puede revelar enfermedades pulmonares o cardiacas insospechadas, como neumonía, enfermedad pulmonar obstructiva crónica e insuficiencia cardiaca congestiva.

Se debe palpar el abdomen del paciente para detectar la presencia de rigidez muscular como signo de una posible hemorragia o infección abdominal. La **hepatomegalia** puede indicar un tumor, hepatitis, cirrosis, insuficiencia cardiaca derecha, síndrome de Budd-Chiari o trastornos infiltrativos hepáticos. La **esplenomegalia** se produce en una gran variedad de trastornos hemáticos, infecciosos, hepáticos y del tejido conjuntivo, como anemia falciforme, talasemia, anemias hemolíticas, trombocitopenia, neutropenia, mononucleosis infecciosa, septicemia, endocarditis, tuberculosis, infección parasitaria, síndrome de inmunodeficiencia adquirida, histoplasmosis y artritis reumatoide. La esplenomegalia también puede asociarse con diversas formas de hipertensión venosa portal o esplénica o con un tumor o absceso esplénico primario.

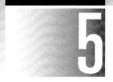

Exploración neurológica

La exploración del paciente con enfermedad vascular cerebral es similar a cualquier otra exploración neurológica formal. Sin embargo, ciertas combinaciones de signos neurológicos pueden ayudar a determinar la localización de la enfermedad. Es necesario hacer una exploración neurológica completa para establecer el estado neurológico actual y, a menudo, es conveniente realizar evaluaciones seriadas para saber si hay alguna mejoría o progresión de la enfermedad. Algunos elementos de la exploración neurológica relacionados con la evaluación preliminar del estado de consciencia, el estado mental, el habla, la visión y la debilidad focal de las extremidades se completan cuando se lleva a cabo la anamnesis y también durante la exploración general.

Otros elementos de la exploración neurológica proporcionan más detalles sobre si la enfermedad actual del paciente es causada por una enfermedad vascular cerebral y, en caso afirmativo, la localización y, a veces, el tipo y el origen de las lesiones. Con los datos de la anamnesis y las exploraciones general y neurológica, se puede proponer un diagnóstico diferencial lógico y una estrategia de evaluación. La evaluación adicional de los resultados de los estudios de laboratorio suele ayudar a aclarar el diagnóstico y a definir un plan de tratamiento adecuado.

EXPLORACIÓN NEUROVASCULAR

Auscultación

La auscultación de los grandes vasos proximales (fig. 5-1) que surgen del arco aórtico (sobre la fosa supraclavicular), de las arterias carótidas (especialmente sobre la bifurcación carotídea por debajo del ángulo de la mandíbula), de las órbitas (mientras se cierra el ojo que se ausculta) y de la bóveda craneal tiene como finalidad escuchar los soplos. Con el paciente en decúbito dorsal o sentado, la campana del estetoscopio debe aplicarse sobre la zona que se examina sin ejercer presión, lo que puede producir un ruido artificial. En primer lugar, los ruidos cardiacos deben auscultarse sobre la base del corazón y, a continuación, el estetoscopio debe desplazarse hacia arriba para distinguir los ruidos cardiacos transmitidos de los ruidos procedentes de las arterias braquiocefálicas, subclavias, vertebrales o carótidas. Los soplos que se auscultan proximalmente sobre los vasos del arco aórtico pueden estar asociados con soplos cardiacos transmitidos, estenosis o tortuosidad de los grandes vasos subyacentes o una anomalía subyacente no identificable.

El soplo es el reflejo de una turbulencia en la arteria subyacente. La sonoridad de los soplos puede calificarse en una escala de 1 a 6 según su intensidad (1, apenas audible con el estetoscopio; 6, audible sin el estetoscopio). A menudo se registra la calidad de un soplo carotídeo, pero en general es un mal indicador de la gravedad de la estenosis subyacente. Un soplo carotídeo, sin tener en cuenta su calidad o duración,

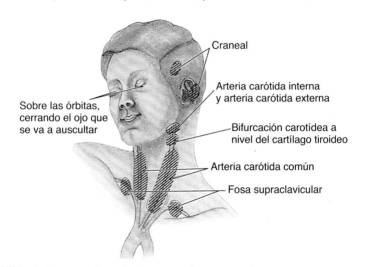

Craneal

Arteria carótida interna
y arteria carótida externa

Sobre las órbitas,
cerrando el ojo que
se va a auscultar

Bifurcación carotídea a
nivel del cartílago tiroideo

Arteria carótida común

Fosa supraclavicular

FIGURA 5-1. Lugares para la auscultación neurovascular.

es un indicador relativamente pobre de estenosis de la arteria carótida interna en los pacientes asintomáticos. Se observa en cerca del 40% de los pacientes con estenosis de más del 90% del diámetro de la arteria, pero el 10% de aquellos con estenosis de menos del 50% de dicho diámetro pueden tener un soplo audible. Sin embargo, en los pacientes con síntomas de isquemia cerebral, un soplo difuso o localizado es predictivo en un 85% de una estenosis moderada o de alto grado. Los soplos cervicales suaves y continuos que varían con los cambios de posición del cuello o que pueden ser obliterados por la compresión yugular sugieren un zumbido venoso benigno.

La mayoría de los **soplos arteriales** comienzan en la sístole, pero los **soplos sistólico-diastólicos** sugieren fuertemente una estenosis arterial de alto grado (> 90% de estenosis del área transversal). Al auscultar las arterias carótidas, el médico debe distinguir los soplos **difusos** (de magnitud y tono relativamente constantes a lo largo de las arterias carótidas del cuello o de intensidad distal ligeramente decreciente) de los soplos carotídeos **localizados**, aunque cualquiera de ellos puede estar asociado con una estenosis carotídea subyacente. Los soplos difusos, especialmente si son bilaterales, suelen reflejar un soplo cardiaco transmitido, una lesión del arco aórtico o una alteración de flujo y turbulencia difusos y aumentados sin una lesión estructural subyacente. Puede ser difícil o imposible distinguir las lesiones de la arteria carótida interna de las estenosis de las arterias carótida común o externa o distinguir las lesiones de la arteria vertebral de las de las arterias subclavia o braquiocefálica con base en la localización o las características sonoras de un soplo.

Los **soplos orbitarios** de tipo maquinal, en particular los continuos, se encuentran en las lesiones oclusivas del sifón carotídeo, en la oclusión de la arteria carótida interna ipsilateral con aumento del reflujo colateral oftálmico en el sistema carotídeo externo, en las fístulas carótido-cavernosas y en otras lesiones que producen un flujo turbulento intracraneal, como las malformaciones arteriovenosas (MAV). Los **soplos cefálicos** habitualmente se encuentran en niños por lo demás normales, pero también pueden hallarse en el 10-25% de los pacientes con MAV intracraneales (generalmente asociados con un ruido rítmico y localizado en la cabeza denominado *acúfenos pulsátiles*).

Palpación

La palpación de los pulsos carotídeos en el cuello es en general poco fiable (es poco probable que las pequeñas diferencias en los pulsos de las arterias carótidas izquierda y derecha sean importantes) y puede incluso ser peligrosa, especialmente a nivel de la bifurcación carotídea o sobre las arterias carótidas con un soplo asociado. El material de las placas ateromatosas puede desprenderse y causar un infarto cerebral distal en el sistema carotídeo. La presión directa aplicada al seno carotídeo también puede provocar arritmias cardiacas.

La palpación de las arterias temporales superficiales, faciales, infraorbitarias y occipitales proporciona una estimación del flujo en el sistema carotídeo externo (fig. 5-2). Este flujo puede reducirse en las arterias craneales o con una oclusión de la carótida común ipsilateral o de la arteria carótida externa. El aumento del flujo carotídeo externo puede reflejar una lesión oclusiva de la arteria carótida interna con un aumento del flujo colateral compensatorio. Además, la palpación de las arterias temporales superficiales puede ser útil para el diagnóstico de la arteritis de células gigantes, que está indicada por la disminución del pulso, el aumento de la sensibilidad, el aspecto de rosario de las arterias y el eritema de la piel suprayacente. La palpación de las arterias radiales puede proporcionar información sobre el estado de los sistemas arteriales subclavios: un pulso más débil en una arteria radial o un pulso que sigue al otro de forma asincrónica (retrasada) sugiere una estenosis proximal en el sistema subclavio de ese lado.

Exploración oftalmológica

La exploración oftalmológica consiste en una cuidadosa evaluación de los antecedentes del paciente (*véase* la sección *Alteraciones visuales* en el cap. 2), una exploración ocular general y exploraciones oftálmicas especiales.

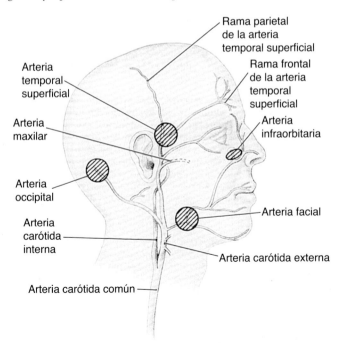

FIGURA 5-2. Lugares frecuentes para la palpación del sistema de la arteria carótida externa.

Exploración ocular general

La exploración ocular general incluye la inspección de las estructuras oculares externas (párpados, conjuntivas, córneas, escleras y aparato lagrimal), los iris, las pupilas y la posición de los ojos; la determinación de la agudeza visual y la prueba de campo visual de confrontación.

La inspección de las **estructuras oculares externas** permite detectar diversas alteraciones, como anomalías pupilares, ptosis, exoftalmos, cuerpos extraños, inflamación, sequedad, opacidad de la córnea y anomalías del color del iris. Los dos párpados superiores suelen cubrir 1-2 mm del iris. La ptosis unilateral de 1-2 mm con miosis concomitante suele ser causada por el síndrome de Horner. La ptosis también puede deberse a una lesión del tercer nervio craneal (acompañada de estrabismo convergente y dilatación pupilar) o por anomalías musculares (p. ej., distrofia muscular) o de la unión neuromuscular (p. ej., miastenia grave: ptosis unilateral o bilateral, a menudo fluctuante, que empeora gradualmente, con fatiga y diplopía asociada). Otras variedades son la ptosis congénita, la ptosis asociada con el envejecimiento (por lo general con párpados redundantes) y la ptosis relacionada con otros factores mecánicos (hinchazón del párpado, tumor o xantelasma). El eritema o la congestión de los párpados, las conjuntivas o las escleróticas pueden ser causados por infecciones, traumatismos, alergias o glaucoma agudo.

La hemorragia subconjuntival unilateral suele ser causada por un traumatismo o la rotura de un pequeño vaso conjuntival; las hemorragias subconjuntivales bilaterales y recurrentes pueden ser causadas por discrasias sanguíneas. El reflejo corneal se evalúa tocando el borde lateral de la córnea con un apósito de algodón. La respuesta normal es el parpadeo bilateral simétrico y rápido y puede disminuir o perderse como resultado de una anomalía en la porción aferente del quinto nervio craneal, la porción eferente del séptimo nervio craneal o una lesión en sus conexiones reflejas dentro del puente.

Ambos **iris** suelen ser del mismo color (una falta de pigmento de melanina en el iris puede causar un iris azul unilateral como resultado del síndrome de Horner que ocurre congénitamente o durante los primeros 2 años de vida; las diferencias en el color del iris también pueden ser heredadas sin el síndrome de Horner). Los agujeros en el iris suelen indicar atrofia; los capilares en la superficie (rubeosis) suelen señalar isquemia del segmento anterior.

Movimientos de los músculos extraoculares

El movimiento de los ojos generalmente es suave, en la misma dirección y a la misma velocidad, excepto en la convergencia, cuando ambos ojos se mueven en sentido medial. Los movimientos oculares se prueban haciendo que el paciente dirija su mirada para seguir el dedo del explorador hacia el extremo derecho e izquierdo en el plano horizontal, hacia arriba y hacia abajo en el plano vertical y a pocos centímetros de la cara en la línea media para probar la convergencia.

Los movimientos oculares reflejos («ojos de muñeca») se prueban ocasionalmente para diferenciar las parálisis supranucleares de las nucleares. El paciente fija la mirada en un punto central en línea recta, el examinador mueve entonces la cabeza del paciente de lado a lado y de arriba a abajo. Las parálisis de la mirada pueden ser consecuencia de lesiones supratentoriales e infratentoriales. Las **lesiones cerebrales destructivas**, como los infartos cerebrales, suelen provocar desviaciones oculares conjugadas hacia el lado de la lesión, con la cabeza girada en la dirección de la desviación, mientras que las **lesiones irritativas**, como las crisis convulsivas, provocan la desviación de los ojos y la cabeza en sentido contrario a la lesión. Las **lesiones cerebrales destructivas** suelen causar una hemiparesia contralateral en la que los ojos miran **hacia** la lesión y se **alejan** del hemicuerpo afectado. Las lesiones en el **tronco encefálico** también pueden causar parálisis de la mirada lateral. Las **lesiones destructivas** pueden provocar una desviación ocular conjugada o desconjugada, generalmente hacia el lado de la lesión. Estas lesiones del tronco encefálico suelen ir acompañadas de diplopía y también pueden producir una hemiparesia contralateral. Una desviación lateral de la mirada con una **lesión en el tronco encefálico** hace que los ojos se **alejen** de la lesión y miren **hacia** el hemicuerpo afectado. Las parálisis supratentoriales de la mirada pueden ocurrir con lesiones tanto del lóbulo frontal como del occipital. En las **lesiones del lóbulo frontal** se pierde el movimiento ocular voluntario (sin seguir el dedo del examinador) lejos del lado de la lesión; sin embargo, en las **lesiones del lóbulo occipital**, dicho movimiento ocular voluntario está conservado (tabla 5-1).

La **parálisis vertical de la mirada** que afecta a la mirada hacia abajo puede ser provocada por infartos en el territorio de las arterias talamomesencefálicas

TABLA 5-1 Localización de los trastornos de los movimientos oculares

Localización de la lesión	Características clínicas
Parálisis supranucleares	
Lesiones irritativas en el lóbulo frontal	Desviación conjugada de los ojos en forma de sacudida hacia las extremidades afectadas y alejadas de la lesión
Lesiones destructivas en el lóbulo frontal	Desviación conjugada de los ojos hacia el lado de la lesión, lejos de las extremidades paréticas; se pierde el movimiento voluntario de los ojos para alejarlos del lado de la lesión
Lesiones destructivas en el lóbulo occipital	Desviación conjugada de los ojos hacia el lado de la lesión, lejos de las extremidades hemiparéticas; el movimiento voluntario de los ojos lejos del lado de la lesión está preservado
Lesiones destructivas en el mesencéfalo, tumores de la glándula pineal	Síndrome de Parinaud: pérdida de la mirada voluntaria hacia arriba y de convergencia; las pupilas son lentas en respuesta a la luz, pero se contraen enérgicamente a la visión cercana o a la acomodación; nistagmo de convergencia-retracción; retracción de los párpados
Parálisis nucleares	
Lesiones destructivas en el puente	Desviación ocular conjugada o desconjugada del lado de la lesión hacia las extremidades hemiparéticas; la diplopía es frecuente
	Desviación oblicua (ojo más alto ipsilateral al lado de la lesión)
Lesiones rostrales del mesencéfalo	Alteración o parálisis de la convergencia, diplopía para la visión de cerca, con ausencia de cualquier parálisis muscular extraocular individual
Lesiones de localización incierta (lesiones múltiples)	Espasmo del reflejo de acomodación: estrabismo convergente, diplopía, pupilas mióticas y espasmo a la acomodación

paramedianas o cerebrales posteriores. La **apraxia ocular**, o incapacidad para mover los ojos voluntariamente, con una gama completa de movimientos oculares aleatorios, se produce con el daño de la corteza motora prefrontal bilateral. En la **oftalmoplejía internuclear**, la debilidad de la aducción en el lado de la lesión del fascículo longitudinal medial se presenta con nistagmo horizontal monocular del ojo en abducción. Las causas típicas incluyen diversos trastornos que afectan el tronco encefálico, como la esclerosis múltiple, los infartos, los traumatismos, la encefalitis y la siringobulbia.

Las lesiones tectales o pretectales en el mesencéfalo, causadas por tumores de la región pineal, gliomas infiltrantes, infartos, hemorragias, traumatismos o esclerosis múltiple, pueden producir el **síndrome de Parinaud**. Este síndrome se caracteriza por pérdida de la mirada voluntaria hacia arriba, disociación de los reflejos fotomotor y de acomodación de las pupilas (lentitud en la respuesta a la luz, pero constricción rápida a la mirada cercana o la acomodación) y, ocasionalmente, nistagmo de retracción, parálisis de la convergencia, ptosis, papiledema o parálisis del tercer nervio craneal. El **espasmo del reflejo de acomodación** (estrabismo convergente, diplopía, pupilas mióticas y espasmo de la acomodación) suele ser causado por encefalitis, tabes dorsal, meningitis o alteraciones funcionales. La **desviación oblicua de la mirada** (una desalineación vertical de los ojos) suele significar una lesión estructural del tronco encefálico, con el ojo más alto ipsilateral al lado de la lesión. La **alteración** o **parálisis de la convergencia** (aparición súbita de diplopía para la visión de cerca, con ausencia de cualquier parálisis de los músculos extraoculares individuales) puede ser causada por lesiones rostrales del mesencéfalo (como infartos, esclerosis múltiple, encefalitis, tabes dorsal, tumores, enfermedad de Parkinson) o puede ser funcional. La limitación de los movimientos oculares también puede ser resultado de la paresia del tercer, cuarto o sexto nervio craneal (*véanse* los nervios oculomotor [III], troclear [IV] y *abducens* [VI], pag. 54).

Nistagmo

El **nistagmo** es un movimiento involuntario y rápido de ida y vuelta de los ojos que puede ser de tipo pendular, con movimientos suaves, o espasmódico, con una deriva lenta y un movimiento correctivo rápido. Al clasificar el nistagmo, hay que tener en cuenta el tipo de movimiento (horizontal, vertical, rotatorio o mixto), si es pendular o tiene componentes rápidos y lentos, la dirección del componente rápido, si la dirección del nistagmo cambia con la dirección de la mirada y si el nistagmo es similar en ambos ojos. Los subtipos de nistagmo se clasifican en la tabla 5-2.

Pupilas

Las **pupilas** deben inspeccionarse en cuanto a 1) tamaño, 2) forma (aproximadamente iguales en tamaño y redondas), 3) reacción a la luz (la luz brillante dirigida a la pupila de un ojo suele provocar una constricción igual y rápida de ambas pupilas; la respuesta contralateral se denomina *respuesta consensual*) y 4) acomodación/convergencia (las pupilas suelen constreñirse por igual bajo los estímulos de acomodación y convergencia). La constricción pupilar en la mirada cercana se comprueba solicitando al paciente que mire primero un objeto lejano y luego un objeto cercano.

Las pupilas pueden estar marcadamente **contraídas** por el efecto de opiáceos, fármacos parasimpaticomiméticos, sífilis del sistema nervioso central (SNC) o trastornos pontinos, como la hemorragia pontina, en los que la reacción a la luz es difícil de observar pero debería estar presente. Las **pupilas de Argyll Robertson**, causadas por la sífilis del SNC, suelen ser irregulares, excéntricas y pequeñas (< 3 mm de diámetro). Reaccionan rápidamente a la convergencia y a la acomodación para los objetos cercanos, pero no se constriñen a la luz y se dilatan poco con los midriáticos. Este tipo de disociación de la respuesta pupilar fotomotora y de acomodación, con mayor respuesta a la convergencia que a la luz, también puede ocurrir en los pacientes con tumores del mesencéfalo, diabetes, encefalitis, esclerosis múltiple, enfermedades degenerativas del SNC, meningitis y alcoholismo crónico. Las pupilas pueden estar relativamente

Clasificación del nistagmo

Subtipo	Característica
Voluntario o funcional	Movimientos horizontales y rápidos, no continuos
Posición final	No continuo, al final de la mirada horizontal; normal; no se observa con la mirada vertical
Enfermedad de la retina	Conjugado y horizontal, persiste durante toda la vida, causado por un defecto macular congénito o albinismo
Defectos congénitos	Conjugado, sacudida horizontal; se produce desde el nacimiento, a menudo con deterioro de la visión o estrabismo
Enfermedad laberíntica (enfermedad de Ménière, laberintitis, lesiones vasculares del aparato vestibular o del nervio vestibular)	Nistagmo de sacudida, componente rápido hacia la lesión en todas las direcciones de la mirada; por lo general, tiene un componente rotatorio
Tronco encefálico (enfermedad vascular, esclerosis múltiple, tumor, intoxicación por alcohol, encefalopatía de Wernicke, toxicidad por fenitoína)	Nistagmo multidireccional con componente rápido en la dirección de la mirada; otra afectación nuclear o del tracto; puede ser un nistagmo pendular, horizontal espasmódico o vertical en las lesiones del tronco encefálico
Nistagmo de retracción (techo del mesencéfalo, lesiones pretectales, lesiones pineales)	Se observa mejor con pruebas optocinéticas en dirección descendente; movimientos de convergencia y retracción, especialmente con la convergencia o la mirada hacia arriba
Hacia abajo (unión cervicomedular)	Nistagmo descendente de componente rápido en la mirada primaria o lateral
Hacia arriba (médula, cerebelo)	Nistagmo ascendente de componente rápido en la mirada primaria o lateral
Rotación cíclica o balancín (lesiones en la región del quiasma óptico y del diencéfalo)	Oscilaciones periódicas recíprocas en las que un ojo sube y el otro baja; puede asociarse una hemianopsia bitemporal
Nistagmo disociado (enfermedad de la fosa posterior)	La dirección del nistagmo difiere cuando se comparan los ojos
Alternancia periódica (cerebelo)	Nistagmo primario de la mirada con episodios de 60-120 s de nistagmo de sacudida, luego un breve periodo sin nistagmo, seguido de un episodio similar de nistagmo en la dirección contralateral

fijas e igualmente **dilatadas** como resultado de una inflamación cerebral difusa o de fármacos simpaticomiméticos o anticolinérgicos (epinefrina, efedrina, anfetaminas, cocaína, atropina, homatropina, escopolamina, pilocarpina y acetilcolina).

La **pupila de Adie** típicamente está dilatada de forma unilateral, tiene una reacción lenta a la luz y puede responder a la acomodación. Se trata de una enfermedad benigna que suele afectar a mujeres jóvenes y que puede estar relacionada con una disfunción del ganglio ciliar o de las neuronas posganglionares. Es característico que la pupila se contraiga rápido con la administración de dosis bajas de pilocarpina. Cuando la pupila no es reactiva tanto a la luz como a la acomodación, con reflejos osteotendinosos deprimidos o ausentes, la afección se denomina *síndrome de Holmes-Adie.*

Las **pupilas no reactivas** de 3-5 mm de diámetro pueden acompañar a una lesión del mesencéfalo. Una pupila unilateralmente dilatada, fija y no reactiva puede ser un signo de compresión del tercer nervio craneal causada por una hernia del lóbulo temporal. Las **pupilas asimétricas** (*anisocoria*) pueden ser un hallazgo normal, especialmente cuando se asocian con una reacción normal a la luz. Sin embargo, si una o ambas pupilas no reaccionan bien a la luz, ello sugiere fuertemente un proceso patológico. Por ejemplo, la anisocoria patológica puede ser el resultado de la afectación del tercer nervio craneal a nivel del mesencéfalo (infarto, aneurisma basilar, desmielinización y tumor), de la cisterna interpeduncular (aneurisma de la arteria comunicante posterior o basilar, hernia transtentorial meningitis basal, infarto del tronco nervioso oculomotor), seno cavernoso (aneurisma intracavernoso, trombosis del seno cavernoso, adenoma hipofisario, meningioma, metástasis y carcinoma nasofaríngeo) u órbita o fisura orbitaria (tumor, periostitis y lesión esfenocavernosa).

El **síndrome de Horner**, con miosis unilateral, ptosis, elevación del párpado inferior y pérdida de sudoración en el mismo lado de la cara, puede ser el resultado de una lesión ipsilateral que provoca un daño del sistema nervioso simpático a varios niveles: **hipotálamo** (tumor y lesión vascular), **tronco encefálico** (tumor, lesión vascular y siringobulbia), **fosa media** (tumor y granuloma), **arteria carótida a nivel del cuello** (disección, oclusión, aneurisma y traumatismo), **cadena simpática cervical** (crecimiento del ganglio linfático cervical, bocio, aneurisma de la arteria subclavia, cáncer del vértice pulmonar, tuberculosis apical o tumor mediastínico), **raíces anteriores C8, T1, T2 o T3** (neurofibroma, parálisis del plexo braquial inferior y tumor de Pancoast) u **otras lesiones cervicales** (fracturas vertebrales, tabes dorsal, siringomielia y tumor).

Agudeza visual

La **agudeza visual** suele explorarse en cada ojo por separado en un punto cercano (~14 cm) con una tarjeta manual (los pacientes que usan gafas para leer deben llevarlas durante la prueba). Para superar los errores de refracción por hipermetropía o miopía sin gafas, el paciente puede mirar la tarjeta a través de un agujero estenopeico para restringir la visión al haz de luz central, que no se ve alterado por las distancias oculares anómalas o los medios transparentes. Una vez excluidos los defectos de refracción, el **deterioro agudo de la agudeza visual** en un ojo suele sugerir una lesión vascular, como una oclusión aguda de la arteria oftálmica o de la retina central, una lesión que afecta a la región macular de la retina (p. ej., una hemorragia en la zona macular) o una neuropatía óptica isquémica. El **deterioro gradual de la visión** puede ser causado por la atrofia óptica que resulta de la compresión, las toxinas, la isquemia, la neuritis, la retinitis pigmentaria, la degeneración macular, la coroiditis, la retinopatía diabética o el retinoblastoma (tabla 5-3). Las lesiones unilaterales del tracto óptico, del cuerpo geniculado lateral, de la radiación óptica o de la corteza estriada no suelen afectar la agudeza visual, pero las lesiones bilaterales de la corteza occipital pueden causar ceguera completa.

Campos visuales

Los **campos visuales** se evalúan clínicamente para detectar áreas de pérdida parcial o completa de la visión mediante pruebas de confrontación. El explorador cubre uno de los ojos del paciente cada vez. A continuación, levanta uno o dos dedos en los seis cuadrantes visuales primarios y el paciente identifica si el explorador levanta uno o dos dedos mientras mira de frente a la nariz del examinador. Como alternativa, puede

Causas de la pérdida unilateral de la visión

Pérdida visual unilateral aguda	Pérdida visual unilateral subaguda o crónica
Oclusión de la arteria central de la retina (embolia, vasoespasmo, estado hipercoagulable, vasculitis) Papilitis (neuritis retrobulbar) Desprendimiento de retina (traumático o espontáneo) Traumatismo del nervio óptico	Atrofia óptica primaria causada por: Compresión resultante de lesiones orbitarias (tumor, granuloma); lesiones dentro del conducto óptico (meningioma, granuloma, hiperostosis); lesiones intracraneales (aneurismas de carótida interna, cerebral anterior o arteria comunicante anterior, neoplasias prequiasmáticas, como meningioma del ala del esfenoides o del surco olfatorio, granuloma, glioma del nervio óptico, craneofaringioma, neoplasia del lóbulo frontal o de la hipófisis, osteosarcoma, aracnoiditis prequiasmática, dilatación del tercer ventrículo). El escotoma central es frecuente al principio del curso de la compresión
	Toxinas (ambliopía por alcohol o tabaco); el escotoma cecocentral es frecuente
	Isquemia (a menudo, asociada con diabetes, hipertensión, glaucoma o vasculitis, p. ej., arteritis temporal, o sífilis)
	Neuritis óptica (vírica, parasitaria, micótica, sífilis postinoculación, polineuritis, meningitis bacteriana o tuberculosa)
	Metabólica (enfermedad de Addison, uremia, anemia perniciosa, hipertiroidismo, toxemia)
	Degenerativa (esclerosis múltiple, insuficiencia de vitaminas o inanición, enfermedad ósea de Paget, enfermedad de Hand-Schüller-Christian, enfermedad de Tay-Sachs, enfermedad de Niemann-Pick, síndrome de Laurence-Moon-Biedl, displasia fibrosa)
	Congénita/hereditaria (atrofia óptica hereditaria de Leber, oxicefalia)
	Atrofia óptica secundaria posterior a papiledema (es frecuente el agrandamiento del punto ciego con o sin contracción de los campos)
	Retinitis pigmentaria
	Glaucoma o coroiditis (toxoplasmosis, infección por citomegalovirus). El escotoma arqueado es frecuente
	Retinopatía diabética o hipertensiva
	Melanoma maligno, degeneración macular
	Cataratas

mover su dedo o, para una determinación más precisa, mover un alfiler rojo de 5 mm desde la periferia extrema hacia el centro. El paciente informa del momento en que ve por primera vez el objeto mientras mira de frente a la nariz del explorador. La repetición de las pruebas desde múltiples direcciones ofrece un registro de los campos visuales afectados o preservados.

Para detectar la **hemiinatención visual** (en la que el paciente ignora una mitad del campo visual), se descubren ambos ojos y el paciente mira a la nariz del explorador. A continuación, se pide al paciente que identifique qué dedos se mueven mientras mueve sus dedos en uno de los cuadrantes periféricos primarios, ya sea de forma unilateral o bilateral. Los pacientes con hemiinatención visual suelen ignorar los dedos de un lado cuando el examinador los mueve simultáneamente en ambos lados. Además, el individuo con hemiinatención visual izquierda, al dibujar la esfera de un reloj, escribirá todos los números en el lado derecho del reloj o, al intentar marcar el centro de una línea, colocará la marca muy a la derecha del punto medio real de la línea.

Los defectos del campo visual monocular suelen ser causados por lesiones de la retina o del nervio óptico; los defectos binoculares suelen reflejar una lesión localizada en el quiasma óptico o detrás de él. La determinación precisa de los defectos del campo visual tiene un papel importante en la localización de las lesiones vasculares. Algunas de las variantes más frecuentes de los trastornos visuoespaciales se representan en la figura 2-1. El **escotoma central** puede ser el resultado de la neuritis retrobulbar (a veces como primer signo de esclerosis múltiple) o de la compresión del nervio óptico (aneurisma de la arteria comunicante anterior, meningioma, granuloma o hiperostosis del conducto óptico por la enfermedad de Paget). El **escotoma cecocentral** es característico de la ambliopía tóxica (alcohol, tabaco). El **escotoma arqueado** suele reflejar un glaucoma subyacente; un **escotoma de la unión** indica la presencia de una lesión del nervio óptico inmediatamente anterior al quiasma óptico.

La **hemianopsia bitemporal** con afectación de los cuadrantes superiores indica primero una compresión del quiasma óptico desde abajo por lesiones como un adenoma hipofisario, carcinoma nasofaríngeo o mucocele del seno esfenoidal; la afectación de los cuadrantes inferiores indica primero una compresión del quiasma óptico desde arriba, como un craneofaringioma o un tumor del tercer ventrículo. La **hemianopsia homónima** puede tener un inicio repentino, típicamente de causa vascular, o gradual, provocado por alteraciones neoplásicas, infecciosas o inflamatorias. Las lesiones pueden afectar el cuerpo geniculado contralateral (defecto homónimo en los cuadrantes superior e inferior con preservación de un sector horizontal), las radiaciones ópticas o el lóbulo occipital. La **cuadrantanopsia inferior** es causada con mayor frecuencia por lesiones de las radiaciones ópticas profundas en el lóbulo parietal o en la cuña (*cuneus*) del lóbulo occipital; la **cuadrantanopsia superior** surge de lesiones que afectan el asa temporal de las radiaciones ópticas o la orilla inferior de la fisura calcarina.

La hemianopsia homónima bilateral provoca una pérdida visual completa (**ceguera cortical**) con o sin preservación de un pequeño campo visual central (preservación macular) y de la respuesta pupilar. En el **síndrome de Anton**, el paciente niega el defecto visual y confabula sobre lo que está viendo debido al daño bilateral de la corteza de asociación visual que resulta de la oclusión de la arteria basilar o de ambas arterias cerebrales posteriores.

Exploración de fondo de ojo
La oftalmoscopia es importante en la evaluación de pacientes con sospecha de enfermedad vascular cerebral. El disco óptico normal es una estructura de color rojo amarillento, redonda u ovalada, en forma de placa; suele ser plano, con una depresión central blanca (copa fisiológica) y tiene un diámetro medio de aproximadamente un tercio del diámetro del disco. Los márgenes están claramente definidos, aunque el

borde nasal suele ser algo menos marcado que el temporal. Las arteriolas de la retina divergen y las venas convergen hacia el disco; en el 80% de los pacientes normales se pueden observar pulsaciones venosas, lo que indica que la presión intracraneal es inferior a 200 mm Hg.

La exploración oftalmoscópica puede ayudar a definir el mecanismo subyacente mediante la visualización directa de los cambios parenquimatosos y vasculares de la retina. La oftalmoscopia permite detectar la retinopatía diabética, isquémica o hipertensiva, la hemorragia retiniana y diversos tipos de émbolos. Se debe examinar el calibre y el aspecto arteriolar y venoso. La desaparición de las pulsaciones venosas espontáneas puede ser el primer signo de congestión venosa, que puede estar asociada con un aumento de la presión intracraneal. La retina debe inspeccionarse en busca de microaneurismas, papiledema, papilitis, atrofia óptica o palidez del disco, áreas de exudados, pigmentación anómala y hemorragias subhialoideas.

Los **émbolos retinianos** pueden estar asociados con la oclusión de la arteria central de la retina o de sus ramas. Los tres tipos más frecuentes de émbolos retinianos son los de colesterol, los de fibrina-plaquetas y los de calcio. Los **émbolos de colesterol** se componen de cristales de colesterol que generalmente se originan en una lesión ateromatosa ulcerada de la íntima de la arteria carótida interna ipsilateral, aparecen como lesiones brillantes de color amarillo anaranjado y suelen situarse en la bifurcación de las arteriolas de la retina. Los émbolos de **fibrina-plaquetas** son lesiones blancas y grisáceas que suelen ser indicativas de una lesión ateromatosa subyacente del sistema carotídeo ipsilateral y tienden a causar oclusiones arteriolares con mucha más frecuencia que los émbolos de colesterol. Los **émbolos de calcio** son menos frecuentes y consisten en partículas blancas de calcio que, por lo general, se originan en una estenosis aórtica calcificada. También pueden verse émbolos sépticos, de talco, de teflón, de almidón de maíz y algunos otros en la retina, pero son muy infrecuentes.

La **ateroesclerosis** puede manifestarse oftalmoscópicamente en las paredes arteriales de la retina. La **hipertensión** puede estar asociada con diversos cambios, como el estrechamiento de las arteriolas de la retina, la esclerosis o incluso la oclusión. La retinopatía hipertensiva suele incluir edema de retina, manchas de algodón, hemorragias y papiledema. Además de la hipertensión, las hemorragias y los exudados retinianos pueden ser causados por otros trastornos sistémicos, como la diabetes, el lupus eritematoso sistémico y las discrasias sanguíneas. Los cambios en la retina asociados con la **diabetes** pueden ser similares a los cambios relacionados con la hipertensión, pero a menudo están presentes microaneurismas, venas dilatadas y neurovascularización.

Otros hallazgos oftalmoscópicos ipsilaterales a las lesiones oclusivas carotídeas son la retinopatía por estasis venosa (bajo flujo) y los cambios arteriolares asimétricos (menores). La retinopatía por estasis venosa (de bajo flujo) se asemeja a la retinopatía diabética, pero tiende a localizarse más periféricamente (formación de microaneurismas, congestión venosa, hemorragias retinianas y neovascularización) y puede asociarse con un glaucoma secundario.

En la **papilitis** causada por la congestión pasiva, el disco se vuelve anormalmente vascular (hiperémico) y ligeramente elevado (edema) y pueden verse pequeñas hemorragias (puede haber escotoma cecocentral). Sin embargo, en la neuritis **retrobulbar**, debido a la localización de la lesión inflamatoria en la porción posterior del nervio óptico, el disco no está hinchado. La papilitis es típicamente unilateral y el disco parece similar al observado en el papiledema. La agudeza visual suele verse gravemente afectada de forma temprana, en comparación con el papiledema, que puede asociarse con cambios más crónicos en la agudeza visual.

El **papiledema** es indicativo de un aumento de la presión intracraneal y en su fase inicial se caracteriza por hiperemia del borde del disco. Más tarde, los vasos de la superficie del disco se congestionan y puede producirse una inflamación del disco, hemorragias e infartos de fibras nerviosas (manchas de algodón). En el papiledema masivo, pueden infartarse grandes zonas de la capa de fibras nerviosas. El desarrollo de papiledema en las 12-24 h posteriores a un evento neurológico suele indicar un aumento de la presión intracraneal debido a lesiones masivas intracraneales, como traumatismos o una hemorragia cerebral; el papiledema pronunciado al inicio de los síntomas suele indicar lesiones de mayor duración, como tumores o un absceso cerebral.

La **hemorragia subhialoidea** es un sangrado prerretiniano que suele asociarse con una hemorragia intracraneal, en particular con una hemorragia subaracnoidea por aneurisma, pero puede observarse en caso de traumatismo craneoencefálico grave o de cualquier afección que produzca un aumento repentino de la presión intracraneal.

En la **neuropatía óptica isquémica anterior**, el edema altitudinal o segmentario del disco, la hiperemia, las hemorragias del margen del disco y otros signos de infarto de disco se observan a menudo tras el inicio repentino o subagudo de una pérdida del campo visual altitudinal o segmentario. Las posibles causas incluyen diabetes, hipertensión, vasculitis inflamatoria, estado hipercoagulable y otras desconocidas (idiopáticas). La **oclusión de la vena central de la retina** suele producir una extensa hemorragia en la región del disco óptico, hinchazón del disco, dilatación de las venas y pérdida visual parcial. La **oclusión de la arteria central de la retina** provoca una pérdida repentina del campo visual asociada con un disco y una retina pálidos. Semanas o meses después, el disco se blanquea como resultado de la atrofia óptica.

NERVIOS CRANEALES

Las funciones de los nervios craneales, los síntomas de sus déficits y algunos de los síndromes que los afectan se revisan en las tablas 5-4 y 5-5.

Nervio olfatorio (I)

El nervio olfatorio rara vez se daña en las enfermedades vasculares cerebrales, pero puede verse afectado por grandes aneurismas intracraneales. Cada una de las fosas nasales del paciente debe probarse individualmente con un material aromático, como el alcanfor o la gaultería. La alteración del sentido del olfato se asocia con mayor frecuencia con la rinitis, los traumatismos craneales, el consumo excesivo de cigarrillos o la obstrucción nasal, pero a veces pueden causarla lesiones que ocupan espacio en el lóbulo frontal (tumores del esfenoides o del hueso frontal, meningiomas, tumores hipofisarios y aneurismas saculares de la porción anterior del polígono de Willis), produciendo el llamado *síndrome de Foster-Kennedy*, que se caracteriza por anosmia ipsilateral y atrofia óptica con papiledema contralateral (*véase* tabla 5-5).

Nervio óptico (II)

El nervio óptico se explora midiendo la agudeza visual, la visión de los colores y la visión periférica (campos visuales) e inspeccionando la retina y el disco óptico con un oftalmoscopio.

Nervios oculomotor (III), troclear (IV) y *abducens* (VI)

Los nervios oculomotor, troclear y *abducens* se encargan de los movimientos oculares (III, IV y VI), la elevación del párpado (III) y la constricción pupilar (IV). Para evaluar la función de estos nervios, el médico debe valorar cada uno de los ojos del paciente por separado para comprobar la integridad de los movimientos oculares, la retracción de los párpados, la presencia de ptosis, las anomalías pupilares, así como los movimientos oculares espontáneos y la convergencia anómalos.

TABLA 5-4 Localización y función general de los nervios craneales y principales signos y síntomas de deterioro de su función

Nervio craneal	Principales estructuras anatómicas y relaciones	Función general	Principales signos y síntomas de deterioro de la función
Olfatorio (I)	Superficies orbitarias del lóbulo frontal (nervio olfatorio, bulbo, tracto, giro olfatorio lateral, núcleo amigdalino, núcleos septales, hipotálamo)	Olfato	Anosmia; parosmia, cacosmia
Óptico (II)	Retina, nervio óptico, quiasma óptico, tracto óptico, cuerpos geniculados laterales, radiación óptica, corteza visual del lóbulo occipital	Visión	Deterioro de la agudeza visual y de los campos visuales (escotoma)
Oculomotor (III)	Mesencéfalo (núcleo o porción fascicular), espacio subaracnoideo, seno cavernoso, fisura orbitaria superior, órbita	Movimiento ocular, retracción del párpado (músculo elevador del párpado), constricción pupilar	Desviación hacia abajo y hacia afuera del ojo afectado, diplopía horizontal y vertical, ptosis, dilatación de la pupila
Troclear (IV)	Mesencéfalo dorsal (núcleo y fascículos), superficie inferior del borde tentorial, seno cavernoso, fisura orbitaria superior, órbita	Movimiento ocular (músculo oblicuo superior)	Diplopía vertical con inclinación mayor en la mirada hacia abajo, hacia el lado opuesto a la lesión. Se corrige inclinando cabeza hacia la lesión
Trigémino (V)	Puente (parte motora), ganglio semilunar en la fosa craneal media (parte sensorial), núcleos del tronco encefálico, ganglio gasseriano (divisiones oftálmica, maxilar y mandibular)	Sensación facial, movimiento de la mandíbula	Neuralgia del trigémino o hemianestesia ipsilateral disociada (núcleo) o total (raíces nerviosas o ganglio) de la cara; debilidad, atrofia de los músculos masticatorios; pérdida del reflejo corneal
Abducens (VI)	Parte inferior del puente, surco entre el puente y el bulbo raquídeo, cisterna prepontina, seno cavernoso, fisura orbitaria superior, órbita	Movimiento ocular (músculo recto lateral)	Desviación hacia adentro del ojo afectado; parálisis de la mirada ipsilateral con diplopía horizontal que empeora al mirar hacia el lado paralizado

(continúa)

TABLA 5-4 Localización y función general de los nervios craneales y principales signos y síntomas de deterioro de su función (*continuación*)

Nervio craneal	Principales estructuras anatómicas y relaciones	Función general	Principales signos y síntomas de deterioro de la función
Facial (VII)	Puente caudal, ángulo cerebelopontino, meato auditivo interno, conducto facial en el hueso petroso, segmentos timpánicos y mastoides	Movimiento facial; gusto en los dos tercios anteriores de la lengua	Parálisis del nervio facial de tipo periférico (parálisis de Bell) con o sin pérdida ipsilateral del gusto en los dos tercios anteriores de la lengua; alteración del lagrimeo y la salivación e hiperacusia
Vestibulococlear (VIII)	Puente, bulbo raquídeo superior, conducto auditivo interno, nervios vestibulares y cocleares, cóclea (órgano de Corti), ampolla y conductos semicirculares, utrículo, sáculo	Audición y equilibrio	Sordera neurosensorial o vértigo, náusea o vómito, nistagmo horizontal o rotatorio
Glosofaríngeo (IX)	Bulbo raquídeo, agujero yugular, ángulo cerebelopontino, espacio entre la arteria carótida interna y la vena yugular interna, faringe, base de la lengua	Movimiento palatino y faríngeo, gusto en el tercio posterior de la lengua	Disfagia leve, pérdida ipsilateral del gusto en el tercio posterior de la lengua, reflejo faríngeo o nauseoso deprimido
Vago (X)	Bulbo raquídeo; agujero yugular; ramas auricular, meníngea, faríngea y cardíaca; nervio laríngeo recurrente	Movimiento palatino, faríngeo y laríngeo; control de los órganos viscerales	Paresia palatina, faríngea y laríngea ipsilateral (disfagia y disfonía asociada con anestesia laríngea unilateral y reflejo nauseoso deprimido
Accesorio (XI)	Bulbo raquídeo (parte craneal), médula espinal (parte espinal), agujero magno, agujero yugular	Músculos esternocleidomastoideos y trapecios	Paresia y atrofia de los músculos esternocleidomastoideos y trapecios
Hipogloso (XII)	Bulbo raquídeo (trígono hipogloso del suelo del cuarto ventrículo), unión bulbopontina, conducto hipogloso	Movimiento de la lengua	Paresia y atrofia ipsilateral con o sin fasciculaciones en una mitad de la lengua; disartria

Síndromes que afectan los nervios craneales

Epónimo (síndrome)	Estructuras implicadas	Síntomas/signos	Causa habitual
Foster-Kennedy	Lóbulo frontal, nervio olfatorio (I)	Anosmia ipsilateral, atrofia óptica con papiledema contralateral	Tumores, aneurismas saculares de la porción anterior del círculo de Willis
Claude	Tegmento mesencefálico, núcleo del nervio oculomotor (III) y núcleo rojo, brazo conjuntival	Parálisis oculomotora, diplopía horizontal con ataxia contralateral y temblor cerebeloso	Infarto, hemorragia, compresión de aneurisma basilar, tumor
Benedikt	Tegmento mesencefálico, región subtalámica, tracto corticoespinal, núcleo del nervio oculomotor (III), núcleo rojo, brazo conjuntival	Parálisis oculomotora con ataxia contralateral, temblor cerebeloso, signos corticoespinales	Infarto, hemorragia, compresión de aneurisma basilar, tumor
Nothnagel	Techo del mesencéfalo (brazo conjuntival por debajo de la decusación), nervio oculomotor (III)	Parálisis oculomotora con alteración cerebelosa ipsilateral	Infarto, hemorragia, compresión de aneurisma basilar, tumor
Weber	Techo del mesencéfalo y pedúnculo cerebral, nervio oculomotor (III)	Parálisis oculomotora con hemiparesia contralateral	Infarto, hemorragia, compresión de aneurisma basilar, tumor
Parinaud	Mesencéfalo dorsal (sustancia gris periacueductal)	Parálisis de la mirada hacia arriba y de la acomodación; disociación luz-cercanía, nistagmo de retracción	Tumor, hidrocefalia, infarto, hemorragia
Millard-Gubler	Base del puente, nervio *abducens* (VI) y facial (VII)	Parálisis facial y de la abducción del ojo con hemiplejía contralateral	Infarto, tumor

(*continúa*)

TABLA 5-5 Síndromes que afectan los nervios craneales *(continuación)*

Epónimo (síndrome)	Estructuras implicadas	Síntomas/signos	Causa habitual
Foville	Base del puente, nervio VII	Parálisis facial y de la mirada conjugada, hemiplejía contralateral	Infarto, tumor
Gradenigo	División oftálmica de los nervios trigémino (V) y *abducens* (VI)	Dolor retroorbitario, parálisis del nervio VI, sordera, lagrimeo excesivo	Inflamación a nivel del vértice petroso, infección; tumor, traumatismo, aneurisma
Raeder	División oftálmica del nervio V (a veces IV, VI)	Miosis y ptosis (sin anhidrosis facial), dolor facial o retroorbitario	Tumor a nivel del vértice petroso, infección, traumatismo, aneurisma
Tolosa-Hunt	Nervios craneales III, IV, V, VI	Dolor retroorbitario con oftalmoplejía múltiple	Inflamación en el seno cavernoso
Wallenberg	Tegmento lateral del bulbo raquídeo, tracto espinal del nervio craneal V, nervios craneales IX, X, XI	Disfagia, disartria, ataxia de la marcha y de las extremidades, hemianestesia ipsilateral disociada de la cara, pérdida hemisensitiva contralateral en extremidades y tronco, síndrome de Horner	Oclusión de la arteria vertebral ipsilateral o de la arteria cerebelosa posteroinferior
Vernet	Raíces nerviosas glosofaríngeas (IX) y del vago (X)	Disfagia, disfonía, reflejo nauseoso deprimido, parálisis de las cuerdas vocales ipsilaterales, pérdida del gusto o dolor en el tercio posterior de la lengua, paresia del paladar blando ipsilateral con afectación del nervio craneal XI	Tumores, aneurismas, abscesos, fractura de la base del cráneo en el agujero yugular

Collet-Sicard	Nervios craneales IX, X, XI, XII	Parálisis unilateral del trapecio, de los músculos esternocleidomastoideos, de la cuerda vocal, de la mitad de la lengua, pérdida del gusto en el tercio posterior de la lengua, hemianestesia del paladar, la faringe y la laringe	Tumores de las glándulas parótidas, cuerpo carotídeo, tumores secundarios y de los ganglios linfáticos, adenitis tuberculosa
Villaret	Nervios craneales IX, X, XI, XII; cadena simpática; a veces el nervio craneal VII	Igual que en el síndrome de Collet-Sicard, síndrome de Horner ipsilateral, a veces parálisis del nervio facial	Igual que para el síndrome de Collet-Sicard en el espacio retroparotídeo o retrofaríngeo
Schmidt	Nervios craneales X, XI	Parálisis de las cuerdas vocales (nervio craneal X) y del músculo esternocleidomastoideo (nervio craneal XI)	Tumor, aneurisma, absceso (antes de que las fibras nerviosas salgan del cráneo)
Jackson	Nervios craneales X, XI, XII	Igual que en el síndrome de Schmidt, hemiparálisis de la lengua (nervio craneal XII)	Lo mismo que para el síndrome de Schmidt, tal vez intraparenquimatoso

La **parálisis del nervio oculomotor (III)** (fig. 5-3) da lugar a una desviación lateral (estrabismo divergente) del ojo afectado en asociación con la ausencia o la limitación de la convergencia, la diplopía horizontal y vertical, la ptosis ipsilateral y la dilatación pupilar causada por lesiones en el mesencéfalo, la cisterna interpeduncular, el seno cavernoso o la órbita.

Las lesiones en el **mesencéfalo**, que pueden ser consecuencia de infartos, hemorragias, aneurismas basilares, desmielinización o tumores, pueden producir los síndromes descritos en la tabla 5-5.

Las lesiones en la **cisterna interpeduncular** incluyen la compresión aneurismática de las arterias comunicante posterior o basilar (la paresia oculomotora puede ser incompleta) y la meningitis basal. Más distalmente, el cuarto nervio craneal se apoya en el borde tentorial y puede ser comprimido por una hernia uncal. La pupila dilatada y fija puede presentarse antes que el deterioro de la función del músculo extraocular en este tipo de síndromes compresivos porque las fibras pupilomotoras viajan predominantemente en las porciones externas del nervio. El infarto del tronco nervioso puede

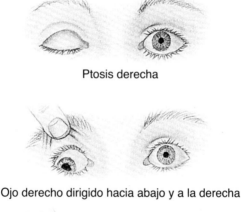

Ptosis derecha

Ojo derecho dirigido hacia abajo y a la derecha

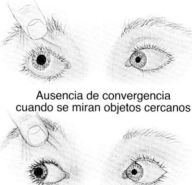

Ausencia de convergencia
cuando se miran objetos cercanos

La mirada hacia la derecha no está afectada

FIGURA 5-3. Disfunción del nervio oculomotor (III) derecho.

producirse en cualquier punto de su recorrido como consecuencia de la hipertensión, la diabetes o una arteriopatía inflamatoria; la pupila suele estar indemne.

En el **seno cavernoso**, las lesiones que afectan al tercer nervio craneal también pueden afectar los nervios craneales IV, V y VI, el nervio óptico y las fibras oculosimpáticas, como resultado de un aneurisma intracavernoso, una trombosis del seno cavernoso, un adenoma hipofisario, un meningioma, una metástasis o un carcinoma nasofaríngeo. La combinación de paresia del tercer nervio craneal y una pupila pequeña y poco reactiva es altamente indicativa de una lesión del seno cavernoso. Las lesiones en la **órbita** o la **fisura orbitaria** incluyen tumores, periostitis o lesiones esfenocavernosas asociadas con una disfunción de los nervios craneales IV, V y VI.

Las **parálisis de los nervios troclear (IV) y *abducens* (VI)** provocan estrabismo convergente leve asociado con movimiento limitado del ojo afectado hacia el lado paralizado, diplopía vertical cuando la persona mira hacia abajo (**parálisis del cuarto nervio craneal**) (fig. 5-4) y diplopía horizontal cuando la persona mira hacia el lado de la lesión (**parálisis del sexto nervio craneal**) (fig. 5-5). Las parálisis pueden ser causadas por las mismas lesiones que provocan la parálisis del tercer nervio craneal. Sin embargo, las lesiones del cuarto nervio craneal en el mesencéfalo suelen estar asociadas con otros síndromes mesencefálicos, como hemiparesia y pérdida hemisensitiva, que afectan predominantemente la extremidad inferior. Las lesiones nucleares o intramedulares del sexto nervio craneal suelen relacionarse con parálisis de la mirada ipsilateral hacia el mismo lado, hemiparesia contralateral, pérdida hemisensitiva y debilidad facial de la motoneurona inferior ipsilateral; la debilidad de la parte superior e inferior de la cara es causada por la parálisis del séptimo nervio craneal. Las lesiones pontinas, típicamente de origen vascular, pueden producir varios síndromes, como se indica en la tabla 5-5.

Nervio trigémino (V)

El nervio trigémino puede ser dañado por muchas afecciones, como los trastornos cerebrovasculares (infarto o hemorragia supranuclear o nuclear, aneurisma basilar), tumores, infecciones y traumatismos. La porción sensorial del nervio trigémino se evalúa probando el dolor, la temperatura y la sensación táctil (incluido el reflejo corneal) en toda la cara. La porción motora del quinto nervio craneal se revisa haciendo que el paciente apriete la mandíbula y la mueva de un lado a otro contra resistencia y comprobando el reflejo mandibular.

Las **lesiones supranucleares unilaterales** (como una lesión talámica) pueden provocar anestesia contralateral de la cara; las lesiones supranucleares bilaterales producen un reflejo mandibular exagerado. Las **lesiones nucleares que afectan el puente medio dorsal** pueden producir paresia del trigémino ipsilateral, atrofia y fasciculaciones de los músculos de la masticación con hemiplejía contralateral asociada, hemianestesia ipsilateral disociada (pérdida de la sensación de dolor o temperatura con tacto conservado) de la cara, pérdida hemisensitiva contralateral de las extremidades y el tronco y temblor ipsilateral.

Las **lesiones que afectan el tracto espinal del quinto nervio craneal** incluyen infartos del tronco encefálico, siringobulbia, desmielinización y tumores. El síndrome vascular más conocido que afecta a este tracto es el **síndrome medular lateral (de Wallenberg)**, causado por un infarto en la distribución de la arteria cerebelosa posteroinferior y que suele ser resultado de la oclusión de la arteria vertebral ipsilateral; los síntomas incluyen disfagia, disartria, inestabilidad de la marcha, ataxia de las extremidades ipsilaterales, vértigo y ronquera. La exploración muestra un síndrome de Horner ipsilateral, hemianestesia disociada ipsilateral de la cara, hemianestesia contralateral en las extremidades y el tronco, marcha atáxica y ataxia ipsilateral de las extremidades.

Las **lesiones del nervio trigémino** pueden ser el resultado de diversos procesos patológicos, como tumores, infecciones agudas, meningitis crónica, traumatismos o

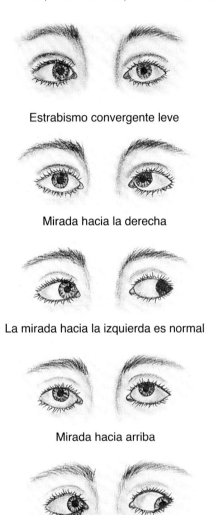

Estrabismo convergente leve

Mirada hacia la derecha

La mirada hacia la izquierda es normal

Mirada hacia arriba

El ojo derecho no puede deprimirse
por la posición aducida

FIGURA 5-4. Disfunción del nervio troclear (IV) derecho.

aneurismas localizados en el **trayecto preganglionar cisternal** del nervio, el ángulo pontocerebeloso y el vértice petroso, la fisura orbitaria y el seno cavernoso. Algunos síndromes que afectan el nervio trigémino se revisan en la tabla 5-5.

Nervio facial (VII)

La evaluación de la función del nervio facial comienza observando al paciente hablar y sonreír. El médico debe estar atento al cierre asimétrico de los ojos, la elevación de

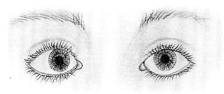

Con la mirada hacia el frente, el ojo derecho
se dirige ligeramente hacia adentro

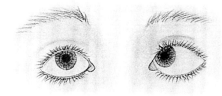

Mirando hacia la derecha

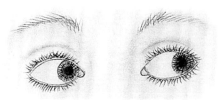

La mirada hacia la izquierda es normal
(no está afectada)

FIGURA 5-5. Disfunción del nervio *abducens* (VI) derecho.

una de las comisuras de la boca y el aplanamiento del pliegue nasolabial. Se indica al paciente que arrugue la frente, que cierre los ojos mientras el médico intenta abrirlos, que frunza los labios mientras el médico presiona las mejillas y que muestre los dientes (fig. 5-6). Deben evaluarse los reflejos corneales y anotarse las posibles asimetrías. Las parálisis del nervio facial pueden ser causadas por procesos vasculares, neoplásicos, desmielinizantes o infecciosos en diferentes niveles anatómicos. El daño vascular del séptimo nervio craneal suele producirse a nivel supranuclear, pontino (infarto, hemorragia) y, rara vez, del ángulo pontocerebeloso (aneurisma) (*véanse* fig. 5-6 y tabla 5-5).

Nervio vestibulococlear (VIII)

La función auditiva se evalúa de varias maneras, por ejemplo, audiometría tonal, pruebas de umbral del habla e impedanciometría. La **audiometría de tonos puros** mide la sensibilidad auditiva en función de la frecuencia y puede realizarse por conducción aérea a través de auriculares o por conducción ósea mediante un diapasón sobre el cráneo. Las pruebas de conducción ósea incluyen la **prueba de Weber**, en la que se coloca un diapasón vibrante sobre la línea media del cráneo; por lo general, la audición es igual en ambos oídos sin lateralización. En la **prueba de Rinne**, la vibración del diapasón se aplica al hueso mastoideo hasta que la vibración desaparece; a continuación, el diapasón se coloca junto al oído, a 2.5 cm del conducto auditivo externo. La

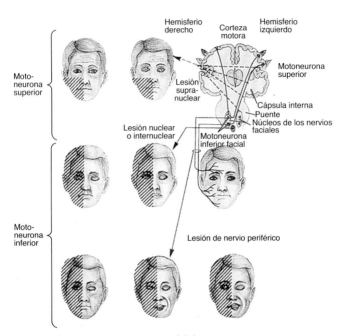

FIGURA 5-6. Parálisis facial: motoneurona superior e inferior.

prueba es normal cuando las vibraciones se siguen percibiendo en el oído. En la **hipoacusia de conducción**, la conducción ósea es mejor que la conducción aérea; por lo tanto, la prueba de Weber se lateraliza hacia el oído afectado y la prueba de Rinne es anómala. En la **hipoacusia sensitiva**, tanto la conducción ósea como la aérea están alteradas, pero la conducción aérea sigue siendo mayor que la ósea; así, la prueba de Weber se lateraliza hacia el oído normal y la prueba de Rinne es normal. Además de estas técnicas de exploración neurológica, pueden realizarse otros estudios especiales, como pruebas de discriminación del habla y medidas de impedancia realizadas con un timpanograma y el reflejo acústico.

El **componente vestibular** de la función del octavo nervio craneal puede evaluarse con la **prueba de Romberg**. El paciente, de pie con los ojos cerrados y los pies juntos, caerá o se desviará hacia el lado que tiene la disfunción vestibular.

Las **causas vasculares de la disfunción vestibular central** incluyen isquemia o infarto vertebrobasilar con síntomas de vértigo o mareo, típicamente asociados con otros signos del tronco encefálico, como diplopía, disartria, ataxia, hemianopsia homónima unilateral o bilateral, déficits sensitivos o motores unilaterales o bilaterales alternos, **ictus isquémico laberíntico** (causado por la oclusión de la arteria auditiva interna que suele originarse en la arteria cerebelosa inferior anterior, y que da lugar a vértigo, acúfenos o sordera y náusea o vómito) y **síndrome de Wallenberg**. Otras causas son el **infarto** o la **hemorragia cerebelosa** con nistagmo asociado; ataxia troncal y de las extremidades, así como temblor de intención y **migraña basilar**, que afecta con frecuencia a mujeres jóvenes y se caracteriza por cefalea pulsátil occipital, síntomas visuales bilaterales, inestabilidad, disartria, vértigo y parestesia de las extremidades, con o sin pérdida de la consciencia. El **síndrome de secuestro de la subclavia** es causado por la estenosis de la arteria subclavia proximal y provoca un flujo retrógrado por la arteria vertebral con el ejercicio del brazo y un cuadro clínico de insuficiencia vertebrobasilar, como vértigo o nistagmo, entumecimiento facial o de las extremidades, diplopía, inestabilidad, debilidad y disminución del pulso y la presión arterial en el brazo afectado.

Nervios glosofaríngeo (IX) y vago (X)

Los nervios glosofaríngeo y vago deben examinarse en conjunto, ya que sus funciones (habla, deglución, movimientos palatinos y reflejo nauseoso) rara vez se ven afectadas individualmente. Cuando se explora el paladar, su centro debe elevarse en la línea media cuando se pide al paciente que diga «ah». Si un lado es débil, la línea media se desvía hacia el lado indemne.

Las **lesiones supranucleares bilaterales**, a menudo de origen vascular debido a un infarto bilateral, dan lugar a una parálisis seudobulbar con disfagia intensa, disartria, lengua espástica, reflejo nauseoso deprimido o exagerado y labilidad emocional. Las **lesiones nucleares** o **intramedulares** causadas por una enfermedad vascular, siringobulbia, enfermedad desmielinizante o tumores suelen afectar a otras estructuras del tronco encefálico. Las **lesiones extramedulares que afectan estos nervios** incluyen tumores, aneurismas y abscesos, y pueden causar un **síndrome del ángulo pontocerebeloso** de disfagia, disfonía, reflejo nauseoso deprimido, acúfenos, sordera, vértigo y pérdida sensorial facial. En la tabla 5-5 se revisan otros síndromes que afectan los nervios craneales IX y X.

Nervios accesorio (XI) e hipogloso (XII)

El nervio accesorio inerva los músculos esternocleidomastoideos y trapecios, que se evalúen pidiendo al paciente que rote la cabeza contra resistencia y que encoja los hombros contra resistencia. Para examinar el nervio hipogloso, el médico pide al paciente que abra la boca y saque la lengua. Cuando el nervio o su núcleo está afectado, la lengua protruida se desvía hacia el lado de la lesión. El lado de la afectación también puede mostrar atrofia y fasciculaciones.

Las **lesiones supranucleares** (como el infarto cerebral a nivel de la cápsula interna) no suelen causar debilidad de la lengua. Sin embargo, las lesiones de la motoneurona superior que afectan las fibras corticobulbares que van al núcleo hipogloso suelen provocar una ralentización de los movimientos de la lengua y pueden causar una debilidad contralateral de la mitad de la lengua, lo que produce una desviación lingual hacia el lado hemipléjico. Las **lesiones nucleares** (siringomielia, tumor intraparenquimatoso, enfermedad desmielinizante y lesiones vasculares) del nervio accesorio son infrecuentes, pero pueden dar lugar a paresia de los músculos trapecio y esternocleidomastoideo con atrofia y fasciculaciones. Las lesiones nucleares o intramedulares del nervio hipogloso causan el **síndrome bulbar anterior de Dejerine** (paresia ipsilateral, atrofia y fibrilaciones de la lengua asociadas con una hemiplejía contralateral con preservación facial, pérdida contralateral de las sensaciones de posición, táctil y vibratoria en el tronco y las extremidades, así como preservación de la sensación de dolor y temperatura).

Las **lesiones periféricas** de los nervios craneales XI y XII pueden ser causadas por traumatismos, aneurismas carotídeos, infecciones locales o cirugía del cuello (las complicaciones pueden provocar el **síndrome de la cabeza flácida** [parálisis aislada del nervio craneal XII, debilidad de la extensión del cuello contra la gravedad]) y estar asociadas con uno de los síndromes revisados en la tabla 5-5.

SISTEMA MOTOR

Deben explorarse la masa, el tono y la potencia musculares y los reflejos en cada extremidad. La **atrofia muscular** puede indicar una enfermedad de la motoneurona inferior, la **hipertrofia** puede sugerir alguna forma de miopatía y las **fasciculaciones** o **fibrilaciones** prominentes pueden indicar una enfermedad de las células del asta anterior o una lesión de la raíz nerviosa. La **disminución del tono muscular** puede indicar una enfermedad de la motoneurona inferior, y la **hipertonía** o la **espasticidad**, manifestadas por el signo de la «navaja» (la resistencia inicial al movimiento pasivo se supera precipitadamente), pueden indicar una lesión de la motoneurona superior. La **rigidez** en «rueda dentada» o «tubo de plomo» implica un aumento constante de la resistencia durante todo el movimiento y puede indicar una lesión extrapiramidal.

La **debilidad intensa** o la **plejía** de las extremidades suele reconocerse con facilidad. Por lo general, es necesario realizar pruebas musculares individuales para detectar una debilidad leve. La exploración de la velocidad del movimiento alterno en dedos, manos y pies del paciente también puede aclarar grados más sutiles de debilidad. La presencia de deriva de los pronadores también puede indicar una lesión sutil del tracto piramidal. Para explorar la deriva, el médico puede pedir al paciente que cierre los ojos y mantenga los brazos extendidos con las manos en supinación durante un minuto: la deriva comienza con la flexión de los dedos y el brazo débil se prona gradualmente y se desplaza hacia abajo. Además, el médico puede observar los movimientos voluntarios del paciente (p. ej., al vestirse o caminar); la extremidad débil se utilizará menos que la fuerte.

Además de la exploración de la fuerza muscular, deben examinarse los **reflejos osteotendinosos** (bíceps, braquiorradial, tríceps, rotuliano y calcáneo), el reflejo plantar y, en algunas circunstancias, los reflejos de búsqueda, prensión, palmomentoniano, glabelar y abdominales, prestando atención a la asimetría entre ambos lados.

Si la debilidad de las extremidades es consecuencia de un daño en el sistema motor a nivel de la motoneurona superior (tracto piramidal corticoespinal), los reflejos osteotendinosos estarán exaltados en las extremidades afectadas en comparación con las extremidades sanas y se pueden observar respuestas plantares extensoras y otros reflejos patológicos en las extremidades afectadas. Los reflejos superficiales estarán deprimidos o ausentes en el lado afectado.

Por el contrario, si la debilidad de las extremidades se debe a un daño del sistema motor a nivel de las motoneuronas inferiores (nivel de las células del asta anterior e inferior), los reflejos osteotendinosos y superficiales estarán deprimidos (todos o selectivamente, dependiendo de la extensión del daño y de su nivel) en las extremidades afectadas. La exploración de la potencia, el tono y los reflejos de los músculos individuales o de los grupos musculares es esencial para localizar la lesión a nivel de la raíz espinal o del nervio. Las características clínicas que diferencian las lesiones motoras superiores de las inferiores se resumen en la tabla 5-6.

POSTURA, MARCHA Y COORDINACIÓN

Los síndromes cerebelosos pueden dividirse en cuatro grupos según su localización. El **síndrome del vermis rostral**, que afecta el lóbulo anterior, da lugar a una postura y una marcha de base amplia, marcha atáxica con una ataxia proporcionalmente pequeña en la maniobra del talón a la espinilla con el paciente recostado, coordinación de los brazos normal o ligeramente alterada y presencia infrecuente de hipotonía, nistagmo y disartria. El **síndrome del vermis caudal** es causado por una lesión floculonodular y del lóbulo posterior; los hallazgos asociados incluyen desequilibrio axial y marcha tambaleante, poca o ninguna ataxia de las extremidades, así como nistagmo espontáneo ocasional y posturas de rotación de la cabeza. Un **síndrome hemisférico** con afectación del lóbulo posterior y variable del lóbulo anterior conduce a la descoordinación de los movimientos de las extremidades ipsilaterales, en especial cuando requieren una coordinación motora fina. El **síndrome pancerebeloso** afecta globalmente al cerebelo y da lugar a signos bilaterales de disfunción cerebelosa que afectan el tronco, las extremidades y la musculatura craneal.

Para explorar la postura y la coordinación, el médico debe pedir al paciente que se ponga de pie con los talones y las puntas de los pies juntos, primero con los ojos

TABLA 5-6 Características clínicas que diferencian las lesiones motoras superiores de las inferiores

Lesiones de la motoneurona superior

Características clínicas generales: hemiplejía o hemiparesia (debilidad predominantemente distal), espasticidad, reflejos osteotendinosos hiperactivos, clono, ausencia de reflejos abdominales, signo de Babinski y reflejos de succión/búsqueda y de Hoffmann

Lesiones de la motoneurona inferior

Características clínicas generales: debilidad con atrofia, hipotonía, disminución de los reflejos osteotendinosos y superficiales, fasciculaciones en los músculos afectados de la cara, el tronco o las extremidades; alteraciones vasomotoras; ausencia del signo de Babinski

Músculos más débiles	Músculos más fuertes	Estructura implicada	Características clínicas
Cara (parte inferior de la cara)	Cara (frente)	Núcleo del nervio craneal III	Diplopía horizontal, desviación hacia abajo y hacia afuera del ojo afectado, ptosis incompleta bilateral, dilatación pupilar
Extremidades superiores	Extremidades superiores	Nervio craneal IV	Diplopía vertical con componente de inclinación
Rotador externo	Pectoral mayor	Nervio craneal VI	Diplopía horizontal, empeora hacia el lado parético, a menudo como síndrome de Foville
Deltoides	Bíceps		
Tríceps	Flexores de la muñeca		
Extensores de los dedos	Flexores de los dedos		
Hipotenar	Tenar		
Interóseos		Nervio craneal VII	Debilidad unilateral de los músculos faciales superiores e inferiores ipsilaterales (a menudo como síndrome de Millard-Gubler o de Foville)
Extremidades inferiores, iliopsoas	Extremidades inferiores, aductor del muslo	Nervios craneales IX, X, XI, XII	Síndromes bulbar, de Wallenberg, de Vernet, de Schmidt, de Jackson, de Collet-Sicard

(*continúa*)

TABLA 5-6 Características clínicas que diferencian las lesiones motoras superiores de las inferiores (*continuación*)

Músculos más débiles	Músculos más fuertes	Estructura implicada	Características clínicas
Abductores del muslo	Glúteo mayor	Células del asta anterior	Debilidad, atrofia prominente, fasciculaciones en los músculos afectados del tronco y las extremidades
Isquiotibiales	Cuádriceps		
Peroneos	Tibial anterior		
Flexores de los dedos del pie	Extensores de los dedos del pie		
	Tibial posterior		
	Gastrocnemio	Raíz y radicular	Dolor radicular, debilidad, atrofia en la distribución miotómica de la raíz afectada, pérdida sensitiva, parestesias
	Sóleo		
		Plexo	Debilidad y atrofia distal en los músculos afectados, con o sin alteraciones sensitivas
		Nervio periférico	Debilidad y atrofia de grupos musculares específicos afectados, con o sin alteraciones sensitivas, vasomotoras y tróficas en la distribución de nervios específicos

abiertos y luego cerrados (**prueba de Romberg**). La pérdida de equilibrio con los ojos abiertos o cerrados puede indicar un déficit de la vía cerebelosa o cerebeloespinal. Esta ataxia suele estar asociada con otros síntomas cerebelosos, como la **asinergia** (falta de sinergia de los distintos músculos que realizan movimientos complejos), la **dismetría** (anomalía en los movimientos), la **disdiadococinesia** (dificultad para realizar movimientos rápidos y alternantes), el **temblor de intención**, los **fenómenos de rebote** (el brazo o brazos extendidos se corrigen en exceso cuando se desplazan), la **disminución del tono muscular** o el **nistagmo** (el componente rápido del nistagmo suele estar hacia el lado de la lesión cerebelosa). Los reflejos osteotendinosos pueden ser normales o estar disminuidos.

Los trastornos de la marcha se detectan en la exploración indicando al paciente que camine con normalidad, «como si fuera por la calle», sobre las puntas de los pies, sobre los talones y en tándem, «un pie delante del otro, el talón tocando la punta». La marcha atáxica con pasos descoordinados, caídas o cuasicaídas puede indicar un déficit cerebeloso o una alteración del tracto espinocerebeloso. La mayoría de las personas mayores de 60 años tienen algún grado de ataxia de la marcha en tándem. Por sí sola, suele indicar una disfunción del lóbulo anterior del cerebelo y suele ser causada por el envejecimiento o la ingesta de alcohol, aunque las lesiones en masa (incluyendo tumores y abscesos) y la hemorragia y el infarto cerebelosos son causas ocasionales.

La **ataxia de las extremidades** (**apendicular**), o descoordinación de brazos o piernas, suele ser ipsilateral a una lesión hemisférica cerebelosa o del ángulo pontocerebeloso (p. ej., infarto, hemorragia u otras lesiones en masa, como hemangioma, metástasis y astrocitoma). Dicha descoordinación se manifiesta con temblores de intención y torpeza, independientemente de la debilidad en las pruebas dedo a nariz y talón a espinilla.

La **ataxia del tronco**, que suele incluir tanto la ataxia de la marcha como la ataxia cuando el paciente está sentado, puede ser evidente solo cuando el paciente intenta corregir la postura sentada después de estar ligeramente desplazado. Las lesiones que producen estas alteraciones suelen localizarse en el vermis cerebeloso o en sus conexiones con el tronco encefálico, o en sus proximidades. El diagnóstico diferencial de estas lesiones incluye las ataxias sensoriales y las ataxias cerebelosas. Las ataxias sensoriales, que empeoran cuando el paciente tiene los ojos cerrados, suelen ser el resultado de alteraciones vestibulares o propioceptivas independientes. Las ataxias cerebelosas suelen ser prácticamente iguales tanto si el paciente tiene los ojos abiertos como cerrados.

SENSIBILIDAD

La exploración sensitiva suele realizarse con los ojos del paciente cerrados mientras el médico explora cada mitad del cuerpo (cara, tronco y extremidades) por separado. Cada exploración neurológica debe incluir al menos un tipo de prueba del sistema del tracto espinotalámico (como el dolor o la temperatura) y la función de la columna dorsal (como la propiocepción o la vibración). Las modalidades del sistema espinotalámico lateral también pueden reflejar la función talámica (al igual que la vibración); las modalidades de la posición articular (propiocepción), la estereognosia, las discriminaciones de dos puntos y las grafestesias implican funciones corticales superiores.

Clínicamente, las **lesiones de la corteza parietal** suelen producir una pérdida hemisensitiva de tipo discriminativo contralateral (deterioro de la discriminación de dos puntos, astereognosia y ataxia sensorial) o, si es parcial, un déficit sensitivo selectivo en la cara, el brazo, el tronco o la pierna.

Las **lesiones del tálamo o de la cápsula interna** suelen provocar una pérdida hemisensitiva contralateral (incluida la cara) de todas las modalidades. Además, las lesiones talámicas pueden producir otras alteraciones sensitivas, como **dolor talámico**, un ardor desagradable o intenso, dolor disestésico en el lado contralateral del cuerpo o **anestesia dolorosa** (reducción de la sensación de pinchazo en la zona dolorosa).

Las **lesiones del tronco encefálico** pueden producir pérdida ipsilateral del dolor y la temperatura o pérdida de la sensibilidad y adormecimiento en el lado ipsilateral de la cara y pérdida contralateral de todas las modalidades en las extremidades, dependiendo del tamaño y la localización de la lesión.

Las lesiones de la **médula espinal** que afectan solo el tracto espinotalámico de un lado provocan pérdida de las sensaciones de dolor, temperatura y tacto ligero por debajo y contralateral a la lesión; sin embargo, en las lesiones que afectan la mitad de la médula espinal (**síndrome de Brown-Séquard**), los signos del tracto espinotalámico más la pérdida ipsilateral de la propiocepción y la sensación táctil discriminatoria se producen hasta el nivel de la lesión. Las lesiones completas de la médula espinal provocan pérdida bilateral de todas las modalidades; las de la médula central, suelen causar una pérdida bilateral de la sensación de dolor y temperatura, con preservación de la propiocepción y la sensación discriminativa, así como del dolor y la temperatura en el sacro.

Para determinar si el paciente tiene daño en el sistema nervioso central o periférico y a qué nivel, el clínico debe evaluar primero de forma sistemática dos o más de las modalidades sensitivas mencionadas en la mitad del cuerpo que se salva (cara, brazo, tronco o pierna) y luego evaluar el lado afectado, comparando el lado normal con la zona correspondiente del lado opuesto y con los dermatomas contiguos. Las distribuciones sensitivas en las distintas partes del cuerpo se observan en la figura 5-7.

FUNCIÓN COGNITIVA

Una evaluación adecuada de la función cognitiva solo es posible cuando el paciente está alerta y orientado en tiempo, lugar y persona y cuando no está afásico. La evaluación de la capacidad intelectual o mental del paciente incluye la valoración del lenguaje, la memoria (a corto, reciente y largo plazo), el cálculo, el razonamiento abstracto, el juicio, las funciones perceptivas y constructivas, la orientación derecha-izquierda y la gnosia de los dedos.

Lenguaje

El **lenguaje** puede definirse como la comprensión y la producción de palabras individuales y agrupaciones de palabras para la comunicación de ideas y sentimientos. El lenguaje debe evaluarse al principio de todo examen del estado mental, ya que la presencia de déficits puede influir en el rendimiento de varias de sus partes. Hay que prestar atención específica al **habla espontánea**, incluidas las características como la naturaleza de la producción del habla, la presencia de disartria y errores afásicos específicos. La parafasia es un error afásico importante, con sustitución de una palabra o sonido correcto por uno incorrecto y pérdida de la fluidez del habla. La **comprensión** se comprueba pidiendo al paciente que siga órdenes de uno, dos y tres pasos presentadas tanto oralmente como en papel. Se pide al paciente que repita una palabra o una frase, de dificultad creciente, después del examinador, para revelar las anomalías de repetición, incluyendo posibles parafasias, errores gramaticales, omisiones, adiciones y fallos de aproximación a los ejemplos dados.

La **formulación** y la **búsqueda de palabras** se evalúan pidiendo al paciente que describa una imagen o que nombre varios objetos. Deben valorarse tanto la comprensión lectora como la lectura en voz alta para demostrar una posible alexia (déficit lector). La **escritura** se evalúa pidiendo al paciente que escriba letras, números, nombres de objetos comunes y una frase corta al dictado para detectar una posible agrafia. Los pacientes afásicos casi siempre presentan agrafia y, con frecuencia, alexia. Más del 99% de los diestros tienen una dominancia del hemisferio izquierdo para el lenguaje, y

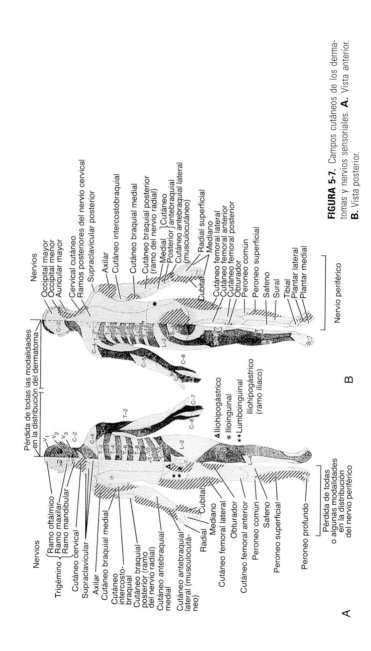

FIGURA 5-7. Campos cutáneos de los dermatomas y nervios sensoriales. **A.** Vista anterior. **B.** Vista posterior.

aproximadamente entre el 60% y 80% de los zurdos tienen una dominancia del hemisferio izquierdo o mixta para el lenguaje.

Los síndromes más frecuentes de afasia pueden clasificarse según cuatro hallazgos principales del examen: fluidez del habla, repetición, comprensión y denominación (tabla 5-7). Todas las afasias están asociadas con dificultades de denominación. Las afasias transcorticales no implican lesiones en localizaciones perisilvianas; por lo tanto, manifiestan una relativa moderación de la repetición.

La **alexia pura** sin agrafia, en la que el paciente entiende las palabras deletreadas en voz alta y puede escribir pero es incapaz de leer, puede ser el resultado de lesiones de la porción posterior del cuerpo calloso y del lóbulo occipital en el hemisferio dominante. La **alexia con agrafia** indica incapacidad para leer o escribir y puede ser causada por lesiones en el lóbulo parietal inferior dominante, en el giro angular. La **agrafia pura** ocurre rara vez y puede presentarse ante las lesiones del cuerpo calloso anterior, el lóbulo temporal dominante o el lóbulo parietal dominante; la agrafia asociada con discalculia, confusión derecha-izquierda y agnosia de los dedos (**síndrome de Gerstmann**) es más frecuente en los pacientes con lesiones en el lóbulo parietal dominante.

En algunos pacientes que presentan alteraciones funcionales, pueden aparecer **trastornos no orgánicos del habla y del lenguaje** que convierten la ansiedad en un discurso entrecortado y telegráfico. La comprensión, repetición, denominación, lectura y escritura son normales; la psicoterapia adecuada modifica los patrones anómalos del habla. La afonía aguda con incapacidad total para aducir las cuerdas vocales y emitir sonidos audibles pero con una respiración normal y sin evidencia de estridor también responde bien a la terapia del lenguaje. En el mutismo electivo, los pacientes pueden mostrar una reticencia voluntaria o un rechazo rotundo a hablar, pero no tienen un déficit de lenguaje demostrable. Estos pacientes suelen responder a la modificación de la conducta.

Memoria

Para evaluar la **memoria** a corto plazo (inmediata), el médico debe pedir al paciente que recuerde una secuencia de números al azar o que recuerde los nombres de artículos después de 5 min. Para evaluar la memoria reciente, el médico puede pedir al paciente que recuerde los acontecimientos de los últimos días o que describa la duración de la estancia en el hospital. La memoria a largo plazo (remota) puede evaluarse preguntando al paciente por su fecha de nacimiento, la dirección de su casa, los años de la Segunda Guerra Mundial o detalles de otros acontecimientos ocurridos hace más de 5 años.

El deterioro de la memoria implica lesiones bilaterales, y los resultados del examen del estado mental pueden ayudar en los diagnósticos diferenciales y tópicos. Por ejemplo, el **deterioro de la memoria reciente** suele ser causado por lesiones del sistema límbico, mientras que el **deterioro de la memoria remota** suele estar asociado con lesiones corticales difusas. Además, los pacientes con trastornos cerebrovasculares agudos, epilepsia o lesiones cerebrales recientes pueden presentar pérdida de memoria de los acontecimientos que condujeron a la enfermedad actual (**amnesia retrógrada**). La pérdida permanente de memoria de los acontecimientos durante un periodo posterior a la enfermedad actual es muy característica de los traumatismos craneoencefálicos (**amnesia postraumática o anterógrada**).

Examen breve del estado mental

Un examen detallado del estado mental puede llevar mucho tiempo. Para el uso práctico por parte de los médicos y neurólogos que no tienen una formación neuropsicológica especial, el examen breve del estado mental que se ha utilizado en la Clínica Mayo proporciona una forma eficaz y reproducible de evaluar la función cognitiva general (tabla 5-8). La **orientación** se comprueba pidiendo al paciente que proporcione lo

TABLA 5-7 Clasificación de las afasias

Subtipo	Ubicación	Resultados de la exploración			
		Fluidez	Repetición	Comprensión	Denominación
Broca	Opérculo frontal	No	−	+	−[a]
De Wernicke	Temporal superior	Sí	−	−	−
Conducción	Circunvolución supramarginal, fascículo arqueado	Sí	——	+	−
Anómica	Circunvalación angular, encefalopatía tóxica o metabólica; poco localizada	Sí	+	+	−
Global	Distribución de la arteria cerebral media	No	−	−	−
Transcortical					
Motora	Zona del borde arterial anterior	No	+	+	−
Sensitiva	Zona del borde arterial posterior	Sí	+	−	−
Mixta	Toda la zona limítrofe	No	+	−	−

+: normal o relativamente poco afectado; −: anómalo; ——: marcadamente anómalo.
[a]Puede ser buena en relación con la escasez de discurso espontáneo.

TABLA
5-8 Examen breve del estado mental

Subprueba	Puntuación máxima posible
Orientación	8
Atención	7
Aprendizaje	
Número de palabras aprendidas (máximo 4)	4
Número de intentos (máximo 4) para la adquisición	
Cálculo aritmético	4
Abstracción	3
Información	4
Construcción	4
Recuerdo	4
Puntuación total	38

Fuente: de Kokmen E, Naessens JM, Offord KP. A short test of mental status: description and preliminary results. *Mayo Clinic Proc.* 1987;62:281–288, con autorización de la Mayo Foundation.

siguiente: 1) nombre completo, 2) dirección, 3) ubicación actual (edificio), 4) ciudad, 5) estado, 6) fecha actual, ya sea el día de la semana o el día del mes, 7) mes y 8) año. Cada respuesta correcta vale 1 punto (la puntuación máxima es 8). Para evaluar la **atención**, el médico le dice al paciente: «Le voy a dar una serie de números. Por favor, preste mucha atención a ellos, espere a que termine y luego repita los números en el mismo orden en el que se los he dado». Por lo general, se ofrece al paciente un intervalo de cinco a siete dígitos. El número de dígitos que se repiten correctamente es la puntuación del paciente; la puntuación máxima es 7 y la mínima 0.

Para evaluar las funciones de **aprendizaje**, se le dice al paciente: «Ahora le diré cuatro palabras. Me gustaría que las aprenda, las tenga presentes y me las repita cuando se lo pida». Las cuatro palabras son «manzana», «Sr. Pérez», «caridad» y «túnel». Se pide al paciente que repita las palabras. Si aprende las palabras en la primera prueba, se le otorga una puntuación de 4 puntos. Si el paciente no puede aprender las cuatro palabras, gana 1 punto por cada palabra aprendida. El número de intentos (un máximo de cuatro) que se requieren para aprender las palabras se registra por separado, pero para la puntuación, un número de intentos mayor que uno se resta de los puntos obtenidos por cada palabra aprendida.

La capacidad de **cálculo aritmético** se evalúa pidiendo al paciente que multiplique 5 por 13, que reste 7 de 65, que divida 58 por 2 y que sume 11 y 29. Cada respuesta correcta otorga 1 punto y la puntuación máxima es de 4. La interpretación de las similitudes mediante el uso de pares de palabras se utiliza como prueba de **abstracción**. Los pares de palabras son «naranja/plátano», «caballo/perro» y «mesa/librero». Se da un punto por cada par de palabras solo para interpretaciones definitivamente abstractas (p. ej., caballo/perro = animal). Las interpretaciones concretas o la incapacidad para notar una similitud ganan 0 puntos para ese par de palabras. La puntuación máxima es de 3. Para evaluar la **información**, se pide al paciente que nombre al presidente actual y al primer presidente de su país, que diga el número de semanas en un año y que defina una isla. Cada respuesta correcta otorga 1 punto, y la puntuación máxima es de 4. La capacidad de **construcción** (praxia) se evalúa pidiendo al paciente que dibuje la esfera de un reloj que muestre las 11:15 y que copie un cubo tridimensional (el deterioro de las funciones de construcción puede deberse a lesiones en el lóbulo parietal no dominante). El paciente puede ver el diagrama del cubo mientras dibuja su propia versión. Para cada construcción, un dibujo conceptual adecuado se puntúa como 2; un dibujo menos que completo, como 1; y la incapacidad para realizar la tarea, como 0 (la puntuación máxima para la tarea de construcción es 4).

Al final del examen breve del estado mental se comprueba la capacidad de **evocación**. Se pide al paciente que recuerde las cuatro palabras de la subprueba de aprendizaje: «manzana», «Sr. Pérez», «caridad» y «túnel». No se dan indicaciones ni recordatorios. El paciente gana 1 punto por cada palabra recordada, y la puntuación máxima es 4. La puntuación total de cada paciente es la suma de las puntuaciones de las ocho subpruebas. La máxima puntuación posible en la prueba es 38. Cualquier paciente que obtenga una puntuación inferior a 29 debe someterse a una evaluación más detallada de la demencia y los trastornos relacionados. Una sola prueba como esta **no debe ser la única base** de un diagnóstico de demencia o de cualquier otra alteración cognitiva.

Otras pruebas de la función intelectual

La construcción puede evaluarse haciendo que el paciente dibuje un reloj, incluidos los números, y disponga las manecillas para indicar una hora específica (las lesiones en el lóbulo parietal no dominante pueden provocar apraxia constructiva). La **orientación derecha-izquierda** se evalúa pidiendo al paciente que identifique la derecha de la izquierda para sus propias partes del cuerpo (esta función puede estar alterada debido a lesiones en la circunvolución angular dominante). Para evaluar la **gnosia digital**, se puede pedir al paciente que nombre sus propios dedos y que señale y nombre el dedo apropiado del examinador (la gnosia digital alterada puede ser resultado de lesiones parietales dominantes focales o, en ocasiones, de lesiones más difusas).

El diagnóstico diferencial de la demencia y otras formas de disfunción cognitiva se trata en el capítulo 2.

6 Abordaje del paciente en coma

El **coma** es un estado de inconsciencia sin reacción en el que el paciente es incapaz de percibir o responder de forma perceptible al entorno. En el tratamiento de un individuo en coma, el médico debe iniciar acciones terapéuticas dirigidas a mantener las funciones vitales para ayudar a evitar el daño cerebral permanente de alteraciones potencialmente reversibles, mientras realiza procedimientos de diagnóstico para definir la causa del estado de coma. El tratamiento de los procesos específicos que producen el coma (p. ej., ictus, traumatismos, infecciones y tumores) requiere una evaluación cuidadosa del paciente, ya que este estado puede derivar de diversas causas sistémicas e intracraneales. A continuación, se presenta un esquema general para el abordaje clínico del paciente en coma, incluida una discusión sobre cómo distinguir entre las diversas causas cerebrovasculares y no cerebrovasculares del coma. En el capítulo 11 se tratarán otros aspectos relacionados con el tratamiento de los pacientes en coma con ictus.

PRINCIPALES TIPOS DE COMA

La vigilia se mantiene gracias a un sistema difuso de neuronas del tronco encefálico superior y talámicas, y al sistema reticular activador (SRA) y sus conexiones con los hemisferios cerebrales. Por lo tanto, la depresión del SRA o de la actividad hemisférica generalizada puede producir el deterioro de la consciencia. Hay tres tipos principales de coma que son el resultado de varios mecanismos fisiopatológicos por los que la consciencia puede verse afectada (fig. 6-1): 1) **lesión cerebral focal con efecto de masa** en las estructuras diencefálicas profundas causada por hematomas intracerebrales, subdurales o epidurales, tumores, abscesos e infartos supratentoriales grandes

Primer tipo de coma	Segundo tipo de coma	Tercer tipo de coma
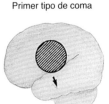	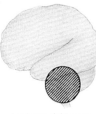	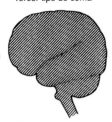
Lesión cerebral focal con efecto de masa	Lesiones del tronco encefálico	Procesos que causan disfunción cortical difusa y del tronco encefálico

FIGURA 6-1. Tres tipos principales de coma.

(aunque un infarto hemisférico grande puede no producir el coma causado por el aumento del edema durante 1-4 días después del ictus); 2) **lesiones intrínsecas del tronco encefálico** que afectan el SRA, como infartos, hemorragias, tumores, abscesos y masas cerebelosas que causan una compresión directa del tronco encefálico; y 3) **procesos que causan una disfunción cortical y del tronco encefálico bilateral difusa**, que ocurren con mayor frecuencia en casos de **encefalopatía metabólica, encefalopatías hipóxicas** y **enfermedades infecciosas** o **inflamatorias del sistema nervioso central (SNC)**. El diagnóstico diferencial del coma se revisa en la tabla 6-1.

TABLA 6-1   Principales tipos de coma

Tipo	Ejemplos
Lesión cerebral focal con efecto de masa	Hematoma intracerebral, subdural o epidural, tumor, absceso, gran infarto supratentorial
Lesiones en el tronco encefálico	Infarto del tronco encefálico, hemorragia, tumor, absceso, migraña basilar
	Masas cerebelosas con compresión del tronco encefálico, por ejemplo, tumor, hemorragia, absceso, infarto
Procesos que provocan una disfunción difusa de la corteza y del tronco encefálico	Metabólico
	Endógeno
	Hipoglucemia, coma hiperosmolar; acidosis diabética
	Insuficiencia renal o hepática
	Disfunción tiroidea, hipofisaria y suprarrenal
	Hiponatremia o hipernatremia, hipocalemia o hipercalemia, acidosis o alcalosis, hipocalcemia o hipercalcemia
	Encefalopatía de Wernicke
	Exógeno
	Alcohol, sedantes, opiáceos, antidepresivos, anticonvulsivos, anestésicos, monóxido de carbono
	Otro
	Hipotermia grave, hipertermia
	Hipoxia o anoxia
	Trastornos cardiacos: paro cardiaco, insuficiencia cardiaca congestiva grave
	Enfermedad pulmonar obstructiva crónica
	Trastornos infecciosos
	Meningitis

(continúa)

TABLA 6-1	Principales tipos de coma (*continuación*)

Tipo	Ejemplos
	Encefalitis
	Infecciones sistémicas
Otros trastornos difusos	
	Hemorragia subaracnoidea
	Estado postictal
	Conmoción cerebral
	Encefalopatía hipertensiva
	Hidrocefalia
	Trastornos neurológicos degenerativos

EXPLORACIÓN NEUROLÓGICA

Dado que el coma tiene muchas causas, se requiere un abordaje sistemático para que el explorador establezca rápidamente la localización y la naturaleza probable de la lesión, defina las pruebas de laboratorio adecuadas y esboce la intervención apropiada. Antes de realizar la exploración neurológica, hay que asegurarse de evaluar las vías respiratorias, la respiración y la circulación del paciente. El tratamiento de urgencia del compromiso de las vías respiratorias o de la ventilación insuficiente puede requerir succión, oxígeno suplementario o intubación. La inestabilidad hemodinámica también debe tratarse adecuadamente antes de una evaluación neurológica más exhaustiva. **El examen neurológico debe incluir la evaluación de las siguientes cinco funciones neurológicas principales:**

1. Estado de consciencia
2. Patrón respiratorio
3. Tamaño de la pupila y respuesta a la luz
4. Posición ocular en reposo y tras la estimulación vestibular
5. Actividad motora y refleja

Estado de consciencia

El estado de consciencia puede determinarse mediante la aplicación de estímulos verbales, táctiles, visuales y dolorosos. Al inicio, se debe observar al paciente para detectar la presencia de movimientos o posturas espontáneas. El movimiento espontáneo con propósito sugiere que las vías del tronco encefálico están intactas. Debe registrarse el grado de estímulo necesario para evocar una respuesta. Inicialmente se intentan estímulos verbales, seguidos de estímulos táctiles, y luego estímulos dolorosos, que incluyen la aplicación de presión al esternón y las uñas de los dedos de las manos o los pies. También hay que tener en cuenta el tipo de movimientos evocados con estas maniobras. Los movimientos del paciente pueden incluir una retirada adecuada, lo que indica que la médula espinal, el tronco encefálico y las vías corticales están intactos. Se debe considerar la disfunción del tracto corticoespinal si el movimiento es asimétrico. La postura de descerebración o decorticación también tiene importancia al permitir determinar la ubicación de la lesión (*véase* la sección *Actividad motora y refleja*, p. 82).

La **escala de coma de Glasgow** es una herramienta objetiva que puede ser útil para medir la profundidad del coma o el estado de consciencia en los pacientes que han sufrido un ictus. Esta escala (apéndice B) tiene un intervalo de puntuación de 3 (puntuación mínima, coma profundo) a 15 (puntuación máxima, consciencia normal). La puntuación FOUR es otra escala de clasificación clínica utilizada para la evaluación del coma. Se valoran cuatro dominios que incluyen las respuestas oculares, las respuestas motoras, los reflejos del tronco encefálico y el patrón respiratorio, y la puntuación oscila entre 0 y 16. La evaluación del grado de coma por sí sola no establece la causa, pero la documentación de su progresión o regresión es de vital importancia.

Patrón respiratorio

Por lo general, la respiración normal se caracteriza por una respiración rítmica con una frecuencia de aproximadamente 10-15 respiraciones por minuto (una respiración normal es de alrededor de 500 mL de aire inspirado). Algunos patrones respiratorios pueden permitir la localización de lesiones y ayudar al diagnóstico del coma (fig. 6-2).

La **respiración de Cheyne-Stokes** es un patrón periódico en el que los episodios de hiperpnea se alternan con la apnea y sugiere lesiones hemisféricas profundas bilaterales o una disfunción difusa de la corteza y el tronco encefálico. Este patrón respiratorio puede ser el primer signo de herniación transtentorial en los pacientes con una lesión supratentorial unilateral. El patrón también puede observarse en individuos normales y en aquellos con trastornos metabólicos y otras causas de disfunción difusa de la corteza y el tronco encefálico. La **hiperventilación neurógena central**, una respiración regular, rápida y profunda, parecida a la de una máquina, suele indicar una lesión del tegmento del tronco encefálico entre el mesencéfalo inferior y el tercio medio del puente o una disfunción difusa de la corteza o el tronco encefálico. También debe considerarse el desequilibrio ácido-base sistémico si se observa hiperventilación. La hiperventilación neurógena central que da lugar a la acidosis metabólica puede ser causada por la neumonía (a menudo acompañada de un gruñido espiratorio, cianosis y fiebre), el edema pulmonar neurógeno o la acidosis diabética o urémica, y puede ocurrir en el coma hepático y en la intoxicación por salicilatos. La **respiración apneústica** consiste en un calambre inspiratorio prolongado seguido de una pausa espiratoria y suele denotar una lesión (especialmente un infarto o una hemorragia primaria) en el puente. La **respiración atáxica**, que es irregular y variable, y la **respiración en racimos**, con pausas irregulares entre respiraciones, suelen ser patrones terminales que significan una disfunción bulbar alta. Con una mayor depresión del bulbo raquídeo, la respiración se vuelve más errática y puede acabar disminuyendo (**supresión**) y luego deteniéndose (**apnea**).

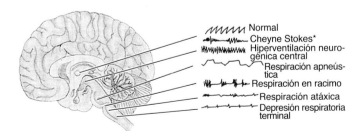

Normal
Cheyne Stokes*
Hiperventilación neuro-génica central
Respiración apneústica
Respiración en racimo
Respiración atáxica
Depresión respiratoria terminal

FIGURA 6-2. Patrones respiratorios característicos de lesiones en diferentes niveles del cerebro. Adaptada de Brazis PW, Masdeu JC, Biller J. *Localization in clinical neurology.* 7th ed. Philadelphia, PA: Wolters Kluwer; 2017.
*Respiración de Cheyne-Stokes.

Tamaño de la pupila y respuesta a la luz

El tamaño de las pupilas, su simetría y su respuesta a la luz (fig. 6-3) son importantes en la evaluación del paciente en coma. La respuesta de las pupilas a la luz en el paciente en coma debe probarse con una luz brillante para estar seguros de su presencia. La respuesta lumínica pupilar es relativamente resistente a las anomalías metabólicas, y la conservación de la respuesta lumínica en asociación con otros signos de disfunción del mesencéfalo indica una probable causa metabólica. Aunque la presencia del reflejo luminoso es el signo físico más importante para diferenciar la enfermedad cerebral difusa (disfunción cortical y del tronco encefálico) de la estructural, los trastornos metabólicos pueden imitar la enfermedad estructural del encéfalo. La glutetimida, la escopolamina y la atropina pueden causar pupilas fijas y dilatadas; los opiáceos, pupilas contraídas.

Las pupilas bilaterales dilatadas (6-7 mm) y fijas suelen significar muerte cerebral, pero también pueden ocurrir con la intoxicación por barbitúricos o la hipotermia grave. Las pupilas en posición intermedia (4-5 mm), isocóricas y reactivas se presentan a menudo en pacientes con disfunción difusa de la corteza y el tronco encefálico; las pupilas en posición intermedia que se fijan a la luz indican una lesión del mesencéfalo. La dilatación pupilar unilateral puede señalar una hernia uncal a través de la hendidura tentorial o una lesión compresiva del nervio craneal III. Las pupilas bilateralmente muy pequeñas (puntiformes) y reactivas sugieren hemorragia pontina, infarto o consumo de opiáceos.

Posición ocular en reposo y tras la estimulación vestibular

La evaluación cuidadosa de la posición y los movimientos oculares en los pacientes en coma suele ser muy útil para localizar las lesiones causantes (fig. 6-4). Los movimientos oculares espontáneos, itinerantes y conjugados indican que las vías del tronco encefálico están intactas. Los movimientos oculares desconjugados suelen señalar una función anómala del tronco encefálico. La desviación lateral de la mirada también permite localizar lesiones, como se señala más adelante.

Un aumento de la presión intracraneal provocado por una lesión hemisférica masiva puede causar **parálisis unilateral o bilateral de la abducción**. Las lesiones frontales o pontinas pueden producir desviación lateral conjugada de la mirada. En las lesiones que destruyen el hemisferio frontal, los ojos se desvían **hacia el hemisferio dañado** y se alejan de las extremidades afectadas; en las lesiones pontinas, los **ojos se alejan del tronco encefálico dañado** y se dirigen hacia las extremidades afectadas (mirada lateral forzada). En las lesiones irritativas, como las crisis epilépticas, los ojos se desvían del lóbulo frontal y se dirigen hacia el miembro hemiparético. La **ausencia de movimientos oculares** con pupilas reactivas sugiere un proceso que provoca una disfunción difusa de la corteza y el tronco encefálico. La desviación de un ojo lateralmente y hacia abajo, la ptosis completa y la dilatación de la pupila son características del daño ipsilateral al nervio craneal III (*véase* fig. 6-4).

En los pacientes con una lesión hemisférica, los ojos están totalmente desviados, pero pueden ser llevados más allá de la línea media hacia el otro lado mediante la estimulación calórica con agua fría (reflejo calórico oculovestibular) o el giro pasivo de la cabeza (maniobra de ojos de muñeca). La **estimulación calórica con agua fría** (10-20 mL de agua helada introducida en el conducto auditivo, con la cabeza inclinada a 30°) ayuda a evaluar la función del tronco encefálico entre el bulbo raquídeo superior y el mesencéfalo: en un paciente con un tronco encefálico funcional, los ojos se desviarán lentamente hacia el lado estimulado. En el paciente con lesión pontina, la estimulación calórica ipsilateral puede llevar los ojos solo a la línea media. En un paciente en coma con función intacta del tronco encefálico, la rotación o flexión de la cabeza produce movimientos oculares en dirección opuesta a la del movimiento cefálico (reflejo **oculocefálico** [**de ojos de muñeca**]); en aquellos con disfunción del tronco encefálico, esta maniobra no provoca ningún movimiento ocular o el movimiento ocular puede no ser conjugado.

El **nistagmo** (movimientos oculares rápidos y espasmódicos) en un paciente en coma puede ser causado por una disfunción del tronco encefálico o del encéfalo

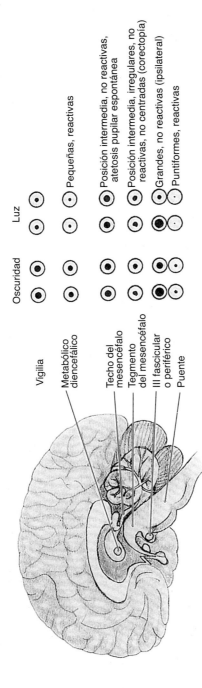

FIGURA 6-3. Respuestas pupilares características de las lesiones en diferentes niveles del encéfalo. Adaptada de Brazis PW, Masdeu JC, Biller J. The localization of lesions causing coma. En: Brazis PW, Masdeu JC, Biller J, eds. *Localization in Clinical Neurology.* 3rd ed. Boston, MA: Little, Brown; 1996:565–595.

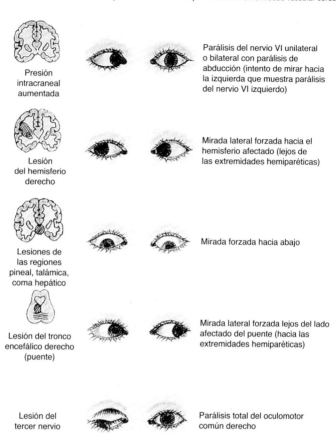

Presión
intracraneal
aumentada

Parálisis del nervio VI unilateral
o bilateral con parálisis de
abducción (intento de mirar hacia
la izquierda que muestra parálisis
del nervio VI izquierdo)

Lesión
del hemisferio
derecho

Mirada lateral forzada hacia el
hemisferio afectado (lejos de
las extremidades hemiparéticas)

Lesiones de
las regiones
pineal, talámica,
coma hepático

Mirada forzada hacia abajo

Lesión del tronco
encefálico derecho
(puente)

Mirada lateral forzada lejos del lado
afectado del puente (hacia las
extremidades hemiparéticas)

Lesión del
tercer nervio

Parálisis total del oculomotor
común derecho

FIGURA 6-4. Exploración de la posición y los movimientos oculares en los pacientes en coma.

como resultado de una enfermedad vascular, desmielinización, infección, neoplasia, intoxicación por alcohol o toxicidad por fenitoína (en los casos de daño cerebeloso localizado, la dirección de la fase rápida del nistagmo es hacia el lado afectado de la lesión cerebelosa). En los pacientes conscientes con coma funcional, el nistagmo se desarrolla cuando se realiza la prueba calórica.

La **mirada forzada hacia abajo** suele producirse con una hemorragia talámica, una lesión masiva en la región pineal o una disfunción difusa de la corteza y del tronco encefálico; la mirada rápida hacia abajo seguida de una mirada lenta hacia arriba es más característica de la lesión pontina caudal. La pérdida unilateral del reflejo **corneal** significa una lesión pontina (puede observarse una pérdida o disminución bilateral de los reflejos corneales en las fases profundas del coma, lo que indica una depresión de la función del tronco encefálico).

Actividad motora y refleja

Un componente importante de la exploración neurológica del paciente en coma es determinar si hay hemiplejía u otros signos neurológicos focales. Dado que el paciente en coma es incapaz de responder, deben observarse la cara y las extremidades para detectar asimetrías sutiles de la función neurológica. Cuando una de las mejillas se hincha con cada espiración, un párpado no se cierra completamente después de levantarlo y soltarlo de forma pasiva (en comparación con el otro lado de la cara), o hay ausencia ipsilateral del reflejo corneal, el lado de la cara afectado suele estar parético o pléjico. La ausencia de **movimientos** en un lado del cuerpo o la asimetría de los movimientos sugiere hemiparesia. Las respuestas simétricas de las extremidades, especialmente cuando se asocian con pupilas reactivas y movimientos oculares completos, insinúan una disfunción difusa de la corteza y el tronco encefálico. Las **crisis** focales pueden apuntar a una lesión cerebral localizada. Las convulsiones multifocales, las sacudidas mioclónicas o la asterixis indican una disfunción difusa de la corteza y el tronco encefálico.

Además de la inspección general de la posición del cuerpo y las extremidades del paciente, la parálisis de las extremidades puede determinarse mediante el examen del tono muscular. Levantando cada extremidad y dejándola caer (la extremidad paralizada cae de forma rápida y pesada; la preservada cae más gradualmente) o flexionando las rodillas del paciente para que los talones se acerquen a los glúteos (con el paciente en decúbito supino, la pierna paralizada cae más hacia el lado y más rápidamente cuando se liberan las rodillas), la parálisis puede hacerse evidente. La rigidez paratónica bilateral (aumento similar al plástico de la resistencia muscular a los movimientos pasivos de las extremidades) sugiere una disfunción difusa de la corteza y el tronco encefálico.

Debe observarse la postura predominante de las extremidades y del cuerpo. La **rigidez de decorticación** (brazos flexionados y aducidos y piernas extendidas) suele ser consecuencia de lesiones hemisféricas profundas por encima del núcleo rojo

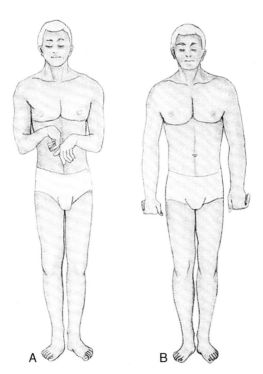

A   B

FIGURA 6-5. Posturas de decorticación y descerebración. **A.** La postura de decorticación puede ocurrir con una lesión hemisférica unilateral grave con hernia central, una lesión hemisférica profunda o una lesión alta del tronco encefálico a nivel del núcleo rojo (mesencéfalo) o por encima de él. **B.** La postura de descerebración suele indicar una lesión del tronco encefálico entre el núcleo rojo del mesencéfalo y el bulbo raquídeo superior.

(sustancia blanca cerebral, cápsula interna o tálamo) (fig. 6-5). Las lesiones por debajo del nivel de los núcleos vestibulares suelen producir flacidez y ausencia de todas las posturas y movimientos. La **rigidez de descerebración** (opistótonos, apretamiento de la mandíbula, extensión rígida de las extremidades, rotación interna de los brazos y flexión plantar de los pies) indica con frecuencia una lesión en el tronco encefálico superior entre el núcleo rojo del mesencéfalo y el bulbo raquídeo superior, pero también puede observarse una postura de apariencia similar en la disfunción diencefálica y cortical bilateral (*véase* fig. 6-5). Los **reflejos osteotendinosos** suelen aportar poco a la comprobación de la actividad motora y rara vez son necesarios para localizar la anomalía que está causando el coma. Los reflejos osteotendinosos pueden ser normales o estar ligeramente reducidos en el lado hemipléjico; los reflejos plantares pueden estar ausentes o ser extensores. Las asimetrías de los reflejos osteotendinosos y de los movimientos de las extremidades, la mueca facial en respuesta a la estimulación dolorosa y la presencia de **reflejos patológicos** (signo de Babinski) o clono de las extremidades afectadas indican la probable presencia de una lesión estructural. En ocasiones, todos los reflejos osteotendinosos pueden perderse o estar muy deprimidos en los pacientes en coma inmediatamente después de un ictus, pero, con mayor frecuencia, los reflejos son hiperactivos en el lado opuesto a la lesión cerebral. El signo de Babinski bilateral puede aparecer en un paciente con una lesión unilateral masiva si el edema cerebral ha causado una compresión del mesencéfalo. Sin embargo, el signo de Babinski y el clono también pueden estar presentes en algunos comas metabólicos.

Resumen

Los hallazgos clave en los tres tipos principales de coma descritos se resumen en la tabla 6-2. Después de una breve exploración neurológica, se debería poder localizar la anomalía y definir un diagnóstico diferencial para el coma (*véase* tabla 6-1).

EVALUACIÓN ADICIONAL: ANAMNESIS Y EXPLORACIÓN ADICIONAL

Aunque la exploración neurológica ayuda a localizar una lesión, la causa del coma puede ser incierta. Los hallazgos adicionales de la anamnesis y la exploración general son útiles para acotar el diagnóstico diferencial y esbozar el tratamiento adecuado.

Anamnesis

Una vez determinado el tipo de coma, el médico debe definir la causa subyacente del estado comatoso. Una **anamnesis** bien hecha es esencial en el diagnóstico diferencial. El interrogatorio a los amigos, familiares y personal de la ambulancia debe centrarse en las **circunstancias** exactas y el **modo de inicio** de la afección (el inicio agudo de los síntomas es típico de la hemorragia intracerebral, la hemorragia subaracnoidea o el infarto vertebrobasilar por embolia; el desarrollo gradual de los síntomas es más característico de una lesión en masa creciente o de diversas causas metabólicas o infecciosas del coma). Las preguntas deben obtener información sobre **enfermedades previas**, como el ataque isquémico transitorio o el ictus, la diabetes (puede causar hipoglucemia o, menos probablemente, hiperglucemia), la epilepsia (puede provocar un estado postictal), el abuso de drogas, un traumatismo craneal previo (puede ocasionar una lesión difusa de la sustancia blanca, un hematoma intracraneal agudo o un hematoma subdural crónico) o los trastornos psiquiátricos (pueden asociarse con una sobredosis de drogas o con un coma funcional); **infección bacteriana** o **vírica** previa (puede causar meningitis o encefalitis); **enfermedad maligna** (puede producir metástasis intracraneales); y **medicación o consumo de alcohol previos** (puede ayudar a definir la enfermedad primaria, la sobredosis de drogas o el abuso de alcohol).

En los pacientes con **coma de tipo I** (lesión cerebral focal con efecto de masa), las características de la anamnesis pueden aclarar la causa del coma. El diagnóstico

TABLA 6-2 Características clínicas de los principales tipos de coma

Tipo	Características clínicas
I: lesión cerebral focal con efecto de masa	Respiración de Cheyne-Stokes, parálisis bilateral de la abducción, desviación del ojo hacia el hemisferio dañado y lejos de las extremidades afectadas, desviación del ojo superada por pruebas calóricas u oculovestibulares con frío, mirada forzada hacia abajo, postura de decorticación, hemiplejía con signo de Babinski unilateral y reflejos tendinosos reducidos en el lado hemipléjico, crisis epilépticas focales o parálisis unilateral del nervio craneal III con dilatación precoz de la pupila en casos de hernia precoz
II: lesiones en el tronco encefálico	Respiración apneústica; respiración atáxica; hiperventilación neurógena central; pupilas en posición intermedia no reactivas a la luz; pupilas puntiformes y reactivas; desviación ocular lejos del tronco encefálico dañado y hacia las extremidades afectadas; desviación ocular no superada por pruebas calóricas con frío u oculovestibulares; mirada hacia abajo rápida y mirada hacia arriba lenta; nistagmo; desviación oblicua de los ojos; postura de descerebración; hemiplejía (con signo de Babinski unilateral); pérdida unilateral del reflejo corneal
III: procesos que provocan disfunción difusa de la corteza y del tronco encefálico[b]	Respiración de Cheyne-Stokes, hiperventilación neurógena central o respiración regular lenta o superficial, pupilas iguales y reactivas, reflejo corneal intacto o alterado, respuesta ocular enérgica al giro pasivo de la cabeza, estrabismo divergente, sin signos neurológicos focales, rigidez de descerebración, asterixis, temblor, crisis convulsivas multifocales, sacudidas mioclónicas

Todas las formas de coma pueden producir cualquier estado de consciencia.
[a]Pueden aparecer otros hallazgos en el tronco encefálico al aumentar su compresión por el efecto de masa.
[b]Las características de este tipo de coma pueden recordarse fácilmente con la frase «nada funciona, pero todo funciona», en referencia a la apariencia inicial de falta de respuesta («nada funciona»), pero la función intacta o relativamente intacta de la respiración, las pupilas, la actividad y la posición ocular y la actividad motora y refleja («pero todo funciona»).

diferencial incluye el hematoma intracerebral (antecedentes de hipertensión, inicio agudo del déficit con cambio precoz del estado de consciencia), el hematoma subdural o epidural (antecedentes de traumatismo craneal, con un intervalo lúcido en el hematoma epidural), un gran infarto supratentorial (inicio reciente de un déficit neurológico focal que se ajusta a un único territorio arterial), un tumor (antecedentes de malignidad, cefalea precedente, crisis epilépticas, alteraciones mentales y papiledema) y el absceso (progresión subaguda precedente con signos neurológicos focales, cefalea, estado mental deprimido e indicios de una fuente de infección contigua o sistémica). En la mayoría de los pacientes con el primer tipo de coma, el diagnóstico específico se establece mediante los hallazgos característicos en la tomografía computarizada (TC) de la cabeza.

La isquemia, hemorragia, tumoración, absceso o compresión del tronco encefálico deben considerarse en los pacientes con **coma de tipo II**. Las características de la anamnesis son las mismas que las descritas para las entidades que causan el coma de tipo I.

En los pacientes con **coma de tipo III** causado por una disfunción difusa de la corteza y el tronco encefálico, el diagnóstico diferencial debe incluir las encefalopatías metabólicas o hipóxicas y los trastornos infecciosos o inflamatorios del SNC. Las características de la anamnesis de un trastorno médico previo asociado con una de las causas revisadas en la tabla 6-1, los antecedentes de consumo de drogas o alcohol, una enfermedad cardiaca o respiratoria reciente, el informe de una infección o fiebre previa u otros antecedentes de crisis epilépticas, hipertensión o traumatismos craneales pueden sugerir el diagnóstico.

Exploración física general

El diagnóstico diferencial de los pacientes en coma debe basarse también en la exploración física general, prestando especial atención a la cabeza del paciente, la presión arterial (PA), el pulso, el corazón, la respiración, la piel, el tórax, el abdomen, las extremidades, la temperatura y los signos de irritación meníngea.

Al explorar la **cabeza**, las laceraciones, los hematomas, los «ojos de mapache», el signo de Battle, la sensibilidad localizada, la crepitación y la fuga de líquido cefalorraquídeo (LCR) por los oídos o las fosas nasales sugieren un traumatismo craneal. La equimosis periorbitaria asociada con una filtración de LCR por un oído o la nariz es una indicación de fractura craneal. El agrandamiento de la cabeza o una fontanela anterior tensa en un lactante indica un aumento de la presión intracraneal. El pus del conducto auditivo interno o un seno infectado pueden ser indicativos de un absceso cerebral o una meningitis.

En el coma pueden producirse **hipotensión y arritmias cardiacas** como consecuencia de la intoxicación por alcohol o barbitúricos, infarto de miocardio (disminución del gasto cardiaco), hemorragia interna, septicemia y crisis addisoniana. La hipotensión también puede producirse en el coma diabético o metabólico, en el aneurisma aórtico disecante y en la septicemia bacilar por gramnegativos. Un soplo cardiaco puede indicar una enfermedad valvular subyacente con endocarditis. La **frecuencia de pulso lenta** en combinación con hipertensión e hiperventilación o respiración periódica puede ser señal de un aumento de la presión intracraneal. La **frecuencia de pulso excepcionalmente lenta** sugiere un bloqueo cardiaco primario, pero también puede deberse a una sobredosis de medicamentos. La **hipertensión marcada** suele darse en pacientes con encefalopatía hipertensiva o hemorragia intracraneal y en aquellos con otras causas de gran aumento de la presión intracraneal.

Los patrones de respiración se analizaron previamente (*véase* la sección *Patrón respiratorio*). Además, el aliento del paciente puede revelar olor a licor en los casos de intoxicación por alcohol, el hedor hepático en los casos de insuficiencia hepática, el olor a fruta fermentada de la cetoacidosis en los casos de coma diabético, el olor a orina en la uremia o el olor a almendra quemada en la intoxicación por cianuro.

La **lengua mordida** sugiere epilepsia o un estado postictal. Los **pinchazos de agujas** en las extremidades pueden indicar abuso de drogas; el **eccema alrededor de la boca** indica abuso de disolventes. La **emaciación**, la **hepatomegalia** o la **linfadenopatía** pueden ser indicativas de una neoplasia subyacente y de metástasis intracraneales. Las **petequias cutáneas generalizadas** sugieren la púrpura trombocitopénica trombótica, diátesis hemorrágicas que provocan una hemorragia intracerebral o una infección sistémica por meningococo. También tienen importancia diagnóstica los signos de traumatismo (hematomas múltiples, especialmente en el cuero cabelludo), los estigmas de enfermedad hepática, la infección cutánea o los fenómenos embólicos. La **cianosis de los labios y del lecho ungueal** apunta a una oxigenación inadecuada causada por una insuficiencia pulmonar o circulatoria o metahemoglobinemia. La **coloración rojo cereza** es típica de la intoxicación por monóxido de carbono, y la **coloración amarilla** puede indicar una enfermedad hepática o renal subyacente. Las **telangiectasias** y la **hiperemia** de la cara y la zona conjuntival son características del alcoholismo; la

palidez marcada se asocia con la hemorragia interna; y la **erupción hemorrágica macular** puede ser causada por una infección meningocócica, la endocarditis estafilocócica, el tifo o la fiebre de las Montañas Rocosas. La **sudoración excesiva** sugiere hipoglucemia o choque, pero la **piel excesivamente seca** apunta a acidosis diabética o uremia. La deshidratación provoca una **reducción de la turgencia de la piel**. Las **marcas de agujas** indican una posible intoxicación por opiáceos.

La **pirexia** sugiere una infección sistémica, un absceso cerebral, meningitis o una hemorragia subaracnoidea, intracerebral o pontina. Si se asocia con la sequedad de la piel, debe hacer sospechar que se trata de un golpe de calor. La **hipotermia** puede ser una complicación de la exposición durante los meses de invierno o puede deberse a la intoxicación alcohólica o por barbitúricos, al fallo circulatorio periférico o al mixedema.

La exploración del tórax y el corazón puede revelar indicios de una enfermedad pulmonar o valvular infecciosa que predisponga a un absceso cerebral o a una meningitis. La presencia de rigidez muscular abdominal sugiere una posible hemorragia abdominal o una infección.

La resistencia y la flexión dolorosa del cuello (la cabeza del paciente no puede flexionarse completamente hacia delante sobre el pecho o la flexión provoca dolor), el **signo de Kernig** (la extensión de la rodilla con la cadera flexionada provoca resistencia y dolor) y el **signo de Brudzinski** (flexión de las rodillas en respuesta a la flexión de la cabeza) pueden ser indicativos de una irritación meníngea causada por una hemorragia subaracnoidea, meningitis, meningoencefalitis o carcinomatosis meníngea. Sin embargo, en algunos pacientes con hemorragia subaracnoidea, los signos de irritación meníngea pueden no desarrollarse hasta 12 o 24 h después del ictus. La resistencia al movimiento del cuello también puede ser causada por la rigidez muscular generalizada (como en la intoxicación por fenotiazinas) o por una enfermedad de la columna cervical. Si hay algún signo de irritación meníngea, debe realizarse una TC de urgencia. En ausencia de una masa intracraneal u otra lesión identificable causante de los síntomas, debe llevarse a cabo también una punción lumbar.

Estudios de laboratorio

Las investigaciones en la fase aguda del coma incluyen **pruebas rutinarias** como el hemograma completo y la determinación de los valores de electrolitos, creatinina, glucosa sérica, calcio, aspartato-aminotransferasa y bilirrubina. También deben realizarse análisis de orina, radiografía de tórax, electrocardiografía y estudios de gasometría arterial. El **examen toxicológico**, cuando está clínicamente indicado (como en el caso de los pacientes con coma de tipo III), debe realizarse en sangre y orina para detectar opiáceos, barbitúricos, sedantes, antidepresivos, cocaína y alcohol. Si los análisis de sangre de rutina, los estudios de gasometría arterial, el examen toxicológico en orina y suero y la TC craneal no revelan ninguna anomalía, puede ser necesario realizar un cribado metabólico adicional. Este puede incluir la determinación de los **valores de amoniaco, magnesio sérico, vitamina B$_{12}$, amilasa sérica, ácido fólico y cortisol séricos; pruebas de la función tiroidea** y evaluación de **porfirinas**.

En prácticamente todos los casos de coma, especialmente con signos de traumatismo, signos neurológicos focales o aumento de la presión intracraneal, está indicada la **TC** o la **resonancia magnética (RM)** craneal. En los pacientes con coma tipo I y II y evidencia o sospecha de aumento de la presión intracraneal, la TC craneal sin contraste debe realizarse como procedimiento primario; en otros casos, debe hacerse inmediatamente después de los procedimientos de laboratorio iniciales. En los pacientes en coma de tipo III, la TC puede seguir siendo necesaria si la causa del proceso difuso no es evidente a partir de los estudios de laboratorio. La electroencefalografía puede aportar pruebas de epilepsia subclínica (descargas epileptógenas), encefalitis por herpes simple (hallazgos inespecíficos pero sugerentes, incluyendo actividad de picos y ondas lentas sobre los lóbulos temporales, ondas delta o descargas epileptiformes periódicas lateralizadas) o encefalopatía metabólica (anomalías difusas, que pueden incluir ondas trifásicas).

La **punción lumbar** debe realizarse en pacientes con posible diagnóstico de meningitis o encefalitis, sospecha clínica de hemorragia subaracnoidea asociada con hallazgos negativos en la TC y en casos con hallazgos normales en la TC y la RM en los que no esté claro el origen del coma. La **punción lumbar generalmente está contraindicada** si la TC o la RM revelan una lesión masiva intracraneal; si hay otros signos de aumento de la presión intracraneal, como el papiledema; si los hallazgos clínicos sugieren una probable lesión masiva focal y la TC no está disponible; o si el paciente tiene un trastorno hemorrágico.

Tratamiento inicial

Como se ha descrito anteriormente, el tratamiento inicial debe incluir la estabilización de las vías respiratorias, la respiración y la circulación del paciente. La exploración neurológica y general subsecuentes acotan con rapidez el diagnóstico diferencial. Si la causa del coma no queda clara después de los primeros minutos de la evaluación, se puede iniciar una intervención terapéutica de forma empírica. Estos tratamientos iniciales incluyen 25 mL de dextrosa al 50%, administrados inmediatamente después de la determinación de la glucosa sérica. Hay que asegurarse de administrar tiamina, 100 mg por vía intravenosa, ya que un paciente con un consumo excesivo de alcohol u otros factores que conducen a una mala nutrición puede tener una insuficiencia de tiamina, y la ingesta de glucosa puede precipitar el síndrome de Wernicke. Se puede administrar clorhidrato de naloxona (0.4 mg i.v. cada 5 min) si es posible una sobredosis aguda de opiáceos. Puede administrarse flumazenil (0.2 mg i.v. por minuto, hasta una dosis total de 1 mg) en caso de preocupación por sobredosis de benzodiacepinas. Existe riesgo de excitación rápida, neumonía por aspiración y (particularmente entre aquellos con trastorno convulsivo o sobredosis de antidepresivos tricíclicos concurrentes) crisis epilépticas con el uso de flumazenil.

El inicio de otras intervenciones debe basarse en los resultados de la exploración física, los estudios de laboratorio y las imágenes craneales. Otras medidas que pueden tomarse en cuenta para su uso urgente son los antibacterianos o antivirales para una posible meningitis o encefalitis; anticonvulsivos, para las crisis epilépticas; hiperventilación u osmóticos, para el aumento de la presión intracraneal; o la consulta a neurocirugía en caso de una lesión cerebral focal con efecto de masa (*véase* cap. 11).

SÍNDROMES SIMILARES AL COMA

Varios síndromes pueden simular estados comatosos porque producen una aparente falta de respuesta. La «flexibilidad cérea» en un paciente sin movimientos voluntarios o reflejos y con los ojos abiertos puede sugerir un estado psiquiátrico, como la **catatonia**. Al recuperarse, los pacientes recuerdan completamente los acontecimientos que ocurrieron durante su estupor catatónico. Los pacientes con **falta de respuesta psicógena** intentan voluntariamente parecer en coma y pueden resistirse a la elevación de los párpados, parpadear ante una amenaza cuando los párpados se mantienen abiertos y mover los ojos concomitantemente con la rotación de la cabeza. Las pupilas son normales y reactivas, y la prueba calórica con frío provoca nistagmo en lugar de desviación de la mirada.

El **mutismo acinético** se refiere a un paciente parcial o totalmente despierto que está inmóvil y silencioso como resultado de lesiones de ambos lóbulos frontales, masas en la región del tercer ventrículo o hidrocefalia. En el **síndrome de enclaustramiento**, los pacientes son capaces de comunicarse mediante parpadeos o movimientos oculares verticales, pero por lo demás están completamente paralizados. Este síndrome es el resultado de lesiones que afectan el puente ventral, como el infarto, la hemorragia o la mielinólisis pontina central. Puede producirse un estado similar en los casos graves de polineuritis aguda o miastenia grave, pero a diferencia del ictus de la arteria basilar, los movimientos oculares verticales no están conservados selectivamente en estas alteraciones.

El **estado epiléptico no convulsivo** suele caracterizarse por un parpadeo rítmico de los párpados o la sacudida conjugada de los ojos asociada con una actividad epiléptica continua en la electroencefalografía. Si se sospecha este diagnóstico, la administración intravenosa de benzodiacepinas (p. ej., lorazepam, 1-4 mg) debería producir una mejoría.

ESTADO VEGETATIVO PERSISTENTE Y MUERTE CEREBRAL

Se dice que los pacientes en coma que no responden de forma crónica y tienen función del tronco encefálico conservada se encuentran en un **estado vegetativo persistente** (pulso, respiración y PA espontáneos, pero sin consciencia evidente del entorno, sin capacidad de comunicación y solo con respuestas de actividad motora refleja o aleatoria a los estímulos). Este estado puede ser consecuencia del paro cardiaco, traumatismos o sobredosis de drogas o ser la fase final de una enfermedad degenerativa crónica, y únicamente debe diagnosticarse cuando no hay afecciones médicas o tóxicas concomitantes. El paciente que se encuentra en estado vegetativo persistente debe ser observado durante un tiempo suficiente (al menos 1 mes, incluso más en los niños) para establecer la permanencia del síndrome y buscar cualquier signo de mejoría neurológica.

La **muerte cerebral**, o coma irreversible, es el resultado del cese total de la función cerebral y del flujo sanguíneo en un momento en el que las funciones cardiopulmonares pueden permanecer preservadas pero dependen de la asistencia ventilatoria (no se observan movimientos respiratorios cuando se desconecta el ventilador). El paciente **no responde en absoluto** a los estímulos externos. Los **movimientos** y los **reflejos del tronco encefálico**, incluida la respiración espontánea, **están ausentes**; las pupilas están en posición media o totalmente dilatadas, sin reacción pupilar a la luz, sin contracción del orbicular de los párpados en respuesta a la estimulación de la córnea y sin reflejos vestibulooculares y oculocefálicos; tampoco hay reflejo nauseoso. Una prueba adecuada de apnea debe revelar que no hay movimientos respiratorios. Los reflejos de la médula espinal, incluyendo los reflejos osteotendinosos, pueden estar conservados, pero la postura de decorticación o descerebración completa descarta el diagnóstico de muerte cerebral. El **electroencefalograma es plano o isoeléctrico** y el paciente no responde al dolor ni a otros estímulos. También puede utilizarse la ecografía Doppler transcraneal para confirmar la muerte cerebral con base en un patrón de pequeños picos sistólicos al inicio de la sístole sin flujo diastólico o flujo reverberante. La arteriografía convencional no revela llenado a nivel de la bifurcación carotídea o del polígono de Willis. **Se deben excluir las toxinas exógenas y endógenas y la hipotermia.** La muerte cerebral debe diagnosticarse solo cuando persiste durante un periodo de observación (generalmente entre 12 y 24 h, pero, a menudo, más tiempo si hay alguna duda sobre las condiciones previas).

PRONÓSTICO DEL COMA

No se puede brindar un pronóstico definitivo para cada paciente en coma; sin embargo, el médico puede ofrecer algunas orientaciones con base en los datos existentes sobre la historia natural. A este respecto, la exploración del estado de consciencia y la determinación de la duración del coma, las respuestas pupilares, los movimientos oculares, la edad, las enfermedades subyacentes y el estado médico general proporcionan valiosa información pronóstica. Los signos de muerte cerebral predicen un resultado extremadamente malo. Los signos desfavorables durante las primeras horas después del ingreso de un paciente con coma no traumático son la ausencia de dos de los siguientes: respuestas pupilares, reflejos corneales o respuestas oculovestibulares.

La tasa de supervivencia de los pacientes cuyas respuestas pupilares o movimientos oculares reflejos están ausentes 24 h después del inicio del coma es de aproximadamente el 10%. El coma no traumático que dura más de una semana, la escasa respuesta motora a los 3 días a pesar de haber despertado el día 1, la ausencia de respuestas evocadas visuales, auditivas y somatosensoriales, así como el coma persistente o el estado vegetativo después de una semana son también signos de pronóstico desfavorable. En los pacientes en coma, la tasa de supervivencia disminuye con el coma prolongado, las enfermedades concurrentes, las complicaciones o la edad avanzada. Sin embargo, los niños, los adultos jóvenes y los pacientes con traumatismos craneoencefálicos, sobredosis tóxica o coma metabólico tienen más probabilidades de recuperarse aunque haya signos ominosos. Los pacientes que tienen respuestas motoras o movimientos oculares espontáneos con fijación visual a los 3 días del inicio o que obedecen órdenes a los 7 días del inicio tienen una tasa de supervivencia de aproximadamente el 75%.

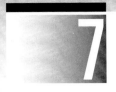

7 Estudios de laboratorio e imagen

Los estudios de laboratorio y radiológicos permiten la localización anatómica de la enfermedad vascular cerebral y ayudan a determinar su patogenia. Las técnicas disponibles para ayudar al médico en el diagnóstico y tratamiento de posibles enfermedades cerebrovasculares incluyen la tomografía computarizada (TC), la resonancia magnética (RM), la angiografía cerebral, los estudios neurovasculares no invasivos y otros estudios auxiliares. El uso adecuado de estas técnicas requiere una comprensión del proceso de la enfermedad subyacente, los principios de la prueba en cuestión y las ventajas y limitaciones de cada procedimiento. Se debe prestar atención específica a la forma en la que cada estudio influye en el tratamiento de un paciente.

TOMOGRAFÍA COMPUTARIZADA

Poco después de su introducción en 1973, la TC se convirtió en el método preferido para obtener imágenes de los daños tisulares causados por los ictus y su uso se extendió al cuerpo y la columna vertebral. En la TC de cráneo, múltiples haces giratorios de rayos X atraviesan la cabeza del paciente y detectores diametralmente opuestos miden la extensión de los valores de absorción de múltiples y pequeños bloques de tejido (vóxeles). La reconstrucción computarizada de estas áreas en una pantalla bidimensional en escala de grises (píxeles) proporciona el aspecto característico de la TC. Los tomógrafos de TC modernos tienen resoluciones espaciales de 1-2 mm (para la exploración rutinaria, los cortes suelen tener un grosor de 5-10 mm). La sustancia blanca y la sustancia gris suelen diferenciarse fácilmente (fig. 7-1), y las arterias principales pueden visualizarse tras la infusión de material de contraste.

Hallazgos de TC en los pacientes con lesiones isquémicas

La capacidad de la TC para revelar una lesión isquémica depende de la resolución del tomógrafo, del tamaño y la localización de la lesión y del tiempo transcurrido desde el inicio de los síntomas (tabla 7-1). Después de que una persona ha tenido síntomas neurológicos transitorios debido a una isquemia cerebral focal, la TC puede ser normal o mostrar un área de densidad disminuida compatible con un pequeño infarto (o, rara vez, un área de densidad aumentada compatible con un pequeño hematoma) en la distribución de los síntomas. La función principal de la TC en pacientes con síntomas transitorios es descartar una lesión patológica inesperada, como una hemorragia intracraneal, un tumor vascular o una malformación arteriovenosa (MAV), lo que puede cambiar el enfoque de los estudios y el tratamiento.

Al ingreso, la TC es negativa en aproximadamente un tercio de los pacientes en los que se ha diagnosticado clínicamente un ictus isquémico. Sin embargo, un resultado negativo no descarta el diagnóstico. Es posible que una TC no detecte infartos relativamente pequeños en el sistema vertebrobasilar, infartos cerca de la base del cráneo (debido al artefacto relacionado con el hueso), infartos de menos de 5 mm de diámetro o infartos con poco edema. Además, en las primeras 24 h después del

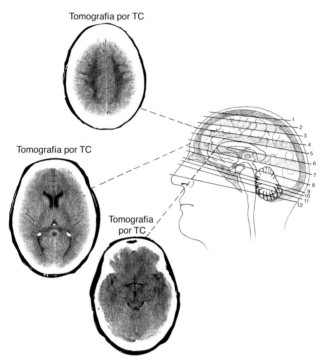

FIGURA 7-1. Tomografía computarizada (TC) de cráneo normal.

infarto cerebral, la TC puede ser negativa en aproximadamente el 50% de los casos. Para los pacientes en quienes la presencia del ictus isquémico no está claramente definida por un área de disminución de la atenuación, debe revisarse con cuidado el estudio en busca de los siguientes hallazgos indicativos: 1) aplanamiento de los surcos (borramiento de surcos), 2) pérdida de la relación sustancia gris-blanca (en la distribución de la arteria cerebral media [ACM], esto puede manifestarse como pérdida de la cinta insular), 3) pérdida del contorno del núcleo lentiforme y 4) zona sutil de hipointensidad subcortical. Una ACM hiperdensa puede indicar un coágulo dentro de la arteria. La localización de la lesión es importante para hacer el diagnóstico de infarto cerebral y puede sugerir el mecanismo fisiopatológico subyacente que lo produjo. Por ejemplo, el tejido infartado dentro de un territorio vascular de una o más arterias principales puede apuntar a una enfermedad de grandes vasos o una fuente cardiaca de émbolos. Por el contrario, una lesión pequeña en la zona de los núcleos basales puede indicar enfermedad de vasos pequeños (p. ej., un infarto lacunar), o una lesión en una zona limítrofe entre diferentes territorios vasculares (infarto de cuenca) puede sugerir una enfermedad oclusiva proximal con infarto hemodinámico.

Los **hallazgos característicos de la TC en los pacientes con ictus isquémico** incluyen un área de densidad reducida, que suele aparecer entre 12 y 48 h después del ictus. La hipodensidad inicialmente es leve y poco definida, pero al tercer o cuarto día después del ictus, la densidad disminuye (en este periodo, el edema es máximo y se manifiesta como una disminución de la densidad que afecta tanto a la sustancia gris como a la blanca en la zona afectada por la isquemia), los márgenes de la lesión se

TABLA 7-1 Hallazgos frecuentes en la TC en los pacientes con infarto cerebral y hemorragia intracraneal, por tiempo desde el inicio hasta la evaluación

Tipo de lesión	Intervalo entre el inicio del ictus y la evaluación por TC	Hallazgo en la TC
Infarto[a]	< 24 h	Efecto de masa con aplanamiento giratorio sutil o zona mal delimitada de densidad ligeramente reducida
	24-48 h	Área leve y mal definida de disminución de la densidad
	3-5 días	Márgenes bien definidos de disminución de la densidad; pueden observarse signos de edema citotóxico (hipodensidad que afecta tanto a la sustancia gris como a la blanca en la zona afectada por la isquemia) y efecto de masa
	6-13 días	Aspecto más homogéneo de la lesión hipodensa, con marginación nítida y realce anómalo del contraste
	14-21 días	Efecto de niebla (el área infartada puede volverse isodensa con el cerebro circundante normal, pero puede detectarse con el realce de contraste como una zona hiperdensa)
	> 21 días	Área de hipodensidad más pequeña y mejor definida con márgenes bien delimitados del infarto (espacio quístico); posteriormente, puede producirse un agrandamiento ventricular ipsilateral
Hemorragia	Primeros 7-10 días[b]	Lesión de masa bien definida, homogénea, hiperdensa, redondeada, ovalada o más irregular, a menudo con edema circundante que aparece como un estrecho margen hipodenso
	11 días-2 meses	Se convierte en una zona hipodensa con realce anular periférico (depósito de hemosiderina), un ventrículo homolateral agrandado (en los hematomas pequeños, la zona hipodensa puede volverse isodensa)
	> 2 meses	Área isodensa (los grandes hematomas pueden dejar un defecto hipodenso con valores de atenuación similares a los del LCR) con disminución de la intensidad de realce

LCR: líquido cefalorraquídeo; TC: tomografía computarizada.
[a] Los cambios de los grandes infartos pueden detectarse antes.
[b] En los casos de grandes hematomas, las primeras 3-4 semanas.

definen con más claridad y la lesión se visualiza mejor (fig. 7-2). Más tarde, el edema y el efecto de masa disminuyen de forma gradual y la hipodensidad se hace menos evidente. Este cambio a veces conduce a la desaparición radiológica de la zona infartada, que puede llegar a ser indistinguible del cerebro normal circundante. El efecto de

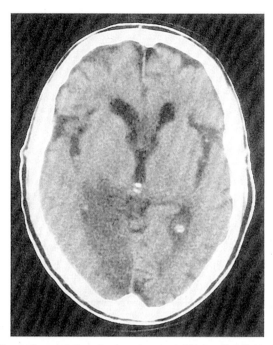

FIGURA 7-2. Tomografía computarizada de cráneo sin contraste 72 h después del inicio de los síntomas: área de densidad disminuida en la distribución de la arteria cerebral posterior derecha, compatible con infarto cerebral.

niebla generalmente se produce durante la segunda o tercera semana después del ictus y corresponde al periodo de invasión por los macrófagos y la proliferación de capilares.

A veces se utiliza la *Alberta Stroke Program Early CT Score* (ASPECTS) para definir la gravedad del infarto de la ACM en una TC. La puntuación se calcula restando 1 punto de 10 para el cambio indicativo de isquemia temprana para cada una de las 10 regiones de la ACM: caudado, putamen, cápsula interna, cinta insular; M1: corteza de la ACM anterior (opérculo frontal); M2: corteza de la ACM lateral a la cinta insular (lóbulo temporal anterior); M3: corteza de la ACM posterior (lóbulo temporal posterior); M4: corteza de la ACM anterior superior a M1; M5: corteza de la ACM lateral superior a M2; M6: corteza de la ACM posterosuperior a M3. M1-M3 se evalúan a nivel de los núcleos basales, y M4-M6 se evalúan justo por encima de estos. La TC normal tendría una puntuación de 10, y un infarto de toda la distribución de la ACM tendría una puntuación de 0.

Por lo tanto, el periodo máximo de detección del infarto cerebral mediante técnicas estándar de TC se sitúa entre el tercer y el décimo día después del ictus. Sin embargo, los infartos pequeños, en particular los lacunares y del tronco encefálico, pueden no ser visibles en la TC incluso después de una espera adecuada. Después de la tercera semana, se produce la fagocitosis del tejido afectado, la zona infartada es sustituida de forma gradual por espacios quísticos llenos de líquido y la TC muestra de nuevo una zona de hipodensidad más pequeña y mejor definida con márgenes bien delimitados del infarto. En esta fase, la densidad de la zona afectada coincide estrechamente con la densidad del líquido cefalorraquídeo (LCR).

La combinación de una zona hiperdensa y una sustancia blanca hipodensa adyacente es característica de un **infarto hemorrágico**, que se produce con mayor frecuencia en las oclusiones arteriales por embolia y suele afectar la corteza cerebral, con la excepción de la sustancia blanca subcortical. La porción hemorrágica hiperdensa habitualmente se ve más pequeña que el componente hipodenso que representa el infarto, y esta hemorragia suele absorberse en 3 semanas. Los hallazgos de la TC en los pacientes con **encefalopatía hipertensiva** suelen incluir signos de edema cerebral generalizado y efecto de masa, incluyendo la compresión de los ventrículos laterales, las cisternas basales y los espacios corticales sulcales.

En circunstancias normales, los **medios de contraste** no entran en el encéfalo; sin embargo, si la barrera hematoencefálica está alterada por ictus, tumores, abscesos u otro procesos, el material de contraste se filtra en esa zona y produce una mejor visualización (realce). Por lo tanto, el uso de un medio de contraste (normalmente uno yodado y soluble en agua administrado por vía i.v.) permite visualizar un pequeño porcentaje de infartos que de otro modo serían isodensos e indetectables, sobre todo en la segunda o cuarta semana después del ictus, cuando se produce el efecto de niebla. Después de 1 mes, la zona del infarto no suele realzarse con la administración del medio de contraste. Otras indicaciones para la administración de contraste son la sospecha de MAV, tumor intracraneal y absceso intracerebral. Los medios de contraste (especialmente en dosis elevadas) también pueden tener efectos neurotóxicos y provocar un deterioro clínico. La RM ha disminuido la necesidad de realizar TC con medios de contraste, pero la técnica puede seguir siendo útil en los pacientes que no pueden someterse a RM.

La **perfusión por TC** (**PTC**) se utiliza para evaluar la irrigación del encéfalo y suele emplearse en contextos de urgencia en combinación con la angiografía por TC (ATC; se resume a continuación). La PTC puede aclarar el tejido cerebral que aún es potencialmente salvable (penumbra isquémica) en contraposición al tejido que está irremediablemente dañado (núcleo del infarto). Tres parámetros de la PTC utilizados para aclarar estas áreas son el tiempo medio de tránsito (TMT), el flujo sanguíneo cerebral (FSC) y el volumen sanguíneo cerebral (VSC). Una zona de tejido infartado tendrá una reducción significativa del FSC y del VSC y un TMT prolongado. La penumbra isquémica también tendrá un TMT prolongado, pero solo una reducción moderada del FSC y un VSC casi normal o aumentado. Con frecuencia, se emplean procesos automatizados para definir el núcleo del infarto y la penumbra isquémica, proporcionando información rápidamente disponible en el contexto de una urgencia.

En los pacientes con **infarto venoso** causado por una trombosis venosa del seno venoso o cortical, la TC de cráneo suele revelar extensas áreas de edema con realce de contraste en parches y múltiples hemorragias pequeñas. En el caso de la trombosis del seno sagital, los cambios tienden a ocurrir en un patrón parasagital bilateral. Las zonas de hemorragia lobular de causa poco clara o los infartos que atraviesan territorios arteriales con o sin componente hemorrágico aumentan la probabilidad de una causa venosa subyacente.

Hallazgos de TC en los pacientes con lesiones hemorrágicas

Inmediatamente después de que una persona ha sufrido un ictus hemorrágico, la TC detecta la sangre recién extravasada (áreas de mayor densidad) en prácticamente todos los casos de hemorragia intracerebral y en el 80-90% de los pacientes con hemorragia subaracnoidea (pueden no detectarse pequeñas cantidades de sangre subaracnoidea). Los **hallazgos característicos de la TC en los pacientes con hematoma intracerebral agudo** (los primeros días después del ictus) incluyen una lesión en masa bien definida, homogénea e hiperdensa de forma redondeada, ovalada o más irregular. La hiperdensidad inicial del hematoma comienza entonces a disminuir. La lesión promedio disminuye su densidad en 1.4 unidades Hounsfield por día como resultado de la descomposición de la hemoglobina, pasando por una fase isodensa (subaguda) a una fase hipodensa (crónica). Por lo tanto, la diferenciación entre infarto y hematoma intracerebral se realiza con facilidad mediante la TC en cualquier momento dentro de los primeros 7-10 días después del ictus (o hasta 3-4 semanas para los hematomas grandes, en los que la desaparición de la hiperdensidad es más lenta). En la fase crónica, el hematoma suele reducirse a una cavidad en forma de hendidura (con valores de atenuación similares a los del LCR) o incluso puede desaparecer. La **hemorragia subaracnoidea** es aún más transitoria, y el examen del LCR debe considerarse entre 1 día y hasta 6 semanas después del ictus cuando la historia clínica sugiere este diagnóstico y la TC es negativa. En los pacientes con **hemorragia intraventricular**, la TC muestra una forma hiperdensa que delimita el sistema ventricular.

La administración de un medio de contraste i.v. suele ser innecesaria en las primeras etapas de la hemorragia intracerebral y no se observan cambios significativos en la TC en los primeros 7-10 días. Sin embargo, será necesario realizar un estudio de TC (o RM) con contraste cuando la TC simple muestre anomalías en la sustancia blanca alrededor del hematoma agudo o densidades anómalas adyacentes o circundantes al hematoma, porque estos hallazgos pueden indicar una posible MAV, aneurisma, tumor o absceso subyacentes. A menudo, la TC o la RM con contraste se retrasa o se repite unas semanas después de la hemorragia aguda para tener más posibilidades de visualizar posibles lesiones subyacentes.

Los **hematomas epidurales** aparecen en la TC como zonas extracerebrales homogéneas, hiperdensas, de biconvexas a lenticulares, adyacentes a la tabla interna del cráneo con márgenes nítidos. En los casos de hematoma epidural subagudo, la TC suele mostrar una lesión biconvexa de densidad mixta (la duramadre desprendida puede verse con frecuencia en la TC simple o en la de contraste como una franja fina e hiperdensa entre el hematoma y el cerebro). En los pacientes con **hematoma subdural agudo**, la TC muestra lesiones hiperdensas, homogéneas y en forma de media luna, localizadas entre la calvaria y la corteza subyacente, a menudo acompañadas de un marcado edema ipsilateral y efecto de masa. El **hematoma subdural crónico** suele aparecer como una lesión extracerebral hipodensa, en forma de media luna, que está característicamente rodeada por una cápsula bien definida.

Angiografía por tomografía computarizada

Las modalidades no invasivas en tiempo real, como la **ATC** (incluyendo la ATC cuatridimensional y tridimensional) con tomógrafos de TC espiral, están sustituyendo cada vez más a la angiografía cerebral convencional en la evaluación de las lesiones arteriales craneocervicales, como la estenosis de la arteria carótida y los aneurismas intracraneales. En comparación con la angiografía por resonancia magnética (ARM), de la que se habla en la siguiente sección, la ATC puede ser menos costosa, puede requerir menos supervisión del médico, es más eficiente desde el punto de vista del paciente y es mejor tolerada por los pacientes claustrofóbicos. La ATC utiliza algo de radiación ionizante y requiere dosis de contraste que se asocian con tasas de complicaciones ligeramente superiores. Sin embargo, el riesgo de nefropatía por contraste es muy bajo y el riesgo global de compromiso renal por ATC puede no ser mayor que en los pacientes con ictus agudo que no reciben contraste. La ATC se realiza cada vez más en el ámbito de las urgencias tras un ictus isquémico agudo para evaluar las grandes arterias y contribuir a la toma de decisiones tempranas sobre el tratamiento.

Los principales senos venosos se visualizan bien en la venografía por TC (VTC), proporcionando una opción de evaluación inicial rápida y fácilmente disponible. La VTC tiene una alta sensibilidad para la trombosis de un seno venoso mayor, similar a la venografía por resonancia magnética (VMR).

RESONANCIA MAGNÉTICA

En el caso de la **RM**, el paciente se coloca dentro de un campo magnético uniforme y potente. El procedimiento se basa en la interacción resultante dentro de los tejidos corporales entre las ondas magnéticas pulsadas y los núcleos de interés. Los núcleos de hidrógeno (como los del agua) absorben energía y se desvían de su alineación. Cuando los núcleos vuelven de una fase de excitación a su estado de reposo, se induce una señal en un receptor, que la convierte en una imagen diagnóstica. Durante el proceso de liberación de energía en el camino hacia la relajación del tejido, se pueden usar dos constantes de relajación específicas del tejido (T1: tiempo de relajación longitudinal o *spin-lattice*, y T2: tiempo de relajación transversal o *spin-spin*) para reconstruir imágenes ponderadas en **T1**, en las que el LCR disminuye la intensidad de la señal en relación con el encéfalo y la grasa aumenta la señal (los ventrículos aparecen oscuros y la sustancia gris es más oscura que la blanca), y las imágenes ponderadas en **T2**, en las que el LCR aumenta la intensidad de la señal en relación con el cerebro (los ventrículos aparecen blancos y la sustancia gris es más clara que la blanca) (fig. 7-3).

Los procesos de enfermedades como el edema, la isquemia, la hemorragia, el tumor, el absceso y la desmielinización suelen provocar un aumento de la concentración de agua libre y, por lo tanto, un incremento de los tiempos de relajación T1 y T2 observados. Se puede obtener una RM para acentuar las características T1 o T2 del tejido. Las características de las señales T1 y T2 del infarto cerebral y de la hemorragia cerebral se describen en la tabla 7-2, y en la figura 7-4 se muestra un infarto cerebral.

La RM produce imágenes que, por lo general, son más detalladas que las de la TC y proporcionan más información sobre las características de los tejidos. En muchos casos de ictus, esta técnica no es superior a la TC, pero tiene algunas **ventajas sobre la TC**: 1) puede seleccionarse cualquier plano (coronal, sagital y oblicuo), 2) no hay radiación ionizante, 3) es más sensible a los cambios tisulares (los pequeños infartos pueden detectarse antes, en las primeras horas, y con mayor precisión), 4) las

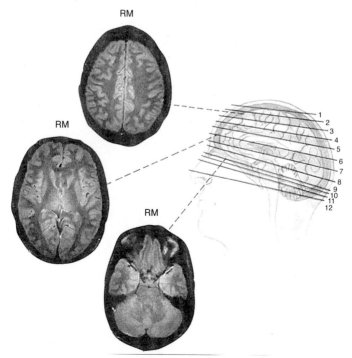

FIGURA 7-3. Exploraciones normales del cráneo por resonancia magnética (RM).

TABLA 7-2 Principales características de la señal de RM del infarto cerebral y la hemorragia cerebral

Tipo de lesión en la composición de la hemorragia	Características de la señal de RM	
	Imagen ponderada en T1	Imagen ponderada en T2
Infarto cerebral	Oscura	Blanca
Hemorragia cerebral, tiempo (días) desde el ictus hasta la resonancia magnética		
1-3 (aguda), formación de desoxihemoglobina	Isodensa	Oscura
3-7 (subaguda temprana), metahemoglobina intracelular	Blanca	Isodensa
7-14 (subaguda tardía), descomposición celular, metahemoglobina libre	Blanca	Blanca
> 21 (crónica), formación de hemosiderina	Isodensa, puede tener un borde oscuro	Borde muy oscuro

RM: resonancia magnética.

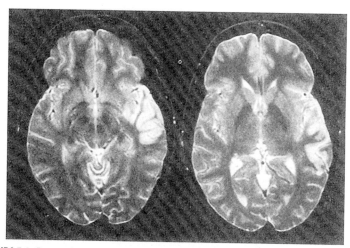

FIGURA 7-4. Resonancia magnética craneal 72 h después del inicio de los síntomas: zona de aumento de la señal T2 en la región temporal anterior compatible con infarto cerebral.

malformaciones cavernosas o las pequeñas MAV pueden ser más fáciles de ver, 5) no hay artefactos relacionados con el hueso que oculten los pequeños infartos en el sistema vertebrobasilar y los infartos cerca de la base del cráneo, 6) no se necesitan medios de contraste yodados (los medios de contraste paramagnéticos, como el gadolinio, permiten diferenciar los infartos nuevos de los antiguos en función de su realce), 7) el infarto cerebral puede diferenciarse de la hemorragia cerebral, incluso después de que hayan pasado varias semanas, y 8) las secuencias de RM ponderadas en T2 con eco de gradiente y ponderadas en susceptibilidad son muy sensibles a la presencia de hemorragia, incluyendo las pequeñas hemorragias intracerebrales previas.

Las **principales desventajas de la RM** en comparación con la TC son que 1) el grosor de los cortes es limitado (3 mm de ancho), 2) las imágenes óseas se limitan a la visualización de la médula, 3) el tiempo de exploración es relativamente largo, 4) se presenta claustrofobia en aproximadamente el 10% de los pacientes, 5) algunos pacientes no caben en el resonador, y 6) la RM no puede realizarse si el paciente tiene un marcapasos y depende de este o si hay otros materiales ferromagnéticos, como esquirlas o ciertos clips quirúrgicos, en el cuerpo. La fibrosis sistémica nefrógena, una complicación relacionada con el gadolinio, ocasionalmente puede producirse en pacientes con insuficiencia renal moderada o grave. Este trastorno puede provocar engrosamiento y oscurecimiento de la piel, fibrosis del corazón, riñones y pulmones, así como acortamiento de tendones y músculos.

Desde las primeras investigaciones sobre el uso de las técnicas de RM para observar las estructuras vasculares a mediados de la década de 1980, la **ARM** está disponible de forma generalizada. La ARM es un subtipo de RM que permite visualizar de forma no invasiva la circulación arterial y venosa extracraneal e intracraneal. Las principales ventajas con respecto a la arteriografía por rayos X estándar incluyen la obtención de imágenes sin la administración de medios de contraste potencialmente tóxicos y sin riesgos asociados con la punción arterial y el cateterismo. La técnica es especialmente útil para la identificación no invasiva de aneurismas intracraneales (puede obtenerse una imagen tridimensional que puede girarse 360°, característica que resulta útil para diferenciar las asas arteriales de los aneurismas). La ARM también permite identificar el aumento de la vascularidad intracraneal que puede producirse con las MAV. Sin embargo, la ARM no distingue claramente la estenosis de alto grado de los vasos cervicales de una oclusión, puede tender a sobreestimar el grado de estenosis arterial carotídea, no puede detectar con claridad las irregularidades de la íntima, no ofrece información secuencial sobre el llenado de la circulación cerebral y, en general, tiene un uso limitado en la evaluación de los vasos intracraneales distales. Por lo general, la capacidad de la ARM para detectar estenosis arteriales carotídeas extracraneales es similar a la de la ecografía dúplex a color. La sensibilidad y la especificidad de la ARM para detectar estenosis hemodinámicamente significativas en el sistema vertebrobasilar también son excelentes. Las placas ateroescleróticas de la arteria carótida también pueden evaluarse con RM para detectar hallazgos que puedan predecir un mayor riesgo de ictus futuro más allá del grado de estenosis, incluida la presencia de un núcleo necrótico rico en lípidos, hemorragia intraplaca y adelgazamiento y rotura de la cubierta fibrosa.

La pared arterial intracraneal puede visualizarse directamente con imágenes de alta resolución de la pared de los vasos intracraneales. Esta técnica puede ser útil en combinación con la ARM estándar para diferenciar entre ateroesclerosis, vasculitis, síndrome de vasoconstricción cerebral reversible, disección y otras causas de estenosis arterial intracraneal. Los hallazgos en el contexto de la ateroesclerosis incluyen un engrosamiento de la pared arterial con afectación excéntrica (no uniforme) y realce de la placa, mientras que los hallazgos en la vasculitis incluyen un engrosamiento y realce más uniforme de la pared arterial circunferencial. En el síndrome de vasoconstricción cerebral reversible, aunque el engrosamiento de la pared arterial puede estar presente de forma similar a los hallazgos en la vasculitis, generalmente no hay realce de la pared arterial o este es mínimo. Se observa un colgajo de la íntima o un realce luminal en las imágenes de la pared del vaso en casi la mitad de los casos con disección, así como un hematoma intramural en la mayoría de los pacientes.

La VRM es una técnica no invasiva útil para evaluar los sistemas venosos superficiales y profundos. La RM, con la técnica de tiempo de vuelo más utilizada, en combinación con la imagen ponderada en T2 tiene una alta sensibilidad para detectar trombosis en los senos venosos y el sistema venoso profundo.

Otras técnicas de resonancia magnética ofrecen ventajas significativas, en particular la **resonancia magnética ponderada por difusión**, que es más sensible que la TC para detectar la isquemia aguda y permite visualizar la isquemia mayor con más facilidad que la TC simple (fig. 7-5). La imagen ponderada por difusión (DWI, *diffusion-weighted imaging*) sigue el movimiento aleatorio de las moléculas de agua en todo el encéfalo y, a diferencia de la técnica estándar de RM ponderada en T2, que puede detectar una lesión isquémica hasta 3 h después del ictus, puede localizar la lesión en cuestión de minutos. El aumento de la señal en la DWI puede persistir durante aproximadamente 14 días después del inicio de la isquemia.

La **resonancia magnética ponderada por perfusión** consiste en seguir el paso temporal de un medio de contraste intravenoso inyectado rápidamente a través de cortes contiguos de tejido cerebral, tal como se observa en las técnicas de RM rápida. Se ha considerado que los pacientes con ictus isquémico agudo, baja perfusión tisular (lo que sugiere un bajo flujo sanguíneo) y una DWI relativamente normal (lo que sugiere un edema citotóxico escaso o nulo asociado con un infarto temprano) tienen **desacoplamieto difusión-perfusión**, lo que puede reflejar una mayor probabilidad de reversibilidad del déficit isquémico después del tratamiento trombolítico o la trombectomía mecánica endovascular.

La **espectroscopia por resonancia magnética** proporciona información sobre el estado bioquímico del cerebro isquémico. Su uso clínico para los pacientes en la fase aguda del ictus es limitado, teniendo en cuenta las otras técnicas de RM disponibles, por los largos tiempos de adquisición y el mayor grosor de los cortes, lo que impide un detalle suficiente para ser útil en algunos síndromes.

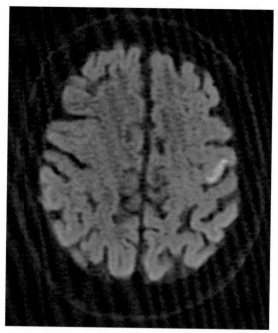

FIGURA 7-5. Resonancia magnética craneal, ponderada en difusión, en la que se observa un foco de difusión restringida en el lóbulo frontal izquierdo posterolateral compatible con un infarto cerebral agudo.

PANANGIOGRAFÍA CEREBRAL

La **panangiografía cerebral** sigue siendo el único método para el estudio completo de la vasculatura extracraneal e intracraneal. Permite visualizar todas las fases de la circulación cerebral, incluyendo las arterias intracraneales distales y el drenaje venoso.

La arteriografía es el método más fiable para confirmar una oclusión, la recanalización, la ulceración y el trombo intraluminal en las grandes arterias, así como la estenosis y la irregularidad de los segmentos intracraneales distales de las arterias grandes y pequeñas. También se utiliza para el estudio detallado de aneurismas y MAV. Sin embargo, la arteriografía no permite obtener imágenes fiables de los vasos de menos de 0.5 mm de diámetro y no suele ser útil para determinar la causa de los infartos lacunares profundos.

Incluso en las manos más expertas, se producen complicaciones neurológicas durante o poco después de la panangiografía cerebral en el 2-3% de los pacientes con enfermedad vascular cerebral, incluyendo déficit neurológico transitorio en el 1.8-2.9%, déficit neurológico permanente en el 0.1-0.3% y muerte en menos del 0.1%. Estas complicaciones pueden ser el resultado de la embolización de la placa arterioesclerótica o del trombo desalojado por la punta del catéter, del efecto tóxico del medio de contraste o del vasoespasmo tras la inyección del medio de contraste. El riesgo de complicaciones aumenta con la enfermedad vascular cerebral arteroesclerótica, la hemorragia subaracnoidea o la hemorragia intracerebral como indicación del estudio, la coexistencia de ataques isquémicos transitorios (AIT) frecuentes, la edad avanzada o el deterioro de la función renal; puede reducirse con el uso de material de contraste no iónico (p. ej., iohexol y iopamidol). Hay hematomas en el lugar de acceso en el 4% de los pacientes.

Las indicaciones importantes para la panangiografía cerebral son 1) los síndromes de ictus en los que la arteritis o el trombo luminal sean una consideración diagnóstica, 2) la hemorragia subaracnoidea, para determinar la presencia de un aneurisma o malformación vascular subyacente, 3) la hemorragia intracerebral no causada claramente por hipertensión o angiopatía amiloide, con imágenes no invasivas negativas con RM y ARM, 4) mejor delimitación de las características de un aneurisma arterial o MAV, y 5) ictus isquémico agudo candidato a trombectomía mecánica endovascular con base en la evaluación inicial.

La **panangiografía por sustracción digital** (**PSD**) utiliza una técnica informática para sustraer o restar énfasis a las imágenes no deseadas a fin de acentuar las estructuras vasculares intra- y extracraneales. Puede realizarse con la administración i.v. de material de contraste o con la inyección intraarterial de material de contraste. Las principales ventajas de la PSD sobre la arteriografía estándar son que 1) es más rápida, 2) requiere menos material de contraste para la inyección intraarterial y, por lo tanto, tiene menos riesgo de complicaciones y 3) la PSD intravenosa causa menos molestias y sigue permitiendo cierta visualización de los vasos extracraneales y una muy buena visualización de las venas intracraneales. La PSD también tiene algunas desventajas en comparación con la arteriografía estándar: 1) la PSD intravenosa da lugar a una superposición de vasos, que puede encubrir una anomalía, 2) la PSD intravenosa tiene una resolución espacial limitada, que puede impedir la visualización de los vasos intracraneales pequeños, 3) incluso un pequeño movimiento, como la deglución del paciente durante la PSD, puede producir artefactos que originen una imagen borrosa y 4) la cantidad de medio de contraste utilizada para la inyección i.v. es mucho mayor que la necesaria para la arteriografía estándar y es más probable que cause daño renal (especialmente en los pacientes de edad avanzada y en aquellos con diabetes o función renal deteriorada) y reacciones alérgicas.

ELECTROCARDIOGRAFÍA Y ECOCARDIOGRAFÍA

Debe evaluarse el corazón en todos los pacientes con enfermedad cerebrovascular. El **electrocardiograma** puede revelar rápidamente indicios de isquemia o infarto de miocardio, disritmias (especialmente fibrilación auricular) o hipertrofia ventricular izquierda como posibles causas de un ictus isquémico o AIT. La **monitorización electrocardiográfica continua** (Holter) para detectar arritmias cardiacas crónicas o intermitentes puede ser útil para la evaluación inicial de los pacientes que presentan posibles episodios embólicos y en los que no está definida otra fuente del evento. Si la monitorización Holter de 24 o 48 h es negativa en estos pacientes, se considera una monitorización más prolongada con un dispositivo de superficie o implantable. Las **ecocardiografías** transtorácica (ETT) y transesofágica (ETE) son métodos relativamente seguros para evaluar la anatomía cardiaca y permiten detectar posibles fuentes cardiógenas de embolia cerebral, como trombos auriculares izquierdos, trombos de la orejuela auricular izquierda, aneurisma del tabique auricular y foramen oval permeable con derivación de derecha a izquierda, trombo ventricular izquierdo, aneurisma ventricular, lesiones valvulares o de tumoración cardiaca y miocardiopatía (tabla 7-3). Otros hallazgos, que es menos probable que se asocien con una alta frecuencia de AIT e ictus, son el contraste ecocardiográfico espontáneo, los segmentos ventriculares izquierdos hipocinéticos y los filamentos valvulares. Los restos ateromatosos del arco aórtico parecen ser un marcador de ateroesclerosis sistémica más que una fuente primaria frecuente de émbolos, pero esto aún está bajo evaluación. Algunos indicadores de disfunción diastólica, como el aumento del volumen de la aurícula izquierda (representado con mayor precisión en la ETT que en la ETE), se asocian con un mayor riesgo de desarrollar ciertos factores de riesgo de ictus isquémico, como la fibrilación auricular y la insuficiencia cardiaca congestiva.

Detectado mejor por ETE	Detectado mejor o igual de bien por ETT
Aneurisma del tabique auricular	Trombo ventricular izquierdo
Defecto del tabique auricular	Valvulopatía mitral mixomatosa con prolapso
Agujero oval permeable	Calcificación del anillo mitral
Mixoma auricular	Estenosis mitral
Trombo auricular	Estenosis aórtica
Trombo del apéndice auricular	Vegetaciones de la válvula aórtica
Ateroma/trombo del arco aórtico	
Vegetaciones de la válvula mitral	
Endocarditis infecciosa	
Endocarditis trombótica no bacteriana	

ETE: ecocardiografía transesofágica; ETT: ecocardiografía transtorácica.
Fuente: de Sherman DG, Dyken ML Jr, Fisher M, et al. Antithrombotic therapy for cerebrovascular disorders. *Chest.* 1992;102[Suppl]:529S–537S.

La ETE debe reservarse para los pacientes con uno o más episodios isquémicos cerebrales de causa desconocida o incierta, en los que la detección de una fuente cardiaca conduciría a un cambio del tratamiento.

ESTUDIOS NEUROVASCULARES NO INVASIVOS

Los diversos estudios neurovasculares no invasivos pueden dividirse en dos grandes grupos: los estudios indirectos, como la oftalmodinamometría y la ecografía Doppler direccional periorbitaria, y los estudios directos, como la arteriografía ultrasónica en modo B en tiempo real, la exploración dúplex, la ecografía Doppler transcraneal, la ATC y la ARM (*véanse* las discusiones anteriores sobre la ATC en el apartado de *Tomografía computarizada,* y la ARM, en el de *Resonancia magnética*).

Las **técnicas indirectas** utilizan los sistemas arteriales oftálmico y carotídeo externo para la evaluación indirecta de la hemodinámica del sistema carotídeo más proximal. Todas las técnicas indirectas están diseñadas para detectar la presencia o ausencia de lesiones que comprometan el 75% o más del área luminal (equivalente a una reducción ≥ 50% del diámetro en todos los planos) en algún punto del sistema carotídeo interno proximal a la arteria oftálmica y que incluya esta. Ninguna de las técnicas puede localizar la lesión dentro del sistema carotídeo interno, detectar estenosis leve o ulceración dentro de las lesiones, ni diferenciar de forma fiable la estenosis de alto grado de una oclusión. Dada la amplia disponibilidad de las técnicas directas (*véase* más adelante), las pruebas indirectas se emplean ahora con poca frecuencia, pero pueden ser útiles en pacientes muy bien cribados con enfermedad cerebrovascular compleja.

Las **técnicas directas** proporcionan datos fisiológicos o morfológicos sobre las arterias carótidas externas e internas del cuello y algunas arterias intracraneales proximales. Las técnicas de exploración en modo B y dúplex son especialmente sensibles para detectar grados de estenosis en la bifurcación carotídea o cerca de ella, pero los resultados de estos estudios pueden verse afectados negativamente por las placas calcificadas que impiden la transmisión de la señal Doppler y producen sombras acústicas. Las dificultades técnicas también suelen presentarse en los pacientes que tienen cuellos grandes y cortos o una bifurcación carotídea muy alta. La diferenciación de un trombo fresco de la sangre en movimiento con el modo B también es problemática, pero las dificultades pueden superarse con la instrumentación de análisis de velocidad de flujo Doppler incorporada al ecógrafo dúplex.

La aplicación clínica de los estudios cerebrovasculares no invasivos es muy variada. Aunque la arteriografía sigue siendo el estudio más informativo sobre la circulación cerebral, los estudios no invasivos proporcionan información útil sin los riesgos asociados con la arteriografía y, en los últimos años, han sustituido cada vez más a la arteriografía convencional. A menudo, los estudios no invasivos se utilizan para seleccionar qué pacientes tienen más probabilidades de beneficiarse de la arteriografía carotídea y de los procedimientos de endarterectomía. Los estudios también pueden utilizarse repetidamente para seguir el estado de la circulación carotídea en los pacientes que reciben diversas formas de tratamiento médico o quirúrgico. A medida que ha aumentado la calidad de los estudios de ARM y ATC, estas pruebas se han utilizado cada vez más para detectar y evaluar a los pacientes con aneurismas intracraneales. Los resultados de todas las pruebas anteriores deben interpretarse a la luz de la situación clínica, porque los pacientes con síntomas pueden tener resultados negativos en las pruebas.

En la tabla 7-4 se describen los principios en los que se basa cada una de las diversas técnicas no invasivas.

Oftalmodinamometría

La **oftalmodinamometría** proporciona una medida de la presión de la arteria central de la retina, así como información sobre las lesiones ipsilaterales con presión significativa ($\geq$ 75% de estenosis de la zona) del sistema carotídeo interno proximales y que incluyen a la arteria central de la retina. El examinador aplica presión en el lado del globo ocular con un oftalmodinamómetro manual calibrado mientras observa la arteria central de la retina del paciente con un oftalmoscopio. Al aumentar la presión intraocular, el punto en el que aparecen las pulsaciones es la presión diastólica y el punto en el que desaparecen es la presión sistólica. Los criterios de anomalía incluyen una disminución del 15% o más de la presión sistólica de la arteria retiniana o una disminución del 50% o más de la presión diastólica de la arteria retiniana en un ojo en comparación con el otro. Las presiones arteriales sistólicas absolutas de la retina inferiores a 40 mm Hg también se consideran anómalas en ausencia de hipertensión sistólica. El procedimiento requiere una gran experiencia técnica, pues los resultados pueden estar sujetos a grandes variaciones.

Ecografía Doppler direccional periorbitaria

La **ecografía Doppler direccional periorbitaria** evalúa la dirección y la calidad del flujo sanguíneo en las arterias periorbitarias y la respuesta de estas variables a las maniobras de compresión arterial sobre la cara y el cuello. Dado que las arterias periorbitarias son ramas terminales de la arteria oftálmica, el flujo sanguíneo generalmente se dirige hacia afuera de la órbita y puede aumentar por la compresión externa de las ramas de la arteria carótida.

Tras localizar uno o varios vasos periorbitarios cerca del reborde orbitario, el examinador coloca la sonda Doppler sobre el vaso a estudiar. El flujo invertido indica un flujo colateral extracraneal, por lo general resultante de una estenosis del sistema

TABLA
7-4

Principios en los que se basan las técnicas no invasivas indirectas y directas

Técnica	Factor medido	Lesiones detectadas por estenosis del área luminal (%)	Precisión (concordancia con el arteriograma; %)	Limitaciones[a]
Indirectas				
Oftalmodinamometría	Presión del pulso arterial retiniano	75-100	60-76	No detecta la ulceración, no diferencia la estenosis de alto grado de la oclusión, no evalúa la circulación posterior, no detecta las lesiones con un área de estenosis < 75%, no localiza las lesiones con presión significativa
Ecografía Doppler periorbitaria	Flujo (colateral)	75-100	50-90	
Directas				
Arteriografía ultrasónica en modo B en tiempo real	Morfología de la pared arterial	< 10-100	75-85	No detecta lesiones fuera de la zona de la bifurcación carotídea, no evalúa la circulación posterior, se ve afectada por el calcio en la pared arterial
Exploración dúplex	Velocidades sanguíneas y morfología de la pared arterial	< 10-100	90-95	
Ecografía Doppler transcraneal	Velocidades de la sangre	< 10-100	75-85	Ventanas óseas inadecuadas que dan lugar a estudios Doppler transcraneales no diagnósticos en el 4-10% de los pacientes

[a]Las limitaciones de las técnicas pueden reducirse en cierta medida utilizando pruebas combinadas, especialmente las directas e indirectas.

carotídeo interno ipsilateral que afecta su presión. El origen del flujo colateral suele definirse mejor comprimiendo secuencialmente las arterias temporales superficiales, infraorbitarias y faciales de cada lado de la cabeza. Una disminución u obliteración del flujo periorbitario indica que el vaso comprimido suministra flujo colateral a través del sistema carotídeo externo. La compresión de la arteria carótida común puede detectar una estenosis significativa del sistema carotídeo interno cuando la circulación colateral intracraneal del polígono de Willis mantiene el flujo sanguíneo periorbitario en la dirección normal. En estos casos, el flujo sanguíneo periorbitario no se modifica o aumenta por la compresión ipsilateral de la arteria carótida común.

Arteriografía ultrasónica en modo B en tiempo real

Se crea una imagen bidimensional de la pared del vaso mediante ondas sonoras que se generan y registran desde una **sonda ultrasónica en modo B**. Dado que las ondas sonoras se reflejan de forma diferente en interfaces de distinta impedancia acústica, se pueden identificar las arterias carótidas internas y externas comunes y proximales del cuello. La columna sanguínea suele ser sonolúcida, pero la pared del vaso y los depósitos ateroescleróticos son comparativamente densos. Se obtienen exploraciones transversales y longitudinales y se calcula el porcentaje de estenosis en una zona determinada.

Exploración dúplex

La exploración dúplex combina la ecografía en modo B en tiempo real con el análisis de la velocidad del flujo Doppler en el mismo instrumento. El modo B permite obtener imágenes de las paredes de las arterias carótida común, carótida interna y carótida externa y se coloca un cursor Doppler pulsado dentro de la luz de cualquiera de las arterias para registrar las señales de velocidad del flujo que posteriormente pueden analizarse mediante métodos de audiofrecuencia o de codificación por colores. La capacidad de la ecografía Doppler de onda continua para identificar de forma fiable tanto la enfermedad obstructiva de la arteria carótida cervical como las obstrucciones de la arteria subclavia hace que sea especialmente útil en el cribado de los pacientes candidatos a revascularización quirúrgica.

La **ecografía dúplex codificada por colores** permite caracterizar el material trombótico fresco adyacente a la pared del vaso y favorece la detección de la ulceración dentro de las lesiones de la arteria carótida. La sensibilidad de la ecografía dúplex codificada por colores, comparada con la de la arteriografía convencional, para detectar la enfermedad oclusiva carotídea es superior al 90%; por lo tanto, esta técnica es útil para la identificación rápida de pacientes con alto riesgo de sufrir ictus a causa de una estenosis de alto grado en la zona de la bifurcación carotídea y para el estudio del desarrollo de la aterogénesis y las placas carotídeas.

Ecografía Doppler transcraneal

La **ecografía Doppler transcraneal** se introdujo en 1982 como procedimiento no invasivo para evaluar la circulación cerebral intracraneal. El principio del Doppler transcraneal consiste en que un haz de ultrasonido Doppler pulsado de baja frecuencia, con un rango de 2 MHz, atraviesa el cráneo intacto en puntos conocidos como *ventanas* y permite el estudio no invasivo de las características hemodinámicas (velocidad del flujo sanguíneo, dirección del flujo, patrones colaterales y estado de la vasorreactividad cerebral) de los vasos sanguíneos cerebrales basales (fig. 7-6). Criterios como la ventana utilizada, la profundidad del muestreo, la dirección del flujo y las mediciones de la velocidad permiten la identificación específica de las arterias intracraneales. Al igual que con otras técnicas no invasivas, el clínico debe estar familiarizado con las capacidades y limitaciones de la tecnología Doppler transcraneal para tomar decisiones clínicas con base en los resultados de la prueba. Los clínicos verán que los estudios

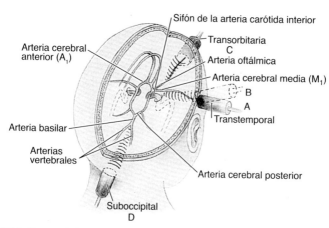

FIGURA 7-6. Ventanas de la ecografía Doppler transcraneal. El abordaje transtemporal (A y B) se utiliza para insonar el tronco de la arteria cerebral media (M_1), el segmento A_1 de la arteria cerebral anterior (A_1), el segmento más distal del sifón de la arteria carótida interna y los segmentos P_1 y P_2 de la arteria cerebral posterior. La ventana transorbitaria (C) se utiliza para la insonación de la arteria oftálmica y los segmentos supraclinoideos e infraclinoideos del sifón de la arteria carótida interna. La ventana transcraneal suboccipital (D) se emplea para la insonación de los segmentos intracraneales distales de ambas arterias vertebrales y de la arteria basilar.

Doppler transcraneales resultan más útiles si tienen preguntas específicas sobre el estado de la circulación intracraneal.

El procedimiento es seguro y puede ser relativamente rápido (20-60 min), pero requiere paciencia para detectar la señal y, a continuación, encontrar el mejor ángulo de insonación a una profundidad determinada, ya que incluso las pequeñas variaciones anatómicas pueden provocar cambios engañosos en la intensidad de la señal. La estenosis intracraneal se identifica por el aumento de las velocidades del flujo sanguíneo en cifras superiores a 2 desviaciones estándar de lo normal; el análisis del espectro de las señales permite estimar el grado de la estenosis. Se puede realizar una prueba de desafío de compresión contralateral de la arteria carótida para determinar si los efectos de la estenosis extracraneal unilateral están compensados o carecen de colaterales anatómicas.

Las indicaciones clínicas establecidas y las posibles aplicaciones de las pruebas Doppler transcraneales se describen en la tabla 7-5. La ecografía Doppler transcraneal se utiliza principalmente para 1) monitorizar y diagnosticar de forma temprana el vasoespasmo en los pacientes con hemorragia subaracnoidea por aneurisma, 2) evaluar las velocidades de flujo en el contexto de la anemia de células falciformes, aclarando qué pacientes pueden beneficiarse de una transfusión para reducir el riesgo de ictus isquémico y 3) evaluar la presencia de microembolias que pueden identificar a aquellos pacientes con estenosis carotídea asintomática que tienen un mayor riesgo de sufrir un futuro ictus. El Doppler transcraneal a veces se usa para evaluar el flujo colateral intracraneal en los pacientes con enfermedades arteriales oclusivas extracraneales, detectar estenosis arteriales intracraneales (aunque se utiliza con menos frecuencia debido a los avances en la ATC y la ARM), vigilar a los pacientes con lesiones cerebrales en las unidades de cuidados intensivos, confirmar el diagnóstico clínico de muerte cerebral y controlar los émbolos intraoperatorios y postoperatorios entre los pacientes que se han sometido a procedimientos neuroquirúrgicos (incluida la neurorradiología intervencionista). Además de la ventaja obvia de no ser invasiva, la ecografía Doppler transcraneal se realiza con un equipo ligero y portátil; por lo tanto, es

| TABLA 7-5 | Indicaciones clínicas establecidas y aplicaciones potenciales de las pruebas Doppler transcraneales |

Indicaciones clínicas establecidas	Aplicaciones potenciales
1. Evaluación del patrón y la extensión de la circulación colateral intracraneal en pacientes con regiones conocidas de estenosis grave u oclusión en las arterias carótidas internas, vertebrales o subclavias 2. Detección de estenosis hemodinámicamente significativa en las principales arterias intracraneales de la base del cerebro 3. Evaluación y seguimiento de pacientes con vasoconstricción de cualquier causa, especialmente el vasoespasmo que se produce después de una hemorragia subaracnoidea 4. Detección de MAV y estudio de sus arterias afluentes y de los efectos hemodinámicos del tratamiento 5. Confirmación del diagnóstico clínico de muerte cerebral	1. Monitorización preoperatoria, intraoperatoria y postoperatoria de pacientes neuroquirúrgicos (como la monitorización de pacientes durante la endarterectomía carotídea y otros procedimientos de revascularización; estudio intraoperatorio y postoperatorio del comportamiento hemodinámico de las MAV) 2. Monitorización de la presión intracraneal en los pacientes con traumatismo craneal, hemorragia intracraneal, tumor cerebral o hipoxia 3. Aplicaciones de investigación (p. ej., investigación de los cambios hemodinámicos cerebrales en respuesta a estímulos fisiológicos y farmacológicos, investigación de los mecanismos fisiopatológicos implicados en los ictus en los pacientes con anemia falciforme, migraña, vasculitis cerebral u otras afecciones)

MAV: malformación arteriovenosa.
Fuente: adaptada de Petty GW, Wiebers DO, Meissner I. Transcranial Doppler ultrasonography: clinical applications in cerebrovascular disease. *Mayo Clin Proc.* 1990;65:1350–1364.

posible la evaluación a pie de cama de individuos hospitalizados en estado crítico y también de aquellos ambulatorios. Sin embargo, aproximadamente el 10% de los pacientes tienen ventanas óseas inadecuadas para permitir que el haz de ultrasonido Doppler pulsado insone los vasos intracraneales, lo que impide completar el estudio.

ESTUDIOS HEMATOLÓGICOS

El **análisis clínico y bioquímico** de la sangre periférica es importante en la evaluación de todos los pacientes con enfermedades cerebrovasculares, ya que los trastornos hemáticos específicos pueden ser la causa principal de isquemia o hemorragia cerebral y otras anomalías hemáticas pueden predisponer a los trastornos cerebrovasculares oclusivos.

Los **trastornos hemáticos** específicos que se asocian con enfermedad vascular cerebral son la deficiencia hereditaria de inhibidores de la coagulación o las anomalías hereditarias de la fibrinólisis, la concentración elevada de factores de la coagulación, los síndromes de autoanticuerpos, la policitemia vera, la leucemia, otras neoplasias hemáticas, la anemia de células falciformes, los trastornos plaquetarios y las policitemias secundarias.

Existen varias **pruebas** para ayudar al médico en el diagnóstico y el tratamiento de estas enfermedades hemáticas: determinación del recuento de plaquetas, valores de hemoglobina y hematocrito, recuento de leucocitos, tiempo de protrombina, tiempo parcial de tromboplastina, tiempo de hemorragia, concentración de fibrinógeno, estado de anticoagulante lúpico y concentración de anticuerpos anticardiolipina, anticuerpos β-2 glucoproteína 1 y homocisteína; electroforesis de hemoglobina; análisis de proteína C y proteína S; análisis de antitrombina III; evaluación de la resistencia a la proteína C activada; evaluación de la mutación del gen de la protrombina; y evaluación de la deficiencia del factor V de Leiden. Algunos de los hallazgos hematológicos representan mayores factores de riesgo de trombosis venosa que de trombosis arterial, por lo que cualquier hallazgo positivo debe situarse en el contexto clínico.

Pueden ser necesarios otros análisis de sangre en los pacientes con enfermedad cerebrovascular. Los análisis de nitrógeno ureico en sangre y de creatinina sérica ayudan a descartar la enfermedad renal, que podría ser una causa de hipertensión crónica. La concentración elevada de colesterol total y de lipoproteínas de baja densidad y una concentración baja de lipoproteínas de alta densidad y de lipoproteína (a) se asocian a menudo con placas ateromatosas en las arterias cerebrales y con un mayor riesgo de ictus. Aunque las concentraciones de glucosa en sangre en ayunas y de hemoglobina glucosilada suelen ser buenos indicadores de diabetes mellitus y del control de esta, la hiperglucemia y la glucosuria transitorias también pueden producirse después de un ictus hemorrágico o isquémico.

La marcada elevación de la velocidad de eritrosedimentación se produce no solo en la arteritis temporal, sino también en otras afecciones, como la infección sistémica y las neoplasias. El recuento de leucocitos en la sangre periférica suele ser normal en los pacientes con ictus isquémico, pero puede aumentar después de una hemorragia intracerebral o un ictus isquémico causado por un émbolo séptico (suele indicar una infección cuando se asocia con polimorfonucleocitosis). El aumento de la agregabilidad plaquetaria puede relacionarse con el AIT o el infarto cerebral, sobre todo en pacientes jóvenes. La prueba de absorción de anticuerpos treponémicos ayuda a descartar la sífilis. La proteína C reactiva es una proteína de fase aguda; su concentración puede ser útil para definir la presencia de inflamación en la pared arterial. Un amento en esta proteína puede predecir un mayor riesgo de infarto de miocardio y muerte súbita cardiaca, pero su uso como factor de predicción de un infarto cerebral es menos seguro.

PUNCIÓN LUMBAR

La punción lumbar (PL) no se realiza de forma rutinaria en los casos de ictus, sino que se reserva para circunstancias en las que la TC y la RM no son diagnósticas o no están disponibles o para problemas diagnósticos específicos, especialmente en casos de posible hemorragia subaracnoidea, meningitis, encefalitis o trastornos inflamatorios. En los casos de posible hemorragia subaracnoidea, cuando la historia clínica del paciente es sugerente pero la TC (o la RM) es negativa, suele estar indicada la PL (a menudo, pospuesta 6-12 h después del ictus). La PL que se realiza al menos 12 h después de la hemorragia subaracnoidea puede detectar de forma fiable la xantocromía, pero esta suele desaparecer a los 21 días. Las contraindicaciones relativas de la PL son: 1) el aumento de la presión intracraneal, especialmente en los casos de una lesión masiva (p. ej., un hematoma o un tumor), sobre todo en la fosa posterior, y 2) los estados hipocoagulables.

Cuando se realiza la punción lumbar, se requiere una técnica aséptica estricta y es esencial la colocación correcta del paciente (fig. 7-7). La espalda del paciente debe estar perpendicular a la cama; las rodillas, levantadas hacia el pecho; el cuello, flexionado; y la cabeza, a la altura de la aguja de PL. El espacio entre L3 y L4 se encuentra directamente entre las dos crestas iliacas superiores y es el más fácil de identificar para la PL. Debe inyectarse anestésico local por vía intradérmica en el centro del espacio seleccionado y en los tejidos más profundos a lo largo del trayecto previsto de la aguja de punción espinal (pero no en el espacio subaracnoideo).

Después de esperar varios minutos, el médico debe introducir la aguja para PL con el estilete colocado a través de la piel del paciente en un ligero ángulo hacia la cabeza del paciente, en paralelo a las apófisis espinosas. A medida que la aguja penetra en el

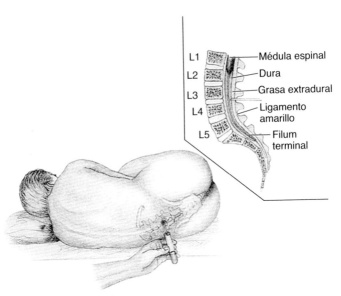

FIGURA 7-7. Técnica de punción lumbar.

ligamento amarillo, suele producirse una disminución repentina de la resistencia, tras lo cual se retira el estilete y se recoge el LCR (si no sale líquido, se puede girar la aguja y retirarla unos milímetros). Una vez finalizada la PL, se debe alentar al paciente a permanecer recostado durante las siguientes 6-8 h (preferiblemente en posición supina) y a beber más líquidos. Estas medidas ayudan a evitar la cefalea espinal, que se produce en aproximadamente el 10% de los pacientes como resultado de la filtración persistente de LCR del espacio subaracnoideo. La cefalea espinal suele ser de naturaleza posicional, se exacerba al estar de pie o sentado y se alivia al recostarse. Suele tratarse con reposo en cama, analgésicos e hidratación. Los tratamientos de las cefaleas posteriores a la PL con eficacia probada incluyen cafeína oral o i.v., solución salina epidural y parches epidurales con sangre autóloga, mientras que ni la duración del decúbito tras una PL diagnóstica ni el aumento de los líquidos parecen influir o prevenir su aparición.

Para diferenciar si la sangre encontrada en el LCR es el resultado de una hemorragia subaracnoidea o de una punción traumática (punción de un vaso sanguíneo por la aguja espinal), debe obtenerse el LCR en tres tubos. Una punción traumática suele provocar una disminución del número de eritrocitos en cada tubo sucesivo. Si se observa este cambio, es aconsejable descartar los pocos mililitros iniciales y obtener solo el líquido claro, que debe centrifugarse rápidamente. El líquido sobrenadante claro es distintivo de la punción traumática, mientras que un sobrenadante xantocrómico indica que la sangre ha estado en contacto con el LCR durante al menos varias horas y, por lo tanto, es anterior a la PL. Cuando sea posible, la evaluación de la xantocromía debe realizarse mediante espectrofotometría en lugar de a simple vista, pero no está disponible en todos los entornos clínicos. El líquido sobrenadante puede ser claro si se ha producido una hemorragia subaracnoidea espontánea en las 1-2 h siguientes a la obtención del líquido y puede producirse xantocromía en la PL traumática, con recuentos de eritrocitos superiores a 200 000/μL.

Se debe registrar la presión de apertura durante el procedimiento y examinar el aspecto del LCR, el recuento de células y la concentración de glucosa y proteínas. En la tabla 7-6 se presentan algunas características del LCR normal y anómalo.

TABLA 7-6 | Algunas características del LCR normal y anómalo

Características del LCR	LCR normal	Anomalías del LCR y sus posibles causas
Aspecto	Claro e incoloro	**LCR sanguinolento:** punción traumática, hemorragia subaracnoidea, hemorragia intraparenquimatosa, hemorragia intraventricular
		Color amarillento en el LCR (xantocromía): hemorragia subaracnoidea reciente, hematoma subdural, hematoma intracerebral, meningitis purulenta, síndrome de Guillain-Barré, neurinoma del acústico, bloqueo medular, hiperbilirrubinemia
		Turbio a opaco: meningitis purulenta aguda, meningitis tuberculosa o sifilítica aguda
Presión de salida	60-140 mm Hg	**Presión alta:** meningitis, lesión masiva (p. ej., tumor, absceso, hematoma, gran infarto), hipertensión intracraneal benigna
		Presión baja: bloqueo espinal, hipotensión intracraneal
Células	< 5 linfocitos o células mononucleares	**Linfocitosis**
		Infecciones: bacterianas (en proceso de resolución o parcialmente tratadas), víricas, micóticas, micobacterias, sífilis, Lyme, VIH, parasitarias, parameníngeas (p. ej., sinusitis, mastoiditis, empiema subdural, absceso epidural)
		Vasculares: infarto cerebral, vasculitis cerebral, hemorragia cerebral, trombosis sinusal
		Inflamatorias: esclerosis múltiple, vasculitis sistémicas que afectan al SNC, síndrome de Guillain-Barré, sarcoidosis
		Neoplásicas: carcinomatosis meníngea y linfomatosis, algunos tumores primarios del SNC
		Otras: meningitis química, relacionada con medicamentos, meningitis de Mollaret, enfermedad de Behçet

(continúa)

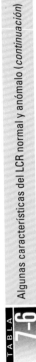

TABLA 7-6 Algunas características del LCR normal y anómalo (*continuación*)

Características del LCR	LCR normal	Anomalías del LCR y sus posibles causas
		Leucocitos polimorfonucleares: infecciones bacterianas, al principio de la infección vírica, micótica y micobacteriana, absceso cerebral, empiema subdural, absceso epidural espinal, sinusitis/absceso esfenoidal, émbolos cerebrales sépticos (endocarditis infecciosa), meningitis química, meningitis de Mollaret
		Eritrocitos: punción traumática, hemorragia subaracnoidea, hemorragia intraventricular
Células malignas	No	Carcinoma meníngeo
Proteínas totales	15-45 mg/dL	La **concentración de proteínas** puede aumentar en asociación con diversos tipos de infección (*véase* arriba linfocitosis y leucocitos polimorfonucleares), infarto cerebral, hemorragia intracraneal, bloqueo medular, tumor cerebral (benigno o maligno), carcinoma o linfomatosis meníngea, trastornos inflamatorios (p. ej., vasculitis cerebral, meningitis química, meningitis de Mollaret, enfermedad de Behçet, sarcoidosis)
Índice de IgG	< 8,4 mg/dL	El **valor de la gammaglobulina, la IgG o la IgM** suele aumentar en las enfermedades desmielinizantes de cualquier tipo, con la neurosífilis y la panencefalitis esclerosante subaguda, con otras enfermedades inflamatorias del SNC y con la cirrosis, la sarcoidosis, el mixedema y el mieloma múltiple
IgM del recién nacido	37-374 ng/mL	
Gammaglobulina	6-13% de las proteínas totales	
Bandas oligoclonales	0-1 banda	**Aumentadas** en pacientes con enfermedades desmielinizantes, neurosífilis, panencefalitis esclerosante subaguda, meningitis micótica, panencefalitis por rubéola progresiva
Proteína básica de mielina	0-4 ng/mL	
Glucosa	45-80 mg/dL o 60-80% de la glucosa en plasma	**Reducida** en varias infecciones, incluyendo las parameníngeas (p. ej., purulentas, tuberculosas, micóticas, sifilis, granulomatosas, paperas, meningoencefalitis herpética), hemorragia subaracnoidea (más a menudo en la primera semana), meningitis carcinomatosa, meningitis de Mollaret, enfermedad de Behçet, meningitis química, hipoglucemia sanguínea

IgG: inmunoglobulina G; IgM: inmunoglobulina M; LCR: líquido cefalorraquídeo; SNC: sistema nervioso central; VIH: virus de la inmunodeficiencia humana.

El LCR es sanguinolento en casi todos los pacientes con hemorragia subaracnoidea, en el 85% de los que tienen hemorragia intraparenquimatosa y solo en el 10% de los que presentan infarto cerebral. El recuento de leucocitos del LCR suele ser normal en las personas con infarto cerebral (ocasionalmente se encuentra una pleocitosis de hasta 50 células/μL). En los casos de embolia cerebral séptica y en raros casos de hematoma intracerebral, puede detectarse una pleocitosis moderada o grave de hasta 4 000 células/μL, incluso en ausencia de infección, como resultado de una reacción meníngea aséptica. La naturaleza aséptica de la reacción puede verificarse por una concentración normal de glucosa y ausencia de microorganismos en el LCR. El contenido de proteínas del LCR aumenta en proporción directa de la cantidad de sangre presente (1 000 eritrocitos por 1 mg de proteínas). Sin embargo, los eritrocitos hemolizados (como los que se encuentran en la hemorragia subaracnoidea) pueden aumentar las proteínas del LCR muchas veces esta proporción.

En los casos de sospecha de infección aguda del sistema nervioso central, con o sin posibles síntomas cerebrovasculares, debe realizarse un examen del LCR. Está indicada la tinción de Gram urgente, la detección de antígenos y los cultivos para bacterias; también se requieren cultivos para hongos, virus y micobacterias en casos seleccionados. En los pacientes con resultados serológicos positivos para la sífilis u otras razones para sospechar neurosífilis, es necesaria una prueba de laboratorio de investigación de enfermedades venéreas (VDRL, *Venereal Disease Research Laboratory*) en el LCR. También se pueden realizar estudios de herpes zóster, herpes simple y enfermedad de Lyme en determinadas situaciones.

ESTUDIOS COMPLEMENTARIOS

Electroencefalografía

La **electroencefalografía** (**EEG**) registra la actividad eléctrica cortical. En los casos de ictus, el EEG es mejor para localizar la lesión que para identificar qué tipo de ictus está presente. Por ejemplo, en el caso de una hemorragia intracerebral, puede observarse una actividad delta polimórfica focal (con o sin disritmia bilateral proyectada) en el lado de la lesión, pero estas anomalías suelen ser similares a las causadas por un tumor cerebral o un infarto cerebral agudo. Sin embargo, las anomalías del EEG originadas por un ictus agudo, a diferencia de las provocadas por un tumor, tienden a disminuir progresivamente durante la resolución de una lesión cerebrovascular. Un hematoma subdural suele producir un enlentecimiento de fondo o una reducción del voltaje cerebral sobre el lugar del hematoma, lo que rara vez ocurre con el infarto o la hemorragia cerebral.

A las pocas horas o días de un infarto cortical agudo, el EEG a veces contiene descargas epileptiformes periódicas lateralizadas (PLED, *periodic lateralized epileptiform discharges*), que suelen asociarse con crisis motoras focales clínicas; sin embargo, estas descargas no son patognomónicas del infarto cerebral, porque pueden ser el resultado de muchos otros tipos de lesiones no vasculares. Una lesión cerebrovascular pequeña y profunda (p. ej., en la cápsula interna) puede producir poca o ninguna anomalía en el EEG.

El EEG puede ser útil para el diagnóstico de los pacientes en coma que tienen lesiones cerebrovasculares que afectan el tronco encefálico (en general, muestran una actividad alfa prominente y carecen de reactividad normal) y como estudio complementario para confirmar la muerte cerebral en los pacientes con ictus y coma irreversible (EEG plano o isoeléctrico).

Radiografía simple

Debido al desarrollo de técnicas radiológicas y ecográficas avanzadas, la radiografía rutinaria de cráneo tiene poco valor diagnóstico en la evaluación de pacientes con enfermedad cerebrovascular. Las fracturas de cráneo (que característicamente acompañan a los hematomas epidurales), las anomalías del desarrollo (platibasia, impresión basilar, occipitalización del atlas), la erosión ósea y la hiperostosis pueden detectarse en la radiografía de cráneo, pero generalmente se evaluarán con más detalle mediante técnicas de TC o RM.

La **radiografía de tórax** proporciona una estimación del tamaño del corazón y puede revelar la presencia de tumores pulmonares insospechados u otros trastornos. Se trata de un estudio rutinario en la evaluación de pacientes con enfermedad cerebrovascular.

PRUEBAS DE APLICACIÓN INDETERMINADA

La **tomografía por emisión de positrones** (**PET**, *positron emission tomography*) y la **tomografía por emisión de fotón único** (**SPECT**, *single-photon emission computed tomography*) son métodos para obtener imágenes de diversos aspectos del metabolismo cerebral (neuroimagen funcional).

En la técnica **SPECT**, una cámara gamma cuenta (desde múltiples sitios alrededor de la cabeza) la densidad de las señales que se emiten desde un fármaco inyectado minutos después de administrarse por vía i.v. La exploración proporciona una imagen bidimensional que representa la radioactividad emitida por cada píxel y detecta la isquemia regional relativa en la enfermedad cerebrovascular oclusiva. La técnica tiene una utilidad limitada en el contexto del ictus agudo y presenta otras limitaciones, como el costo, los problemas de preparación del trazador y la disponibilidad. Sin embargo, se realiza en ciertos pacientes para la evaluación de la enfermedad oclusiva intracraneal o extracraneal, valorando el compromiso hemodinámico.

La **PET** utiliza isótopos emisores de positrones de vida corta (radionúclidos) en una técnica similar a la de la TC; no obstante, como se necesita un ciclotrón en el sitio o cercano para suministrar los isótopos, este estudio no está ampliamente disponible. La actividad bioquímica regional del cerebro se refleja en los productos finales metabólicos emitidos de sustratos tan importantes como el oxígeno y la glucosa. Por lo tanto, la exploración por PET es especialmente valiosa para investigar la relación entre el FSC y la utilización del oxígeno en las zonas focales de isquemia. La PET sigue siendo poco práctica en el contexto del ictus agudo y se emplea con poca frecuencia en pacientes con oclusión carotídea para determinar si pueden beneficiarse de una derivación carotídea externa-interna.

LECTURAS RECOMENDADAS PARA LA SECCIÓN I

Albers GW, Thijs VN, Wechsler L, et al; DEFUSE Investigators. Magnetic resonance imaging profiles predict clinical response to early reperfusion: the diffusion and perfusion imaging evaluation for understanding stroke evolution (DEFUSE) study. *Ann Neurol.* 2006;60:508–517.

Alexandrov A, ed. *Cerebrovascular Ultrasound in Stroke Prevention and Treatment.* New York, NY: Blackwell Publishing, Inc.; 2004.

Babikian VL, Feldmann E, Wechsler LR, et al. Transcranial Doppler ultrasonography: year 2000 update. *J Neuroimaging.* 2000;10:101–115.

Barber PA, Demchuk AM, Zhang J, et al. Validity and reliability of a quantitative computed tomography score in predicting outcome of hyperacute stroke before thrombolytic therapy. ASPECTS Study Group. Alberta Stroke Programme Early CT Score. *Lancet.* 2000;355(9216):1670–1674.

Chalela JA, Kidwell CS, Nentwich LM, et al. Magnetic resonance imaging and computed tomography in emergency assessment of patients with suspected acute stroke: a prospective comparison. *Lancet.* 2007;369:293–298.

Comess KA, DeRook FA, Beach KW, et al. Transesophageal echocardiography and carotid ultrasound in patients with cerebral ischemia: prevalence of findings and recurrent stroke risk. *J Am Coll Cardiol.* 1994;23:1598–1603.

DeRook FA, Comess KA, Albers GW, et al. Transesophageal echocardiography in the evaluation of stroke. *Ann Intern Med.* 1992;117:922–932.

Dzialowski I, Hill MD, Coutts SB, et al. Extent of early ischemic changes on computed tomography (CT) before thrombolysis: prognostic value of the Alberta Stroke Program Early CT Score in ECASS II. *Stroke.* 2006;37:973–978.

Evans RW, Armon C, Frohman E, et al. Assessment: prevention of post-lumbar puncture headaches. Report of the Therapeutics and Technology Assessment Subcommittee of the American Academy of Neurology. *Neurology.* 2000;55:909–914.

Fishman RA. *Cerebrospinal Fluid in Diseases of the Nervous System.* 2nd ed. Philadelphia, PA: WB Saunders; 1992.

Gupta A, Baradaran H, Schweitzer AD, et al. Carotid plaque MRI and stroke risk: a systematic review and meta-analysis. *Stroke.* 2013;44(11):3071–3077.

Hanson SK, Grotta JC, Rhoades H, et al. Value of single-photon emission-computed tomography in acute stroke therapeutic trials. *Stroke.* 1993;24:1322–1329.

Hwang DY, Silva GS, Furie KL, et al. Comparative sensitivity of computed tomography vs. magnetic resonance imaging for detecting acute posterior fossa infarct. *J Emerg Med.* 2012;42:559–565.

Johnston SC, Nguyen-Huynh MN, Schwarz ME, et al. National Stroke Association guidelines for the management of TIA. *Ann Neurol.* 2006;60:301–313.

Jovin TG, Saver JL, Ribo M, et al. Diffusion-weighted imaging or computerized tomography perfusion assessment with clinical mismatch in the triage of wake up and late presenting strokes undergoing neurointervention with Trevo (DAWN) trial methods. *Int J Stroke.* 2017;12:641–652.

Kaufmann TJ, Huston J III, Mandrekar JN, et al. Complications of diagnostic cerebral angiography: evaluation of 19,826 consecutive patients. *Radiology.* 2007;243(3):812–819.

Krol AL, Dzialowski I, Roy J, et al. Incidence of radiocontrast nephropathy in patients undergoing acute stroke computed tomography angiography. *Stroke.* 2007;38:2364–2366.

Madani A, Beletsky V, Tamayo A, et al. High-risk asymptomatic carotid stenosis: ulceration on 3D ultrasound vs TCD microemboli. *Neurology.* 2011;77:744–750.

Mandell DM, Mossa-Basha M, Qiao Y, et al.; Vessel Wall Imaging Study Group of the American Society of Neuroradiology. Intracranial vessel wall MRI: principles and expert consensus recommendations of the American Society of Neuroradiology. *Am J Neuroradiol.* 2017;38(2):218–229.

Markus HS, van der Worp HB, Rothwell PM. Posterior circulation ischaemic stroke and transient ischaemic attack: diagnosis, investigation, and secondary prevention. *Lancet Neurol.* 2013;12:989–998.

Nederkoorn PJ, van der Graaf Y, Hunink MG. Duplex ultrasound and magnetic resonance angiography compared with digital subtraction angiography in carotid artery stenosis: a systematic review. *Stroke.* 2003;34:1324–1332.

Newell DW, Aaslid R, eds. *Transcranial Doppler.* New York, NY: Raven Press; 1992.

Niedermeyer E. Cerebrovascular disorders and EEG. In: Niedermeyer E, Lopes da Silva F, eds. *Electroencephalography: Basic Principles, Clinical Applications, and Related Fields.* Baltimore, MA: Williams & Wilkins; 1993:305–327.

Nuwer MR, Arnadottir G, Martin NA, et al. A comparison of quantitative electroencephalography, computed tomography, and behavioral evaluations to localize impairment in patients with stroke and transient ischemic attacks. *J Neuroimaging.* 1994;4:82–84.

Petty GW, Wiebers DO, Meissner I. Transcranial Doppler ultrasonography: clinical applications in cerebrovascular disease. *Mayo Clin Proc.* 1990;65:1350–1364.

Powers WJ, Rabinstein AA, Ackerson T, et al. 2018 Guidelines for the early management of patients with acute ischemic stroke: a guideline for healthcare professionals from the American Heart Association/American Stroke Association. *Stroke.* 2018;49:e46–e99.

Saposnik G, Barinagarrementeria F, Brown RD Jr, et al. Diagnosis and management of cerebral venous thrombosis: A statement for healthcare professionals from the American Heart Association/American Stroke Association. *Stroke.* 2011;42:1158–1192.

Scarabino T, Carriero A, Giannatempo GM, et al. Contrast-enhanced MR angiography (CE MRA) in the study of the carotid stenosis: comparison with digital subtraction angiography (DSA). *J Neuroradiol.* 1999;26:87–91.

Wiebers DO, Dale AJD, Kokmen E, et al., eds. *Mayo Clinic Examinations in Neurology.* 7th ed. St. Louis, MO: Mosby; 1998.

Wijdicks EF, Bamlet WR, Maramattom BV, et al. Validation of a new coma scale: The FOUR score. *Ann Neurol.* 2005;58(4):585–593.

Diagnóstico diferencial y características clínicas de la enfermedad vascular cerebral

8 Diagnóstico diferencial de manera práctica

Abordaje general

El diagnóstico diferencial en la enfermedad vascular cerebral puede dividirse en trastornos isquémicos y hemorrágicos. Después de establecer que una afección es cerebrovascular y determinar si es isquemia o hemorragia (*véanse* págs. 3 y 4), el médico debe tratar de identificar su mecanismo fisiopatológico subyacente. Este paso constituye la mayor parte del diagnóstico diferencial en la enfermedad vascular cerebral y facilita el tratamiento óptimo. Aunque en muchos casos no puede identificarse con certeza el mecanismo subyacente (hasta un 30%), estos casos pueden reducirse al mínimo siguiendo un abordaje sistemático de clasificación y diagnóstico diferencial.

TRASTORNOS CEREBROVASCULARES ISQUÉMICOS

Los trastornos cerebrovasculares isquémicos suelen clasificarse según su cronología, incluyendo el ataque isquémico transitorio (históricamente definido como la resolución de los síntomas en las primeras 24 h; para la nueva definición, *véase* cap. 12) y el ictus isquémico (históricamente definido como síntomas que duran más de 24 h). El término «déficit neurológico isquémico reversible» (utilizado anteriormente para el ictus isquémico con resolución de los síntomas después de 24 h pero en un plazo de 3 semanas) ya no se utiliza y el ictus isquémico progresivo tiene una duración variable (déficit progresivo, a menudo de hasta 24-72 h). La clasificación no ayuda a definir los mecanismos fisiopatológicos, porque cada una de las cronologías puede asociarse con cualquiera de los diversos mecanismos subyacentes.

Un método fácil para clasificar todas las enfermedades isquémicas, que se relaciona con la fisiopatología subyacente, es clasificar los mecanismos en cuatro grupos principales, procediendo de proximal a distal en el sistema arterial: 1) enfermedad cardiaca, 2) enfermedad de grandes vasos (enfermedad oclusiva craneocervical), 3) enfermedad de pequeños vasos (enfermedad oclusiva intracraneal) y 4) enfermedad hemática (tabla 8-1).

Las características clínicas y radiológicas tradicionales que se consideran para diferenciar los episodios cardioembólicos de los isquémicos de otras causas tienen un valor predictivo menor que el informado previamente. Estas características pueden sugerir una causa cardioembólica, pero el médico debe reconocer que existe una superposición. La aparición repentina de un déficit neurológico máximo y la transformación hemorrágica, especialmente en una localización subcortical, pueden indicar una fuente embólica proximal. Los síndromes clínicos que lo sugieren incluyen eventos corticales, afasia de Wernicke aislada, afasia de Broca aislada, isquemia de la arteria cerebral posterior con hemianopsia homónima y síndrome de la parte superior de la basílica. Los hallazgos de crisis convulsivas y cefalea son de poca utilidad para diferenciar el mecanismo.

TABLA 8-1	Cuatro grandes grupos de enfermedades asociadas con los trastornos cerebrovasculares isquémicos

Trastornos cardiacos	**Émbolos relacionados con válvulas:** cardiopatía reumática, estenosis aórtica calcificada, cirugía cardiaca, prótesis valvular, endocarditis infecciosa, endocarditis trombótica no bacteriana
	Trombo o tumor intracardiaco: trombo auricular izquierdo, trombo ventricular izquierdo, infarto de miocardio reciente, insuficiencia cardiaca congestiva, miocardiopatía, mixoma auricular, fibroelastoma papilar cardiaco
	Alteraciones del ritmo: fibrilación auricular, aleteo auricular, síndrome del seno enfermo, otras alteraciones importantes del ritmo
	Trombos venosos sistémicos con derivación cardiaca de derecha a izquierda: comunicación interauricular, agujero oval permeable, comunicación interventricular, trombosis de la vena pulmonar, malformación arteriovenosa pulmonar
Enfermedad de grandes vasos (arco craneocervical o aórtico)	**Ateroesclerosis:** arterias cervicales, arterias intracraneales mayores y arco aórtico
	Displasia fibromuscular: arterias carótidas internas por encima de la bifurcación carotídea o las arterias vertebrales
	Disección: disección carotídea o vertebral: traumática, espontánea o causada por displasia fibromuscular; disección aórtica: traumática, espontánea
	Enfermedad de Takayasu (*véase también* arteritis no infecciosa, abajo)
	Otros: vasoespasmo (migraña), enfermedad de moyamoya, homocistinuria, enfermedad de Fabry, seudoxantoma elástico
Enfermedad de pequeños vasos (enfermedades oclusivas intracraneales)	**Hipertensión** **Arteritis infecciosa** causada por bacterias, hongos, meningitis tuberculosa u otros procesos infecciosos del sistema nervioso central, como sífilis terciaria, paludismo, enfermedad de Lyme, rickettsias, mucormicosis, aspergilosis, triquinosis o esquistosomosis, herpes zóster, meningitis basal (*Cryptococcus, Histoplasma, Coccidioides*)

	Arteritis no infecciosa: vasculitis primaria del sistema nervioso central (vasculitis primaria del sistema nervioso central), lupus eritematoso sistémico; poliarteritis nudosa; arteritis temporal; consumo y abuso de drogas, como cocaína, heroína, metanfetaminas, fenciclidina y LSD; arteritis por irradiación; granulomatosis de Wegener; sarcoidosis; enfermedad de Behçet **Otros:** síndrome de vasoconstricción cerebral reversible, arteriopatía cerebral autosómica dominante con infartos subcorticales y leucoencefalopatía (CADASIL)
Enfermedad hemática	Policitemia, trombocitemia, púrpura trombocitopénica trombótica, anemia de células falciformes, disproteinemia, leucemia, coagulación intravascular diseminada, síndromes de anticuerpos antifosfolipídicos (anticoagulante lúpico, anticardiolipina), deficiencia de proteínas C y S, resistencia a la proteína C activada, deficiencia de antitrombina III, mutación del gen de la protrombina, deficiencia del factor V de Leiden, concentración elevada de homocisteína

LSD: dietilamida de ácido lisérgico.

Los infartos lacunares son pequeños infartos en zonas cerebrales no corticales y en el tronco del encéfalo y son el resultado de la oclusión de una arteriola penetrante. Los síntomas característicos permiten la caracterización clínica como síndrome lacunar, pero no sugieren una localización clara, aunque es posible un diagnóstico diferencial acotado. Estos infartos no suelen causar afasia, hemianopsia, alteración significativa del estado de consciencia, crisis convulsivas o déficit sensorial o motor en una sola extremidad. Los síndromes clínicos más frecuentes son hemiparesia motora pura con debilidad en la cara, el brazo y la pierna, así como ictus sensorial puro con adormecimiento de la cara, el brazo y la pierna. La hemiparesia atáxica con dismetría y debilidad en las extremidades implicadas caracteriza otro síndrome lacunar; también pueden observarse disartria y nistagmo. El síndrome de disartria-mano torpe provoca disartria, debilidad facial y ligera debilidad en la mano (*véase* cap. 16).

TRASTORNOS CEREBROVASCULARES HEMORRÁGICOS

Los trastornos cerebrovasculares hemorrágicos pueden clasificarse en cinco categorías principales según su localización de afuera hacia adentro: hematoma epidural, hematoma subdural, hemorragia subaracnoidea, hemorragia intracerebral (cerebral, intraparenquimatosa) y hemorragia intraventricular (tabla 8-2). Las características clínicas de estos trastornos varían en función del lugar y el tamaño de la hemorragia, pero en muchos casos la localización ayuda a definir su causa (*véase* cap. 17).

Localización y causas asociadas de los trastornos cerebrovasculares hemorrágicos (hemorragia intracraneal)

Localización de la hemorragia	Causa
Hematoma epidural	Traumatismo craneoencefálico; con menor frecuencia, anticoagulantes, neoplasia primaria y metastásica, diátesis hemorrágicas
Hematoma subdural	Traumatismo craneoencefálico; con menor frecuencia, anticoagulantes, neoplasias primarias y secundarias, MAV, diátesis hemorrágicas
Hemorragia subaracnoidea	Aneurisma intracraneal, MAV, traumatismo craneal, extensión de la hemorragia intracerebral, diátesis hemorrágicas, uso de anticoagulantes, vasculitis cerebral, trombosis venosa, disección arterial, neoplasia primaria y metastásica, lesiones medulares, drogas, incluido el abuso de alcohol y el consumo de cocaína
Hemorragia intracerebral (cerebral, intraparenquimatosa)	Hipertensión, angiopatía amiloide cerebral, anticoagulantes, aneurisma intracraneal, MAV, malformación cavernosa, diátesis hemorrágica, fármacos trombolíticos, enfermedad de moyamoya, disección arterial, infección, absceso, neoplasia cerebral primaria y metastásica, trombosis venosa, drogas como la cocaína, fenilpropanolamina, alcohol y consumo de heroína
Hemorragia intraventricular	Hipertensión, aneurisma intracraneal, MAV, neoplasia del plexo coroideo, neoplasias cerebrales primarias y metastásicas (*véanse* las causas de hemorragia intracerebral, arriba)

MAV: malformación arteriovenosa.

9 Cronología de la enfermedad vascular cerebral isquémica

La descripción general de los episodios isquémicos cerebrales focales se basa en la cronología del paciente. El médico debe intentar ir más allá de esta, identificar la causa subyacente y diseñar un abordaje de tratamiento con base en el mecanismo. Cuando no puede identificarse la causa, el tratamiento es menos específico y se basa, de nuevo, en la cronología, los resultados de los estudios disponibles, la causa probable dada la edad y los antecedentes del paciente, así como en los hallazgos de la exploración física.

ATAQUES ISQUÉMICOS TRANSITORIOS

Los **ataques isquémicos transitorios** (AIT) son episodios focales de disfunción neurológica causados por la isquemia. Suelen ser de inicio rápido, con una duración de entre 10 s y 15 min, pero en ocasiones llegan a durar hasta 24 h. Según la nueva *Clasificación Internacional de Enfermedades, Undécima Revisión (CIE-11)* (https://icd.who.int/dev11/l-m/en), el AIT se define como «un episodio transitorio de disfunción neurológica causado por la isquemia focal del cerebro, la médula espinal o la retina, sin infarto agudo en el área clínicamente relevante del cerebro. Los síntomas deben desaparecer por completo en 24 h». Los casos que antes se definían como AIT con evidencia de lesiones cerebrales isquémicas se consideran ahora como un ictus isquémico. Cuanto más largo sea el episodio, mayor será la probabilidad de encontrar un infarto cerebral en la tomografía computarizada (TC) o la resonancia magnética (RM), incluidas las secuencias de ponderación por difusión y perfusión. Por lo general, el infarto cerebral en una distribución adecuada según los síntomas clínicos se detecta mediante imágenes radiológicas en alrededor del 30-50% de los pacientes con AIT. Estos suelen localizarse en una porción del cerebro irrigada por un único sistema vascular. Los síntomas con frecuencia alcanzan su máxima intensidad en 2 min, a menudo en pocos segundos. Los episodios fugaces que solo duran 1-2 s y los síntomas como la pérdida de la consciencia sin otros síntomas de isquemia vertebrobasilar y la «progresión» prolongada de los síntomas probablemente no sean un AIT. Los síntomas positivos, como las parestesias, los movimientos clónicos repetitivos de una extremidad y los escotomas centelleantes, tampoco suelen ser de naturaleza isquémica. La frecuencia de los episodios es variable: algunos pacientes sufren un único ataque, pero otros experimentan ataques múltiples a diferentes intervalos o con una frecuencia creciente (AIT progresivo).

La amaurosis fugaz (ceguera monocular transitoria) se incluye en la definición de AIT del sistema carotídeo, pero algunos **síntomas aislados**, como vértigo, aturdimiento, síncope, disartria, disfagia, diplopía, mareos, incontinencia intestinal o vesical, pérdida de la visión asociada con la alteración del estado de consciencia, síntomas focales asociados con la migraña, amnesia y confusión, no se consideran, por definición, un AIT.

La duración, la naturaleza estereotipada y la frecuencia de los episodios repetitivos pueden sugerir el mecanismo fisiopatológico. Por ejemplo, los espasmos repetitivos (hasta 5-10 al día), de corta duración ($<$ 15 min) y estereotipados indican un mecanismo hemodinámico con estrechamiento arterial proximal u oclusión asociada con la reducción de la perfusión cerebral (bajo flujo) y circulación colateral inadecuada o trombosis en el estrechamiento arterial de bajo flujo. Los movimientos clónicos focales estereotipados también pueden ser el resultado de crisis epilépticas, migrañas, vértigo posicional u otras causas. El otro extremo del espectro es el paciente que presenta síntomas que sugieren un AIT en varias distribuciones que ocurren en un lapso breve. Esto sugiere una fuente proximal de émbolos, un estado hipercoagulable o algún trastorno que pueda afectar varias arterias simultáneamente, como un trastorno inflamatorio.

Los AIT deben diferenciarse de otras afecciones que provocan un déficit neurológico focal transitorio. La **migraña** suele caracterizarse por la presencia de auras visuales (en especial escotomas centelleantes) que marchan o se expanden por la visión de ambos ojos durante 10-30 min. Otros síntomas neurológicos focales asociados con la migraña son las parestesias diseminadas que inician característicamente en una mano, las alteraciones motoras (migraña hemipléjica), las alteraciones visuales unilaterales (migraña retiniana), las anomalías de los movimientos oculares (migraña oftalmopléjica) y la afasia. Estos síntomas a veces se presentan sin dolor de cabeza asociado (equivalentes migrañosos o migraña sin dolor de cabeza), pero suelen venir seguidos de una cefalea pulsátil unilateral que dura de horas a 1-2 días y asociarse con náusea o vómito. Se denomina *migraña basilar* a diversas combinaciones de síntomas de la circulación posterior que evolucionan durante minutos, como disartria, vértigo, alteración del estado de consciencia, oscurecimiento visual bilateral y debilidad (que suele darse en mujeres jóvenes y seguir a una cefalea occipital intensa y, a menudo, pulsátil).

Las **crisis epilépticas focales** suelen producir episodios de movimientos clónicos repetitivos, disestesias, fenómenos visuales o arresto del lenguaje, cualquiera de los cuales puede venir seguido de crisis convulsivas generalizadas. Los hallazgos electroencefalográficos típicos ofrecen evidencia adicional de las crisis. Los **estados postictales** también pueden imitar o seguir a un AIT o un ictus (un déficit neurológico isquémico focal puede desencadenar crisis epilépticas y un estado postictal que puede durar hasta 24 h), con un déficit focal postictal transitorio denominado *parálisis de Todd*.

La **esclerosis múltiple** se presenta principalmente en pacientes jóvenes y suele caracterizarse por la aparición subaguda recurrente y fluctuante (durante horas o días) de síntomas con déficits neurológicos que duran 1 día o más. Con menor frecuencia, la enfermedad puede estar asociada con un déficit neurológico gradualmente progresivo; en raras ocasiones, los síntomas pueden consistir en episodios repentinos y de corta duración de disfunción neurológica denominados *síntomas paroxísticos de la esclerosis múltiple*, que incluyen disartria recurrente aislada, ataxia con hemiparesia, síntomas hemisensitivos y espasmos tónicos episódicos de las extremidades. La enfermedad suele progresar hasta afectar varias partes de la sustancia blanca del cerebro y la médula espinal. El diagnóstico es de naturaleza clínica, pero puede ser ayudado por estudios auxiliares, como la RM.

Los ataques que son clínicamente indistinguibles del AIT pueden ser el resultado de un **pequeño infarto cerebral** o de una **hemorragia intracerebral**. Estos ataques suelen durar horas en lugar de segundos o minutos. El diagnóstico se establece mediante TC o RM. Las **malformaciones arteriovenosas**, los **tumores cerebrales** (p. ej., meningiomas, gliomas y metástasis) o los **hematomas subdurales** también pueden asociarse con episodios similares a los AIT. Los antecedentes característicos y el papiledema pueden estar presentes o ausentes. El diagnóstico suele hacerse por TC o RM. El agrandamiento de un **aneurisma sacular** puede presentarse con síntomas transitorios y dolor de cabeza persistente y localizado. A veces, un coágulo que se forma dentro de un saco aneurismático puede embolizar distalmente y causar un AIT; el diagnóstico se basa en los hallazgos arteriográficos y de TC o RM.

La **hipoglucemia** con síntomas autonómicos prodrómicos típicos puede simular un AIT. La pronta mejoría después de la administración i.v. de glucosa al 50% ayuda a establecer el diagnóstico. La **ataxia paroxística familiar** también puede asociarse con un déficit neurológico focal transitorio y es difícil de diagnosticar sin los antecedentes familiares característicos. Muchos pacientes con vértigo episódico solo tienen **vértigo posicional benigno** no relacionado con isquemia cerebral o del tronco encefálico. Estos pacientes tienden a mantener la cabeza inmóvil o a evitar ciertas posiciones cefálicas que exacerban el vértigo, que suele disminuir con la repetición de acciones que generalmente precipitarían el síntoma (*véanse* caps. 2 y 4). La **amnesia global transitoria** (AGT) se asocia con el inicio relativamente repentino de amnesia anterógrada, a menudo con cierto grado de amnesia retrógrada (*véase* cap. 2). Mientras que algunos de estos episodios pueden ser causados por un AIT de la circulación posterior, la mayoría se deben probablemente a una causa benigna, posiblemente migrañosa. Una cuestión clave para diferenciar este síndrome de un AIT más definido es que el paciente con AGT no debe tener ningún otro déficit neurológico. La diplopía episódica aislada rara vez se relaciona con una enfermedad vascular cerebral. Una causa ocular frecuente es la **insuficiencia de divergencia**, que tiende a desarrollarse con el aumento de la edad (*véanse* caps. 2 y 4).

ICTUS ISQUÉMICO O INFARTO CEREBRAL

Cuando se estabiliza la alteración hemodinámica que da lugar al ictus, se produce la fase de ictus completo. Según la clasificación de la *CIE-11*, el infarto del sistema nervioso central (SNC) se define como «evidencia patológica, de imagen u otra evidencia objetiva de lesión isquémica focal cerebral, de la médula espinal o de la retina en una distribución vascular definida; o lesión isquémica focal de la retina basada en síntomas que persisten más de 24 h o hasta la muerte, y se excluyen otras causa». Los pacientes con un ictus isquémico completo no muestran ningún deterioro ni fluctuación de su déficit neurológico focal. A veces, un ictus isquémico aparentemente estable puede cambiar de manera repentina o puede progresar en unas horas o durante unos días y originar un ictus isquémico progresivo que requiere un tratamiento adecuado y tiene un pronóstico diferente.

ICTUS ISQUÉMICO PROGRESIVO

El ictus isquémico progresivo se refiere a un déficit neurológico que progresa o fluctúa y ocurre en aproximadamente el 20% de los pacientes con infarto en la distribución del sistema carotídeo y en alrededor del 40% con infarto en la distribución vertebrobasilar. La progresión puede durar 24-48 h en el infarto del sistema carotídeo y hasta 96 h en el infarto del sistema vertebrobasilar. Es fundamental que el médico intente identificar el mecanismo subyacente responsable de la progresión. Para ello, deben considerarse no solo los posibles mecanismos isquémicos que pueden ser responsables, sino también otros trastornos que pueden imitar este cuadro clínico.

En el área del infarto cerebral, los vasos de la zona marginalmente isquémica están vasodilatados al máximo y el flujo sanguíneo en esta región depende principalmente de la presión arterial (PA) sistémica del paciente. Cierta progresión del déficit neurológico como resultado de la ampliación de la zona marginalmente isquémica asociada con un infarto cerebral puede atribuirse a una disminución de la PA sistémica. En algunos casos, el infarto se transforma en hemorrágico y el paciente presenta un déficit concomitante que empeora. La hemorragia secundaria al interior del infarto es más frecuente en los grandes infartos embólicos, en especial cuando este se trata con anticoagulantes. El deterioro neurológico gradual entre unas horas y dos semanas después de una oclusión arterial es una característica clínica frecuente; el diagnóstico se establece mediante TC o RM.

Otros pacientes presentan deterioro debido al edema cerebral asociado con la zona del infarto cerebral. El edema, que puede seguir aumentando 3-5 días después del episodio, debe sospecharse en un paciente que presenta un gran infarto hemisférico con alteración de la consciencia y deterioro progresivo. Los individuos con infarto progresivo muestran la propagación de un trombo intraarterial o una embolización adicional posterior desde una fuente proximal, con fallo asociado de la circulación colateral y disminución del suministro de sangre a la zona isquémica. A diferencia de aquellos con edema cerebral, muchos de estos pacientes presentan aumentos repentinos y escalonados de los déficits neurológicos.

Algunos pacientes que tienen un curso neurológico progresivo que puede parecer inicialmente relacionado con el infarto cerebral tienen otros tipos de procesos patológicos intracraneales que causan sus síntomas. Estos procesos incluyen hemorragia intracerebral, hematoma subdural, neoplasias (en particular, gliomas malignos y tumores metastásicos), procesos infecciosos o inflamatorios (p. ej., encefalitis, absceso cerebral y enfermedad desmielinizante) y encefalopatías metabólicas superpuestas.

LECTURAS RECOMENDADAS PARA LA SECCIÓN II

Albers GW, Caplan LR, Easton JD, et al. Transient ischemic attack—proposal for a new definition. *N Engl J Med.* 2002;347:1713–1716.

Albers GW, Hart RG, Lutsep HL, et al. AHA Scientific Statement. Supplement to the guidelines for the management of transient ischemic attacks: a statement from the Ad Hoc Committee on Guidelines for the Management of Transient Ischemic Attacks. Stroke Council, American Heart Association. *Stroke.* 1999;30:2502–2511.

Amarenco P, Bogousslavsky J, Caplan LR, et al. Classification of stroke subtypes. *Cerebrovasc Dis.* 2009;27:493–501.

Ay H, Furie KL, Singhal A, et al. An evidence-based causative classification system for acute ischemic stroke. *Ann Neurol.* 2005;58:688–697.

Brown RD Jr, Petty GW, O'Fallon WM, et al. Incidence of transient ischemic attack in Rochester, Minnesota, 1985–1989. *Stroke.* 1998;29:2109–2113.

Calvet D, Touze E, Oppenheim C, et al. DWI lesions and TIA etiology improve the prediction of stroke after TIA. *Stroke.* 2009;40:187–192.

Caplan LR, Pessin MS, Mohr JP. Vertebrobasilar occlusive disease. In: Barnett HJM, Mohr JP, Stein BM, et al., eds. *Stroke: Pathophysiology, Diagnosis, and Management.* 2nd ed. New York, NY: Churchill Livingstone; 1992:443–515.

Celani MG, Righetti E, Migliacci R, et al. Comparability and validity of two clinical scores in the early differential diagnosis of acute stroke. *BMJ.* 1994;308:1674–1676.

Easton JD, Saver JL, Albers GW, et al. Definition and evaluation of transient ischemic attack: A scientific statement for healthcare professionals from the American Heart Association/American Stroke Association Stroke Council; Council on Cardiovascular Surgery and Anesthesia; Council on Cardiovascular Radiology and Intervention; Council on Cardiovascular Nursing; and the Interdisciplinary Council on Peripheral Vascular Disease. The American Academy of Neurology affirms the value of this statement as an educational tool for neurologists. *Stroke.* 2009;40:2276–2293.

Falke P, Jerntorp P, Pessah-Rasmussen H. Differences in cardiac disease prevalence and in blood variables between major and minor stroke patients. *Int Angiol.* 1993;12:5–8.

Hemphill JC, Greenberg SM, Anderson CS, et al. Guidelines for the management of spontaneous intracerebral hemorrhage: a statement for healthcare professionals from the American Heart Association/American Stroke Association. *Stroke.* 2015;46:2032–2060.

Johnston SC, Fayad PB, Gorelick PB, et al. Prevalence and knowledge of transient ischemic attack among US adults. *Neurology.* 2003;60:1429–1434.

Johnston SC, Smith WS. Practice variability in management of transient ischemic attacks. *Eur Neurol.* 1999;42:105–108.

Kernan WN, Ovbiagele B, Black HR, et al. Guidelines for the prevention of stroke in patients with stroke and transient ischemic attack. A guideline for healthcare professionals from the American Heart Association/American Stroke Association. *Stroke.* 2014;45:2160–2236.

Kimura K, Minematsu K, Yasaka M, et al. The duration of symptoms in transient ischemic attack. *Neurology.* 1999;52:976–980.

Koudstaal PJ, Algra A, Pop GA, et al. Risk of cardiac events in atypical transient ischaemic attack or minor stroke: The Dutch TIA Study Group. *Lancet.* 1992;340:630–633.

Koudstaal PJ, van Gijn J, Frenken CW, et al. TIA, RIND, minor stroke: a continuum, or different subgroups? Dutch TIA Study Group. *J Neurol Neurosurg Psychiatry.* 1992;55:95–97.

Libman RB, Wirkowski E, Alvir J, et al. Conditions that mimic stroke in the emergency department. Implications for acute stroke trials. *Arch Neurol.* 1995;52:1119–1122.

Melo TP, Bogousslavsky J. Specific neurologic manifestations of stroke. In: Ginsberg MD, Bogousslavsky J, eds. *Cerebrovascular Disease: Pathophysiology, Diagnosis, and Management.* Vol. 2. Malden, MA: Blackwell Science; 1998:961–985.

National Institute of Neurological Disorders and Stroke. Classification of cerebrovascular diseases III. *Stroke.* 1990;21:637–676.

Petty GW, Brown RD Jr, Whisnant JP, et al. Ischemic stroke subtypes: a population-based study of functional outcome, survival, and recurrence. *Stroke.* 2000;31:1062–1068.

van Swieten JC, Kappelle LJ, Algra A, et al. Hypodensity of the cerebral white matter in patients with transient ischemic attack or minor stroke: influence on the rate of subsequent stroke: Dutch TIA Trial Study Group. *Ann Neurol.* 1992;32:177–183.

Wain RA, Tuhrim S, D'Autrechy L, et al. The design and automated testing of an expert system for the differential diagnosis of acute stroke. *Proc Annu Symp Comput Appl Med Care.* 1991: 94–98.

Whisnant JP, ed. *Stroke: Populations, Cohorts, and Clinical Trials.* Boston, MA: Butterworth-Heinemann; 1993.

Wiebers DO, Dale AJD, Kokmen E, et al., eds. *Mayo Clinic Examinations in Neurology.* 7th ed. St. Louis, MO: Mosby; 1998.

Williams LS, Bruno A, Rouch D, et al. Stroke patients' knowledge of stroke. Influence on time to presentation. *Stroke.* 1997;28:912–915.

Yasaka M, Yamaguchi T, Oita J, et al. Clinical features of recurrent embolization in acute cardioembolic stroke. *Stroke.* 1993;24:1681–1685.

Tratamiento antes de determinar el mecanismo de la enfermedad vascular cerebral

10 Entrevista telefónica y protocolo de atención

Aunque tanto la evaluación diagnóstica como la atención inicial de muchos pacientes con enfermedad vascular cerebral aguda se realizan en el hospital, la evaluación y el tratamiento ambulatorios se ofrecen a un número cada vez mayor de personas con afecciones cerebrovasculares. El tratamiento ambulatorio implica la evaluación y el tratamiento eficaces de la enfermedad subyacente, la selección del tratamiento adecuado para disminuir el riesgo de recurrencia y el tratamiento de las complicaciones físicas o psicosociales de la enfermedad. Muchos pacientes con un ataque isquémico transitorio (AIT), con síntomas leves o moderados de reciente aparición de un ictus isquémico o hemorrágico o incluso con una hemorragia subaracnoidea (HSA) pueden presentarse inicialmente en un entorno ambulatorio. Un individuo con una probable enfermedad vascular cerebral aguda necesita una evaluación rápida y eficaz para decidir si está indicada la hospitalización inmediata y, en caso contrario, para planificar la evaluación y el tratamiento ambulatorios urgentes adecuados.

UNIDADES DE ICTUS AGUDO

Todo paciente con un ictus agudo debe ser ingresado en una unidad hospitalaria de ictus lo antes posible. Existen pruebas sólidas de que los pacientes con ictus que reciben atención hospitalaria organizada en una unidad de ictus agudo (UIA) específica tienen más probabilidades de estar vivos, ser independientes y vivir en casa un año después del ictus. Esta es actualmente la estrategia de tratamiento más eficaz que debería utilizarse de forma rutinaria en todos los hospitales que ingresan pacientes con un ictus agudo. Todos los pacientes con esta afección, independientemente de la edad, la gravedad de la enfermedad u otras consideraciones, deben ser ingresados en la UIA para la evaluación y el tratamiento iniciales. En los Estados Unidos, la acreditación de los hospitales como centros primarios de ictus y centros integrales de ictus proporciona un método para reconocer a aquellos hospitales que han cumplido con numerosas métricas de atención y que cuentan con los recursos para ofrecer el más alto nivel de atención para un espectro de trastornos cerebrovasculares que requieren hospitalización. En general, las unidades de ictus disponen de camas específicas para el tratamiento de los pacientes, junto con personal designado que incluye un médico especialista (neurólogo subespecializado en ictus u otro médico con formación y experiencia en medicina de ictus agudo), personal de enfermería con interés y experiencia en la alteración, fisioterapeutas, terapeutas ocupacionales, trabajadores sociales y terapeutas del lenguaje. También es deseable tener un director designado de la unidad de ictus (farmacólogo clínico, dietista y neuropsicólogo). Además de las cuestiones de acreditación de los centros de ictus, hay tres tipos principales de unidades de ictus: 1) unidad de cuidados intensivos (la duración media de la estancia en estas unidades suele ser de unos pocos días); 2) unidad de ictus que proporciona tanto cuidados intensivos como rehabilitación (duración media de la estancia, entre varios días y algunas semanas) y 3) equipo de ictus sin una unidad de ictus designada. Las pruebas actuales demuestran la superioridad de los dos primeros tipos de UIA. El elemento clave de las UIA es un equipo interdisciplinario experto y coordinado que trabaja en un entorno geográfico con reuniones periódicas y un estrecho seguimiento de los parámetros de calidad de la atención. Las tareas del equipo consisten en establecer un diagnóstico preciso, vigilar los signos vitales, mantener la homeostasis, proporcionar un tratamiento agudo, prevenir las complicaciones, aplicar una rehabilitación temprana e iniciar estrategias de prevención secundaria, así como elaborar el plan de alta y rehabilitación más adecuado.

Con base en la evidencia existente, la Joint Commission de los Estados Unidos ha sugerido 10 medidas de rendimiento para los centros primarios de ictus. Las medidas relativas al ictus incluyen lo siguiente: 1) profilaxis de la tromboembolia venosa (los pacientes con ictus recibirán profilaxis o dispondrán de documentación sobre el motivo por el que no se aplicó); 2) uso de antitrombóticos al alta (se prescribirá una medicación antitrombótica al alta a los pacientes con ictus isquémico); 3) uso de anticoagulantes para la fibrilación o aleteo (*flutter*) auricular (se prescribirá un anticoagulante a los pacientes con ictus isquémico y fibrilación o aleteo auricular, a menos que existan contraindicaciones específicas); 4) uso de trombolíticos (inicio de alteplasa [activador del plasminógeno tisular] intravenosa en las 3 h siguientes al inicio de los síntomas en los pacientes candidatos); 5) antitrombóticos al final del segundo día de hospitalización, a menos que existan contraindicaciones para los pacientes con ictus isquémico; 6) recomendación del uso de estatinas al alta hospitalaria (se prescribirá una estatina a los pacientes con ictus isquémico y enfermedad cardiovascular ateroesclerótica, a menos de que existan contraindicaciones); 7) educación sobre ictus (los pacientes con ictus isquémico o hemorrágico, así como sus cuidadores, recibirán material educativo sobre una serie de cuestiones relacionadas con la prevención de esta afección, el reconocimiento de los síntomas, la evaluación y el tratamiento); 8) evaluación de la rehabilitación (se evaluará a los pacientes para que reciban servicios de rehabilitación); 9) tiempos de traslado a otro hospital en función del tipo de ictus (habrá un traslado puntual de los pacientes con ictus isquémico o hemorrágico a un hospital con alto nivel de especialización en tratamiento de ictus, cuando el traslado esté indicado); y 10) uso de la *National Institutes of Health Stroke Scale* (NIHSS) (la NIHSS se medirá antes y después de someterse a un procedimiento de recanalización o en las 12 h siguientes a la llegada para aquellos que no se sometan a dicho procedimiento).

INDICACIONES PARA EL TRATAMIENTO AMBULATORIO DEL ATAQUE ISQUÉMICO TRANSITORIO

Por lo general, se puede considerar la evaluación y el tratamiento ambulatorio para los siguientes pacientes: 1) aquellos con un AIT único después de 1 semana de la presentación; 2) aquellos con un AIT (o múltiples AIT) dentro de las 2 semanas de la presentación, si los AIT no están asociados con un probable origen cardioembólico, si no hay evidencia de estenosis arterial de alto grado como causa probable, si no hay evidencia de episodios cada vez más graves o frecuentes, si el déficit asociado con el evento o eventos fue leve y si la duración no fue superior a 60 min; 3) individuos que hayan tenido un AIT o un infarto cerebral más de 2 semanas antes de la presentación; 4) personas que han tenido enfermedad vascular cerebral isquémica reciente que se presentó con ceguera monocular transitoria solamente y sin indicios de estenosis carotídea; 5) quienes han tenido una hemorragia intracerebral más de 30 días antes de la presentación; 6) los que tienen una enfermedad vascular cerebral crónica, como estenosis asintomática de la arteria carótida o vertebral, aneurisma intracraneal asintomático y no roto, malformación arteriovenosa o malformación cavernosa y 7) los que se niegan a ser hospitalizados. Se recomienda que la evaluación y el tratamiento de estos individuos se lleven a cabo en clínicas de AIT para pacientes ambulatorios agudos con acceso rápido a todas las pruebas de neuroimagen y de laboratorio necesarias.

Existen varias puntuaciones utilizadas para predecir el riesgo a corto plazo de ictus tras un AIT que pueden informar la decisión de hospitalización. Una puntuación utilizada con frecuencia y que no requiere hallazgos de imágenes cerebrales es la puntuación ABCD2. Se asignan puntos a la **edad** de 60 años o más (1 punto), a la **presión arterial** de 140/90 mm Hg o más (1 punto), a la presentación **clínica** (alteración de la emisión del lenguaje sin paresia, 1 punto; hemiparesia unilateral, 2 puntos); a la **duración** ([en minutos] de 10-59 min, 1 punto; $\geq$ 60 min, 2 puntos) y a la presencia de **diabetes** de tipo 2 (1 punto). En los estudios de validación, el riesgo de ictus a los 2 días es bajo (~1%) en aquellos con una puntuación de 0-3, del 4% con una puntuación de 4-5 y del 8% con una puntuación de 6-7. También existen puntuaciones de predicción de ictus, como la puntuación ABCD3-I, que incluye los resultados de los estudios de neuroimagen (una anomalía de la secuencia ponderada de difusión en la resonancia magnética [RM] añade 2 puntos a la puntuación), los antecedentes clínicos que sugieren otro AIT en un plazo de 7 días, además del AIT que llevó al paciente a recibir atención médica (añade 2 puntos) y una estenosis del 50% o más de la arteria carótida interna ipsilateral a los síntomas (añade 2 puntos), para una puntuación total posible de hasta 13. Este método puede ser el más preciso para definir a los pacientes con AIT con mayor riesgo de ictus (cuanto más alta es la puntuación, mayor es el riesgo de ictus), pero la puntuación requiere una evaluación temprana por RM que limita su uso.

Si los síntomas de la enfermedad vascular cerebral aguda se repiten durante el periodo de evaluación diagnóstica o tratamiento ambulatorio, se suele recomendar la hospitalización inmediata (se pide al paciente y a la familia que informen inmediatamente al médico de cualquier nuevo síntoma).

EVALUACIÓN TELEFÓNICA Y PROTOCOLO DE ATENCIÓN

Aunque entrevistar al paciente por teléfono es menos óptimo desde el punto de vista del diagnóstico que una entrevista y exploración en persona, varias circunstancias exigen al menos algún tipo de juicio preliminar por parte del médico sobre el estado del paciente. Cada vez son más los médicos que tienen que tomar una decisión de triaje sobre individuos con posibles trastornos cerebrovasculares con base en entrevistas telefónicas. En el Apéndice E-1 se muestra un algoritmo para evaluar a un paciente por teléfono.

Se debe instruir a los pacientes para que llamen al médico cuando aparezca alguno de los siguientes signos de advertencia de enfermedad vascular cerebral aguda, especialmente cuando se presenten como episodios bien definidos y de inicio agudo que impliquen uno o más de los siguientes aspectos: 1) pérdida de fuerza (o aparición de torpeza) en alguna parte del cuerpo, especialmente en un lado, incluyendo la cara, el brazo o la pierna; 2) hipoestesia (pérdida sensorial) u otras sensaciones inusuales en alguna parte del cuerpo, especialmente si es en un lado; 3) alteraciones visuales inexplicables; 4) incapacidad para hablar correctamente o entender el lenguaje; 5) inestabilidad o caídas; 6) cualquier otro tipo de síntoma transitorio (vértigo, mareo, dificultades para tragar o alteraciones de la memoria); 7) dolor de cabeza inusualmente intenso, de aparición brusca o de carácter poco habitual; y 8) convulsiones u otras alteraciones inexplicables de la consciencia.

Para que el médico tome la decisión correcta de enviar una ambulancia o indicar al paciente que acuda a la consulta o al hospital, hay que entrevistar al paciente paso a paso para facilitar la respuesta a **dos preguntas fundamentales**: 1) ¿el problema es vascular? y, en caso afirmativo, 2) ¿se trata de una situación de urgencia?

La respuesta a la primera pregunta se basa principalmente en el **perfil temporal de la aparición de los síntomas de presentación y su carácter**. El médico debe obtener una descripción detallada del motivo de atención, incluyendo la evolución de la enfermedad y cómo se desarrolló. Es necesario aclarar el momento y el modo de aparición, el carácter y la gravedad de los síntomas y si se ha producido alguna progresión o mejoría.

El inicio rápido y la evolución de los síntomas neurológicos focales son característicos de la mayoría de los tipos de trastornos cerebrovasculares agudos, aunque algunas afecciones, como la HSA o el efecto de masa de los hematomas subdurales bilaterales, pueden crear alteraciones generalizadas de la función neurológica, independientemente de la duración total o la gravedad de los síntomas. Debido al inicio agudo, la mayoría de los pacientes con enfermedad vascular cerebral pueden recordar con precisión el momento real de inicio de sus síntomas y la actividad que realizaban en ese momento.

Sin embargo, una de las enfermedades vasculares cerebrales agudas más graves, la HSA, puede presentarse solo con cefalea, sin disfunción neurológica focal ni otros síntomas asociados. En esta situación, es de vital importancia obtener los antecedentes **detallados de la cefalea** para distinguir la **HSA** de otras causas, como la **migraña** (que suele comenzar en la infancia o en los primeros años de la edad adulta, con una cefalea pulsátil unilateral, a menudo con náusea, vómito y fotofobia), la **arteritis temporal** (que suele aparecer en pacientes de edad avanzada y se asocia con una arteria temporal agrandada, dolorosa y sensible, y con dolor en la mandíbula al masticar), la **cefalea en racimos** (que a menudo es unilateral, retroorbitaria, con dolor punzante y, a menudo, acompañada de lagrimeo unilateral y congestión nasal o conjuntival), la **cefalea por contractura muscular** (que con frecuencia es constante, profunda y generalizada y se asocia con dolor en los músculos del cuello), el **tumor cerebral** (que suele ser de frecuencia y gravedad lentamente progresiva; a menudo, el dolor de cabeza aparece al despertarse por la mañana), la **meningitis** o **encefalitis** (que suele ser generalizada y se asocia con fiebre y meningismo), el **hematoma subdural** (con antecedentes de traumatismo craneal reciente) y la **enfermedad ocular** (*véase* cap. 2).

Una cefalea intensa y repentina que el paciente suele describir como «un martillazo en la cabeza» o «el peor dolor de cabeza de mi vida», sin causa evidente, es un claro indicio de **HSA**. Este tipo de dolor suele acompañarse de vómito, rigidez de nuca o pérdida transitoria del conocimiento. Sin embargo, hasta el 30% de todas las HSA pueden ser atípicas, y una HSA pequeña, especialmente en los individuos de edad avanzada, puede no presentar necesariamente una cefalea grave o un inicio catastrófico. En estos casos, el inicio súbito de una cefalea de nueva aparición sugiere el diagnóstico.

Como se ha señalado anteriormente, es importante distinguir el AIT, definido como un episodio temporal de déficit neurológico isquémico focal que se resuelve completamente en 24 h (y sin evidencia de infarto cerebral reciente en la RM si se realiza), de un episodio de isquemia cerebral generalizada (síncope) y de episodios como las crisis epilépticas y la migraña, que pueden aparecer como episodios de disfunción neurológica focal transitoria. La cronología de las crisis focales suele implicar una progresión y evolución en pocos minutos (~2-3 min), mientras que el déficit focal que a veces se produce con la migraña suele acumularse o desplazarse durante un periodo de 15-20 min antes de remitir y a menudo se asocia con una cefalea localizada que generalmente se produce después del déficit neurológico focal. Otra característica distintiva del AIT es que tiende a producir fenómenos negativos (debilidad, dificultad para hablar o comprender o pérdida visual o sensorial), pero las crisis focales tienden a producir fenómenos positivos (movimientos tónico-clónicos, disestesias, alucinaciones visuales o escotomas centelleantes); la migraña puede producir cualquiera de los dos (con más frecuencia, fenómenos positivos).

En el capítulo 2 se revisan otros síntomas de especial importancia para diferenciar los trastornos cerebrovasculares de otros tipos de enfermedades.

Se debe averiguar sobre cualquier **antecedente médico** pertinente (salud general antes de la aparición de la enfermedad actual, cirugías o traumatismos) y los **antecedentes familiares** según la necesidad. Un antecedente reciente de traumatismo craneal, aunque sea leve, debe plantear la posibilidad de un hematoma subdural o epidural. Los pacientes con enfermedad vascular cerebral aguda pueden tener antecedentes de ictus o AIT; estenosis de la arteria carótida; enfermedad cardiaca que incluya arritmia, enfermedad valvular o enfermedad arterial coronaria; hipertensión; trastorno hemático; consumo de tabaco; concentración elevada de colesterol; diabetes; consumo excesivo de alcohol; uso de drogas ilegales, o antecedentes familiares de ictus.

Una vez determinado que el problema es vascular, el médico debe decidir si envía una ambulancia, si hace que el paciente se presente en el servicio de urgencias o en la admisión del hospital o si le indica que acuda a la consulta para recibir una consulta médica y un tratamiento ambulatorio. Los pacientes con debilidad o torpeza repentina; hipoestesias de la cara, el brazo y la pierna en un lado del cuerpo; disminución o pérdida repentina de la visión (especialmente en un ojo) o visión doble con otros síntomas de posible isquemia de la circulación posterior (no diplopía sola); pérdida del habla o dificultad para hablar o comprender el lenguaje escrito o hablado; dolor de cabeza repentino e intenso sin causa aparente; mareo repentino e inexplicable (no inestabilidad sola) o vértigo en combinación con otros síntomas del tronco encefálico; o ataxia repentina (especialmente asociada con cualquiera de los síntomas señalados anteriormente) en las 2 semanas anteriores a la presentación probablemente representan una enfermedad vascular cerebral aguda y deben ser remitidos al hospital inmediatamente para una evaluación inicial y considerar su hospitalización (*véase* Apéndice E-1). Si el déficit asociado con el episodio es marcado o se acompaña de disminución del estado de consciencia, crisis convulsivas o insuficiencia respiratoria o circulatoria, se debe enviar una ambulancia. También se aconseja el envío de una ambulancia para los casos que se asocian con déficits neurológicos que empeoran o fluctúan, trastornos cerebrovasculares traumáticos (hematoma subdural o epidural) y ante la sospecha de otros trastornos neurológicos urgentes no cerebrovasculares, como la meningitis o la encefalitis. En otros casos, se puede indicar al paciente que acuda a la consulta.

11 Tratamiento del ictus agudo en los pacientes críticos

Mientras se intenta determinar el mecanismo de la enfermedad vascular cerebral aguda, el paciente debe recibir cuidados de apoyo para mantener el estado médico general. Debe prestarse especial atención a monitorizar la presión arterial (PA), la ingesta de líquidos, la diuresis y las concentraciones de electrolitos en suero y orina para garantizar un equilibrio hídrico adecuado. Se aconseja la observación constante en una unidad de cuidados neurocríticos (UCN) con vigilancia de los signos vitales durante los primeros días tras un infarto cerebral progresivo o grande y para la mayoría de las hemorragias intracerebrales (HIC) y subaracnoideas (HSA). En ausencia de una UCN, se recomienda el ingreso en una unidad de cuidados intensivos médicos.

La exploración física inicial debe incluir la exploración general y la neurológica (incluida la neurovascular) (*véanse* caps. 4-6). Se recomienda la monitorización cardiaca y las inspecciones cada 4 h con el registro de los signos vitales (estado de consciencia, PA, pulso, temperatura y respiración), el tamaño y la reacción de las pupilas y los movimientos de las extremidades durante al menos los primeros días tras el inicio de una enfermedad vascular cerebral aguda y persistente sin complicaciones, pero pueden ser necesarias las inspecciones clínicas cada media hora y la monitorización intermitente de los gases sanguíneos y la presión intracraneal (PIC) en los pacientes con ictus graves, especialmente en aquellos con deterioro de la consciencia o síntomas neurológicos fluctuantes. Los pacientes que sufren un infarto cerebral y han recibido un tratamiento trombolítico o endovascular deben someterse a una evaluación clínica frecuente y a la monitorización de los signos vitales, incluida la PA, especialmente durante las primeras 24 h después del tratamiento. Por lo general, el personal de enfermería debe registrar las inspecciones neurológicas y los signos vitales cada 15 min durante las 2 h siguientes al inicio del tratamiento trombolítico, luego cada 30 min durante 6 h y después cada hora desde la octava hora hasta las 24 h siguientes a su inicio. La *National Institutes of Health Stroke Scale* (NIHSS) (*véase* Apéndice C-2) se utiliza de forma intermitente para proporcionar una evaluación objetiva del déficit neurológico. Para los pacientes en coma, se emplean la *Escala de coma de Glasgow* (*véase* Apéndice B) y la *Escala FOUR* (*véase* cap. 6) para proporcionar una evaluación inicial y longitudinal objetiva de la función neurológica. La tomografía computarizada (TC) sin contraste se realiza como procedimiento de urgencia en todos los pacientes críticos con probables trastornos cerebrovasculares agudos. En el caso de los pacientes con isquemia cerebral, el estudio de perfusión por TC proporciona una evaluación urgente para distinguir entre el núcleo infartado y la penumbra isquémica que facilita la toma de decisiones al administrar el tratamiento trombolítico o la trombectomía mecánica.

Las medidas terapéuticas inmediatas para todos los pacientes en coma incluyen establecer una vía aérea adecuada e insertar un catéter intravenoso de gran calibre para extraer sangre para estudios y mantener el equilibrio hidroelectrolítico. Como se indica en el capítulo 6, en los pacientes en quienes no se conoce fácilmente la causa del coma, deben administrarse 0.4 mg i.v. de naloxona, junto con 100 mg i.v. de tiamina, seguida de la administración de 25-50 mL de dextrosa al 50% en agua. Si se sospecha el uso excesivo de benzodiacepinas, se puede administrar flumazenil. La infusión de líquidos debe mantenerse al mínimo (generalmente, 1000 mL de solución salina normal por metro cuadrado de superficie corporal al día), a menos que el paciente esté hipotenso o claramente deshidratado (*véase* más adelante).

MANEJO DE LA VÍA AÉREA

Mantener una vía aérea permeable es la primera prioridad en el cuidado de un paciente inconsciente o de cualquier paciente alerta con problemas respiratorios, como respiraciones superficiales e irregulares o disnea. Las causas más frecuentes de obstrucción de las vías respiratorias son el desplazamiento posterior de las estructuras de los tejidos blandos bucofaríngeos, el vómito nasofaríngeo y las secreciones. Se debe aplicar succión a las vías respiratorias según la necesidad, con el paciente colocado en posición lateral para evitar la obstrucción (también puede ser útil una cánula faríngea o nasal). Estas medidas son útiles para prevenir la atelectasia y la bronconeumonía. Se debe suministrar oxígeno suplementario (2-4 L min mediante una cánula nasal) en presencia de concentraciones de oxígeno en sangre disminuidas (presión arterial de $O_2 < 90$ mm Hg, saturación de $O_2 < 95\%$).

La intubación endotraqueal o la respiración asistida rara vez están indicadas en los pacientes con ictus, pero estos procedimientos deben considerarse en circunstancias de mala protección de las vías respiratorias que suelen deberse a debilidad lingual o faríngea grave con incapacidad para eliminar las secreciones, oxigenación insuficiente como resultado de la fatiga de los músculos respiratorios, neumonía o aspiración o a necesidad de sedación profunda a causa de crisis convulsivas prolongadas. También puede considerarse la intubación endotraqueal y la hiperventilación en determinados pacientes que presentan aumento de la PIC, ya sea solas o con otro tratamiento adecuado para el edema cerebral.

TRATAMIENTO DE LOS TRASTORNOS CARDIOVASCULARES SISTÉMICOS

El tratamiento de los problemas circulatorios generales incluye el control de las arritmias, el restablecimiento del gasto cardiaco y el tratamiento del choque agudo o la hipovolemia. La hipotensión no suele ser un problema en los ictus o en los ataques isquémicos transitorios, excepto cuando hay un infarto de miocardio (IM) simultáneo, sepsis o deshidratación. Para mantener la normotensión en estas situaciones, también se puede administrar plasma, dextrano de bajo peso molecular o solución salina normal. Deben evitarse los expansores de volumen que contengan una cantidad excesiva de agua libre (como el D_5W), ya que esto puede empeorar el edema cerebral en evolución. En los pacientes con PA baja que no responden a una expansión gradual del volumen, pueden administrarse simpaticomiméticos (p. ej., epinefrina) por vía subcutánea o intramuscular para aumentar la PA sistémica y la perfusión cerebral. En los casos de IM con colapso vascular, se aconseja la administración de vasopresores por vía i.v., titulando la velocidad de infusión para mantener una PA estable y deseada. Si hay insuficiencia cardiaca clínica, está indicado el tratamiento inmediato con inotrópicos (como la dobutamina).

En los pacientes con coma de tipo I o II (*véase* cap. 6), la PA suele estar aumentada inicialmente; sin embargo, en los pacientes con coma de tipo III o los que se encuentran en las fases terminales del coma de tipo I o II, suele estar disminuida. El tratamiento médico de la hipertensión transitoria que resulta de un aumento de la PIC asociado con la enfermedad vascular cerebral aguda (reflejo de Cushing) no suele ser necesario.

El tratamiento óptimo de la PA debe individualizarse y puede verse influido por el uso de tratamiento trombolítico intravenoso o procedimientos endovasculares, la presencia de comorbilidades y las cifras de PA. La hipertensión persistente que es el resultado del aumento de la PIC requiere la reducción de esta última en lugar de antihipertensivos. Sin embargo, en general, en los pacientes que sufren un ictus isquémico agudo y no están recibiendo alteplasa intravenosa (activador tisular del plasminógeno) o tratamiento endovascular y tienen una PA mayor o igual a 220/120 mm Hg, es apropiado reducir la PA en un 15%. Las opciones de tratamiento antihipertensivo de urgencia para quienes tienen una PA diastólica superior a 140 mm Hg incluyen la infusión i.v. constante de nitroprusiato de sodio (0.3-0.5 µg/kg por minuto), que puede titularse hasta conseguir el efecto deseado. La dosis habitual es de 1-3 µg/kg por minuto y no debe superar los 10 µg/kg por minuto. También se recomienda la reducción gradual y cuidadosamente controlada de la PA en cerca de un 15% dentro de las 48 h del inicio del ictus isquémico para los pacientes que tienen una PA sistólica de 220 mm Hg o más o PA diastólica de 121-140 mm Hg (y para los pacientes con HIC que tienen una PA sistólica $\geq$ 180 mm Hg o una PA diastólica $\geq$ 100 mm Hg) en dos mediciones separadas obtenidas con 30 min o más de diferencia o asociadas con una HIC documentada, IM agudo, insuficiencia ventricular izquierda, insuficiencia renal como resultado de hipertensión acelerada o disección aórtica. La reducción puede lograrse con fármacos intravenosos, como el labetalol, ya sea 1) como una dosis inicial de 10-20 mg i.v. durante 1-2 min, repetida o duplicada cada 10-20 min hasta alcanzar la PA deseada o hasta una dosis acumulada de 300 mg, o 2) como una dosis inicial de 10-20 mg i.v. durante 1-2 min seguida de una infusión i.v. constante (2-8 mg/min). Asimismo, nicardipino i.v., 5 mg/h, ajustado en incrementos de 2.5 mg/h cada 5-15 min hasta alcanzar la PA óptima (máximo de 15 mg/h), o clevidipino i.v., 1-2 mg/h, ajustado duplicando la dosis cada 2-5 min hasta alcanzar la PA óptima (máximo de 21 mg/h). Si no se obtiene una respuesta satisfactoria, debe considerarse la infusión de nitroprusiato de sodio.

Los objetivos de PA difieren en función de los antecedentes del paciente. En los pacientes sin antecedentes de hipertensión, el objetivo inicial es que aquellos con hipertensión grave ($\geq$ 220/120 mm Hg para el ictus isquémico y $\geq$ 180/100 mm Hg para la hemorragia intracerebral) la reduzcan aproximadamente un 15%. En el caso de las personas sin antecedentes de hipertensión y con cifras iniciales de PA más moderadas, el objetivo inicial es de 160-170 mm Hg de sistólica y de 95-100 mm Hg de diastólica; mientras tanto, en las personas con antecedentes de hipertensión, es más apropiado un objetivo inicial de 170-180/100-110 mm Hg. Las cifras persistentes ($\geq$ 12 h) y moderadas (>180-220/105-120 mm Hg) de hipertensión pueden tratarse con labetalol i.v. (como se ha indicado anteriormente) o con fármacos orales, incluyendo labetalol y otros bloqueadores adrenérgicos β, inhibidores de la enzima convertidora de angiotensina o bloqueadores de los canales de calcio. Deben evitarse los fármacos sublinguales, ya que la respuesta es algo imprevisible y puede provocar un descenso precipitado de la PA. Si un paciente recibe un tratamiento trombolítico o endovascular para el infarto cerebral, los objetivos de PA deben ser inferiores a 185/110 mm Hg antes de que se inicie dicho tratamiento, utilizando la medicación indicada anteriormente.

TRATAMIENTO DEL AUMENTO DE LA PRESIÓN INTRACRANEAL

El aumento de la PIC suele complicar las HIC de tamaño moderado a grande y los grandes infartos cerebrales. Aunque el edema asociado tiende a desarrollarse más rápidamente con la hemorragia, el edema relacionado con el infarto también puede ser grave en las primeras 24-48 h y suele progresar durante los primeros 3-7 días después del infarto. Por lo general, la PIC debe mantenerse en 20 mm Hg o menos, y la presión de perfusión cerebral debe mantenerse en 70 mm Hg o más.

En los pacientes con **infarto cerebral**, los signos de aumento de la PIC incluyen la disminución del estado de consciencia, la pérdida de pulsaciones venosas espontáneas en la exploración oftalmoscópica y las características clínicas de herniación (agrandamiento pupilar ipsilateral al hemisferio infartado o signos corticoespinales patológicos contralaterales o ipsilaterales a la lesión hemisférica). Existen varias estrategias de tratamiento para el aumento de la PIC causado por un ictus isquémico o hemorrágico (tabla 11-1). Esto incluye evitar la flexión del cuello y el uso de solución

TABLA 11-1 Opciones de tratamiento del edema cerebral y la PIC elevada

Medidas generales	Líquidos
Elevar la cabeza de la cama a 30°	Solución salina normal; minimizar el uso de agua libre (no usar D_5W)
Reducir la estimulación al mínimo	Restricción relativa de líquidos a 1000 mL/m² de superficie corporal por día

Fármaco	Inicio de la acción	Duración	Comentarios
Hiperventilación hasta PCO_2 de 25-35 mm Hg	Inmediato	24 h	
Fármacos hiperosmolares			
Manitol, solución al 20%, 1 g/kg i.v. durante 5-30 min; repetir 0.25-0.5 g/kg cada 2-6 h	30 min	Dosis: horas General: 24-48 h	Controlar la osmolaridad sérica (mantener 300-320 mOsm/L), los electrolitos y el nitrógeno ureico en sangre
Glicerol, solución al 10%, 0.25-1.0 g/kg v.o. cada 4-6 h	8-12 h	Dosis: horas General: 24-48 h	Menos potencial de rebote de la PIC al final de la duración de acción que el manitol
Cirugía o drenaje del líquido cefalorraquídeo: *véase* el texto			

En caso de aumento grave de la PIC, que ponga en peligro la vida y no responda a otros tratamientos, pueden utilizarse propofol o barbitúricos. La monitorización de la PIC ser útil para guiar el tratamiento.

i.v.: intravenosa; PIC: presión intracraneal.
[a] Los diuréticos, como la furosemida, pueden administrarse con fármacos hiperosmolares, especialmente si se produce insuficiencia cardiaca congestiva como efecto secundario.

salina normal en lugar de hipotónica. Sin embargo, generalmente se necesitarían medidas más intensivas. Una medida temporal para reducir la PIC en un paciente intubado es la hiperventilación para disminuir la concentración de dióxido de carbono, con la consiguiente vasoconstricción y reducción de la PIC. La osmoterapia puede usarse temporalmente para aumentar la osmolaridad del suero, extrayendo líquido del tejido cerebral edematoso. La osmoterapia más utilizada es el manitol al 20% (administrado por vía i.v. a una dosis de 1 g/kg durante un periodo de 30 min inicialmente y luego 0.25-0.5 g/kg cada 2-6 h según la necesidad para la elevación aguda de la PIC, dependiendo de las cifras del paciente, la presión de perfusión cerebral, la osmolaridad sérica y los hallazgos clínicos), junto con la restricción de agua libre. La reposición de líquidos debe administrarse prestando atención a mantener la osmolalidad sérica en el rango de 300-320 mOsm/L; deben evitarse las soluciones hipotónicas y que contengan glucosa. En ocasiones, se emplea la diuresis osmótica con glicerol (administrado en solución al 10% en solución salina normal al 0.4% a una dosis de 0.25-1.0 g/kg cada 4-6 h). A veces se utiliza la hipotermia leve a moderada de 32-34 °C para reducir la PIC al disminuir la demanda metabólica cerebral, con la consiguiente reducción del flujo sanguíneo cerebral. Este abordaje puede considerarse en ciertos pacientes que están intubados y sedados si otras estrategias no tienen éxito.

Los pacientes más jóvenes y aquellos con grandes infartos cerebrales en la arteria cerebral media o en la distribución de la arteria carótida interna tienen un mayor riesgo de sufrir edema cerebral maligno. La craniectomía descompresiva temprana es una posibilidad en aquellos con edema cerebral maligno que no responden al tratamiento médico intensivo. Se ha observado una reducción de la mortalidad y una mejoría de los resultados funcionales con este tratamiento, especialmente en los menores de 60 años de edad. El drenaje ventricular puede estar indicado en algunos pacientes específicos. Si todas las demás medidas fracasan, se puede considerar el uso de barbitúricos o propofol. No hay datos que sugieran que los glucocorticoides sean beneficiosos para el aumento de la PIC en el contexto del infarto cerebral, la HIC o la HSA. Son más eficaces en el edema vasogénico que en el tipo de edema que predomina en los individuos con ictus, llamado *edema citotóxico.*

En los pacientes con **HIC** y un estado de consciencia alterado o evidencia de herniación, la PIC debe reducirse de forma urgente con intubación e hiperventilación mecánica, manteniendo la PCO_2 en 25-30 mm Hg. El glicerol o el manitol (en las dosis comentadas anteriormente) también pueden utilizarse hasta la consulta neuroquirúrgica de urgencia con la consideración del tratamiento quirúrgico de la hemorragia (*véase* cap. 15). Como se ha señalado en este capítulo, los glucocorticoides son más beneficiosos en el edema vasogénico, como el asociado con un tumor cerebral, que en el edema citotóxico, que es el subtipo de edema predominantemente asociado con los ictus. Por lo tanto, los glucocorticoides no se recomiendan en el contexto de la HIC.

La **hemorragia** o **infarto cerebeloso** con cualquier evidencia de compresión del tronco encefálico constituye una urgencia neuroquirúrgica. Debe obtenerse una valoración neuroquirúrgica urgente y debe considerarse rápidamente la craniectomía suboccipital descompresiva como procedimiento para salvar la vida.

En los pacientes con **HSA**, el aumento de la PIC suele ser causado por la hidrocefalia y se trata con un drenaje ventricular externo, con una reducción gradual de la presión. Otros pacientes presentan un aumento de la PIC sin hidrocefalia como resultado del edema cerebral difuso. En este subgrupo, la reducción de la presión a menudo puede lograrse mediante hiperventilación, administración de manitol o glicerol (como se ha comentado anteriormente) o drenaje ventricular externo.

CUIDADOS DE ENFERMERÍA

Los pacientes con deterioro de la consciencia requieren una atención especial del estado nutricional, la función intestinal y vesical, del cuidado de la piel, los ojos y la boca y de la profilaxis de la trombosis venosa profunda (TVP).

En los pacientes en estado de coma o con problemas de deglución, la nutrición puede proporcionarse inicialmente mediante soluciones intravenosas, pero debe considerarse la alimentación mediante una sonda nasogástrica cuando el paciente esté neurológicamente estable, con el objetivo de comenzar en los 7 días siguientes al ingreso. Puede utilizarse una dieta de 1300-1400 calorías al día con suplementos vitamínicos o sistemas de alimentación líquida (Ensure® u Osmolite®) por goteo constante a una velocidad de 75-100 mL/h (1-1.5 calorías/mL) o alimentación en bolo. La reposición de líquidos debe ser de 2 L/día; la diuresis debe vigilarse estrechamente para equilibrarla con la ingesta y, en general, debe ser de al menos 500-1000 mL/día. Si el paciente está alerta y es capaz de deglutir con seguridad, la alimentación oral debe iniciarse con una dieta líquida, seguida de dietas molidas suaves, blandas y regulares (las dietas líquidas y blandas completas pueden ser más fáciles de deglutir sin aspiración que los líquidos claros para los pacientes con diversos grados de disfagia). La alimentación por gastrostomía endoscópica percutánea deberá considerarse en los pacientes con mal pronóstico para recuperar un mecanismo de deglución adecuado y seguro.

Para ablandar las heces y prevenir el esfuerzo al defecar, pueden utilizarse ablandadores como el docusato sódico, 100 mg v.o. dos veces al día, o laxantes, especialmente en los pacientes con HSA. No se debe usar una sonda permanente en los pacientes que estén despiertos y puedan cooperar con un programa de vaciado voluntario. En los pacientes en estado de coma, la vejiga debe vaciarse mediante sondaje a intervalos regulares de 4-6 h. Si el paciente está inconsciente durante más de 48 h, puede ser necesario colocar una sonda de Foley permanente para vigilar la producción de orina del paciente, pero este método se asocia con un mayor riesgo de colonización bacteriana e infección urinaria.

Cada 1-2 h se debe girar a los pacientes en estado de coma mediante un colchón de aire con sábanas ajustadas y acolchado de esponja en las prominencias corporales para prevenir la neuropatía por presión y las úlceras por decúbito. La TVP puede evitarse utilizando dispositivos de compresión neumática intermitente. El beneficio de la heparina administrada por vía subcutánea (heparina no fraccionada, 5000 U dos veces al día o heparina de bajo peso molecular) en la prevención de la TVP es menos seguro. En general, las medias de compresión elásticas no se emplean en esta situación. La piel del paciente debe mantenerse seca y empolvada con talco, con inspecciones diarias sobre los puntos de presión para detectar eritemas o úlceras. Los ungüentos oftálmicos, los colirios de metilcelulosa y los parches oculares ayudan a impedir la ulceración y la abrasión de la córnea.

12 Ataque isquémico transitorio e infarto cerebral leve

Evaluación y tratamiento general

El **accidente isquémico transitorio** (AIT) se define como un episodio temporal de disfunción neurológica **focal** causado por una isquemia cerebral que se localiza en una región limitada del cerebro y que se resuelve completamente sin un infarto cerebral documentado por tomografía computarizada (TC) o resonancia magnética (RM). Estos episodios se definían anteriormente como de duración inferior a 24 h. El **infarto cerebral menor** (ICM) puede definirse como una pérdida persistente de la función cerebral atribuida a la isquemia o infarto cerebral o que dura más de 24 h, de nuevo localizada en una región limitada del encéfalo. El déficit residual no es discapacitante; las personas afectadas son capaces de realizar la mayoría de sus actividades habituales y pueden deambular sin ayuda. En general, en los pacientes que presentan un AIT o un ICM, el tratamiento puede iniciarse antes de determinar un mecanismo definitivo. El médico debe elegir entre varias opciones terapéuticas, considerando cuidadosamente la relación riesgo-beneficio en función de las circunstancias específicas. A continuación, debe realizarse una evaluación sistemática para determinar el mecanismo específico de la enfermedad vascular cerebral (*véase* Apéndice E-2).

¿SE DEBE HOSPITALIZAR AL PACIENTE?

Aunque en el pasado la mayoría de los pacientes con AIT o ICM eran hospitalizados, no todos estos individuos requieren una evaluación en el hospital. En el caso de los pacientes con AIT o ICM, la hospitalización debe dirigirse a aquellos que tienen un mayor riesgo de presentar episodios isquémicos recurrentes tempranos. Por lo general, los siguientes pacientes suelen ser los mejores candidatos para la **hospitalización**: 1) aquellos con más de cuatro episodios isquémicos dentro de las 2 semanas anteriores a la presentación inicial (particularmente aquellos sin ceguera monocular transitoria aislada); 2) aquellos con una probable fuente cardiaca de émbolos (tablas 12-1 y 12-2), incluyendo fibrilación auricular (FA), válvula mecánica, miocardiopatía dilatada, trombo intracardiaco conocido o infarto de miocardio (IM) reciente; 3) estenosis o disección sintomática de la arteria carótida; y 4) estado hipercoagulable conocido. En los pacientes con menos de cinco AIT, el más reciente de los cuales se produjo en las 2 semanas anteriores a la presentación, y sin una probable fuente cardiaca de émbolos, estenosis sintomática de la arteria carótida o estado hipercoagulable, la cuestión de la hospitalización está menos clara. Sin embargo, por lo general, si el déficit que se asocia con el episodio fue marcado, si los eventos están aumentando en frecuencia, gravedad o duración o si hay otros factores que sugieren un alto riesgo de nuevos acontecimientos, incluyendo un soplo carotídeo ipsilateral, a los probables síntomas carotídeos, entonces se suele hospitalizar al paciente para su evaluación. Para los individuos con AIT ocurrido más de 2 semanas antes de la evaluación actual o con síntomas que solo

TABLA 12-1	Factores de riesgo cardiaco probados para el ataque isquémico transitorio o el ictus leve

Fibrilación auricular persistente
Fibrilación auricular paroxística
Aleteo auricular continuo
Válvula mecánica
Valvulopatía reumática
Miocardiopatía dilatada
Infarto de miocardio reciente (en menos de 1 mes)
Trombo intracardiaco
Masa intracardiaca (mixoma auricular, fibroelastoma papilar)
Endocarditis infecciosa
Endocarditis trombótica no bacteriana

implican ceguera monocular transitoria, puede estar indicado un estudio ambulatorio urgente. Los síndromes clínicos específicos, como ictus en los jóvenes, probable disección carotídea sintomática, estado hipercoagulable, vasculopatías inflamatorias, ictus asociado con consumo de drogas y trombosis venosa cerebral, suelen dar lugar a una evaluación y un tratamiento hospitalarios oportunos y adecuados a la entidad clínica específica.

Existen varias puntuaciones utilizadas para predecir el riesgo de ictus a corto plazo tras un AIT que pueden dar fundamento a la decisión de hospitalización. Una puntuación empleada con frecuencia y que no requiere hallazgos de imágenes cerebrales es la ABCD2 (*véase* cap. 10 para más detalles). La puntuación ABCD3-I (*véase* cap. 10) puede ser más precisa a la hora de predecir los pacientes con mayor riesgo de presentar un ictus posterior, pero requiere los resultados de la RM como parte de la puntuación.

ANTIPLAQUETARIOS

En los pacientes seleccionados para la hospitalización, debe instaurarse un tratamiento antitrombótico. En la mayoría de los pacientes debe iniciarse la administración de ácido acetilsalicílico: 75-325 mg/día. Para las personas alérgicas al ácido acetilsalicílico, puede utilizarse clopidogrel, 75 mg/día, en su lugar. Algunos datos sugieren que el uso al menos a corto plazo de tratamiento antiplaquetario doble (TAPD) con 81 mg de ácido acetilsalicílico en combinación con 75 mg de clopidogrel durante los primeros 21 días, seguido de tratamiento antiplaquetario individual con 81-325 mg de ácido acetilsalicílico al día o 75 mg de clopidogrel al día solo, puede reducir el riesgo de recurrencia en los pacientes que no requieren anticoagulación y no tienen una estenosis carotídea para la que estaría indicado un procedimiento. El estudio *Clopidogrel in High-Risk Patients with*

TABLA 12-2	Potenciales factores de riesgo cardiaco del ataque isquémico transitorio o el ictus leve

Síndrome del seno enfermo
Foramen oval permeable con o sin aneurisma del tabique auricular
Restos ateroescleróticos en la aorta torácica
Contraste ecocardiográfico espontáneo
Infarto de miocardio 2-6 meses antes
Segmento ventricular izquierdo hipocinético o acinético

Acute Nondisabling Cerebrovascular Events (CHANCE) mostró una reducción del 32% en la recurrencia del ictus entre pacientes chinos tratados con TAPD dentro de las 24 h siguientes a un AIT o ictus isquémico menor en comparación con los tratados solo con ácido acetilsalicílico y sin un aumento de la hemorragia. En el ensayo *Platelet-Oriented Inhibition in New TIA and Minor Ischemic Stroke* (POINT), dentro de las 12 h siguientes a un AIT o un ICM de alto riesgo (*National Institutes of Health Stroke Scale* es < 3), se asignó aleatoriamente un tratamiento con clopidogrel (75 mg/día tras una dosis de carga de 600 mg) en combinación con ácido acetilsalicílico (50-325 mg/día), en comparación con ácido acetilsalicílico solo, durante 90 días. El riesgo de episodios isquémicos mayores se redujo del 6.5% al 5% durante los primeros 90 días después de la entrada en el estudio, y la mayoría de los eventos se produjeron de forma temprana. La mayoría de los episodios que se evitaron fueron infartos cerebrales. El riesgo de hemorragia mayor aumentó (0.9% en los tratados con TAPD, 0.4% con ácido acetilsalicílico), pero la mayoría de las hemorragias no fueron mortales ni de localización intracraneal. El beneficio en la prevención del ictus para el TAPD se observó durante los primeros 7-30 días y el riesgo de hemorragia mayor se hizo mayor de 8-90 días después del tratamiento. El TAPD es razonable durante los primeros 21 días tras el AIT o el ICM, seguido de tratamiento antiplaquetario con un solo fármaco a partir de entonces. Las excepciones serían aquellos pacientes que tengan antecedentes de hemorragia cerebral o sistémica o estudios de imagen previos que muestren microhemorragias cerebrales.

También hay algunos datos que sugieren que el TAPD con cilostazol en combinación con ácido acetilsalicílico o clopidogrel puede ser más eficaz para evitar el ictus isquémico recurrente, en comparación con el ácido acetilsalicílico o el clopidogrel solos, especialmente entre los pacientes de alto riesgo. En el ensayo *Cilostazol Stroke Prevention Study for Antiplatelet Combination* (CSPS) realizado en Japón, en pacientes con ictus isquémico no cardioembólico reciente y considerados de alto riesgo, con estenosis arterial intracraneal del 50% o mayor, estenosis arterial extracraneal del 50% o mayor o dos o más factores de riesgo vascular, durante una mediana de seguimiento de 17 meses, el tratamiento combinado disminuyó el riesgo de ictus isquémico recurrente del 6.9% en los tratados con monoterapia al 3.2% en aquellos con tratamiento doble, sin que hubiera diferencias en el riesgo de hemorragia. No está claro si estos datos son generalizables a otras poblaciones, y la medicación sigue en estudio.

ANTICOAGULANTES

No hay datos claros que apoyen el uso de heparina intravenosa a corto plazo tras un AIT o un ICM. A la espera de nuevas pruebas procedentes de ensayos clínicos, se sigue considerando el uso de heparina o heparina de bajo peso molecular (HBPM) en ciertos pacientes con lesiones no quirúrgicas, como síntomas isquémicos progresivos o recurrentes, AIT progresivo, embolia cardiaca recurrente e ictus cardioembólico agudo como consecuencia de FA reumática, estados hipercoagulables y trombosis del seno venoso cerebral.

La **heparina**, una mezcla heterogénea de sulfato y mucopolisacáridos, activa la antitrombina III e inhibe los factores de regulación II, IX, X, XI y XII. También bloquea la conversión de fibrinógeno en fibrina, ejerce una acción proplaquetaria y antiagregante plaquetaria, acelera la fibrinólisis e inactiva la trombina a través del cofactor II de la heparina. La infusión intravenosa de heparina en pacientes con AIT o ICM estrictamente cribados puede iniciarse con un bolo de 5000 U seguido de la infusión constante de 800-1000 U/h. El efecto anticoagulante de la heparina es inmediato y puede cuantificarse a partir de las mediciones del tiempo de tromboplastina parcial activado. El rango terapéutico suele ser de 1.5-2 veces el valor de control normal. El tiempo de tromboplastina parcial activada del paciente debe vigilarse cada 6 h hasta que se haya documentado el valor terapéutico y luego diariamente durante el tiempo de infusión.

Las **complicaciones hemorrágicas** son los efectos secundarios más frecuentes del tratamiento con heparina. Estas complicaciones están relacionadas con la dosis y la duración del tratamiento heparínico. Pueden ser más frecuentes en los pacientes con presión arterial sistémica elevada, pero esta asociación no ha sido bien documentada. La frecuencia de la hemorragia intracerebral en los individuos que han sufrido un ictus isquémico es del 1-7%, pero el riesgo es mayor en los pacientes con grandes ictus isquémicos que en los pacientes con AIT o ICM.

Otra complicación asociada con la heparina es la trombocitopenia inducida por heparina. Suele ser leve y transitoria (relacionada con el aumento de la agregación plaquetaria), pero puede ser más grave en el 1-2% de los pacientes. La forma más grave se relaciona con una respuesta inmunitaria inducida por la inmunoglobulina G e inmunoglobulina M que puede asociarse con oclusiones arteriales «paradójicas», generalmente tras 4-6 días de tratamiento con heparina. Por esta razón, el recuento de plaquetas debe determinarse cada 2 días durante el tratamiento con heparina. Si se desarrolla trombocitopenia inducida por heparina y se requiere una anticoagulación parenteral continuada a corto plazo, el tratamiento a veces incluye HBPM, que tiene menos propensión a inducir trombocitopenia que la heparina no fraccionada habitual. La **HBPM** ejerce su efecto anticoagulante de forma más selectiva, afecta casi exclusivamente a la vía intrínseca de la coagulación y tiene poco efecto sobre las plaquetas y la trombina.

Las guías más recientes de la American Stroke Association para el tratamiento temprano de los pacientes con ictus isquémico recomiendan el uso de dispositivos de compresión neumática intermitente para la trombosis venosa profunda (TVP) en los pacientes inmovilizados. El beneficio de la heparina subcutánea (heparina no fraccionada 5 000 U dos veces al día o HBPM) para prevenir la TVP es menos seguro.

EVALUACIÓN INICIAL

La evaluación inicial en un entorno hospitalario es relativamente similar a la de un entorno ambulatorio acelerado. Debe realizarse una TC de cráneo sin contraste para distinguir rápidamente la enfermedad cerebrovascular no hemorrágica de la hemorrágica. Puede ser necesaria una RM de cráneo (o una TC con contraste si hay una contraindicación para la RM) si la exploración inicial indica una posible malformación arteriovenosa, un meningioma u otra lesión en masa. Otros estudios de referencia son el hemograma completo, el tiempo de tromboplastina parcial activada y el cociente internacional normalizado (INR, *international normalized ratio*)/tiempo de protrombina, la glucosa en sangre, la creatinina, las pruebas de función hepática, los electrolitos y la velocidad de eritrosedimentación. Deben realizarse análisis de lípidos, incluyendo las concentraciones de lipoproteínas de alta densidad, lipoproteínas de baja densidad y colesterol total, pero no es necesario realizarlos de forma aguda. Se debe obtener una radiografía de tórax y un electrocardiograma (ECG). También deben tenerse en cuenta los biomarcadores cardiacos, como la troponina y la creatina-cinasa, especialmente en circunstancias que puedan implicar clínicamente una isquemia cardiaca. En los pacientes seleccionados para una evaluación ambulatoria acelerada y en aquellos hospitalizados, y a menos que exista una contraindicación para el uso de antiplaquetarios, puede iniciarse un TAPD con ácido acetilsalicílico 75-325 mg/día en combinación con clopidogrel 75 mg/día durante la evaluación, a medida que se define el mecanismo; dicho TAPD se utilizaría durante 21 días, salvo que esté indicado algún otro abordaje antitrombótico preventivo específico.

EVALUACIÓN CARDIACA

Los antecedentes médicos y neurológicos de referencia del paciente ya deberían haberse obtenido y se debería haber realizado una exploración neurológica (caps. 1-6). Una evaluación cardiaca mínima incluye la obtención de los antecedentes cardiacos (con atención específica tanto a los síntomas isquémicos como a las arritmias previas) y una exploración cardiaca que incluya la auscultación cuidadosa de los soplos cardiacos. Las investigaciones mínimas de laboratorio incluyen electrocardiografía, trazo DII largo y radiografía de tórax. Deben obtenerse biomarcadores cardiacos, como la troponina y la creatina-cinasa. Si se identifica uno de los riesgos cardiacos probados (*véase* tabla 12-1), puede ser necesaria la anticoagulación para la profilaxis a largo plazo, incluso si se identifica otro mecanismo potencial para el AIT o el ICM. Los riesgos cardiacos presuntos (*véase* tabla 12-2) también pueden requerir tratamiento antiplaquetario o anticoagulante, pero debe considerarse un mecanismo alternativo.

El resto de la evaluación debe guiarse por el número y el carácter de los episodios isquémicos. Si un paciente tiene episodios estereotipados, que indican acontecimientos recurrentes en la misma distribución vascular, los episodios cardioembólicos son relativamente menos probables, aunque siguen siendo parte del diagnóstico diferencial. Por otra parte, los episodios no estereotipados que implican síntomas disímiles durante los espasmos secuenciales y la posible afectación de territorios vasculares separados conducen a una evaluación diferente.

EPISODIO ÚNICO O MÚLTIPLE EN LA MISMA DISTRIBUCIÓN VASCULAR

En los pacientes con múltiples episodios estereotipados o en aquellos con uno solo y sin evidencia de infartos previos de distribución de grandes vasos en la TC o la RM, la evaluación debe adaptarse en función de la circulación implicada (tabla 12-3).

Circulación anterior

Los síntomas clínicos que concuerdan con una isquemia de distribución **carotídea** (*véase* tabla 12-3) deben llevar a evaluar la arteria carótida extracraneal con ecografía carotídea, angiografía por resonancia magnética (ARM) o angiografía por tomografía computarizada (ATC); estas pruebas pueden detectar una estenosis de alto grado en el sistema carotídeo con una alta sensibilidad. La ARM es un subtipo de RM que permite visualizar de forma no invasiva la circulación extracraneal y partes de la intracraneal. Su utilidad como estudio de cribado es limitada, principalmente por su costo y su dificultad para delimitar entre estenosis arterial de alto grado y oclusión.

Si los resultados de los estudios no invasivos sugieren la presencia de una estenosis de alto grado en una arteria accesible quirúrgicamente y que concuerda con la distribución del AIT o ICM, entonces se debe considerar la ARM o la ATC si no se han realizado y si el paciente es candidato a cirugía. Si estos estudios confirman una estenosis de alto grado, debe considerarse firmemente la **endarterectomía carotídea** (**EAC**) si no hay contraindicaciones médicas, porque su beneficio se ha demostrado claramente en esta circunstancia. Si los problemas médicos importantes impiden la EAC, debe tenerse en cuenta la angioplastia carotídea con colocación de endoprótesis (*stent*) (ACS). Dado que la ARM y la ATC no son invasivas y tienen un alto grado de especificidad y sensibilidad en la evaluación de la enfermedad oclusiva carotídea, la arteriografía cerebral no suele ser necesaria con esta indicación. Incluso cuando la arteriografía es realizada por personal experimentado, se producen complicaciones neurológicas durante o poco después de la arteriografía cerebral en el 2-3% de los pacientes con enfermedad cerebrovascular, incluyendo déficit neurológico transitorio en el 2-3%, déficit neurológico permanente en el 0.1-0.3% y muerte en menos del 0.1%.

En el caso de los pacientes que no son candidatos a una cirugía, se suele considerar la posibilidad de realizar una ACS. En los ensayos aleatorizados sobre la EAC, la elevada tasa de ictus en los pacientes asignados a tratamiento médico con **ácido acetilsalicílico** sugiere que el tratamiento antiplaquetario con este fármaco solo es relativamente ineficaz en aquellos con estenosis sintomática de alto grado de la arteria carótida interna extracraneal. En circunstancias poco frecuentes en las que la

TABLA 12-3	Síntomas clínicos asociados con la isquemia cerebral

Circulación anterior
   Disfunción motora de las extremidades contralaterales o de la cara (o de ambas)
      Torpeza
      Debilidad
      Parálisis
      Disartria
   Pérdida de visión en el ojo ipsilateral
   Hemianopsia homónima
   Afasia si el hemisferio dominante está afectado
   Déficit sensorial de las extremidades contralaterales o de la cara (o de ambas)
      Hipoestesia o anestesia
      Parestesias
Circulación posterior
   Disfunción motora de cualquier combinación de extremidades o cara (o ambas)[a]
      Torpeza
      Debilidad
      Parálisis
   Pérdida de visión de uno o ambos campos visuales homónimos
   Déficit sensorial de las extremidades o de la cara (o de ambas)[a]
      Adormecimiento o pérdida de sensibilidad
      Parestesias
   Lo siguiente ocurre típicamente pero no es un diagnóstico aislado:
      Marcha atáxica   Diplopía
      Extremidades atáxicas Disfagia
      Vértigo   Disartria

[a]Los síntomas bilaterales o alternantes sugieren la afectación de la circulación posterior, y los síntomas bilaterales de las extremidades inferiores pueden ocurrir con el suministro unilateral de la carótida a ambas arterias cerebrales anteriores.

arteriografía revela un trombo en la arteria carótida extracraneal junto con estenosis de la arteria carótida, se puede considerar la anticoagulación a corto plazo (1-2 meses) con warfarina seguida de una EAC o una ACS.

Para los pacientes con un único episodio isquémico de distribución carotídea y un estudio de cribado carotídeo extracraneal negativo o evidencia de estenosis solo moderada, está indicada una evaluación adicional. La ecocardiografía transesofágica (ETE) suele ser el siguiente paso, y se considera la posibilidad de administrar warfarina u otros anticoagulantes (*véase* más adelante) o el tratamiento quirúrgico en función de la delimitación de una fuente cardiaca de embolia. Si la ETE tampoco revela una causa específica, puede considerarse el cribado de los vasos intracraneales con ARM o ATC. Sin embargo, es posible que estos estudios adicionales no cambien el antitrombótico seleccionado en la mayoría de los pacientes, dados los datos de los ensayos clínicos que sugieren que la warfarina no es claramente mejor que el ácido acetilsalicílico en los pacientes con estenosis intracraneal sintomática (estudio *Warfarin Aspirin Symptomatic Intracranial Disease* [WASID]). El tratamiento para los pacientes con estenosis intracraneal es, por lo general, con TAPD durante al menos 90 días y un control intensivo de los factores de riesgo de ateroesclerosis. Los datos de los ensayos clínicos no sugieren que la angioplastia con colocación de endoprótesis sea más eficaz que el uso de TAPD durante 90 días en combinación con un tratamiento médico intensivo de los factores de riesgo de ateroesclerosis (*Stenting versus Aggressive Medical Therapy for Intracranial Arterial Stenosis* [SAMMPRIS]). Se puede considerar la warfarina en determinados pacientes con estenosis intracraneal y síntomas continuos a pesar del

TAPD. La angioplastia con colocación de endoprótesis también puede considerarse en los pacientes con síntomas isquémicos continuos a pesar del tratamiento médico máximo. El tratamiento médico de la isquemia cerebral se revisa en la tabla 12-4.

Los **anticoagulantes cumarínicos** (warfarina y dicumarol) inhiben el mecanismo de coagulación al interferir en la síntesis de los factores II, VII, IX y X, dependientes de la vitamina K. Además, las cumarinas agotan las proteína C y S y dos proteínas anticoagulantes autóctonas. La semivida de los factores de coagulación inhibidos oscila entre aproximadamente 6 y 60 h, lo que produce un retraso de 1-3 días entre la concentración plasmática máxima y el efecto máximo. La intensidad de la anticoagulación con cumarina se mide mejor con el **INR**. Este se calcula utilizando el índice de sensibilidad internacional (ISI) de los reactivos de tromboplastina, que ahora son suministrados por la mayoría de los fabricantes, lo que permite calcular un valor de INR específico para cada instrumento para muestras de plasma individuales. La fórmula para calcular el INR es $INR = (cociente\ del\ tiempo\ de\ protrombina)^{ISI}$. Tanto la warfarina como el dicumarol suelen administrarse una vez al día. La dosis inicial varía en función del tamaño, la edad y el estado hepático del paciente, así como de la urgencia de la situación. En un adulto de talla media con función hepática normal, la dosis inicial depende de la edad del paciente y de su experiencia previa con la warfarina. Los estudios genéticos también pueden servir para orientar la dosis inicial de warfarina. La administración de 5 mg/día resulta adecuada en la mayoría de los pacientes, aunque los mayores de

 TABLA 12-4 Tratamiento médico de la isquemia cerebral

Ácido acetilsalicílico (75-325 mg/día)
    Tratamiento inicial en los pacientes con AIT o infarto cerebral (clopidogrel si hay intolerancia o alergia al ácido acetilsalicílico)
Clopidogrel (75 mg/día), ácido acetilsalicílico en combinación con dipiridamol de liberación prolongada
    Síntomas recurrentes con ácido acetilsalicílico y ningún mecanismo que pueda tratarse mejor con anticoagulación o contraindicaciones para el clopidogrel
    Tratamiento inicial en determinados pacientes con AIT o infarto cerebral
    Utilizar clopidogrel en las personas alérgicas o sensibles al ácido acetilsalicílico que requieren tratamiento antiplaquetario
Tratamiento antiplaquetario doble con clopidogrel (75 mg/día) y ácido acetilsalicílico (75-325 mg/día) para uso a corto plazo antes del tratamiento antiplaquetario individual
    Tratamiento inicial durante 21 días en los pacientes con AIT menor o infarto cerebral, a menos que haya una indicación específica de anticoagulación o procedimiento para la estenosis carotídea
Anticoagulación con warfarina (INR 2.0-3.0)
    A corto plazo (3-6 meses), seguido de un antiplaquetario
        Disección extracraneal sintomática de la arteria carótida o vertebral si los síntomas aparecen con el tratamiento antiplaquetario
    Considerar un plazo más largo (al menos 3 meses) (INR 2.0-3.0)
        Estado hipercoagulable
        Fuente cardiaca de émbolos, nivel/duración de anticoagulación según la causa
Anticoagulante oral directo
    A corto plazo
        Infarto de miocardio
    A largo plazo
        Fibrilación auricular
        Se desconoce la eficacia en otras fuentes cardiacas de émbolos y estados hipercoagulables
        No debe utilizarse en pacientes con válvulas cardiacas protésicas mecánicas

AIT: ataque isquémico transitorio; INR: cociente internacional normalizado.

80 años de edad no deben recibir más de 3.5 mg/día. Las excepciones son los pacientes que se sabe que requieren más warfarina, con base en su experiencia previa con el medicamento. La dosis después del primer día debe adaptarse en función del tiempo de protrombina o de la respuesta del INR, que suele ser mínima, si es que existe, después del primer día de tratamiento. Si el aumento del INR del primer día es mayor o igual a 0.6, la dosis de warfarina del segundo día debe ser inferior a la mitad de la del primero. En el caso de aquellos con un aumento del primer día mayor o igual a 0.9, el INR debe volver a evaluarse en 6 h y tomar una decisión sobre la posterior dosificación de warfarina. El INR suele revisarse por la mañana, y la warfarina o el dicumarol se toman por la noche. Las dosis se estiman en función de la suposición de un retraso aproximado de 2 días hasta el efecto máximo sobre el INR o el tiempo de protrombina a partir de una dosis determinada y un efecto escaso o nulo en las primeras 24 h.

Algunos de los retos que plantea el uso de la warfarina son las frecuentes interacciones con fármacos o alimentos que repercuten en la concentración del anticoagulante, y la necesidad de hacer análisis de sangre periódicos y posibles ajustes de la dosis. Las opciones de anticoagulantes orales se han ampliado en los últimos años. Actualmente, existen varios **anticoagulantes orales directos** (ACOD). Estos fármacos se clasifican en dos: un inhibidor directo de la trombina, el dabigatrán, y los inhibidores directos del factor Xa, el rivaroxabán, el apixabán y el edoxabán. Las características incluyen el **inhibidor directo de la trombina** dabigatrán (excretado sobre todo por vía renal sin metabolismo hepático, semivida de 12-17 h, dos veces al día), rivaroxabán (metabolismo hepático, semivida dependiente de la edad: 5-9 h en pacientes jóvenes, 11-13 h en adultos mayores, una vez al día), apixabán (metabolismo hepático, semivida de 12 h, dos veces al día) y edoxabán (metabolismo hepático mínimo, semivida de 9-11 h, una vez al día).

Estos fármacos pueden usarse con una dosis específica definida en función de las características del paciente, como la edad y la función renal, no requieren vigilancia y tienen menos interacciones con la medicación. En la actualidad existen antídotos que pueden usarse si es necesaria la reversión de urgencia de los ACOD.

En los pacientes con ictus isquémico embólico o AIT y una fuente cardiaca establecida de émbolos, incluyendo la FA, válvulas mecánicas, miocardiopatía dilatada, trombos intracardiacos conocidos e IM reciente, para los que no existe ninguna contraindicación a la administración de anticoagulantes, debe considerarse la anticoagulación. Se han realizado ensayos clínicos que comparan la warfarina con los ACOD en el contexto de la FA y parecen tener una eficacia comparativa con riesgos de hemorragia similares o algo menores (tabla 12-5). Los datos de los ensayos clínicos también apoyan el uso de un ACOD después de un IM (*véase* cap. 16). En el caso de las demás afecciones cardiacas mencionadas en este párrafo, se desconoce la eficacia de los ACOD en comparación con la warfarina. Es importante destacar que los ACOD no deben utilizarse en los pacientes con una válvula cardiaca protésica mecánica debido a su inadecuada eficacia para prevenir un episodio embólico.

Existen otros trastornos determinados para los cuales está indicada la warfarina, incluidos los estados hipercoagulables definidos. Los datos sobre la eficacia de los ACOD en estos trastornos son limitados, por lo que se suele utilizar la warfarina hasta que se disponga de mejores datos. La anticoagulación con warfarina puede considerarse en aquellos pacientes con ictus isquémicos en un contexto de detritos aórticos móviles y disección carotídea o vertebral extracraneal sintomática si los síntomas aparecen con el tratamiento antiplaquetario, aunque no hay datos claros de ensayos clínicos que definan la eficacia de la warfarina en estas situaciones. No hay datos disponibles sobre el uso de ACOD en estas alteraciones.

Cuando se utiliza warfarina, el **rango terapéutico habitual** para la anticoagulación oral es un INR de 2.0-3.0. La anticoagulación de mayor intensidad (como la de las válvulas cardiacas mecánicas) suele consistir en mantener el INR entre 3.0 y 4.5 (tabla 12-6).

Cuando se cambia el tratamiento a la anticoagulación oral en el contexto del uso de heparina intravenosa o HBPM, el momento óptimo para el cese de la heparina es controvertido. Sin embargo, la mayoría de los expertos aconsejan que la heparina

T A B L A 12-5	Anticoagulantes orales directos en la fibrilación auricular, resumen de ensayos clínicos		
Grupo de ensayos clínicos (tratamiento)	**Tasas del resultado primario (ictus o embolia sistémica)**	**Resultados generales del ensayo clínico**	**Interpretación clínica**
ARISTOTLE: 2.5-5 mg de **apixabán** 2 veces/día frente a warfarina a dosis ajustadas (INR en rango terapéutico el 62% del tiempo)	1.27% al año en el grupo de apixabán frente al 1.6% al año en el grupo de warfarina	El apixabán redujo significativamente el riesgo de resultados primarios (principalmente por la reducción de la HIC), de hemorragias mayores (2.1% frente a 3.1%) y de muerte (3.5% frente a 3.9%)	Más beneficioso (incluso puede darse si hay antecedentes de hemorragia digestiva importante). El único fármaco que también redujo la mortalidad
RE-LY: **dabigatrán** 110 y 150 mg 2 veces/día frente a warfarina a dosis ajustadas (INR en rango terapéutico el 64% del tiempo)	1.53% al año en el grupo de dabigatrán frente al 1.69% al año en el grupo de warfarina	El dabigatrán, 110 mg, tuvo tasas de resultados primarios similares a las de la warfarina, pero menores tasas de hemorragia mayor El dabigatrán, 150 mg, tuvo menores tasas de resultados primarios (especialmente II), pero similares de hemorragia	Benéfico (el único que disminuye el riesgo de II)
ROCKET-AF: **rivaroxabán** 20 mg diarios frente a warfarina a dosis ajustadas (INR en rango terapéutico el 54% del tiempo)	Análisis primario (por protocolo): 1.7% al año en el grupo de rivaroxabán frente al 2.2% en el grupo de warfarina Análisis por IDT: 2.1% al año en el grupo de rivaroxabán frente al 2.4% en el grupo de warfarina	El rivaroxabán no fue inferior a la warfarina para prevenir los resultados primarios; no hubo diferencias significativas en las hemorragias graves, pero sí en las hemorragias mortales menos frecuentes en el grupo de rivaroxabán	Benéfico, una dosis al día (especialmente indicada en los pacientes con mal cumplimiento debido a la prescripción de múltiples medicamentos)

GI: gastrointestinal; HIC: hemorragia intracerebral; IDT: intención de tratar; II: ictus isquémico; INR: cociente internacional normalizado.

TABLA 12-6	Intensidad de la anticoagulación con warfarina para las principales categorías de enfermedades

Indicación	INR
Fibrilación auricular, aleteo auricular	2-3
Cardiopatía isquémica	2-3
Trombosis venosa profunda	2-3
Enfermedad cardiaca valvular	2-3
Miocardiopatía dilatada	2-3
Infarto de miocardio reciente	2-3
Trombo intracardiaco	2.5-3.5
Válvula cardiaca mecánica	3.0-4.5
Disección carotídea extracraneal	2.0-3.0
Restos ateromatosos móviles del arco aórtico	2.0-3.0

se utilice durante al menos 3-5 días después de iniciar el tratamiento con warfarina o hasta que el INR se vuelva terapéutico. La razón del retraso mínimo de 3-5 días es que la warfarina inhibe la producción de nuevos factores de la coagulación, pero no elimina aquellos que ya están presentes. El factor de coagulación más importante para determinar la coagulación *in vivo* es la protrombina, que tiene una semivida de aproximadamente 2 días. Es necesario pasar por lo menos de 2-2.5 vidas medias para reducir la concentración existente de protrombina en un grado aceptable del 25-35% o menos.

Las **complicaciones hemorrágicas** de los anticoagulantes, como la warfarina, se relacionan con el grado de anticoagulación; los riesgos aumentan en especial con un INR mayor de 3.0. Por lo tanto, es importante comprobar el tiempo de protrombina o el INR con regularidad (generalmente a diario) hasta que se hayan estabilizado. Tras la estabilización, se revisan cada 2 o 3 días durante una semana y, finalmente, cada 4 semanas si el paciente ha alcanzado una dosis de mantenimiento y está estable. Es importante aconsejar al paciente que no tome vitamina K, porque puede interferir en gran medida con los intentos de anticoagulación oral. La anticoagulación a largo plazo con warfarina tiene una tasa de complicaciones por todos los episodios de hemorragia de entre el 0.5% y 1% cada 12 meses. Con un seguimiento cuidadoso en un entorno controlado, como en varios ensayos recientes de FA, la tasa de complicaciones hemorrágicas es cercana al 1.0-1.5% anual. Además de un tiempo de protrombina o un INR superior al rango terapéutico, la presión arterial sistólica o diastólica elevada y la edad pueden ser características predictivas de un mayor riesgo de complicaciones hemorrágicas.

El **tratamiento antiplaquetario** incluye ácido acetilsalicílico, ácido acetilsalicílico combinado con dipiridamol de liberación prolongada, así como clopidogrel. La ticlopidina se usa con poca frecuencia. En los pacientes con AIT, ICM o ictus isquémico que no requieren anticoagulación o un procedimiento para la estenosis arterial extracraneal, puede iniciarse el TAPD con ácido acetilsalicílico 75-325 mg/día en combinación con clopidogrel 75 mg/día, poco después del inicio de los síntomas, y continuar durante 21 días, a menos que esté indicado algún otro abordaje preventivo específico. Si hay una contraindicación para el TAPD, se debe comenzar con ácido acetilsalicílico, a menos que esté contraindicado. El clopidogrel debe considerarse si el paciente es alérgico al ácido acetilsalicílico. Sin embargo, alrededor del 20% de los pacientes presentan una eficacia reducida en quienes tienen una conversión alterada de clopidogrel a su metabolito activo (malos metabolizadores). Por lo tanto, debe considerarse la posibilidad de realizar pruebas de genotipo para las variantes genéticas del CYP2C19 antes de iniciar el tratamiento a largo plazo con clopidogrel, a fin de identificar a los pacientes que podrían no alcanzar el efecto terapéutico antiplaquetario, lo que sugeriría el uso de otro fármaco. La probabilidad de detectar el estado de mal metabolizador en las pruebas de CYP2C19 es de aproximadamente el 2% en los caucásicos, 4% en los afroamericanos y 14% en los chinos. Se desconoce si una dosis más alta de clopidogrel es eficaz en aquellos pacientes identificados como malos metabolizadores.

En el caso de los pacientes que están en ritmo sinusal y tienen antecedentes de AIT o ictus isquémico mientras toman ácido acetilsalicílico, debe considerarse la posibilidad de añadir otro antiplaquetario, como el dipiridamol de liberación prolongada, o cambiar a clopidogrel. En aquellos que se van a someter a una EAC y ya estén tomando ácido acetilsalicílico, conviene que sigan haciéndolo hasta la intervención y durante esta, a menos que existan contraindicaciones. Los pacientes que van a someterse a una angioplastia de la arteria carótida con colocación de una endoprótesis son tratados con ácido acetilsalicílico y clopidogrel antes y después de la intervención, continuando el clopidogrel durante 1 mes y ácido acetilsalicílico de forma indefinida.

El **ácido acetilsalicílico** limita de forma irreversible la adhesión y agregación de las plaquetas, inhibiendo la producción de ciclooxigenasa y tromboxano A_2. Aunque el ácido acetilsalicílico no tiene ningún efecto sobre el tiempo de protrombina, el tiempo parcial de tromboplastina o el recuento de plaquetas, prolonga el tiempo de hemorragia con un efecto que comienza en 1-2 días y persiste durante 7-10 días.

El riesgo de ictus no mortal disminuye cerca de un 23% entre los pacientes que han sufrido un ictus o AIT previo y son tratados con ácido acetilsalicílico. Hay pruebas de que el inicio temprano de este fármaco es beneficioso para una amplia gama de ictus isquémicos, y su uso rápido debería considerarse de forma rutinaria para todos los pacientes con sospecha de AIT o ictus isquémico agudo, sobre todo para reducir el riesgo de recurrencia temprana. La dosis óptima de ácido acetilsalicílico es controvertida; las dosis diarias más frecuentes oscilan entre 75 mg c/24 h y 325 mg c/12 h.

Las **complicaciones**, por ejemplo, irritación gastrointestinal, ulceración y hemorragia, se reducen claramente con las dosis más bajas, y algunas consideraciones teóricas que implican efectos diferenciales del ácido acetilsalicílico sobre la prostaciclina (relacionados con el prostaciclinol) indican que las dosis más bajas podrían ser más eficaces que las más altas. Aunque ningún ensayo aleatorizado ha documentado diferencias claras en la eficacia entre dosis bajas y altas de ácido acetilsalicílico para la prevención del ictus, la mayoría de los expertos creen que las dosis más altas no ofrecen una eficacia añadida, pero sí más eventos adversos. Si el paciente sufre otro AIT o un ictus isquémico mientras toma ácido acetilsalicílico, algunos expertos recomiendan añadir **dipiridamol de liberación prolongada** o cambiar a clopidogrel.

Como se ha señalado, el tratamiento con **clopidogrel** podría considerarse en particular para los pacientes que no toleran el ácido acetilsalicílico o son alérgicos. El clopidogrel inhibe selectivamente la unión del difosfato de adenosina (ADP, *adenosine diphosphate*) a su receptor plaquetario y la subsiguiente activación del complejo GPIIb/IIIa mediada por ADP, inhibiendo así la agregación plaquetaria. El clopidogrel (75 mg/día) puede ser ligeramente más eficaz que el ácido acetilsalicílico solo, pero es mucho más costoso. La inhibición de la agregación plaquetaria comienza 2 h después de una toma oral única de clopidogrel y alcanza el estado estable entre el día 3 y 7. La agregación plaquetaria y el tiempo de hemorragia vuelven gradualmente a los valores iniciales en los 7 días siguientes a la interrupción del tratamiento. La tolerancia general y los efectos secundarios del clopidogrel son similares a los del ácido acetilsalicílico (excepto los eventos gastrointestinales, que son mínimamente menores con clopidogrel). La trombocitopenia es muy poco frecuente con clopidogrel, que está contraindicado en los pacientes con insuficiencia hepática grave o hemorragia patológica activa, como úlcera péptica y hemorragia intracraneal, o que estén en periodo de lactancia.

La ticlopidina es un antiplaquetario que impide el depósito de plaquetas al suprimir la agregación plaquetaria inducida por el ADP y la agregación como resultado de otros factores diversos. Al igual que el ácido acetilsalicílico, prolonga el tiempo de sangrado, pero no afecta el recuento de plaquetas, el tiempo parcial de tromboplastina ni el tiempo de protrombina. Con la dosis habitual de 250 mg c/12 h, su efecto comienza en 1-2 días y persiste 7-10 días. Dado el riesgo de eventos adversos, que se describe más adelante, y la disponibilidad del clopidogrel, la ticlopidina se utiliza con poca frecuencia.

Entre los **efectos secundarios** de la ticlopidina están la neutropenia grave, que ocurre en el 0.5-1% de los pacientes. Esta complicación se presenta casi siempre en los tres primeros meses de tratamiento y, por lo general, en las primeras 4-8 semanas. También se ha notificado ocasionalmente la púrpura trombocitopénica trombótica, con una frecuencia de hasta 1 de cada 2 000-4 000 pacientes. La aparición máxima es después de 3-4 semanas de tratamiento, con algunos casos informados después de más de 3 meses.

El clopidogrel suele considerarse para los pacientes que no toleran el ácido acetilsalicílico o son alérgicos y para los que tienen episodios recurrentes durante el tratamiento con ácido acetilsalicílico, pero que no han tenido un evento que pueda tratarse más adecuadamente con anticoagulación. La combinación de ácido acetilsalicílico y dipiridamol de liberación prolongada puede ser útil con esta misma indicación. Un ensayo clínico en el que se comparó el clopidogrel en combinación con ácido acetilsalicílico y dipiridamol de liberación prolongada no mostró una clara diferencia de eficacia.

Circulación posterior

La isquemia de **distribución vertebrobasilar** suele causar síntomas asociados con la disfunción del tronco encefálico, el cerebelo o el lóbulo occipital (*véase* tabla 12-3). La evaluación adicional de la circulación posterior puede ser de forma no invasiva. La ARM, la ATC o la ecografía Doppler transcraneal (DTC) son opciones de evaluación no invasiva de la circulación posterior. La ARM es sensible y específica y permite evaluar las arterias vertebrales y carótidas hasta el nivel del arco aórtico. El DTC tiene una sensibilidad de cerca del 75% para detectar estenosis hemodinámicamente significativas en los segmentos intracraneales distales de la arteria vertebral o la arteria basilar. La arteriografía cerebral sirve para definir la anatomía de los vasos de la circulación posterior en ciertos casos con hallazgos complejos en las imágenes no invasivas con ARM o ATC. Sin embargo, hay cierto riesgo asociado con la arteriografía (como se indica en el cap. 7) y esta técnica no es necesaria en la mayoría de los pacientes con síntomas vertebrobasilares.

Si se detecta una estenosis en la arteria vertebral, está indicado un tratamiento inicial con antiagregantes plaquetarios (normalmente TAPD de corta duración) y un control intensivo de los factores de riesgo de ateroesclerosis. Se aplica un método similar para la estenosis de la arteria basilar. El uso de la **anticoagulación con warfarina** en el contexto de la estenosis intracraneal sintomática sigue siendo algo controvertido. Sin embargo, los resultados del ensayo WASID sugieren que la warfarina no es claramente más eficaz para prevenir el ictus recurrente y conlleva un mayor riesgo de complicaciones hemorrágicas. Los pacientes con estenosis sintomática de alto grado en la arteria basilar a veces se siguen considerando para la anticoagulación con warfarina, pero no hay datos que indiquen que el beneficio sea mayor que el riesgo en estos pacientes. Como se ha señalado en este capítulo, un ensayo clínico observó que el uso del TAPD durante 90 días en combinación con el tratamiento médico intensivo de los factores de riesgo de la ateroesclerosis era más eficaz para prevenir los ictus en comparación con la angioplastia con colocación de endoprótesis, debido a que el riesgo de ictus recurrente fue menor de lo esperado en quienes recibieron tratamiento médico y el riesgo de ictus fue mayor poco después de la colocación de la endoprótesis (SAMMPRIS). Sin embargo, en ciertos pacientes con síntomas recurrentes a pesar del tratamiento médico máximo en el contexto de una estenosis vertebral o basilar de alto grado, se puede considerar la angioplastia y la colocación de endoprótesis. El riesgo de este procedimiento es mayor si se realiza en la arteria basilar en comparación con la arteria vertebral.

En una oclusión de la arteria vertebral o basilar con síntomas tromboembólicos, un ciclo corto de anticoagulación con warfarina (4-6 semanas) puede venir seguido del tratamiento antiplaquetario con ácido acetilsalicílico, ácido acetilsalicílico en combinación con dipiridamol de liberación prolongada o clopidogrel. Si los estudios vertebrobasilares no invasivos son normales o no revelan una estenosis de alto grado, entonces se puede considerar la ETE. En función de los resultados, puede estar indicada la anticoagulación si se detecta un origen cardiaco del émbolo. Si la ETE tampoco detecta la fuente embólica, entonces está indicado el **tratamiento antiplaquetario** junto con una evaluación exhaustiva de los factores de riesgo de ateroesclerosis y el tratamiento médico intensivo de esos factores de riesgo.

EVALUACIÓN DE UN PROBABLE EPISODIO EMBÓLICO O DE MÚLTIPLES EPISODIOS EN DIFERENTES DISTRIBUCIONES VASCULARES

En los pacientes sin un riesgo cardiaco documentado en la evaluación inicial, ciertos hallazgos clínicos pueden sugerir un **episodio embólico**, aunque no excluyen un mecanismo diferente. Estos incluyen múltiples áreas de afectación vascular; hallazgos anómalos en la TC o RM que indican un infarto de gran vaso en una distribución vascular que no explicaría los síntomas actuales; y un síndrome embólico, sugerido por varios hallazgos que incluyen isquemia de la distribución de la arteria cerebral posterior con hemianopsia homónima, isquemia de la división de la arteria cerebral media inferior y afasia sensitiva, síndrome del tope de la basilar, déficit grave de rápida resolución de inicio abrupto y transformación hemorrágica espontánea.

Si los múltiples síntomas se explican por una distribución de grandes vasos en la circulación anterior, esta debe estudiarse con ecografía carotídea, ARM o ATC, debido al éxito demostrado de la EAC y la ACS en estos casos. La estenosis de alto grado en un estudio no invasivo en la arteria carótida interna debe hacer que se considere la cirugía si el paciente es candidato, o la angioplastia o la colocación de endoprótesis en caso contrario. Dado que se trata de un subgrupo de eventos que no están estereotipados o claramente asociados con un riesgo cardiaco demostrado (*véase* tabla 12-1), puede ser necesario realizar una ETE además de la EAC, porque el potencial de una fuente cardioembólica permanece en este subgrupo de pacientes.

Si los estudios arteriales no invasivos no revelan una causa de los eventos (y el ECG inicial no demuestra la presencia de FA), se suele realizar un estudio de imagen cardiaco con **ETE**, que proporciona una resolución superior de la aurícula izquierda, la orejuela izquierda, el arco aórtico y otras estructuras cardiacas basales. Aunque los resultados de la ETE provocan cambios en el tratamiento médico en un número relativamente pequeño de pacientes en general, la proporción de los que cambian de tratamiento es mayor entre el subgrupo sin causa definida de los síntomas cerebrovasculares en este punto de la evaluación. También debe hacerse una **monitorización Holter** durante 24-48 h como evaluación inicial del ritmo cardiaco si las otras evaluaciones no han proporcionado una explicación de los síntomas. Si esta monitorización inicial no revela una arritmia cardiaca, debe efectuarse una monitorización más prolongada con un dispositivo de superficie o implantable, dado el potencial de una arritmia silenciosa, especialmente la FA. Los pacientes con infarto cerebral de causa desconocida pueden tener arritmias episódicas subyacentes que se sabe que están asociadas con un mayor riesgo de embolización sistémica, incluso en presencia de un trazo electrocardiográfico inicial normal.

Si con estos estudios se detecta un factor de riesgo cardiaco **comprobado** (*véase* tabla 12-1), puede estar indicada la anticoagulación (o, con menor frecuencia, cirugía) en función del hallazgo específico (*véase* cap. 16). La detección de un factor de riesgo cardiaco **presunto** (*véase* tabla 12-2) también puede requerir tratamiento anticoagulante o antiplaquetario si no se observa ningún otro mecanismo. Si la ETE y la monitorización Holter revelan hallazgos normales y el resto de la evaluación descrita es normal, entonces está indicado el ensayo de un antiplaquetario, junto con un control intensivo de los factores de riesgo de ateroesclerosis, a la espera de completar la monitorización prolongada del ritmo cardiaco.

Los ACOD se han evaluado como una posible estrategia de tratamiento inicial para los pacientes que se cree que tienen un ictus embólico de origen incierto según las características clínicas y de imagen, sin otras causas claras. Los datos de los primeros ensayos clínicos no han demostrado un beneficio claro de estos anticoagulantes en comparación con el tratamiento antiplaquetario solo; sin embargo, factores relacionados con las características específicas de pacientes seleccionados y con la dosis de medicación pueden haber llevado al fracaso de la anticoagulación. Otros estudios en esta población de pacientes están evaluando subgrupos como los que tienen agrandamiento auricular. Los ACOD también se están considerando para pacientes seleccionados con síntomas o imágenes que sugieren múltiples episodios embólicos de causa poco clara, incluso si no se ha identificado una fuente embólica específica.

RECURRENCIA CON EL TRATAMIENTO CON ÁCIDO ACETILSALICÍLICO

Si los episodios reaparecen durante le tratamiento con ácido acetilsalicílico, la distribución de los síntomas orientará el tratamiento más apropiado. Los síntomas que reaparecen en la **circulación** anterior deben llevar a hacer una ecografía carotídea si el estudio original no era de suficiente calidad o si se realizó más de 3 meses antes. Si la ecografía carotídea es normal o ya se ha hecho, la ARM o la ATC es el siguiente paso adecuado para evaluar la arteria carótida interna distal, las arterias cerebrales media y anterior proximales, las arterias vertebrales y la arteria basilar. El uso de ácido acetilsalicílico en combinación con dipiridamol de liberación prolongada o clopidogrel es razonable. También puede considerarse el uso a corto plazo de un TAPD (hasta 3 semanas) con ácido acetilsalicílico en combinación con clopidogrel, seguido de un antiplaquetario solo, como se ha señalado anteriormente en este capítulo. Si los estudios no invasivos, como la ecografía carotídea, la ARM o la ATC, la ETE y la monitorización Holter, no revelan la causa del episodio isquémico, puede ser necesaria una evaluación adicional, que incluya estudios especiales de coagulación, examen del líquido cefalorraquídeo, monitorización prolongada del ritmo cardiaco y arteriografía. Si los resultados son negativos, está indicado el tratamiento empírico con ácido acetilsalicílico combinado con dipiridamol, clopidogrel o el uso a corto plazo de TAPD seguido de antiplaquetario solo. En determinados pacientes en quienes fracasa todo el resto del tratamiento médico, puede considerarse la posibilidad de hacer un ensayo empírico con uno de los ACOD, pero los datos que apoyan este abordaje son limitados. Teóricamente, aumentar la dosis de ácido acetilsalicílico también puede ser beneficioso. Además de los medicamentos antitrombóticos, la modificación agresiva de los factores de riesgo de la ateroesclerosis es de suma importancia.

Los síntomas recurrentes en la distribución de la **circulación posterior** deben hacer que se soliciten imágenes no invasivas con ARM o ATC si no se llevaron a cabo antes. Si los resultados son negativos, está indicado el tratamiento empírico con ácido acetilsalicílico combinado con dipiridamol de liberación prolongada, clopidogrel o el uso a corto plazo de TAPD seguido de un antiplaquetario solo. En determinados pacientes en quienes fracasan todos los demás tratamientos médicos, puede considerarse la posibilidad de hacer un ensayo empírico con un ACOD, pero, de nuevo, los datos que apoyan este abordaje son limitados. Teóricamente, el aumento de la dosis de ácido acetilsalicílico también puede ser beneficioso. Si la ARM o la ATC revelan una estenosis de alto grado, como se ha señalado, la eficacia global de la warfarina no está claramente definida en este contexto y está indicado el TAPD (ácido acetilsalicílico más clopidogrel durante al menos 90 días) en combinación con un control intensivo de los factores de riesgo de ateroesclerosis. Si la ARM o la ATC son negativas, entonces están indicadas la ETE y otras evaluaciones, como la monitorización Holter, la monitorización más prolongada del ritmo cardiaco y estudios especiales de coagulación si la causa aún no está clara y estos estudios no se han realizado recientemente.

Los síntomas clínicos recurrentes que implican **múltiples territorios vasculares** deben impulsar la evaluación de una fuente más proximal de la embolia. La evaluación puede incluir ETE y monitorización Holter. Si esta monitorización inicial no revela una arritmia cardiaca, se debe hacer una monitorización más prolongada con un dispositivo de superficie o implantable, dado el potencial de una arritmia silenciosa, sobre todo la FA. También se pueden considerar diagnósticos alternativos, como la vasculitis cerebral y un estado de hipercoagulabilidad, que pueden causar síntomas en múltiples distribuciones. Las cuestiones relativas al tratamiento de las causas específicas delineadas por esta evaluación adicional se revisan en el capítulo 16.

Infarto cerebral mayor: evaluación y tratamiento general

CONSIDERACIONES GENERALES DEL TRATAMIENTO

Se debe tratar a los pacientes con ictus agudo con el mismo sentido de urgencia que a los pacientes con un infarto agudo de miocardio (IAM). Al igual que un IAM indica la necesidad de ejecutar una acción de urgencia debido a la falta de irrigación al músculo cardiaco, un ictus isquémico (infarto cerebral) es un **ataque cerebral** que indica una falta abrupta de irrigación a una región del cerebro. La intervención médica o quirúrgica urgente puede ser fundamental para el resultado a largo plazo. La mayoría de los pacientes que presentan un infarto cerebral deben ser hospitalizados para su **evaluación y tratamiento urgentes**.

La evaluación inicial de un paciente que presenta un **infarto cerebral** es similar a la que se describe para el ataque isquémico transitorio (AIT) y el infarto cerebral menor (ICM) (*véase* cap. 12). La tomografía computarizada (TC) sin contraste o la resonancia magnética (RM) están indicadas para distinguir rápidamente entre la enfermedad vascular cerebral no hemorrágica y la hemorrágica. A medida que las opciones de tratamiento del infarto cerebral agudo han ido evolucionando, los pacientes con un déficit significativo relacionado suelen someterse a una angiografía por tomografía computarizada (ATC) para evaluar la presencia de una oclusión de grandes vasos (OGV) intracraneal. Además, actualmente se realiza a menudo la perfusión por tomografía computarizada (PTC) en el contexto del ictus isquémico agudo para aclarar la cantidad de tejido cerebral que todavía es parcialmente salvable (penumbra isquémica), en contraposición al tejido que está dañado irremediablemente (núcleo del infarto). Los procesos automatizados se utilizan con frecuencia para definir el núcleo del infarto y la penumbra isquémica, proporcionando información rápidamente disponible en el contexto de la urgencia (*véase* cap. 7). Si inicialmente se realiza una TC sin contraste, puede ser necesaria una RM o una TC contrastada si la exploración inicial indica una posible malformación arteriovenosa, un meningioma u otra lesión en masa. Otros estudios de referencia deben incluir el hemograma completo, el tiempo de tromboplastina parcial activado, el cociente internacional normalizado (INR, *international normalized ratio*), la glucosa en sangre, la creatinina, las pruebas de función hepática, los electrolitos y la velocidad de eritrosedimentación. Se deben hacer análisis de lípidos que incluyan las lipoproteínas de alta y baja densidad y el colesterol, pero no es necesario hacerlos de forma aguda. Los biomarcadores cardiacos, como la troponina y la creatina-cinasa, deben extraerse de manera aguda para descartar un IAM, dada la frecuente coexistencia de la enfermedad arterial coronaria con el infarto cerebral. También se deben obtener una radiografía de tórax, un electrocardiograma y una telemetría. No es necesario que la radiografía de tórax esté disponible antes de iniciar el tratamiento trombolítico.

El **tratamiento** de los pacientes con infarto cerebral agudo difiere en cierta medida del de los pacientes con AIT e ictus leve e incluye lo siguiente: 1) consideración del tratamiento trombolítico o trombectomía mecánica, 2) consideración de antiplaquetarios o anticoagulantes, 3) cuidados intensivos generales, 4) tratamiento del déficit neurológico, 5) prevención de eventos neurológicos posteriores y 6) prevención y tratamiento de complicaciones secundarias, como neumonía, infección de vías urinarias y trombosis venosa profunda (TVP) (*véase* Apéndice E-3). Al igual que con el AIT y el ICM, la evaluación cardiaca debe incluir también los antecedentes cardiacos (con especial atención a los síntomas isquémicos, la arritmia y los soplos) y la exploración cardiaca.

La evaluación posterior suele basarse en la magnitud del déficit, la edad y el estado médico del paciente y si es candidato a una intervención terapéutica, ya sea un procedimiento quirúrgico o endovascular, o una intervención médica.

CONSIDERACIONES DEL TRATAMIENTO AGUDO

El **abordaje terapéutico inicial** del infarto isquémico ha seguido evolucionando y depende del tiempo transcurrido desde el inicio de los síntomas hasta la presentación para la atención médica de urgencia y de los resultados de los estudios de imagen urgentes. Si la anamnesis y la exploración corroboran que la causa probable de los síntomas es un ictus isquémico y si el inicio de los síntomas fue inferior a las 3 h (< 4.5 h en determinados pacientes) antes de que el tratamiento pueda comenzar, se inicia el **tratamiento trombolítico intravenoso de urgencia**. Además, para los pacientes sin una respuesta clínica rápida a la trombólisis o hasta 6 h después del inicio de los síntomas, se considera la **trombectomía mecánica**. Más allá de las 6 h y hasta 24 h después del inicio, se utilizan estudios de imagen avanzados (PTC o RM de perfusión-difusión) para determinar el tamaño del núcleo del infarto y la penumbra isquémica. Los pacientes seleccionados con un núcleo de infarto relativamente pequeño y una penumbra isquémica grande pueden beneficiarse de la trombectomía mecánica hasta 24 h después del inicio (los efectos del tratamiento son mejores para la trombectomía más temprana). Del mismo modo, existen datos clínicos que sugieren que el tratamiento trombolítico puede mejorar el resultado funcional en pacientes avanzados seleccionados por imagen que son atendidos entre 4.5 y 9 h después del inicio.

Los **trombolíticos**, como el activador tisular del plasminógeno (tPA, *tissue plasminogen activator*) recombinante, por vía intravenosa (i.v.) están diseñados para reabrir las arterias ocluidas por émbolos o un trombo primario e inducir la reperfusión de una zona isquémica del cerebro. Aunque dicha reperfusión puede asociarse con un retorno de la función neurológica de la zona afectada, es posible que no haya una mejoría clínica y que la administración se complique con una hemorragia intracerebral (HIC).

La hora de inicio del infarto debe obtenerse del paciente o la familia. Si se sabe que el inicio de los síntomas se produjo menos de 3 h antes del posible inicio del tratamiento trombolítico i.v., y la TC craneal y otros aspectos clínicos no sugieren una contraindicación, entonces debe considerarse el tPA i.v. Más allá de 3 h después del inicio, los datos del ensayo *European Cooperative Acute Stroke Study III* (ECASS III) sugieren que determinados pacientes tratados entre 3 y 4.5 h después del inicio de los síntomas pueden beneficiarse del tPA i.v. Se excluyó de este intervalo ampliado en los ensayos clínicos a los pacientes de más de 80 años, los que tomaban warfarina independientemente del INR, los que tenían antecedentes de diabetes y de ictus isquémico previo y a aquellos que tenían un ictus grave (puntuación de la *National Institutes of Health Stroke Scale* [NIHSS] > 25). Sin embargo, las guías, incluidas las publicadas por la American Stroke Association, sugieren que los pacientes que, por lo demás, son aptos para el tratamiento con tPA en el intervalo ampliado a 4.5 h pueden beneficiarse del tratamiento incluso si existen estos criterios de exclusión. La excepción son los pacientes con ictus graves, con una puntuación de la NIHSS superior a 25, para los que no está claro el beneficio del tratamiento en 3-4.5 h. La Food and Drug Administration de los Estados Unidos no ha aprobado el uso del tPA en el intervalo de 3-4.5 h, pero las guías disponibles apoyan dicho uso. El resultado de la TC craneal inicial es muy importante para seleccionar a los pacientes para una posible trombólisis. No debe revelar ninguna evidencia de hemorragia intracraneal, efecto de masa, desplazamiento de la línea media o infarto temprano significativo. Para los pacientes con un aneurisma intracraneal no roto conocido de menos de 10 mm de diámetro, en particular los que no tienen antecedentes de rotura aneurismática previa, el uso de tPA es razonable. Del mismo modo, se desconocen los riesgos en aquellas personas con una malformación arteriovenosa no rota conocida; no obstante, en aquellas con un déficit neurológico grave relacionado con el infarto cerebral en evolución, el beneficio potencial probablemente supere el riesgo. En los pacientes con imágenes previas que revelen 1-10 microhemorragias cerebrales, el uso de tPA i.v. es razonable. El beneficio en aquellos con más de 10 microhemorragias es incierto, pero el tratamiento con tPA i.v. puede considerarse en aquellos con un déficit grave. El tratamiento con tPA es razonable en aquellos con neoplasias extraaxiales, pero está contraindicado en presencia de una neoplasia intraaxial. Los criterios clínicos que pueden excluir a los pacientes del tPA i.v., además del tiempo límite, son los siguientes: 1) una rápida mejoría hasta un estado no discapacitante (si se ha producido una mejoría pero sigue existiendo un déficit discapacitante, entonces el tPA i.v. es razonable); 2) déficits leves no discapacitantes (deben considerarse para el tratamiento los pacientes con déficits leves pero potencialmente discapacitantes); 3) obnubilación o coma; 4) antecedentes de hemorragia intracraneal o diátesis hemorrágica; 5) aumento persistente de la presión arterial (PA) superior a 185/110 mm Hg a pesar del tratamiento agresivo; 6) ictus isquémico reciente en un plazo de 3 meses; 7) traumatismo craneal grave reciente en un plazo de 3 meses; 8) cirugía intracraneal o espinal en un plazo de 3 meses; y 9) presencia de endocarditis infecciosa o disección del arco aórtico. La presentación con convulsiones ya no se considera una contraindicación para el uso del tPA si el déficit residual probablemente esté relacionado con la enfermedad vascular cerebral y no con un proceso postictal. Del mismo modo, el riesgo de hemorragia en el contexto de una hemorragia gastrointestinal previa o una hemorragia de vías urinarias es bajo, por lo que el tPA i.v. es razonable.

Las anomalías de laboratorio que pueden impedir el tratamiento son: 1) uso de heparina en las primeras 48 h con un aumento del tiempo de tromboplastina parcial activada o el uso de heparina de bajo peso molecular (HBPM) en las primeras 24 h; 2) empleo de warfarina con un INR superior a 1.7; 3) glucosa sérica inferior a 50 mg/dL; y 4) recuento de plaquetas inferior a 100 000 mm^3 (no es necesario retrasar el tratamiento a la espera del recuento de plaquetas, pero debe interrumpirse si este es bajo). El uso de un anticoagulante oral directo, ya sea un inhibidor directo de la trombina o un inhibidor directo del factor Xa, es una contraindicación para el uso de tPA i.v., a menos que el paciente no haya recibido una dosis durante más de 48 h, en el contexto de una función renal normal, o pruebas de laboratorio normales adecuadas. El uso prolongado de ácido acetilsalicílico, clopidogrel o dipiridamol no es contraindicación para el uso de tPA i.v.

Si el paciente es candidato a tratamiento trombolítico, se debe informar a este y a la familia sobre los riesgos y beneficios de dicha terapia. En el ensayo sobre el tratamiento con tPA i.v. financiado por los National Institutes of Health y publicado en 1995, se definió la eficacia en la mejoría del estado neurológico a los 3 meses para el tPA en comparación con el placebo, con el fármaco administrado dentro de las 3 h siguientes al inicio de los síntomas. Hubo una mayor proporción (12% de aumento absoluto) de personas con déficit mínimo o nulo en el grupo de tPA a los 3 meses del episodio y no hubo un aumento de los pacientes con déficits graves o discapacidad. Este hallazgo es especialmente importante porque se produjo un 6% de hemorragia sintomática en las 36 h del tratamiento en el grupo de tPA en comparación con el 0.6% en el grupo de placebo. En el ensayo de tPA i.v., a pesar de la mayor aparición de hemorragias sintomáticas, la tasa de mortalidad a los 90 días no fue diferente comparando a los que fueron tratados con tPA i.v. (17% de mortalidad) y los que fueron tratados con placebo (21% de mortalidad).

Hay datos que sugieren que se debe considerar el uso del tPA i.v. en pacientes determinados con hora de inicio desconocida o que se despiertan con síntomas relacionados con el ictus. En el estudio *Efficacy and Safety of MRI-Based Thrombolysis in Wake-Up Stroke* (WAKE-UP), en los pacientes con hora de inicio desconocida o que se habían despertado con síntomas de ictus, con una resonancia magnética ponderada por difusión (DWI, *diffusion weighted imaging*) positiva pero sin anomalías en la secuencia de RM de recuperación de inversión atenuada por fluido, quienes recibieron tratamiento con tPA i.v. obtuvieron mejores resultados que aquellos con tratamiento estándar. El 53% de los pacientes del grupo del tPA i.v. obtuvieron una puntuación de Rankin modificada de 0-1, en comparación con el 42% del grupo de tratamiento estándar. El riesgo de HIC sintomática no aumentó significativamente (2.0% en el grupo de tPA i.v. y 0.4% en los que recibieron el tratamiento estándar). También hay datos de ensayos clínicos que sugieren que los pacientes con un núcleo de infarto relativamente pequeño y una penumbra isquémica grande detectada en estudios avanzados de imagen con PTC o RM de perfusión-difusión pueden tener un mejor resultado funcional cuando se les trata con tPA i.v. entre las 4.5 y las 9 h del inicio del episodio.

Debe sospecharse una HIC en el marco del tratamiento trombolítico si se produce deterioro neurológico o si hay una nueva cefalea intensa, hipertensión aguda, náuseas o vómitos. El uso del tPA deberá interrumpirse inmediatamente si la infusión está en curso, y se debe obtener una TC sin contraste. Mientras tanto, deben determinarse de forma urgente el INR y el tiempo de protrombina, el tiempo parcial de tromboplastina, el recuento de plaquetas, la hemoglobina y el fibrinógeno, y debe prepararse factor VIII con crioprecipitado (10 unidades) e infundirlo en 10-30 min. Puede administrarse una dosis adicional si la concentración de fibrinógeno sigue siendo inferior a 200 mg/dL. También puede utilizarse un antifibrinolítico, como el ácido tranexámico 10-15 mg/kg i.v. infundido durante 10 min o el ácido ε-aminocaproico 5 g i.v. seguido de 1 g i.v. si es necesario, hasta que se controle la hemorragia. Si la TC confirma la hemorragia, se debe consultar a un neurocirujano. Un hematólogo puede ayudar a delinear el tratamiento de reemplazo óptimo con plaquetas y crioprecipitado. Se puede obtener otra TC 6 h después, o antes si el déficit empeora.

El edema bucolingual es una complicación poco frecuente tras el uso del tPA. Se observa una mayor aparición de esta afección en aquellos con uso previo de un inhibidor de la enzima convertidora de angiotensina. El estado de las vías respiratorias debe vigilarse estrechamente. Aquellos con afectación de la parte anterior de la lengua y los labios pueden no requerir intubación endotraqueal, pero aquellos con afectación de la laringe, la bucofaringe, el paladar o el suelo de la cavidad bucal pueden evolucionar hasta la necesidad de intubación. Una vez observado, se debe suspender el tPA i.v. y administrar 50 mg i.v. de difenhidramina, 50 mg i.v. de ranitidina y 125 mg i.v. de metilprednisona o 10 mg i.v. de dexametasona. Si el angioedema se agrava, se debe utilizar epinefrina (0.1%), con la administración de 0.3 mL por vía subcutánea o 0.5 mL por nebulizador.

El tPA debe administrarse por vía i.v. a una dosis de 0.9 mg/kg (máximo 90 mg), con un 10% en bolo y el resto en 60 min. La vigilancia estrecha en una unidad de cuidados intensivos debe continuar durante 24 h. El ácido acetilsalicílico y otros antiagregantes plaquetarios, la heparina, la HBPM, la warfarina y los anticoagulantes orales directos no deben utilizarse durante 24 h. La PA debe vigilarse de cerca con evaluaciones cada 15 min durante el uso del tPA i.v. y durante 2 h después, luego cada 30 min durante 6 h y después cada hora hasta 24 h después del tratamiento. La PA debe mantenerse por debajo de 180/105 mm Hg (*véase* cap. 11). Debe retrasarse, si es posible, la colocación de una sonda vesical, una sonda nasogástrica y una vía intraarterial. Se suele repetir la TC craneal 24 h después del tratamiento.

Otros trombolíticos que no son el tPA no han demostrado su eficacia. La tenecteplasa (0.4 mg/kg i.v. en bolo único) es más específica para la fibrina y de acción más prolongada que el tPA y parece tener un perfil de seguridad similar al del tPA i.v. y una eficacia cuando menos similar. Los datos disponibles sugieren que la tenecteplasa puede ser una alternativa al tPA, y sus indicaciones clínicas específicas están en estudio.

Los ensayos clínicos no han revelado un beneficio de la estreptocinasa i.v. y no han constatado el beneficio clínico del uso de la sonotrombólisis en combinación con el tPA i.v. Por lo tanto, no se recomiendan estos tratamientos.

Las **técnicas de extracción mecánica de coágulos** han evolucionado rápidamente y se han convertido en un aspecto importante del estándar de atención del ictus isquémico agudo. Varios ensayos clínicos han demostrado un nivel muy alto de eficacia de la trombectomía mecánica, que debe considerarse para los pacientes que pueden ser tratados dentro de las 6 h siguientes al inicio de los síntomas si tienen una OGV confirmada en la ATC (arteria carótida interna o segmento M1 de la arteria cerebral media), un déficit neurológico grave con NIHSS mayor o igual a 4, TC sin una gran área de isquemia (puntuación *Alberta Stroke Program Early CT Score* ≥ 6, *véase* cap. 7) y un buen estado funcional previo. Por lo general, se utiliza una endoprótesis recuperable, en la que el dispositivo para catéter se hace avanzar hasta el lugar del coágulo, la malla atrapa el coágulo y este se extrae mientras se retira la malla. Entre los principales ensayos clínicos que respaldaron la eficacia de este tratamiento se encuentran MR CLEAN (*Multicenter Randomized Clinical Trial of Endovascular Treatment for Acute Ischemic Stroke in the Netherlands*), THRACE (*Trial and Cost Effectiveness Evaluation of Intra-Arterial Thrombectomy in Acute Ischemic Stroke*), EXTEND-IA (*Extending the Time for Thrombolysis in Emergency Neurological Deficits—Intra-Arterial*), SWIFT PRIME (*Solitaire with the Intention for Thrombectomy as Primary Endovascular Treatment*), REVASCAT (*Randomized Trial of Revascularization With Solitaire Flow Restoration Device Versus Best Medical Therapy in the Treatment of Acute Stroke Due to Anterior Circulation Large Vessel Occlusion Presenting Within 8 Hours of Symptom Onset*) y ESCAPE (*Endovascular Treatment for Small Core and Anterior Circulation Proximal Occlusion With Emphasis on Minimizing CT to Recanalization Times*). Los pacientes de estos ensayos clínicos habitualmente fueron tratados también con tPA i.v. Aquellos que no presentan una mejoría clínica rápida y significativa serían candidatos a la trombectomía mecánica, al igual que los que no sean candidatos a recibir tPA i.v.

Los resultados de los ensayos clínicos fueron coherentes, demostrando un beneficio notable al lograr un mejor resultado funcional a los 90 días. En general, la probabilidad de lograr un déficit mínimo o nulo a los 90 días aumentó entre un 13-31% con la trombectomía mecánica. El número de pacientes a los que se debía tratar para que uno más lograra la independencia funcional era de tres a siete, lo que vuelve a corroborar el beneficio extremo del procedimiento. El beneficio es mayor en aquellos que se tratan de forma temprana, por lo que incluso dentro de un intervalo de 6 h se debe intentar proceder a la arteriografía de urgencia y considerar la trombectomía mecánica lo antes posible. El riesgo de hemorragia con el procedimiento es extremadamente bajo: un análisis conjunto sugiere un riesgo del 4.4%.

Algunos pacientes que no habrían sido candidatos para los ensayos clínicos iniciales también se consideran ahora para el tratamiento con este procedimiento, dada la notable eficacia demostrada en los ensayos clínicos. Esto incluye a los pacientes con oclusión de un segmento más distal de la arteria cerebral media (segmento M2), oclusión en la arteria cerebral anterior u oclusión en la arteria basilar, la arteria vertebral o la arteria cerebral posterior. Además, puede considerarse para trombectomía mecánica a aquellos con una NIHSS más baja pero con un déficit continuo potencialmente discapacitante y aquellos con un estado funcional reducido antes del ictus también.

Para los pacientes atendidos más allá de 6 h después de la hora conocida de inicio de los síntomas, o para los que se despiertan con síntomas de ictus, históricamente no se utilizó la trombectomía mecánica. Sin embargo, dos ensayos clínicos emblemáticos publicados en 2017 y 2018 sugirieron la eficacia del tratamiento con **trombectomía mecánica en determinados individuos tratados hasta 24 h después del inicio de los síntomas**, que tienen una oclusión de una arteria grande y, lo que es más importante, que se habían sometido a imágenes cerebrales avanzadas y con un estudio de perfusión que revelaba discordancia entre la zona del cerebro carente de irrigación pero no infartada (la penumbra isquémica) y la zona del cerebro que se había infartado (el núcleo infartado). El ensayo DAWN (*DWI or CTP Assessment With Clinical Mismatch in the Triage of Wake Up and Late Presenting Strokes Undergoing Neurointervention With Trevo*) tuvo pacientes con una gran oclusión arterial en la arteria carótida interna intracraneal o en el segmento M1 de la arteria cerebral media, así como discordancia entre su estado clínico y la PTC o la DWI. Los grupos de discordancia incluían: 1) 80 años de edad o más, NIHSS mayor o igual a 10 y volumen del infarto inferior a 21 mm; 2) 80 años o menos, NIHSS mayor o igual a 10 y volumen del infarto inferior a 31 mm; y 3) 80 años o menos, NIHSS mayor o igual a 20 y volumen del infarto de 31-51 mm. El volumen del infarto se obtuvo con el uso de la DWI o la PTC. La trombectomía mecánica se realizó entre 6 y 24 h después del inicio de los síntomas. La probabilidad de independencia funcional (escala de Rankin modificada de 0-2) fue mucho mayor a los 90 días para los que recibieron la trombectomía, un 49%, en comparación con el 13% del grupo de control. La tasa de hemorragia sintomática no difirió entre los grupos (6% trombectomía, 3% control). En el ensayo DEFUSE 3 (*Diffusion and Perfusion Imaging Evaluation for Understanding Stroke Evolution*), se incluyeron pacientes atendidos entre 6 y 16 h después de que se supiera que estaban bien por última vez. Tenían una oclusión de la arteria cerebral media o de la arteria carótida intracraneal, un tamaño inicial del infarto inferior a 70 mL y una relación entre el volumen del tejido isquémico en las imágenes de perfusión y el volumen del infarto superior a 1.8, lo que sugiere de nuevo una discordancia entre el déficit de perfusión y el núcleo del infarto. Hubo un beneficio en los que recibieron trombectomía mecánica. La probabilidad de tener un resultado funcional favorable a los 90 días (puntuación de Rankin modificada de 0-2) fue del 45% en los que recibieron trombectomía mecánica, en comparación con el 17% en los tratados solo con terapia médica. Debe considerarse para la trombectomía mecánica a los pacientes atendidos más allá de 6 h después de la última vez que se supo que estaban bien. Dado que la eficacia de este tratamiento más allá de las 6 h solo se ha demostrado en estos ensayos clínicos, los pacientes considerados para este tratamiento en la práctica clínica deben cumplir con todos los criterios clínicos y de imagen utilizados para los ensayos.

En los pacientes que no son candidatos a tratamiento trombolítico o a la trombectomía mecánica, o si han pasado 24 h desde el tratamiento trombolítico, el **tratamiento antiplaquetario** con ácido acetilsalicílico suele iniciarse de forma urgente. Se puede considerar el uso de clopidogrel en las personas con una clara alergia al ácido acetilsalicílico. Como se indica en el capítulo 12, existen datos de ensayos clínicos que sugieren que el tratamiento antiplaquetario doble (TAPD) es razonable durante los 21 días siguientes al AIT y al ICM, seguido de un tratamiento antiplaquetario único a partir de entonces. Las excepciones serían aquellos pacientes con antecedentes de hemorragia cerebral o sistémica o con antecedentes conocidos de microhemorragias cerebrales en las imágenes. Se desconoce la eficacia del TAPD en los individuos con infarto cerebral con déficit neurológico moderado y grave.

No existen datos claros que respalden el uso de la heparina i.v. a corto plazo tras un infarto cerebral grave, y la mayoría de las directrices, incluidas las publicadas por la American Stroke Association, sugieren que no se recomienda dicho tratamiento. A la espera de más pruebas de ensayos clínicos, el uso de heparina o HBPM se considera solo en pacientes muy bien cribados y sin pruebas clínicas claras que apoyen su uso. Estos escenarios pueden incluir el infarto cerebral en el contexto de síntomas isquémicos progresivos o recurrentes que no son susceptibles de tratamiento endovascular, la embolia cardiaca recurrente, el ictus cardioembólico agudo como resultado de un trombo intracardiaco definido, el trombo intraluminal extracraneal no oclusivo y los estados hipercoagulables. Existen datos de ensayos clínicos que sugieren que la heparina es eficaz en la trombosis del seno venoso cerebral, incluso si se ha producido una transformación hemorrágica. El efecto farmacológico, las complicaciones y el inicio de la dosis se describieron en el capítulo 12. En general, para los pacientes con **infarto cerebral pequeño o moderado** con una de las indicaciones limitadas para la heparina señaladas anteriormente, se puede iniciar el tratamiento con heparina o un heparinoide. Aunque los pacientes con episodios embólicos tienen un mayor riesgo de experimentar una transformación hemorrágica de un infarto, los pacientes con infartos embólicos pequeños o moderados pueden recibir anticoagulación de forma segura si se vigila estrechamente el tiempo de tromboplastina parcial activado, como se describe en el capítulo 12. Sin embargo, en el caso de los pacientes con un **infarto cerebral grave** que afecta toda la arteria cerebral media o la distribución de la arteria carótida interna, se suele suspender la heparina u otros anticoagulantes durante 7 días y, a continuación, se repite una TC sin contraste. En ese momento, se puede iniciar el tratamiento con un anticoagulante oral adecuado si no se observa una transformación hemorrágica en la TC. En el escenario poco frecuente en el que está indicada la heparina o la HBPM, si no hay evidencia de transformación hemorrágica, el tratamiento suele consistir en heparina i.v. sin bolo y una estrecha vigilancia del tiempo de tromboplastina parcial activada. La excepción sería un paciente con trombosis del seno venoso cerebral en el que está indicada la heparina, incluso si se ha producido una transformación hemorrágica.

El uso de anticoagulación con heparina supone que el paciente no tiene contraindicaciones, como úlcera péptica hemorrágica, uremia, insuficiencia hepática, aumento marcado de la PA ($\geq$ 200/120 mm Hg) o fuerte sospecha o evidencia de endocarditis bacteriana o sepsis. La heparina suele administrarse en forma de bolo inicial de 5 000 U, seguido de un goteo continuo de 1 000 U por hora para mantener el tiempo de tromboplastina parcial activada entre 1.5 y 2 veces el normal (*véase* cap. 12 para más información sobre la anticoagulación con heparina). Si se producen **efectos secundarios hemorrágicos** relacionados con la heparina, se puede utilizar protamina para revertir la anticoagulación de la heparina en una dosis de 5 mL de una solución al 1% mezclada con 20 mL de solución salina administrada lentamente por vía i.v., con no más de 50 mg administrados en un periodo de 10 min o 200 mg durante 2 h.

Otros tratamientos que se están investigando actualmente son diversos antitrombóticos. Como se resume en el capítulo 12, también hay datos que sugieren que el TAPD con cilostazol en combinación con ácido acetilsalicílico o clopidogrel puede ser más eficaz para prevenir el ictus isquémico recurrente, en comparación con el ácido acetilsalicílico o el clopidogrel solos, especialmente entre los pacientes de alto riesgo. Este medicamento sigue en estudio. El ticagrelor, un potente antiagregante plaquetario que se une e inhibe el receptor P2Y12 de las plaquetas, no ha resultado superior al ácido acetilsalicílico en ensayos clínicos como el SOCRATES (*Acute Stroke or Transient Ischemic Attack Treated With Aspirin or Ticagrelor and Patient Outcomes*). Los antagonistas de los receptores de la glucoproteína IIb/IIIa, incluido el abciximab, se han asociado con un mayor riesgo de hemorragia y no deben utilizarse. El beneficio potencial de los anticoagulantes orales directos en el contexto del ictus isquémico agudo es incierto. Se están evaluando varias categorías de fármacos neuroprotectores diseñados para limitar o revertir el daño parenquimatoso, pero ninguno de ellos ha resultado eficaz. Hasta la fecha, estos medicamentos, incluidos los bloqueadores de los canales de calcio, los antagonistas del *N*-metil-D-aspartato y los eliminadores de radicales libres, no han demostrado eficacia.

Otros fármacos y abordajes, por ejemplo, los **gangliósidos**, la **naloxona**, el **clofibrato**, el **oxígeno hiperbárico**, los **barbitúricos**; los **vasodilatadores**, como la pentoxifilina; la **hipotermia**, la hemodilución isovolémica e hipervolémica, la administración de altas dosis de albúmina y la infusión hiperaguda de magnesio, tampoco han demostrado tener algún beneficio.

La eficacia del **tratamiento quirúrgico de urgencia** con endarterectomía carotídea (EAC) en los pacientes con oclusión aguda o estenosis crítica de la arteria carótida e infarto pequeño observado clínicamente o en las imágenes no es segura, pero se considera en algunos pacientes.

TRATAMIENTO MÉDICO AGUDO DEL INFARTO CEREBRAL

Mientras se considera la trombólisis aguda y los tratamientos antitrombóticos en los primeros minutos y horas después de la presentación, deben iniciarse **estrategias agresivas de manejo médico de apoyo** (*véase también* cap. 11). Los temas a tratar son los siguientes: 1) presión arterial, 2) concentraciones de glucosa en sangre, 3) estado hídrico, 4) temperatura y 5) oxigenación. En general, se permite que la **PA** se mantenga elevada de forma aguda. Por lo regular, para los pacientes que no son candidatos a trombolíticos, la elevación de la PA no se trata durante 48-72 h, a menos que el paciente sea candidato a trombólisis o a terapia endovascular, que la PA sea superior a 220 mm Hg de sistólica o 120 mm Hg de diastólica o que haya evidencia de una alteración concomitante, como un IAM agudo, insuficiencia ventricular izquierda, insuficiencia renal como resultado de hipertensión acelerada, disección aórtica, hemorragia o encefalopatía hipertensiva. Para aquellos con una de estas afecciones comórbidas o aquellos con una PA superior a 220/120 mm Hg sin trombólisis o tratamiento endovascular y sin una afección comórbida, la reducción de la PA en un 15% es razonable. Para quienes están bajo un tratamiento trombolítico, el objetivo inmediato es mantener la PA por debajo de 185 mm Hg de sistólica y 105 mm Hg de diastólica. La hipotensión es una preocupación debido a la posibilidad de empeorar la penumbra isquémica que rodea al infarto. Para aquellos con una presión arterial media inferior a 100 mm Hg, debe iniciarse la expansión de volumen con solución salina normal, solución de albúmina al 5% u otros expansores de volumen. Deben evitarse las soluciones que contienen agua libre y las que contienen dextrosa.

El incremento de la **glucosa sérica** después de un infarto cerebral agudo se asocia con un mayor riesgo de resultados clínicos y radiológicos adversos. No hay pruebas claras de que un tratamiento agresivo de la hiperglucemia mejore el resultado. Sin embargo, las concentraciones elevadas de glucosa en sangre deben tratarse buscando valores de 140-180 mg/dL. También debe considerarse atentamente el **estado hídrico**. Si hay alguna evidencia de deshidratación, entonces el objetivo debe ser la euvolemia, con el inicio de la solución salina normal a aproximadamente 100 mL/h. Deben evitarse los líquidos que contienen dextrosa o agua libre.

La **hipertermia** con una temperatura superior a 38.5 °C que se produce de forma temprana tras el infarto cerebral también puede estar asociada con peores resultados. Es importante considerar las posibles causas del aumento de la temperatura. Mientras se aclara la causa, se debe instaurar el paracetamol hasta 4 g al día. Si no se consigue normalizar la temperatura, hay que pensar en utilizar una manta de refrigeración. No se ha demostrado el beneficio de la hipotermia inducida y solo debe realizarse dentro de un ensayo clínico.

Los pacientes con cualquier indicio de mala **oxigenación** deben comenzar a recibir oxígeno a través de una cánula nasal o una mascarilla ajustada, como se indica en el capítulo 11. El oxígeno suplementario no está indicado en los pacientes sin hipoxia.

ICTUS ISQUÉMICO PROGRESIVO

Aproximadamente el 20% de los pacientes con infarto en la distribución del sistema carotídeo y alrededor del 30-40% de los pacientes con infarto de la distribución vertebrobasilar tienen un curso progresivo. Los mecanismos más frecuentes de progresión son la baja de la PA o de la presión de perfusión, los émbolos recurrentes, la propagación del trombo intraarterial, el edema cerebral y el infarto hemorrágico. También hay que considerar otras causas, como tumores, hematoma subdural, una enfermedad desmielinizante, encefalopatía tóxico-metabólica y procesos infecciosos, como un absceso cerebral o encefalitis focal. En los pacientes con progresión causada por **edema cerebral** en evolución, puede iniciarse el tratamiento con manitol o glicerol e hiperventilación (*véase* cap. 11), aunque estas medidas pueden tener un valor limitado en este contexto.

Si se tiene en cuenta que el proceso intracraneal es **isquémico**, como resultado de embolias recurrentes o de la propagación de un trombo intraarterial, se puede considerar la realización de una arteriografía cerebral para definir el mecanismo. Es posible valorar a algunos pacientes de este grupo para una intervención quirúrgica endovascular o neurovascular de urgencia, aunque ningún ensayo clínico ha documentado la eficacia de la EAC o la embolectomía arterial cerebral en este contexto.

Debe prestarse especial atención a la **hipotensión** y a cualquier **anomalía metabólica** que pueda acentuar el déficit neurológico focal. Se debe realizar urgentemente una RM o TC con contraste, si no se ha hecho antes, para identificar **otros tipos de procesos patológicos intracraneales** como causa de los síntomas.

TRATAMIENTO DE LAS COMPLICACIONES TEMPRANAS

Entre el 20% de los individuos que mueren en los 30 días siguientes al primer infarto cerebral, el 50% fallece por causas médicas potencialmente tratables. La frecuencia de **neumonía**, **TVP** o **embolia pulmonar** tras un ictus se ha estimado en un 30%, 10% y 5%, respectivamente. Alrededor del 30% de los pacientes presentan un deterioro durante la primera semana después del ictus; el 70% de las complicaciones se deben a causas cerebrales, como hemorragia intracraneal o edema cerebral rápidamente progresivo (*véase* cap. 11); y el 30%, a causas sistémicas, como **insuficiencia cardiopulmonar** (que incluye edema pulmonar neurógeno, daño miocárdico, arritmias cardiacas graves y embolia pulmonar), **infección sistémica**, **hiponatremia** (con síndrome de secreción inadecuada de hormona antidiurética o síndrome de pérdida de sal), efectos secundarios de los **fármacos**, como la sobresedación por un medicamento, y otras **causas metabólicas** (insuficiencia renal y hepática).

COMPLICACIONES NO NEUROLÓGICAS

Los pacientes postrados tienen un mayor riesgo de desarrollar **TVP** y **embolia pulmonar**. Los dispositivos de compresión neumática intermitente, la fisioterapia pasiva y la hidratación son beneficiosos para la prevención de la TVP. La heparina subcutánea en dosis bajas (heparina no fraccionada o HBPM) puede reducir la aparición de embolias pulmonares y TVP, pero los datos de los ensayos clínicos no han mostrado un impacto claro en la mortalidad o el estado funcional. Este enfoque de la prevención de la TVP y la embolia pulmonar sigue siendo objeto de estudio. Las medias de compresión elásticas no deben utilizarse tras un ictus isquémico. A causa del alto riesgo de embolia pulmonar, que es mortal en el 25% de los casos, se debe tratar con heparina a los pacientes con TVP aguda. En los pacientes con contraindicaciones al tratamiento anticoagulante se requiere la colocación endovascular de un filtro de vena cava inferior.

Dado que la **embolia pulmonar** es responsable de aproximadamente el 10% de las muertes en los casos de ictus isquémico, se debe interrogar diariamente a los pacientes sobre la aparición de dolor torácico y disnea. Para quienes se sospecha fuertemente una embolia pulmonar, debe instaurarse de inmediato el tratamiento inicial con heparina i.v., administrado en una dosis de alrededor de 5 000-10 000 U, incluso antes de que se completen los estudios diagnósticos si el paciente está hemodinámicamente inestable. Para confirmar el diagnóstico deben realizarse con rapidez estudios de gasometría arterial, radiografía de tórax, electrocardiografía, gammagrafía de ventilación-perfusión y, en algunos pacientes, TC de tórax.

La **neumonía** también es una causa importante de muerte después de un ictus isquémico. El aseo traqueobronquial vigoroso, los ejercicios de respiración profunda y la movilización temprana son medidas preventivas útiles. Para la prevención de la neumonía por broncoaspiración, debe evaluarse la deglución antes de permitir la alimentación oral. Si existe alguna duda sobre la seguridad de la deglución del paciente, un estudio formal con fluoroscopia puede aclarar el potencial de broncoaspiración y la consistencia de los alimentos necesaria para evitarla. La terapia con antibióticos se utiliza solo para la infección clínica, no de forma profiláctica. En los casos de infección, debe instaurarse un tratamiento antibiótico empírico hasta que se establezca el agente infeccioso específico y su sensibilidad a los antibióticos.

La **infección urinaria** puede complicarse con septicemia secundaria en aproximadamente el 5% de los pacientes. Deben evitarse las sondas permanentes; el abordaje alternativo utilizado es el sondaje frecuente e intermitente para reducir al mínimo la distensión de la vejiga. En los individuos con incontinencia o retención urinaria, los fármacos anticolinérgicos pueden ayudar a recuperar la función vesical.

Las **complicaciones cardiovasculares** después de un ictus, como las arritmias cardiacas, los diversos tipos de daño miocárdico (p. ej., bandas de contracción, necrosis miocárdica focal, isquemia subendocárdica) y las anomalías electrocardiográficas (cambios en el segmento ST y T, anomalías de la onda U, prolongación del QT y arritmias sinusales), deben tratarse siempre que sea posible, prestando atención a la enfermedad subyacente según las recomendaciones de un cardiólogo.

Las **alteraciones gastrointestinales** después de la enfermedad vascular cerebral aguda incluyen náuseas y vómitos, úlcera péptica aguda e incontinencia o bolo fecal. Los inhibidores de la bomba de protones o los bloqueadores de los receptores de la histamina pueden ser útiles para la profilaxis de las úlceras. Los pacientes que reciben anticoagulantes y aquellos que están sometidos a ventilación mecánica corren un mayor riesgo de sufrir hemorragias y se deben considerar especialmente para la profilaxis. Los ablandadores de heces, los laxantes y los supositorios disminuyen el riesgo de bolo fecal.

Las **úlceras por presión** son frecuentes y deben prevenirse con el uso de un colchón de aire en la cama, el cambio de posición cada 1-2 h, sábanas ajustadas, superficies de piel secas y prevención de la incontinencia urinaria y fecal.

En el caso de los pacientes que no pueden cerrar completamente uno o ambos ojos, pueden ser necesarias las lágrimas artificiales o la blefaroplastia para mantener una humedad adecuada de la córnea y evitar su opacificación y ulceración.

COMPLICACIONES NEUROLÓGICAS

Se producen **crisis epilépticas** en aproximadamente el 10% de los pacientes con infarto cerebral; el 30%, en las dos primeras semanas; y el 75%, en el primer año después del inicio del ictus. Las HIC y los infartos corticales embólicos se asocian con mayor frecuencia con las crisis convulsivas. Los anticonvulsivos no se administran de manera rutinaria como agentes profilácticos en esta situación.

Inicialmente, las convulsiones que son el resultado de un ictus agudo se tratan con diazepam administrado por vía i.v. (5-10 mg, a una velocidad de hasta 2 mg/min, que puede repetirse una vez en 5-15 min) o lorazepam, seguido del inicio de levetiracetam i.v. o v.o., 250 mg c/12 h. La dosis puede aumentarse a 500 mg c/12 h y más (un máximo típico de 3 000 mg c/24 h) según la necesidad para controlar las crisis.

La monitorización electrocardiográfica y de la PA debe realizarse durante y después de la administración intravenosa aguda de anticonvulsivos debido a la preocupación por una posible bradicardia e hipotensión. Si la duración de la actividad eléctrica ventricular (intervalo QT) se ensancha, se producen bradiarritmias o aparece hipotensión, debe reducirse la velocidad de infusión.

14 Hemorragia subaracnoidea
Evaluación y tratamiento general

EVALUACIÓN DEL PACIENTE

El diagnóstico de la hemorragia subaracnoidea (HSA) requiere la sospecha del personal médico desde el contacto inicial con el paciente. Aunque la aparición brusca de cefalea intensa es una presentación frecuente, la que es menos intensa con o sin pérdida de consciencia, náusea o vómito asociados también puede ser señal de HSA, y a veces se pasa por alto una hemorragia inicialmente leve. La cefalea más leve pero inusual en un paciente particular que se produce días o hasta varias semanas antes de una presentación subsecuente con síntomas más intensos que luego conduce al diagnóstico de HSA se denomina *cefalea centinela* o *de advertencia*. Puede ocurrir en el 10-25% de las personas con HSA posterior clínicamente evidente. Aunque hay algunos informes de HSA que ocurren con actividades y esfuerzos extenuantes, la mayoría se producen durante actividades más ligeras relacionadas con la vida diaria. En cualquier individuo con cefalea de nuevo inicio, inusualmente intensa o atípica, en especial si se asocia con una breve pérdida de la consciencia, náusea, vómito, rigidez del cuello o cualquier hallazgo neurológico focal, debe realizarse una **tomografía computarizada (TC) de la cabeza** sin contraste para determinar si existe una hemorragia intracraneal (*véase* el algoritmo para el tratamiento de la HSA en el Apéndice E-4).

Si se obtiene en las primeras 24 h, la TC es anómala en aproximadamente el 98% de los casos de HSA y revela el aumento de la atenuación causado por la hemorragia en el espacio subaracnoideo (fig. 14-1). Si la TC es negativa, incluyendo la ausencia de evidencia sutil de HSA en las astas posteriores de los ventrículos laterales o sobre los surcos, entonces se debe realizar una **punción lumbar (PL)** si no hay contraindicaciones para el procedimiento (*véase* cap. 7 para más detalles). Si la TC muestra indicios de HSA o hemorragia intraparenquimatosa, la PL no aportará información diagnóstica adicional significativa y a veces puede ser peligrosa, especialmente si hay sangre parenquimatosa. La resonancia magnética (RM), con varias técnicas que incluyen imágenes de eco de gradiente, imágenes ponderadas por difusión y secuencias de recuperación de inversión atenuada por fluidos, es tan fiable como la TC para demostrar la presencia de sangre subaracnoidea en los primeros días después de la HSA, pero está disponible con menos frecuencia en caso de urgencia. Después de unos días, la RM supera a la TC en la constatación de la sangre subaracnoidea hasta aproximadamente 40 días después de una hemorragia.

El paciente típico con HSA tiene líquido cefalorraquídeo (LCR) con mucha sangre. Sin embargo, debe diferenciarse la **PL traumática** de la verdadera HSA. Se recogen tres o cuatro tubos sucesivos de LCR y, si las muestras muestran progresivamente menos sangre, se sugiere una PL traumática. En la HSA verdadera, prácticamente nunca se produce la coagulación de la muestra. La xantocromía, una coloración amarilla

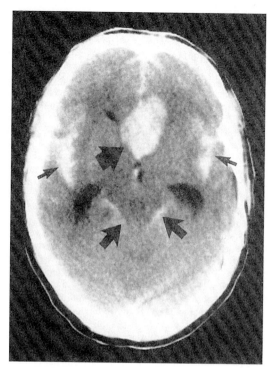

FIGURA 14-1. TC de cráneo sin contraste: zonas de aumento de la atenuación compatibles con hemorragia subaracnoidea en las cisuras silvianas (*flechas pequeñas*), la cisura interhemisférica (*flecha grande*) y alrededor del tronco encefálico (*flechas medianas*). La hemorragia fue causada por un aneurisma de la arteria comunicante anterior.

del LCR causada por los productos de descomposición de la hemoglobina, está presente en el sobrenadante a partir de 6 h después de la HSA y permanece en el LCR durante una media de 2-3 semanas. Los eritrocitos suelen desaparecer varios días después de la HSA. El LCR puede no mostrar xantocromía en caso de haber un pequeño número de eritrocitos de la HSA (alrededor de ≤ 400), y en raras ocasiones se ha informado de xantocromía con la PL traumática si el recuento de eritrocitos es superior a 200 000/μL. Cuando se dispone de ella, la espectrofotometría del LCR para la detección de oxihemoglobina o bilirrubina también puede ser valiosa para distinguir entre la PL traumática y la HSA verdadera si la inspección visual de la xantocromía no es definitiva.

Además de la clásica cefalea intensa, llamativa y generalizada con meningismo hasta una cefalea mucho más leve que se resuelve en 24-48 h, otros aspectos de la historia clínica y la exploración neurológica son importantes para aclarar la posible presencia de HSA. Dado que los aneurismas pueden causar un efecto de masa en las estructuras adyacentes, incluidos los nervios craneales y el tronco encefálico, los síntomas que preceden a la HSA comprenden diplopía, paresia facial, paresia en las extremidades e inestabilidad. Además, los aneurismas ocasionalmente pueden presentarse con síntomas transitorios causados por isquemia o crisis. Se cree que los episodios isquémicos a menudo son causados por la formación de trombos dentro del aneurisma o adyacentes a este y que conducen a la embolización distal y a la isquemia. Además de los síntomas focales, en el momento de la hemorragia pueden producirse síntomas más generalizados, como la pérdida transitoria de la consciencia causada por un aumento repentino de la presión intracraneal (PIC). Aproximadamente un tercio de los pacientes desarrollan signos focales en el momento de la aparición de la cefalea o en torno a él, y casi la mitad desarrollan una falta de respuesta que dura 1 h o más.

Debe realizarse una exploración neurológica completa en el paciente con HSA, pero debe evitarse la solicitud de pruebas detalladas de fuerza muscular, especialmente de los músculos proximales, debido al posible aumento del riesgo de resangrado. En la exploración neurológica, la presencia de cualquier hallazgo focal es importante y puede ayudar a localizar el aneurisma. Los hallazgos particulares que pueden ser útiles incluyen los déficits visuales monoculares, que pueden indicar un aneurisma de la arteria oftálmica con compresión del nervio óptico. Las anomalías de los músculos extraoculares pueden indicar aneurismas de la arteria carótida interna, de la arteria basilar o de la oftálmica. Una parálisis unilateral del nervio craneal III al principio del curso de la HSA sugiere fuertemente un aneurisma de la arteria comunicante posterior. La parálisis del nervio craneal VI puede ser consecuencia del aumento de la PIC o de un aneurisma de la arteria basilar. La hemorragia o el efecto de masa de un aneurisma de la arteria cerebral media pueden causar afasia y hemiparesia. La debilidad de las piernas y los cambios de comportamiento pueden estar asociados con la rotura o el efecto de masa de un aneurisma de la arteria comunicante anterior o de la arteria cerebral anterior que afecta al lóbulo o lóbulos frontales. Una hemorragia vítrea en el ojo, también llamada *síndrome de Terson*, puede producirse en la HSA o en otros trastornos relacionados con un aumento rápido de la PIC. La hemorragia característica en una localización prerretiniana aparecerá en el examen fundoscópico como una zona focal de hemorragia bien delimitada.

La TC inicial puede revelar la localización de la hemorragia, así como el posible origen del episodio, aunque es poco probable que la TC estándar sin contraste detecte un aneurisma no calcificado, especialmente uno de menos de 7 mm de diámetro. Debe sospecharse una causa aneurismática en todos los casos de HSA o hemorragia intracerebral (HIC) que no puedan explicarse claramente por una causa alternativa. La angiografía por tomografía computarizada (ATC) puede revelar un aneurisma causante, con una alta sensibilidad para los aneurismas de más de 3 mm de diámetro máximo, y también guiar la selección de la modalidad de tratamiento. La RM y la angiografía por resonancia magnética (ARM) pueden revelar de forma similar una causa subyacente, pero la disponibilidad de la ARM urgente y la mayor duración de la evaluación por ARM la hacen menos útil que la TC/ATC en un contexto de urgencia. Tras el diagnóstico de la HSA y la estabilización inicial del paciente, está indicada la angiografía cerebral urgente, ahora a menudo disponible como arteriografía rotacional tridimensional, si la etiología de la HSA es incierta a partir de la ATC y para la toma de decisiones sobre el potencial del tratamiento endovascular. La angiografía cerebral es el estudio más sensible disponible y revela los pequeños aneurismas saculares y las malformaciones arteriovenosas (MAV), así como la morfología y las características anatómicas asociadas.

Si la angiografía inicial realizada para la HSA no revela un aneurisma, se suele repetir el estudio entre 1 y 3 semanas después para intentar detectar un aneurisma que no era visible en el estudio anterior. Una excepción a esta recomendación de repetir la arteriografía es la HSA localizada únicamente en un pequeño coágulo anterior al tronco encefálico, la llamada *HSA perimesencefálica o pretroncal*. Los aneurismas de la circulación posterior pueden causar este aspecto en la TC en algunos casos, por lo que sigue existiendo cierta controversia respecto a las siguientes cuestiones en la HSA perimesencefálica: 1) si una ATC negativa por sí sola es suficiente para descartar una causa aneurismática y 2) si es necesario repetir la angiografía. En general, se suele recomendar una arteriografía cerebral en estos pacientes, pero la repetición de la arteriografía

TABLA 14-1	Estudios de laboratorio para los pacientes con HSA

Hemograma completo
Tiempo de protrombina, TTPa
Velocidad de eritrosedimentación
Glucosa en sangre
Electrolitos séricos
Análisis de orina
Radiografía de tórax
Electrocardiografía
TC o RM de cráneo; considerar la PL (si se sospecha de hemorragia y la TC o la RM son negativas)
Considerar la monitorización cardiaca en el hospital
Considerar la ecografía DTC (p. ej., si se sospecha de vasoespasmo)
Considerar la angiografía cerebral
Considerar la posibilidad de realizar electroencefalografía (si se sospecha de crisis convulsivas)
Considerar estudios de perfusión por TC (si se sospecha de vasoespasmo sintomático)
Determinación de concentraciones de gases en sangre arterial (si se sospecha de hipoxia)
Considerar estudios especiales de coagulación (si la causa no está clara a pesar de la arteriografía)

DTC: ecografía Doppler transcraneal; HSA: hemorragia subaracnoidea; PL: punción lumbar; RM: resonancia magnética; TC: tomografía computarizada; TTPa: tiempo de tromboplastina parcial activado.

no suele ser necesaria si se observa el patrón clásico de HSA pretroncal. También pueden realizarse otros estudios (tabla 14-1) para identificar otros posibles factores subyacentes que causen o agraven la HSA, como los estados de hipocoagulabilidad.

TRATAMIENTO

El **tratamiento precoz** de los pacientes con HSA está dirigido a la prevención y el manejo de las principales **complicaciones neurológicas**, como resangrado, vasoespasmo e isquemia cerebral, hidrocefalia y crisis convulsivas. El tratamiento precoz de la HSA también implica el abordaje de varias **complicaciones sistémicas** relativamente frecuentes, como las alteraciones electrolíticas (p. ej., la hiponatremia), la arritmia cardiaca y el daño miocárdico, así como el edema pulmonar neurógeno. La estrategia general de tratamiento se resume en la tabla 14-2 y en el Apéndice E-4. El tratamiento específico de los aneurismas, las MAV y otras afecciones subyacentes, como los estados de hipocoagulabilidad, se describe en el capítulo 17.

Prevención y tratamiento de las complicaciones neurológicas

Resangrado

La probabilidad de que se produzca un **resangrado** después de una HSA es mayor durante los primeros días después de la hemorragia inicial, especialmente durante las primeras 12 h; el riesgo de que se originen nuevas hemorragias en 24 h es del 5-10%, y un tercio de estas se producen en las primeras 3 h. Esta secuencia temporal y la tasa de mortalidad asociada de casi el 50% hacen que la prevención del resangrado sea una prioridad importante en el tratamiento temprano de los pacientes con HSA. La intervención quirúrgica, endovascular y médica temprana puede prevenir las hemorragias recurrentes y debe realizarse lo antes posible. Los resultados del *International Subarachnoid Aneurysm Trial* mostraron que la ablación endovascular (con espiral o *coil*)

TABLA 14-2 Medidas generales de tratamiento de la hemorragia subaracnoidea

1. Poner al paciente en reposo en una habitación tranquila
2. Proporcionar seguimiento continuo del estado neurológico (estado de consciencia, déficit focal, escala de coma de Glasgow [*véase* Apéndice B])
3. Considerar la posibilidad de la monitorización cardiaca
4. Elevar la cabeza de la cama 30°
5. Evitar la maniobra de Valsalva (ablandadores de heces y antitusivos según la necesidad)
6. Proporcionar alimentación oral a los pacientes alertas con el reflejo nauseoso intacto
7. Administrar alimentación enteral con sonda nasogástrica a los pacientes con disminución del estado de consciencia o alteración del reflejo nauseoso
8. Mantener la normovolemia y la concentración normal de sodio comenzando con la administración de 2-3 L/día de solución salina normal al 0.9% y ajustando en consecuencia (*véase* tabla 14-5)
9. Sedar ligeramente al paciente si está agitado (lorazepam, 1-2 mg i.v. administrados lentamente c/4 h)
10. Controlar el dolor leve con paracetamol y el dolor intenso con tramadol (50-100 mg v.o. c/4-6 h) o codeína (60 mg i.m. o v.o. c/3-4 h); utilizar morfina (incrementos de 1-2 mg i.v.) solo como último recurso
11. Reducir la PA de forma conservadora y con una cuidadosa monitorización si es extremadamente elevada o hay evidencia de daño agudo de órganos diana

PA: presión arterial.

de los aneurismas rotos produce menos morbilidad asociada con el procedimiento en un grupo determinado de pacientes con HSA aneurismática, pero el riesgo a largo plazo de resangrado de los aneurismas tratados y el riesgo de repetición del procedimiento puede ser mayor en este grupo (*véase* cap. 17). Por lo general, se considera al tratamiento endovascular como la opción preferida si el aneurisma es susceptible. La selección de la opción óptima de tratamiento del aneurisma depende de varias características del padecimiento y del paciente, como la ubicación, tamaño y morfología del aneurisma, incluida la anatomía del cuello, si hay signos de vasoespasmo, la presencia de hemorragia intraparenquimatosa y el grado clínico y la edad del paciente.

Los pacientes deben guardar **reposo en cama** en una **habitación tranquila** y mantenerse bajo **observación estrecha**, ya sea en una unidad de cuidados intensivos o, al menos, en una habitación del hospital cercana a un puesto de enfermería. La cabecera de la cama del paciente debe elevarse aproximadamente 30° para reducir la PIC. Deben evitarse las maniobras de Valsalva con laxantes; la tos puede prevenirse con antitusivos, como la codeína, según la necesidad.

Las evaluaciones seriadas del estado de consciencia por parte del personal de enfermería experimentado son de gran importancia. Para ello, puede utilizarse la *Escala de coma de Glasgow* (*véase* Apéndice B), la cual sirve de base para la *Federation of Neurological Surgeons Grading Scale*, que se emplea habitualmente para evaluar la gravedad y el pronóstico de la HSA (*véase* Apéndice C-4). La escala de Hunt y Hess también se usa con frecuencia con este fin (*véase* Apéndice C-4).

Si el paciente está **agitado**, se recomienda un sedante (lorazepam, 1-2 mg i.v., administrado lentamente cada 4 h). El paciente no debe estar excesivamente sedado, pues el efecto de la medicación puede ser indistinguible de un estado de consciencia deprimido causado por el resangrado u otras complicaciones de la HSA.

Debe proporcionarse **analgesia** para aliviar el dolor, ya que este suele provocar agitación y una mayor probabilidad de hemorragia adicional. El dolor leve puede tratarse con paracetamol. Para el dolor intenso, se puede usar tramadol (50-100 mg v.o.

c/4-6 h) o codeína (60 mg i.m. o v.o. c/3-4 h) según la necesidad. Debe utilizarse morfina solo como último recurso para el dolor incontrolable (administrada en pequeños incrementos de 1-2 mg por vía i.v.), ya que puede deprimir la respiración y el estado de consciencia.

Se ha demostrado que el uso de **antifibrinolíticos**, como el ácido ε-aminocaproico (24-36 g/día en 1000 mL de solución de dextrosa al 5%) o el ácido tranexámico (1 g i.v. o 1.5 g v.o. 4-6 veces al día), disminuye el resangrado de los aneurismas, pero no parece mejorar el resultado general tras la HSA. Además, estos fármacos se asocian con efectos secundarios trombóticos, como infarto cerebral, trombosis venosa profunda y embolia pulmonar. En consecuencia, la administración de antifibrinolíticos no parece estar justificada después de una HSA única. Sin embargo, es más probable que la relación riesgo-beneficio favorezca su uso a corto plazo, menor de 72 h, si se considera que hay un alto riesgo de resangrado y no es posible el tratamiento quirúrgico o endovascular inmediato del aneurisma.

El **deterioro del estado neurológico**, incluido el estado de consciencia, en los pacientes con HSA puede significar una nueva hemorragia, especialmente al principio de la HSA original. Sin embargo, otras posibles causas de deterioro neurológico son las siguientes: 1) déficits neurológicos isquémicos retardados que pueden estar relacionados con el vasoespasmo (con más frecuencia, entre 4 y 10 días después de la HSA), 2) hidrocefalia aguda, 3) edema cerebral, 4) desequilibrios electrolíticos, incluida la hiponatremia, 5) edema pulmonar neurógeno, 6) crisis y 7) arritmia cardiaca grave o isquemia. En los pacientes con deterioro del estado neurológico debe hacerse una TC de cráneo lo antes posible para intentar evaluar un posible resangrado o hidrocefalia aguda. En algunos casos, la aparición de hidrocefalia aguda o de un coágulo intraparenquimatoso con efecto de masa puede justificar una intervención quirúrgica de urgencia (tabla 14-3).

Algunos pacientes con resangrado experimentan un paro respiratorio repentino al inicio del episodio. Por lo general, deben hacerse intentos enérgicos para reanimar a estos pacientes, porque la recuperación de la función neurológica completa es posible en estas circunstancias, incluso después del paro respiratorio.

Después del resangrado, si el paciente se estabiliza y se recupera, la identificación y el tratamiento endovascular o quirúrgico de un aneurisma subyacente son aún más urgentes, ya que los nuevos episodios de resangrado son frecuentes y se asocian con una elevada mortalidad.

Vasoespasmo e isquemia cerebral

Otra complicación frecuente y potencialmente grave de la HSA es el **vasoespasmo cerebral**, un estrechamiento de las arterias en los segmentos intracraneales de la circulación carotídea y vertebrobasilar, típicamente más grave en las zonas de máxima

TABLA **14-3**	Indicaciones para la intervención quirúrgica de urgencia en los pacientes con HSA

1. Todos los pacientes con un aneurisma roto deben recibir tratamiento quirúrgico o endovascular lo antes posible tras su presentación
2. Hidrocefalia aguda que provoca un déficit neurológico importante o progresivo
3. Hematoma intracerebral grande y accesible quirúrgicamente con efecto de masa significativo
4. Resangrado seguido de una recuperación parcial o total de la función neurológica causado por un aneurisma conocido (tratamiento quirúrgico o endovascular) o de una malformación arteriovenosa previamente no tratada o parcialmente tratada

HSA: hemorragia subaracnoidea.

hemorragia y causado por la oxihemoglobina en contacto con la superficie arterial. El vasoespasmo se produce en alrededor del 30% de los pacientes con HSA y suele comenzar entre 3 y 5 días después de la hemorragia; el efecto máximo se produce entre 5 y 14 días y la resolución se produce en 2-3 semanas.

Los pacientes con sospecha de **isquemia cerebral tardía** (una disminución del estado de consciencia, déficits cerebrales focales, o ambos) deben someterse a una TC, que puede mostrar datos de infarto cerebral o de otras afecciones que pueden imitar la isquemia cerebral, incluyendo hidrocefalia aguda, hemorragia subaracnoidea o intracerebral recurrente o edema cerebral. La angiografía cerebral es el medio más sensible para evaluar el vasoespasmo, aunque el examen ultrasonográfico con Doppler transcraneal (DTC) a menudo proporciona un método no invasivo de detección del vasoespasmo y es una forma mucho más práctica de ofrecer un seguimiento continuo. Los hallazgos arteriográficos o del DTC pueden no estar asociados con ningún cambio clínico, ya que solo aproximadamente el 50% de los casos se relacionan con síntomas focales. La TC de perfusión es una técnica de imagen cada vez más disponible que puede revelar zonas de hipoperfusión, orientando al médico sobre la presencia de isquemia cerebral tardía en el contexto de las anomalías arteriales.

Hay varios hallazgos que pueden asociarse con una mayor incidencia de vasoespasmo, como una causa aneurismática de la HSA; una cantidad significativa de sangre subaracnoidea, especialmente en la base del cerebro; y la hemorragia intraventricular. Las medidas que pueden ayudar a **prevenir** la isquemia cerebral retardada incluyen lo siguiente: 1) mantener un equilibrio normal de líquidos y sodio, 2) el uso conservador o evitar los antihipertensivos y 3) el uso de nimodipino oral (tabla 14-4).

El **tratamiento con líquidos** debe buscar mantener la euvolemia y una concentración normal de sodio. La hipovolemia se asocia con el desarrollo de vasoespasmo e isquemia cerebral, mientras que la hipervolemia puede relacionarse con edema cerebral y aumento de la PIC y debe evitarse. Por lo general, la mayoría de los pacientes deben comenzar con aproximadamente 2-3 L por día de D_5W y solución salina normal al 0.9%, con ajustes según la necesidad, dependiendo del tamaño corporal, de mediciones en serie del peso y de los ingresos y egresos corporales, de las hemodinámicas centrales, de las concentraciones séricas de electrolitos y del estado de nutrición general. No se recomienda el tratamiento intervencionista profiláctico con angioplastia con balón en los pacientes sin vasoespasmo sintomático.

 TABLA 14-4 Tratamiento del vasoespasmo y la isquemia cerebral asociados con la HSA

1. Aplicar medidas preventivas, incluyendo la ingesta adecuada de líquidos y sodio y el uso conservador de antihipertensivos; utilizar bloqueadores de los canales de calcio (nimodipino, 60 mg v.o. c/4 h durante 21 días); procurar la euvolemia
2. Proporcionar expansión de volumen con albúmina al 5% (p. ej., 250 mL 4-6 veces al día), coloides o eritrocitos empaquetados
3. Mantener la presión venosa central en 8-12 mm Hg y la presión en cuña pulmonar en 15-20 mm Hg
4. Considerar la inducción de la hipertensión con fenilefrina o dopamina
5. Considerar la angioplastia con balón, la administración intraarterial de un vasodilatador, el drenaje quirúrgico del coágulo y la administración intratecal de activador tisular del plasminógeno

HSA: hemorragia subaracnoidea.

Hay que tener cuidado con el uso de los **antihipertensivos** en los pacientes con HSA, ya que pueden precipitar o acentuar las complicaciones isquémicas cerebrales. Al menos una parte de la hipertensión observada suele ser el resultado del reflejo de Cushing, en el que la hipertensión intracraneal conduce a la hipertensión periférica para mantener la perfusión cerebral. Por otra parte, la hipertensión excesiva puede estar asociada con un mayor riesgo de resangrado. El tratamiento de la hipertensión suele limitarse a reducciones cuidadosas, bien controladas y modestas de la presión arterial (PA) para lograr una presión sistólica inferior a 160 mm Hg (*véase* cap. 11 para las recomendaciones relativas al control de la PA). Es importante evitar la hipotensión con la consiguiente reducción de la perfusión cerebral, por lo que la hipertensión suele tratarse con la administración intravenosa intermitente o continua de antihipertensivos, como el labetalol o, si la elevación de la PA es grave, el nitroprusiato de sodio.

Los **bloqueadores de los canales de calcio**, como el nimodipino, mejoran los resultados después de la HSA, probablemente a través de un efecto neuroprotector. Los estudios de angiografía no demuestran que la aparición de vasoespasmos en las imágenes se vea alterada por el uso de nimodipino, lo que sugiere un mecanismo alternativo como fuente de su beneficio. El nimodipino reduce la frecuencia del infarto cerebral y los malos resultados en la HSA aneurismática y, por lo tanto, debe administrarse en una dosis de 60 mg v.o. c/4 h durante 21 días después de la HSA. La administración i.v. de antagonistas del calcio, que es más costosa, puede reservarse para los pacientes que no pueden tomar nimodipino por vía oral.

Varias estrategias de tratamiento, incluido el uso de antiplaquetarios y de tirilazad, un neuroprotector, no han demostrado ser eficaces para prevenir el vasoespasmo o la isquemia cerebral tardía. Los datos relativos a la eficacia del uso de estatinas y sulfato de magnesio son contradictorios y hay estudios de investigación en curso. La inyección intratecal de activador tisular del plasminógeno puede ser beneficiosa, y la investigación posterior aclarará si hay pacientes determinados en quienes lo sería.

En los pacientes con **vasoespasmo sintomático confirmado e isquemia cerebral tardía**, a pesar de las medidas preventivas descritas, las recomendaciones actuales sugieren que la euvolemia es el objetivo en la hipertensión inducida, a menos que el paciente tenga hipertensión o que las comorbilidades lo impidan. Anteriormente, se recomendaba la hipervolemia sola o en combinación con la terapia de hipertensión y hemodilución (la llamada *terapia triple H*), pero hay pocos datos que sustenten su beneficio. Estaría indicada la administración de 1 L de líquido i.v. y, si los síntomas persisten, el aumento de la PA arterial media hasta 10-20 mm Hg por encima de la basal (o hasta que los síntomas se resuelvan).

$$\text{PA media} = \frac{2 \times \text{diastólica} + \text{sistólica}}{3}$$

Si aún no se ha iniciado el tratamiento con bloqueadores de los canales del calcio, debe instituirse (nimodipino, 60 mg, v.o. c/6 h o nicardipino, 0.01-0.15 mg/kg por hora, i.v.), y debe continuarse el nimodipino durante 21 días. Si estas medidas no son eficaces, a veces se administran vasopresores, como la dopamina (comenzando con 3-6 µg/kg por minuto ajustado en función de la respuesta de la PA) o fenilefrina, mientras se mantiene la PA sistólica en un valor igual o menor de 20-50 mm Hg por encima del valor inicial.

La monitorización del gasto cardiaco y los exámenes ecográficos por DTC seriados suelen ser útiles para el seguimiento de los pacientes. El estudio de perfusión por TC puede servir como estrategia de evaluación inicial, pero no es habitual su uso como evaluación seriada. Si el vasoespasmo clínicamente significativo persiste a pesar de las medidas descritas, se puede considerar la angioplastia intracraneal con balón o la infusión intraarterial dirigida por catéter de un vasodilatador, por ejemplo, un bloqueador de los canales del calcio en centros con experiencia en estas técnicas. La papaverina es otra opción, pero se usa con menos frecuencia debido al riesgo de neurotoxicidad.

Hidrocefalia aguda

La hemorragia subaracnoidea puede provocar un agrandamiento ventricular e hidrocefalia obstructiva. La **hidrocefalia aguda** se produce en aproximadamente el 20% de los pacientes con HSA y, a menudo, se presenta con obnubilación en el momento del ingreso o con un aumento de la somnolencia a los pocos días de la HSA tras una recuperación inicial. También puede haber parálisis de la mirada hacia arriba y anomalías pupilares. El diagnóstico se confirma por TC. Los factores predictivos de la hidrocefalia son baja puntuación de la escala de coma de Glasgow en el momento del ingreso, HIC en combinación con HSA y un aneurisma en la circulación posterior.

En los pacientes que tienen cantidades pequeñas o moderadas de sangre subaracnoidea y que se estabilizan y permanecen alerta, es razonable un intento de **tratamiento conservador** porque aproximadamente la mitad de estos pacientes mejoran espontáneamente sin más intervención. En aquellos con deterioro neurológico o con deterioro derivado de la hidrocefalia, se debe considerar urgentemente la **intervención neuroquirúrgica**, que suele incluir la colocación de un drenaje ventricular externo (DVE). Los datos disponibles son contradictorios en lo que respecta al riesgo de resangrado aneurismático en el contexto del uso de DVE. La cantidad de drenaje de LCR debe controlarse cuidadosamente debido a los riesgos potenciales de una descompresión excesiva. Alrededor del 10% de los pacientes con HSA tendrán hidrocefalia con necesidad de derivación a largo plazo.

Crisis

Aproximadamente el 10% de los pacientes con HSA tendrán crisis tempranas, y entre el 3% y 5% tendrán **crisis** tardías. Una crisis única inicial en el momento de la hemorragia no predice la probabilidad de futuras crisis, pero los pacientes con HIC, infarto cerebral, resangrado y mal estado neurológico asociados son más propensos a tener crisis tempranas. El riesgo de crisis convulsivas también aumenta en quienes se someten al clipaje quirúrgico en comparación con el tratamiento endovascular. Los pacientes con crisis tempranas suelen ser tratados con benzodiacepinas administradas por vía i.v., ya sea diazepam (5-10 mg a una velocidad de hasta 2 mg/min, que puede repetirse una vez en 5-15 min) o lorazepam, seguido del inicio de levetiracetam i.v. o v.o., 250 mg c/12 h. La dosis puede aumentarse a 500 mg c/12 h y más (un máximo típico de 3 000 mg/día) según sea necesario para controlar las crisis. Si al comienzo se necesita la vía intravenosa, una vez que sea posible la vía oral, se puede utilizar la misma dosis.

Prevención y tratamiento de las complicaciones no neurológicas

En los pacientes con HSA surgen diversas complicaciones sistémicas, cuya identificación y tratamiento pueden alterar sustancialmente los resultados a largo y corto plazo.

Hiponatremia

La alteración electrolítica más frecuentemente asociada con la HSA es, con mucho, la **hiponatremia**, que está presente en cierto grado hasta en el 30-35% de los casos y es grave en alrededor del 5%. Las manifestaciones clínicas, que incluyen pequeñas alteraciones del estado de consciencia, crisis, asterixis y coma, no suelen desarrollarse hasta que el valor del sodio es de 120 mmol/L o menos, una hiponatremia que es extremadamente infrecuente después de la HSA. La hiponatremia suele desarrollarse entre 2 y 10 días después de la HSA.

El tratamiento de la hiponatremia se basa en la identificación del mecanismo subyacente del trastorno, que puede variar de un paciente a otro. Algunos casos leves asociados con la HSA son el resultado de una sobrehidratación con líquidos hipotónicos y pueden corregirse reduciendo los líquidos isotónicos sin necesidad de grandes modificaciones al tratamiento (tabla 14-5).

En muchos pacientes con hiponatremia sustancial después de una HSA, la causa subyacente es el **síndrome del cerebro perdedor de sal**, relacionado con el aumento de la secreción de péptidos natriuréticos. Estos pacientes tienden a mostrar un equilibrio hídrico negativo con contracción de volumen, presiones venosas centrales y de cuña pulmonar bajas, peso decreciente, balance de sodio negativo y natriuresis excesiva. En estos pacientes, la hiponatremia se corrige mejor con solución salina isotónica, cristaloides o coloides mientras se mantiene la presión venosa central entre 8 y 12 mm Hg. También puede ser útil el acetato de fludrocortisona (0.2 mg c/12 h) para ayudar a reducir o eliminar un balance de sodio negativo. Anteriormente, se consideraba que los pacientes con hiponatremia después de una HSA solían presentar **síndrome de secreción inadecuada de hormona antidiurética** (**SIADH**). La mayoría de los estudios recientes sugieren que esto no suele ser así. Cuando se produce el síndrome, estos pacientes tienen un equilibrio hídrico estable o positivo con presiones venosas centrales y pulmonares en cuña de normales a elevadas y un peso corporal de estable a creciente. Estos individuos también presentan un aumento de las concentraciones de sodio y osmolalidad en la orina. Para los pacientes con SIADH, el tratamiento suele consistir en la restricción de líquidos (< 1 L/día) y un diurético de asa como la furosemida (40 mg/día) o un fármaco que inhiba la capacidad de la vasopresina para aumentar la reabsorción de agua, como la demeclociclina (300-600 mg c/12 h). En ocasiones, se recomienda un antagonista del receptor de la vasopresina, pero los datos disponibles sobre su eficacia son limitados.

Independientemente de la causa de la hiponatremia, en general se aconseja que la anomalía se corrija con lentitud, sin exceder los 20 mEq/L en 24 h o 1.5-2 mEq/L por hora. En raros casos de hiponatremia grave y sintomática y un valor de sodio menor de 120 mEq/L, es necesario administrar solución salina al 3% (25-50 mL/h) con o sin un diurético de asa para aumentar el sodio en el plasma en aproximadamente 10%.

Disfunción cardiaca

La HSA también se asocia con diversas **arritmias cardiacas** y otros cambios electrocardiográficos producidos por la **isquemia miocárdica**, el **infarto** u otros daños

TABLA 14-5 Tratamiento de la hiponatremia

1. Evitar la sobrehidratación con líquidos hipotónicos
2. Buscar evidencia de síndrome de pérdida de sal o SIADH
3. Si el síndrome de pérdida de sal se asocia con hipovolemia, se debe administrar solución salina isotónica, cristaloide o coloide para corregir la hiponatremia
4. Si el SIADH está presente, entonces manejar con la restricción de líquidos (< 1 L/día) y furosemida (40 mg/día); la demeclociclina (300-600 mg, por vía oral, c/12 h) se utiliza con poca frecuencia en la hiponatremia aguda
5. Considerar añadir acetato de fludrocortisona (0.2 mg c/12 h). En raros casos de hiponatremia sintomática y grave (< 120 mEq/L), considerar la infusión de solución salina al 3% a razón de 25-50 mL/h
6. Evitar la corrección excesivamente rápida o la sobrecorrección de las concentraciones de sodio (≤ 20 mEq/L durante 24 h o 1.5-2 mEq/L por hora)

SIADH: síndrome de secreción inadecuada de hormona antidiurética.

mecánicos. Debe considerarse para una monitorización cardiaca continua a los pacientes con arritmias cardiacas conocidas o sospechadas, otras disfunciones cardiacas en curso, antecedentes de cardiopatías o hemorragias intracraneales que causen déficits neurológicos significativos o progresivos.

El tratamiento de la arritmia ventricular cardiaca suele incluir bloqueadores adrenérgicos β, como el propranolol. Pueden ser necesarios antiarrítmicos administrados vía i.v. en casos de arritmias malignas o no controladas por vía oral. Sin embargo, se debe tener cuidado por la propensión de estos fármacos a disminuir la PA. Las arritmias potencialmente mortales, como la fibrilación ventricular, son poco frecuentes y suelen ser de corta duración. Los pacientes con arritmias requieren una monitorización cardiaca continua; asimismo, debe interrogarse diariamente a los que están conscientes y responden sobre la aparición de dolor torácico y disnea.

Otras complicaciones no neurológicas

Otra complicación menos frecuente de la HSA es el **edema pulmonar neurógeno**, que puede presentarse con un inicio repentino o subagudo de disnea, cianosis y esputo rosado y espumoso. El tratamiento consiste en la ventilación con presión positiva al final de la espiración y diuréticos.

Los **trastornos ácido-básicos** más frecuentemente asociados con la HSA son la **alcalosis metabólica** y la **alcalosis respiratoria**. La primera es causada por vómito excesivo, diuréticos y administración de bicarbonato; la segunda, por la hiperventilación. El agotamiento del potasio es habitual en los pacientes con acidosis metabólica y requiere la reposición con cloruro de potasio.

La **nutrición** adecuada es importante y, con frecuencia, se consigue mediante una sonda nasogástrica para los pacientes que no pueden alimentarse por vía oral debido a la disminución del estado de consciencia o al deterioro del reflejo nauseoso. La ingesta calórica debe mantenerse entre 2 000 y 3 000 calorías al día, o más en caso de fiebre. La alimentación entérica puede llevarse a cabo con varios preparados comerciales (Ensure®, Ensure Plus®), que suelen administrarse a la mitad de la concentración o la concentración completa y que se toleran mejor con una bomba de alimentación de infusión continua si se dispone de ella. Para evitar la **broncoaspiración**, a menudo se alimenta a los pacientes con la cabeza elevada 30°; se deben realizar controles cada hora para detectar residuos gástricos. En los individuos intubados, el manguito endotraqueal debe inflarse durante la alimentación. Los medicamentos orales pueden triturarse y administrarse a través de la sonda enteral.

La profilaxis de la **trombosis venosa profunda** y de la **embolia pulmonar** puede llevarse a cabo mediante dispositivos de compresión neumática intermitente aplicados a las piernas o mediante ejercicios leves de amplitud de movimiento de los pies para los pacientes que están despiertos y alerta.

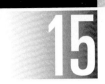

15 Hemorragia intracerebral

Evaluación y tratamiento general

Como se señaló en el capítulo 1, los pacientes con hemorragia intracerebral (**HIC**) (**intraparenquimatosa**) suelen presentar un inicio relativamente brusco de síntomas y signos neurológicos focales que pueden estar asociados con una disminución temprana del estado de alerta, cefalea intensa, náusea y vómito. En los pacientes con este inicio abrupto de los síntomas, la sospecha clínica de hemorragia intracraneal debe impulsar la realización de una tomografía computarizada (TC) o una resonancia magnética (RM) urgentes para determinar la ubicación y el tamaño de la hemorragia (fig. 15-1) y posiblemente para revelar otros procesos de enfermedad intracraneal (*véase* el algoritmo para el manejo de la HIC en el Apéndice E-5). La localización de la hemorragia puede orientar la evaluación posterior necesaria para definir el mecanismo. Como se ha señalado en la revisión de las cinco localizaciones principales de la **hemorragia intracraneal** descrita en el capítulo 8, la ubicación específica de una HIC puede definir aún más el mecanismo probable de la hemorragia. Dado que el volumen de la hemorragia es un factor predictivo tan importante del resultado, este debe estimarse a partir de la TC utilizando el método del elipsoide. Se estima midiendo la anchura, la longitud y la altura del hematoma, con la multiplicación de estas medidas en centímetros y la división por 2 para obtener el volumen muy aproximado en centímetros cúbicos.

Las **HIC lobulares** se caracterizan por una hemorragia en la corteza o en la sustancia blanca subcortical. Los rasgos más frecuentes al inicio son los vómitos y la cefalea localizada (la hemorragia frontal suele afectar la zona de la frente; la temporal, la zona que rodea o precede al pabellón auricular ipsilateral; la parietal, la zona de la sien; y la occipital, la zona que rodea o supera el ojo ipsilateral).

En las HIC lobulares, a diferencia de las hemorragias supratentoriales profundas, los déficits neurológicos suelen ser más restringidos y variables (el hematoma frontal suele producir paresia del brazo contralateral; el hematoma temporal izquierdo, afasia y delírium; el hematoma parietal, pérdida hemisensitiva contralateral; y el hematoma occipital, hemianopsia homónima contralateral). Las alteraciones del estado de consciencia se producen más tarde en el curso clínico, y los antecedentes de hipertensión son menos frecuentes. El déficit neurológico aparece rápidamente, en uno o varios minutos, pero no de forma instantánea, como suele ocurrir con un émbolo que provoca isquemia cerebral. La rigidez de cuello o las crisis al inicio son poco habituales, y más de la mitad de los pacientes están somnolientos. Sin embargo, una HIC lobular de gran tamaño puede afectar dos o más lóbulos y producir estupor o coma asociado con un déficit neurológico grave.

La mayoría de los pacientes con **hematoma lobular** requieren una evaluación adicional con angiografía por tomografía computarizada (ATC) o angiografía por resonancia magnética (ARM) debido a la posibilidad de que exista un aneurisma intracraneal subyacente o una malformación arteriovenosa (MAV). Debe considerarse la evaluación venosa con venografía por RM o por TC en los individuos cuyo aspecto de la hemorragia sugiera una causa oclusiva venosa. Si se detecta un aneurisma en la ATC o la ARM, entonces, como se señala en el capítulo 14, está indicado el tratamiento intervencionista

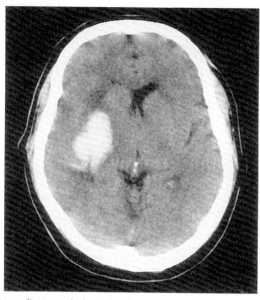

FIGURA 15-1. Tomografía computarizada de cráneo sin contraste: hemorragia de núcleos basales derechos.

con clipaje endovascular o quirúrgico. Si se detecta una MAV en la ATC o la ARM, o se sospecha de otra manera, se suele realizar una arteriografía para caracterizar la morfología de la MAV. Si no se detecta ningún aneurisma y si no se ha realizado, la RM con gadolinio puede aclarar la causa de la hemorragia. El uso de imágenes de eco de gradiente y ponderadas con susceptibilidad en T2 puede revelar indicios de hemorragias previas o múltiples microhemorragias, hallazgos que proporcionan pistas adicionales sobre la causa subyacente, incluida la angiopatía amiloide. Además del aneurisma, la MAV y la angiopatía amiloide, las neoplasias subyacentes, las malformaciones vasculares arteriográficas ocultas, las diátesis hemorrágicas y el uso de anticoagulantes son otras consideraciones primarias para la hemorragia en ese sitio. Ha habido un debate continuo sobre si se debe considerar el tratamiento quirúrgico para las hemorragias lobulares. En el *International Surgical Trial in Intracerebral Haemorrhage* (STICH), 1033 pacientes con HIC supratentorial fueron asignados aleatoriamente a la cirugía temprana o al tratamiento médico. Los resultados generales fueron similares, lo que sugiere que la cirugía no está indicada para todas las HIC. En el análisis de subgrupos, los pacientes con hemorragia lobular tampoco se beneficiaron de la cirugía. Sin embargo, las hemorragias que estaban a 1 cm o menos de la superficie cortical obtuvieron mejores resultados con la cirugía temprana en comparación con el tratamiento conservador. A continuación, el STICH II evaluó si el tratamiento quirúrgico precoz en las 12 h siguientes al ingreso en el estudio puede ser beneficioso en el subgrupo de pacientes con hemorragias lobulares a menos de 1 cm de la superficie cortical, de 10-100 mm^3 de volumen. En el grupo de cirugía temprana, el 41% tuvo un resultado favorable, en comparación con el 38% de los que fueron tratados solo con tratamiento médico. La supervivencia fue ligeramente mejor en los que fueron tratados mediante cirugía, pero la diferencia no fue estadísticamente significativa. Para complicar la interpretación de los resultados, uno de cada cinco pacientes tratados médicamente acabó sometiéndose a una cirugía, en general debido a un empeoramiento neurológico. Queda por establecer si los pacientes muy bien cribados con hemorragias superficiales deben ser tratados quirúrgicamente con craneotomía.

En el ensayo clínico *Minimally Invasive Surgery Plus Recombinant Tissue-Type Plasminogen Activator for ICH Evacuation* (MISTIE-III), se evaluó la evacuación mínimamente invasiva de la hemorragia mediante catéter seguida de trombólisis en pacientes con HIC supratentorial no traumática de más de 30 mL de tamaño, con el objetivo de reducir el tamaño de la hemorragia a menos de 15 mL. El tratamiento guiado por imágenes incluyó la administración de alteplasa cada 8 h durante un máximo de nueve dosis, en comparación con la atención médica estándar. La proporción de pacientes que lograron un buen resultado (puntuación de la escala de Rankin modificada de ≤ 3) a los 365 días no difirió entre los del grupo quirúrgico (45%) y los tratados con atención médica estándar (41%). En aquellos cuyo tamaño de hematoma se redujo a menos de 15 mL, hubo una mejoría del 10.5% en la proporción de los que lograron un buen resultado funcional. El procedimiento sigue siendo objeto de estudio.

Las **hemorragias supratentoriales profundas** en los núcleos basales y la cápsula interna suelen caracterizarse por la aparición repentina de cefalea seguida de la pérdida de consciencia aguda o subaguda (hasta 48 h) asociada con hemiparesia contralateral, hemianestesia, hemianopsia homónima y, si el hemisferio dominante está afectado, afasia. Los vómitos son frecuentes. En los pacientes en coma, pueden aparecer signos de herniación uncal (parálisis del nervio craneal III ipsilateral) o de compresión del tronco encefálico superior (respiración profunda, irregular o intermitente, pupila dilatada y fija ipsilateralmente y postura de descerebración).

La presencia de parálisis de la mirada hacia arriba con pupilas mióticas no reactivas, a veces asociadas con parálisis de convergencia, es característica de la **hemorragia talámica** y ayuda a diferenciarla de la hemorragia putaminal. Además de las anomalías oculomotoras características, la hemorragia talámica suele producir desviación ocular contralateral, afasia (afectación del hemisferio dominante), hemiinatención (afectación del hemisferio no dominante), hemiplejía o hemiparesia unilateral y síndromes sensitivos inusuales (disestesias angustiosas y dolor espontáneo que se producen con una latencia de días a semanas desde su aparición).

En la **hemorragia putaminal**, los ojos están desviados de forma conjugada hacia el lado de la lesión, el tamaño y la reactividad pupilar son normales, a menos que se haya producido una herniación uncal, y los signos neurológicos focales (hemiplejía o hemiparesia densa y flácida, pérdida hemisensitiva, hemianopsia homónima, afasia global [afectación del hemisferio dominante] o hemiinatención [afectación del hemisferio no dominante]) y el estado de consciencia tienden a empeorar gradualmente en cuestión de minutos u horas.

Las **hemorragias del núcleo caudal** se caracterizan por cefalea, náusea, vómito y diversos tipos de anomalías conductuales (como desorientación o confusión), acompañadas en ocasiones de una importante pérdida de memoria a corto plazo, paresia transitoria de la mirada y hemiparesia contralateral sin trastornos del lenguaje.

La **hemorragia de los núcleos basales** suele ser causada por la hipertensión crónica con lipohialinosis asociada y aneurismas de Charcot-Bouchard en las pequeñas arterias perforantes. En presencia de hipertensión crónica, se puede realizar una RM con gadolinio y una ARM para asegurar que no hay una neoplasia subyacente, una malformación vascular u otra causa alternativa. Si no hay antecedentes de hipertensión, uso de anticoagulantes, antecedentes de consumo de drogas ilegales, como metanfetaminas, y los pacientes son más jóvenes, es más probable que exista una causa subyacente específica y está indicada la RM/ARM. El consumo de metanfetaminas también puede provocar una HIC, especialmente en los pacientes jóvenes, y con mayor frecuencia en una localización profunda. La arteriografía generalmente se realiza en los casos en los que existe una alta sospecha clínica de malformación vascular o hallazgos indicativos en las imágenes no invasivas. Los hematomas en el putamen con signos de deterioro o déficit neurológico progresivo pueden ser susceptibles de tratamiento quirúrgico; los del tálamo y el caudado rara vez son operables. Cuando el déficit es estable, la hemorragia en estas localizaciones subcorticales suele tratarse médicamente. Algunos datos sugieren que un abordaje quirúrgico mínimamente invasivo puede tener un mejor resultado neurológico a corto plazo en comparación con el tratamiento médico solo en pacientes seleccionados con una hemorragia de los núcleos basales de 25-40 mm^3 de volumen. Se está estudiando la posibilidad de añadir el activador tisular del plasminógeno recombinante a la cirugía mínimamente invasiva.

La **hemorragia primaria del tronco del encéfalo** suele producirse en el **puente** y da lugar a un coma temprano, tetraplejía, rigidez de descerebración prominente, pupilas puntiformes (1 mm) que reaccionan a la luz y síndrome de enclaustramiento con cierta capacidad persistente para mover los párpados y los ojos hacia arriba y hacia abajo. Los ojos suelen estar en posición media y tienen una respuesta alterada o ausente a las pruebas calóricas. Son frecuentes la hiperpnea, la hiperhidrosis y la hipertermia. Las **hemorragias primarias del mesencéfalo y del bulbo raquídeo** son poco frecuentes. Cuando se produce una hemorragia del mesencéfalo, suele presentarse una parálisis oculomotora ipsilateral con hemiplejía cruzada (síndrome de Weber). Cuando la hemorragia se agranda, suele producirse tetraplejía y coma. La hemorragia bulbar origina con frecuencia un coma precoz y una muerte rápida.

La **hemorragia cerebelosa** suele desarrollarse en uno de los hemisferios cerebelosos (es frecuente que se origine en la región del núcleo dentado) en un lapso de varias horas; la pérdida de consciencia al inicio es poco habitual. Los vómitos repetidos, la náusea, la cefalea occipital intensa y el vértigo con incapacidad para caminar o estar de pie (desequilibrio, ataxia de las extremidades) son características tempranas frecuentes. A menudo, se produce alguna combinación de los siguientes signos o síntomas: parálisis facial periférica leve, mareos, nistagmo, miosis, disminución del reflejo corneal, paresia de la mirada lateral conjugada de los ojos hacia el lado de la hemorragia, desviación forzada de los ojos hacia el lado opuesto a la lesión y parálisis del *abducens* ipsilateral, que indica una disfunción cerebelosa y pontina (no suele haber hemiplejía).

Las **hemorragias pontinas y cerebelosas** suelen ser consecuencia de la hipertensión crónica. Si el paciente no tiene antecedentes de hipertensión, debe realizarse una RM de cráneo con gadolinio y una ARM. En los pacientes más jóvenes y en aquellos en los que se sugiere una malformación vascular u otra lesión vascular en la RM o ARM, es necesario realizar una arteriografía para detectar y caracterizar mejor una MAV subyacente. Los hematomas en el tronco encefálico suelen ser inoperables, pero ocasionalmente se intenta la evacuación cuando hay evidencia de deterioro neurológico en un paciente por lo demás sano y con buena esperanza de vida.

Dado que los hematomas cerebelosos de tamaño moderado a grande (de 2-3 cm o más de diámetro) a menudo conllevan una evolución descendente que pone en peligro la vida, con un deterioro imprevisible causado por la compresión del tronco encefálico o la hidrocefalia, es importante vigilar a los pacientes de cerca y extraer el hematoma antes de que la compresión provoque una alteración del estado de consciencia y una situación clínica inestable. Por lo general, está indicada la intervención quirúrgica inmediata. Sin embargo, los pacientes que están alerta y que tienen lesiones más pequeñas y no presentan signos de compresión del tronco encefálico pueden ser tratados médicamente bajo estrecha observación en la unidad de cuidados intensivos neurológicos. El mismo abordaje terapéutico se aplica a un paciente que tiene un curso neurológico estable y una consciencia sin deterioro y es visto más de 1 semana después de la hemorragia cerebelosa. No obstante, si un paciente muestra signos de compresión o deterioro del tronco encefálico, como una disminución del estado de consciencia, está indicada la evacuación inmediata del coágulo como tratamiento que puede salvar la vida, incluso si el paciente está en coma profundo.

Es probable que los pacientes con **hemorragia subaracnoidea (HSA) en combinación con una HIC** tengan una anomalía estructural subyacente, como un aneurisma sacular, y deben someterse a la evaluación descrita para la HSA en el capítulo 14.

No debe realizarse una punción lumbar (PL) en los pacientes con sospecha de HIC porque la TC o la RM aportan mucha más información; la PL, en presencia de una lesión en masa del sistema nervioso central, puede provocar una herniación.

Suelen realizarse otras pruebas de laboratorio (como las enumeradas para la HSA en la tabla 14-1) para evaluar más a fondo las causas subyacentes de la hemorragia y las complicaciones asociadas. En los individuos gravemente afectados, la evaluación de laboratorio no suele ser exhaustiva, ya que entre el 80 y 90% de estos pacientes tienen un curso clínico progresivo y finalmente mortal. Las opciones de tratamiento específicas relacionadas con las causas subyacentes identificadas se analizan en el capítulo 17.

INTERVENCIONES QUIRÚRGICAS

Después de la estabilización médica y neurológica inicial del paciente (*véase* cap. 11), la primera consideración general sobre el tratamiento consiste en decidir si se realiza una intervención quirúrgica. La decisión sobre la intervención quirúrgica inmediata debe tomarse en función del tamaño y la localización de la hemorragia y del estado del paciente (*véase* Apéndice E-5). Como se ha señalado anteriormente, los resultados de los ensayos aleatorizados STICH y STICH II de pacientes con HIC no demostraron un beneficio claro de la cirugía temprana en comparación con el tratamiento conservador; sin embargo, el procedimiento se considera en determinados pacientes con hemorragia lobular.

En general, cuando se consideran los criterios clínicos y de TC en combinación, surgen **tres categorías** de pacientes:

1. Los que tienen un déficit neurológico profundo con afectación del tronco encefálico asociada y una gran hemorragia observada en la TC.
2. Aquellos que tienen un déficit neurológico focal con poca o ninguna evidencia de compresión del tronco encefálico o aumento de la presión intracraneal (PIC) y una hemorragia pequeña y bien localizada en la TC.
3. Aquellos que tienen un déficit focal referible a su hemorragia con signos mínimos o leves de disfunción del tronco encefálico pero una lesión de moderada a grande en la TC.

Los pacientes de la **primera** categoría tienen un curso mortal casi uniforme y, con excepción de los pacientes con hematomas cerebelosos, por lo general no se consideran candidatos a la cirugía. Los pocos pacientes que sobreviven a los días iniciales de su enfermedad y que muestran estabilización y mejoría con el tratamiento médico de apoyo pueden ser considerados para la evacuación quirúrgica de la hemorragia. La craniectomía descompresiva temprana puede considerarse como un procedimiento que puede salvar la vida en determinados pacientes con un hematoma grande y un efecto de masa significativo.

Los pacientes de la **segunda categoría** son tratados médicamente, prestando la debida atención a la ventilación, la ingesta de líquidos, el equilibrio electrolítico, la prevención de complicaciones, incluida la trombosis venosa profunda (TVP) y la presión arterial (PA), como se indica más adelante. La mayoría de los pacientes de esta categoría se estabilizan y su déficit neurológico mejora sin intervención quirúrgica.

Los pacientes de la **tercera categoría** presentan con frecuencia un deterioro y empeoramiento progresivos durante su curso clínico y, por lo tanto, deben ser considerados para tratamiento quirúrgico.

La localización de la lesión también es un factor determinante en la decisión sobre la evacuación quirúrgica del hematoma. Los pacientes del tercer grupo, e incluso del primero, con **hemorragias cerebelosas** e indicios de compresión del tronco encefálico, hidrocefalia o deterioro, suelen ser operados en cuanto se establece el diagnóstico. Algunos pacientes del tercer grupo con **lesiones hemisféricas lobulares**

situadas lateralmente pueden ser candidatos a la cirugía, y algunos son operados una vez establecido el diagnóstico. Los pacientes con **hemorragia supratentorial profunda** (a menudo con extensión intraventricular) se consideran con menos frecuencia candidatos a la operación. Algunos pacientes con hemorragia profunda supratentorial del tercer grupo se someten a una evacuación quirúrgica y, aunque en ocasiones se observan resultados espectaculares, muchos no sobreviven o quedan con déficits graves y persistentes. Como se ha señalado, los resultados de los ensayos clínicos no mostraron ningún beneficio general claro de la cirugía temprana en los pacientes con hemorragia supratentorial espontánea en comparación con el tratamiento conservador inicial. Sin embargo, todavía puede haber subgrupos de pacientes que pueden beneficiarse de la cirugía, y los datos disponibles no excluyen un beneficio de la cirugía (especialmente la craneotomía) en ciertos pacientes con hematomas superficiales. Los pacientes con **hemorragia cerebral primaria** suelen tener un curso devastador y rara vez son candidatos a una operación.

TRATAMIENTO MÉDICO

Presión intracraneal y edema cerebral

El tratamiento médico de las personas con HIC (tabla 15-1) suele incluir medidas para disminuir el **edema cerebral** y la **PIC**, como se describe en el capítulo 11. En el caso de los pacientes en coma, o de aquellos con indicios de hernia transtentorial, hemorragia intraventricular o hidrocefalia, se puede colocar un monitor de PIC con el objetivo de conseguir una presión de perfusión cerebral de 50-70 mm Hg. Además de la osmoterapia con manitol o glicerol, muchos pacientes son hiperventilados en un intento de disminuir la PIC. Los corticoesteroides no deben utilizarse para el tratamiento del edema cerebral en pacientes con ictus hemorrágico o isquémico.

TABLA 15-1 Principios generales del cuidado de los pacientes con HIC

1. Poner al paciente en reposo en una habitación tranquila
2. Proporcionar un seguimiento continuo del estado neurológico (estado de consciencia, déficit focal, escala de coma de Glasgow)
3. Considere la posibilidad de la monitorización cardiaca
4. Elevar la cabeza de la cama 30°
5. Evitar la maniobra de Valsalva (laxantes y antitusivos según la necesidad)
6. Proporcionar alimentación oral a los pacientes alertas con el reflejo nauseoso intacto
7. Administrar alimentación enteral con sonda nasogástrica a los pacientes con disminución del estado de consciencia o alteración del reflejo nauseoso
8. Mantener la normovolemia y valores normales de sodio comenzando con la administración de 2-3 L/día de solución salina normal al 0.9% y ajustando en consecuencia
9. Sedar al paciente ligeramente si está agitado (lorazepam, 1-2 mg i.v. administrados lentamente c/4 h)
10. Controlar el dolor leve con paracetamol y el dolor intenso con tramadol (50-100 mg v.o. c/4-6 h) o codeína (60 mg i.m. o v.o. c/3-4 h); utilizar morfina (incrementos de 1-2 mg i.v.) solo como último recurso
11. Reducir la PA de forma conservadora y con una cuidadosa monitorización si el paciente tiene una PA extremadamente elevada o evidencia de daño agudo de órganos diana
12. Tratar el aumento de la PIC según la necesidad (*véase* tabla 11-1)

HIC: hemorragia intracerebral; PA: presión arterial; PIC: presión intracraneal.

Presión arterial

Es importante estabilizar y controlar la PA en los pacientes con HIC. Como se observa en la HSA, la PA suele aumentar, al menos en parte, en respuesta al incremento de la PIC. A diferencia de la HSA, la HIC aislada no tiene la misma propensión a inducir un vasoespasmo cerebral; en consecuencia, la reducción de la PA puede ser algo más intensiva sin la preocupación excesiva de precipitarlo.

Los ensayos clínicos que evalúan el tratamiento urgente de la PA alta en la HIC aguda incluyen el tratamiento antihipertensivo de la hemorragia cerebral aguda (ATACH) y la reducción intensiva de la presión arterial en la hemorragia cerebral aguda (INTERACT I y II). En el estudio INTERACT II, se asignó al azar a 2 839 pacientes con HIC y PA sistólica (PAS) de 150-220 mm Hg en las 6 h siguientes a su presentación. Los que recibieron un tratamiento intensivo de la PA hasta un objetivo urgente de menos de 140 mm Hg tuvieron una mayor probabilidad de mejorar el resultado funcional y la calidad de vida que los tratados con la atención estándar (PAS < 180 mm Hg). Para el criterio de valoración principal de muerte o discapacidad grave, aunque hubo una tendencia en el resultado a favor del grupo de tratamiento intensivo (52% en comparación con el 55.6% con el tratamiento estándar), la diferencia no fue estadísticamente significativa ($p = 0.06$). En general, los pacientes con una PAS de 150-220 mm Hg después de una HIC son tratados con fármacos antihipertensivos con el objetivo de llegar a 140 mm Hg, a menos que haya una contraindicación para la reducción de la PA. Para los que tienen una PAS superior a 220 mm Hg, está indicado un tratamiento agresivo de la PA con infusión i.v. continua. *Véase* en el capítulo 11 un resumen del tratamiento de la PA. Posteriormente, la infusión i.v. puede reducirse junto con los medicamentos i.v. u orales.

En algunos pacientes, la hipotensión es materia de preocupación, y esto puede controlarse mediante una infusión constante de dopamina (comenzando con 3-6 µg/kg por minuto y ajustado en base a la respuesta de la PA) o fenilefrina para alcanzar las cifras objetivo de 120-140/80-90 mm Hg.

Fármacos antiepilépticos (FAE)

Las crisis se producen en aproximadamente el 15% de los pacientes con HIC, donde la afectación cortical es un factor clave para la aparición de las crisis. Puede producirse una crisis clínicamente evidente o también debe considerarse la posibilidad de una si el estado neurológico es peor de lo esperado según el tamaño y la localización de la hemorragia. Los pacientes con evidencia de actividad ictal reciben tratamiento con FAE. A menudo, el tratamiento de los pacientes con crisis en curso es con diazepam administrado i.v. (5-10 mg, a una velocidad de hasta 2 mg por minuto, que puede repetirse una vez en 5-15 min) o lorazepam, seguido de la iniciación de levetiracetam i.v. u oral, 250 mg 2 veces al día. La dosis puede aumentarse a 500 mg 2 veces al día y más (un máximo típico de 3 000 mg al día) según sea necesario para controlar las convulsiones.

El uso profiláctico de los FAE no está indicado en los pacientes con HIC. Las hemorragias de los núcleos basales, talámicas, cerebelosas y pontinas son las que presentan un menor riesgo de aparición, mientras que las hemorragias lobulares son las que tienen una mayor incidencia.

Tratamiento con líquidos

El objetivo del tratamiento con líquidos es mantener la euvolemia. Deben evitarse las soluciones que contengan agua libre. La solución salina isotónica, 2 L por día, es razonable en la mayoría de los pacientes.

Reversión de la anticoagulación

En los pacientes que tienen HIC y están anticoagulados, es imperativo suspender la anticoagulación y revertirla de forma urgente. El objetivo del cociente internacional normalizado (INR, *international normalized ratio*) es de aproximadamente 1.3-1.5. En el caso de los pacientes que toman warfarina, se debe administrar vitamina K, 5-10 mg i.v. Sin embargo, el efecto no es inmediato, con un efecto inicial alrededor de las 2 h y otro máximo a las 24 h. Deben iniciarse con urgencia otros tratamientos. Anteriormente, el tratamiento se había centrado en el uso de plasma fresco congelado (PFC), comenzando con 2 unidades. La sustitución completa de los factores de coagulación se realiza con 15 mL/kg de PFC. Las opciones actuales incluyen la administración de concentrados de complejo de protrombina (CCP) de tres factores (II, IX y X) o de cuatro factores (II, VII, IX y X). La cantidad de líquido que se recibe con los CCP es mínima, de 20-40 mL, y no requieren una prueba cruzada como es el caso del PFC. Se ha demostrado que revierten el INR con mucho más rapidez que el PFC.

Para los pacientes con HIC en el contexto de uso de anticoagulante oral directo (ACOD), ahora se dispone de fármacos de reversión, y el agente específico depende del tipo de ACOD. El andexanet α, una proteína señuelo del factor Xa, ha sido aprobado para revertir las hemorragias graves con apixabán y rivaroxabán, y el idarucizumab, un anticuerpo monoclonal, ha sido aprobado para revertir las hemorragias por dabigatrán.

El sulfato de protamina se administra a los pacientes que están anticoagulados con heparina.

Expansión del hematoma

No es raro que el deterioro clínico después de la presentación de la HIC se deba a la extensión de la hemorragia. La evidencia de expansión de la HIC en la TC se observa en el 26% de los pacientes en la primera hora del ingreso, y un 12% adicional muestra expansión en las 20 h siguientes. Las hemorragias de gran volumen son más propensas a agrandarse. La detección de contraste dentro del hematoma tras la administración de contraste para la ATC o la TC contrastada, denominada «*signo de la mancha*», presagia un mayor riesgo de expansión. Un ensayo clínico sugirió que el factor VII activado recombinante puede limitar el crecimiento de la hemorragia y mejorar los resultados clínicos en los pacientes con HIC cuando se trata durante 4 h. Sin embargo, un ensayo posterior de fase 3 no confirmó estos resultados. El papel de este factor sigue siendo incierto en la HIC.

Otros cuidados generales

Los pacientes con HIC requieren una **estrecha observación**, especialmente los que presentan signos de PIC, PA elevada, compresión del tronco encefálico o hidrocefalia poco después de la aparición de la hemorragia. Esto se consigue mejor en una **unidad de cuidados intensivos** con personal de enfermería con experiencia en la realización de evaluaciones neurológicas seriadas, incluyendo la evaluación del estado de consciencia y los déficits focales, y una escala de coma estandarizada, como la *Escala de coma de Glasgow* (*véase* Apéndice B) o la puntuación FOUR. La escala de Glasgow también forma parte de la puntuación de la HIC, que puede utilizarse como guía general sobre la probable mortalidad a los 30 días tras la HIC.

El paciente debe permanecer **en cama** hasta que esté neurológica y médicamente estable y alerta durante 24-48 h. Se debe administrar oxígeno suplementario a los pacientes hipóxicos, con el objetivo de mantener la saturación de oxígeno en una concentración igual o superior al 95%.

La mayoría de los pacientes requieren una **sonda urinaria permanente** o sondaje intermitente cada 4-6 h, y todos requieren una evaluación cuidadosa del **equilibrio hídrico** y del **peso diario**.

El médico debe estar alerta ante la posibilidad de que se produzcan **arritmias cardiacas** graves, como taquicardia ventricular y bradicardia grave. Se debe vigilar con una monitorización cardiaca continua a los pacientes con enfermedades cardiacas preexistentes y a aquellos con hemorragias que estén causando déficits clínicos significativos o progresivos.

Como se indica en el capítulo 11, la **nutrición** debe proporcionarse por vía oral si el paciente está alerta y tiene un reflejo nauseoso normal. De lo contrario, la alimentación debe llevarse a cabo mediante una sonda nasogástrica (la inserción de una sonda nasogástrica suele retrasarse en los primeros días del ictus, durante los cuales se administra el tratamiento hídrico). La evidencia del ensayo *Feed or Ordinary Diet* (FOOD) mostró que la alimentación temprana por sonda tendía a reducir el riesgo de muerte, pero los sobrevivientes solían estar gravemente discapacitados y ser dependientes, y no hubo ningún beneficio del uso rutinario de suplementos alimenticios en el ensayo. Sin embargo, algunos expertos creen que, debido a la asociación entre la desnutrición en el momento del ictus y el mal resultado, los suplementos podrían seguir siendo necesarios para determinados pacientes que presentan un riesgo nutricional. La ingesta calórica debe ser de unas 2 000-3 000 calorías al día o más si el paciente está febril. La alimentación suele iniciarse con una dieta líquida completa o con un sistema de alimentación líquida (Ensure® y Ensure Plus®), como se describe en el capítulo 11.

La **prevención de la TVP y las embolias pulmonares** se ve favorecida por el uso de dispositivos de compresión neumática intermitente en las extremidades inferiores.

El **control del dolor** se realiza con paracetamol. Deben evitarse los salicilatos y los antiinflamatorios no esteroideos, como en otros tipos de hemorragia intracraneal, por su efecto inhibidor de la coagulación. El dolor más intenso puede controlarse con tramadol (50-100 mg v.o. c/4-6 h) o codeína (60 mg i.m. o v.o. c/3-4 h); si persiste el dolor intenso, se utilizará morfina a corto plazo (incrementos de 1-2 mg i.v.).

El **cuidado de la piel** también es importante en la atención general de los pacientes con HIC, en particular los que no están conscientes. Se debe girar a los pacientes cada 1 o 2 h, y su piel debe mantenerse seca e inspeccionarse con regularidad para detectar eritemas.

LECTURAS RECOMENDADAS PARA LA SECCIÓN III

Albers GW, Hart RG, Lutsep HL, et al. AHA Scientific Statement. Supplement to the guidelines for the management of transient ischemic attacks: a statement from the Ad Hoc Committee on Guidelines for the Management of Transient Ischemic Attacks. Stroke Council, American Heart Association. *Stroke*. 1999;30:2502–2511.

Albers GW, Marks MP, Kemp S, et al., for the DEFUSE 3 Investigators. Thrombectomy for stroke at 6-16 hours with selection by perfusion imaging. *N Engl J Med*. 2018;378:708–718.

Alberts MJ, Hademenos G, Latchaw RE, et al., for the Brain Attack Coalition. Recommendations for the establishment of primary stroke centers. *JAMA*. 2000;283:3102–3109.

Amarenco P, Bogousslavsky J, Callahan A III, et al. High-dose atorvastatin after stroke or transient ischemic attack. *N Engl J Med*. 2006;355:549–559.

An SJ, Kim TJ, Yoon BW. Epidemiology, risk factors, and clinical features of intracerebral hemorrhage: an update. *J Stroke*. 2017;19:3–10.

Anderson CS, Heeley E, Huang Y, et al. INTERACT2 Investigators. Rapid blood-pressure lowering in patients with acute intracerebral hemorrhage. *N Engl J Med*. 2013;368:2355–2365.

Anderson CS, Huang Y, Lindley RI, et al. Intensive blood pressure reduction with intravenous thrombolysis therapy for acute ischaemic (ENCHANTED): an international, randomised, open-label, blinded-endpoint, phase 3 trial. *Lancet*. 2019;393(10174):877–888.

Antithrombotic Trialists' Collaboration, Baigent C, Blackwell L, Collins R, et al. Aspirin in the primary and secondary prevention of vascular disease: collaborative meta-analysis of individual participant data from randomised trials. *Lancet*. 2009;373:1849–1860.

Berkhemer OA, Fransen PS, Beumer D, et al., for the MR CLEAN Investigators. A randomized trial of intraarterial treatment for acute ischemic stroke. *N Engl J Med*. 2015;372:11–20.

Bracard S, Ducrocq X, Mas JL, et al., for the THRACE Investigators. Mechanical thrombectomy after intravenous alteplase versus alteplase alone after stroke (THRACE): a randomised controlled trial. *Lancet Neurol*. 2016;15:1138–1147.

Brott TG, Brown RD Jr, Meyer FB, et al. Carotid revascularization for prevention of stroke: carotid endarterectomy and carotid artery stenting. *Mayo Clin Proc*. 2004;79:1197–1208.

Brown RD Jr, Flemming KD, Meyer FB, et al. Natural history, evaluation, and management of intracranial vascular malformations. *Mayo Clin Proc*. 2005;80:269–281.

Bruins Slot KM, Berge E. Factor Xa inhibitors versus vitamin K antagonists for preventing cerebral or systemic embolism in patients with atrial fibrillation. *Cochrane Database Syst Rev*. 2018. doi:10.1002/14651858.CD008980.pub3.

Campbell BC, Ma H, Ringleb PA, et al. Extending thrombolysis to 4.5-9 h and wake-up stroke using perfusion imaging: a systematic review and meta-analysis of individual patient data. *Lancet* 2019;May 22 (Epub ahead of print).

Campbell BC, Mitchell PJ, Kleinig TJ, et al. Tenecteplase versus alteplase before thrombectomy for ischemic stroke. *N Engl J Med*. 2018;378:1573–1582.

Campbell BC, Mitchell PJ, Kleinig TJ, et al., for the EXTEND-IA Investigators. Endovascular therapy for ischemic stroke with perfusion-imaging selection. *N Engl J Med*. 2015;372:1009–1018.

CAPRIE Steering Committee. A randomized, blinded trial of clopidogrel versus aspirin in patients at risk of ischaemic events (CAPRIE). *Lancet*. 1996;348:1329–1338.

CAST (Chinese Acute Stroke Trial) Collaborative Group. CAST: randomized placebo-controlled trial of early aspirin use in 20,000 patients with acute ischaemic stroke. *Lancet*. 1997;349:1641–1649.

Chang HS, Hongo K, Nakagawa H. Adverse effects of limited hypotensive anesthesia on the outcome of patients with subarachnoid hemorrhage. *J Neurosurg*. 2000;92:971–975.

Chen ZM, Sandercock P, Pan HC, et al. Indications for early aspirin use in acute ischemic stroke: a combined analysis of 40,000 randomized patients from the Chinese acute stroke trial and the international stroke trial. On behalf of the CAST and IST collaborative groups. *Stroke*. 2000;31:1240–1249.

Chimowitz MI, Lynn MJ, Derdeyn CP, et al. Stenting versus aggressive medical therapy for intracranial arterial stenosis. *N Engl J Med*. 2011;365:993–1003.

Chimowitz MI, Lynn MJ, Howlett-Smith H, et al. Comparison of warfarin and aspirin for symptomatic intracranial arterial stenosis. *N Engl J Med*. 2005;352:1305–1316.

Clark WM, Wissman S, Albers GW, et al. Recombinant tissue-type plasminogen activator (alteplase) for ischemic stroke 3 to 5 hours after symptom onset. The ATLANTIS study: a randomized controlled trial. Alteplase thrombolysis for acute noninterventional therapy in ischemic stroke. *JAMA*. 1999;282:2019–2026.

Cloft HJ, Joseph GJ, Dion JE. Risk of cerebral angiography in patients with subarachnoid hemorrhage, cerebral aneurysm, and arteriovenous malformation—a meta-analysis. *Stroke*. 1999;30:317–320.

Connolly ES Jr, Rabinstein AA, Carhuapoma JR, et al. Guidelines for the management of aneurysmal subarachnoid hemorrhage: a guideline for healthcare professionals from the American Heart Association/American Stroke Association. *Stroke*. 2012;43:1711–1737.

Connolly SJ, Crowther M, Eikelboom JW, et al. Full study report of andexanet alfa for bleeding associated with factor Xa inhibitors. *N Engl J Med*. 2019. doi:10.1056/NEJMoa1814051.

Connolly SJ, Ezekowitz MD, Yusuf S, et al. Dabigatran versus warfarin in patients with atrial fibrillation. *N Engl J Med*. 2009;361:1139–1151.

Cruickshank AM. CSF spectrophotometry in the diagnosis of subarachnoid haemorrhage. *J Clin Pathol*. 2001;54:827–830.

Davis SM, Donnan GA, Parsons MW, et al. Effects of alteplase beyond 3 h after stroke in the Echoplanar Imaging Thrombolytic Evaluation Trial (EPITHET): a placebo-controlled randomised trial. *Lancet Neurol* 2008;7:299–309.

Del Zoppo GJ, Saver JL, Jauch EC, et al., Council American Heart Association Stroke. Expansion of the time window for treatment of acute ischemic stroke with intravenous tissue plasminogen activator: a science advisory from the American Heart Association/American Stroke Association. *Stroke*. 2009;40:2945–2948.

Demaerschalk BM, Kleindorfer DO, Adeoye OM, et al., on behalf of the American Heart Association Stroke Council and Council on Epidemiology and Prevention. Scientific rationale for the inclusion and exclusion criteria for intravenous alteplase in acute ischemic stroke: a statement for healthcare professionals from the American Heart Association/American Stroke Association. *Stroke*. 2016;47:581–641.

Derdeyn CP, Zipfel GJ, Albuquerque FC, et al. Management of brain arteriovenous malformations: a scientific statement for healthcare professionals from the American Heart Association/American Stroke Association. *Stroke*. 2017;48:e200–e224.

Diener HC, Bogousslavsky J, Brass LM, et al., on behalf of the MATCH Investigators. Aspirin and clopidogrel compared with clopidogrel alone after recent ischaemic stroke or transient ischaemic attack in high-risk patients (MATCH): randomised, double-blind, placebo-controlled trial. *Lancet*. 2004;364:331–337.

Diener HC, Cunha L, Forbes C, et al. European Stroke Prevention Study 2: dipyridamole and acetylsalicylic acid in the secondary prevention of stroke. *J Neurol Sci*. 1996;143:1–13.

Diener HC, Sacco RL, Easton JD, et al. Dabigatran for prevention of stroke after embolic stroke of undetermined source. *N Engl J Med*. 2019;380:1906-1917.

Dromerick A, Reding M. Medical and neurological complications during inpatient stroke rehabilitation. *Stroke.* 1994;25:358–361.

Duncan PW, Zorowitz R, Bates B, et al. Management of adult stroke rehabilitation care: a clinical practice guideline. *Stroke.* 2005;36;e100–e143.

Dzialowski I, Hill MD, Coutts SB, et al. Extent of early ischemic changes on computed tomography (CT) before thrombolysis: prognostic value of the Alberta Stroke Program Early CT Score in ECASS II. *Stroke.* 2006;37:973–978.

Feigin VL, Rinkel GJ, Algra A, et al. Calcium antagonists for aneurysmal subarachnoid hemorrhage. *Cochrane Database Syst Rev.* 2000;(2):CD000483.

Furie KL, Kasner SE, Adams RJ, et al. Guidelines for the prevention of stroke in patients with stroke or transient ischemic attack: a guideline for healthcare professionals from the American Heart Association/American Stroke Association. *Stroke.* 2011;42:227–276.

Geerts WH, Bergqvist D, Pineo GF, et al. Prevention of Venous Thromboembolism: American College of Chest Physicians Evidence-Based Clinical Practice Guidelines (8th ed). *Chest.* 2008;133[6 Suppl]:381S–453S.

Goyal M, Demchuk AM, Menon BK, et al., for the ESCAPE Trial Investigators. Randomized assessment of rapid endovascular treatment of ischemic stroke. *N Engl J Med.* 2015;372: 1019–1030.

Granger CB, Alexander JH, McMurray JJ, et al. Apixaban versus warfarin in patients with atrial fibrillation. *N Engl J Med.* 2011;365:981–992.

Hacke W, Donnan G, Fieschi C, et al. Association of outcome with early stroke treatment: pooled analysis of ATLANTIS, ECASS, NINDS rt-PA Stroke Trials. *Lancet.* 2004;363:768–774.

Hacke W, Kaste M, Bluhmki E, et al. Thrombolysis with alteplase 3 to 4.5 hours after acute ischemic stroke. *N Engl J Med.* 2008;359:1317–1329.

Hacke W, Kaste M, Fieschi C, et al. Randomised double-blind placebo-controlled trial of thrombolytic therapy with intravenous alteplase in acute ischaemic stroke (ECASS II). Second European-Australasian Acute Stroke Study Investigators. *Lancet.* 1998;352:1245–1251.

Hankey GJ, Stevens SR, Piccini JP, et al., for the ROCKET AF Steering Committee and Investigators. Intracranial hemorrhage among patients with atrial fibrillation anticoagulated with warfarin or rivaroxaban: the rivaroxaban once daily, oral, direct factor Xa inhibition compared with vitamin K antagonism for prevention of stroke and embolism trial in atrial fibrillation. *Stroke.* 2014;45:1304–1312.

Hanley DF, Thompson RE, Rosenblum M, et al. Efficacy and safety of minimally invasive surgery with thrombolysis in intracerebral haemorrhage evacuation (MISTIE III): a randomised, controlled, open-label, blinded endpoint phase 3 trial. *Lancet.* 2019;393(10175):1021–1032.

Hart RG, Diener HC, Yang S, et al. Intracranial hemorrhage in atrial fibrillation patients during anticoagulation with warfarin or dabigtran: the RE-LY trial. *Stroke.* 2012;43:1511–1517.

Hart RG, Sharma M, Mundl H, et al. Rivaroxaban for stroke prevention after embolic stroke of undetermined source. *N Engl J Med.* 2018;378:2191–2201.

Hemphill JC III, Greenberg SM, Anderson CS, et al. Guidelines for the management of spontaneous intracerebral hemorrhage: a guideline for healthcare professionals from the American Heart Association/American Stroke Association. *Stroke.* 2015;46:2032–2060.

IMS Trial Investigators. Combined intravenous and intra-arterial recanalization for acute ischemic stroke: the Interventional Management of Stroke Study. *Stroke.* 2004;35:904–911.

International Stroke Trial Collaborative Group. The International Stroke Trial (IST): a randomised trial of aspirin, subcutaneous heparin, both, or neither among 19435 patients with acute ischaemic stroke. *Lancet.* 1997;349:1569–1581.

Johnston SC, Easton JD, Farrant M, et al. Clopidogrel and aspirin in acute ischemic stroke and high-risk TIA. *N Engl J Med.* 2018;379:215–225.

Johnston SC, Rothwell PM, Huynh-Huynh MN, et al. Validation and refinement of scores to predict very early stroke risk after transient ischemic attack. *Lancet.* 2007;369(9558):283–292.

Jovin TG, Chamorro A, Cobo E, et al., for the REVASCAT Trial Investigators. Thrombectomy within 8 hours after symptom onset in ischemic stroke. *N Engl J Med.* 2015;372:2296–2306.

Jüttler E, Unterberg A, Woitzik J, et al., for the DESTINY II Investigators. Hemicraniectomy in older patients with extensive middle-cerebral artery stroke. *N Engl J Med.* 2014;370:1091–1100.

Kennedy J, Newcommon NJ, Cole-Kaskayne A, et al. Organised stroke care increases the number and the speed with which patients with acute ischemic stroke are thrombolysed. *Stroke.* 2002;33:354.

Kernan WN, Ovbiagele B, Black HR, et al. Guidelines for the prevention of stroke in patients with stroke and transient ischemic attack: a guideline for healthcare professionals from the American Heart Association/American Stroke Association. *Stroke.* 2014;45:2160–2223.

Kothari RU, Brott T, Broderick JP, et al. The ABCs of measuring intracerebral hemorrhage volumes. *Stroke.* 1996;27:1304–1305.

Leahy NM. Complications in the acute stages of stroke: nursing's pivotal role. *Nurs Clin North Am.* 1991;26:971–983.

Ma H, Campbell BCV, Parsons MW, et al. Thrombolysis guided by perfusion imaging up to 9 hours after onset of stroke. *N Engl J Med*. 2019;380:1795–1803.

Maciel CB, Sheth KN. Malignant MCA stroke: an update on surgical decompression and future directions. *Curr Atheroscler Rep*. 2015;17:40.

Markus HS, Levi C, King A, et al. Antiplatelet therapy vs anticoagulation therapy in cervical artery dissection. The Cervical Artery Dissection in Stroke Study (CADISS) randomized clinical trial final results. *JAMA Neurol*. 2019;76(6):657-664.

Marler JR, Brott T, Broderick J, et al. Tissue plasminogen activator for acute ischemic stroke. *N Engl J Med*. 1995;333:1581–1587.

Marler JR, Tilley BC, Lu M, et al. Early stroke treatment associated with better outcome: the NINDS rt-PA stroke study. *Neurology*. 2000;55:1649–1655.

Mayer SA, Brun NC, Begtrup K, et al. Recombinant activated factor VII for acute intracerebral hemorrhage. *N Engl J Med*. 2005;352:777–785.

Mendelow AD, Gregson BA, Fernandes HM, et al., STICH investigators. Early surgery versus initial conservative treatment in patients with spontaneous supratentorial intracerebral haematomas in the International Surgical Trial in Intracerebral Haemorrhage (STICH): a randomised trial. *Lancet*. 2005;365:387–397.

Mendelow AD, Gregson BA, Rowan EN, et al., for the STICH II Investigators. Early surgery versus initial conservative treatment in patients with spontaneous supratentorial lobular intracerebral haematomas (STICH II): a randomised trial. *Lancet*. 2013;382:397–408.

Mohr J, Thompson J, Lazar R, et al. WARSS: a comparison of warfarin and aspirin for the prevention of recurrent ischemic stroke. *N Engl J Med*. 2001;345:1444–1451.

Nogueira RG, Jadhav AP, Haussen DC, et al., for the DAWN Trial Investigators. Thrombectomy 6 to 24 hours after stroke with a mismatch between deficit and infarct. *N Engl J Med*. 2018;378:11–21.

Patel MR, Mahaffey KW, Garg J, et al. Rivaroxaban versus warfarin in nonvalvular atrial fibrillation. *N Engl J Med*. 2011;365:883–891.

Petty GW, Brown RD Jr, Whisnant JP, et al. Frequency of major complications of aspirin, warfarin, and intravenous heparin for secondary stroke prevention: a population-based study. *Ann Intern Med*. 1999;130:14–22.

Pollack CV, Reilly PA, Eikelboom J, et al. Idarucizumab for dabigatran reversal. *N Engl J Med*. 2015;373:511–520.

Powers WJ, Rabinstein AA, Ackerson T, et al. Guidelines for the early management of patients with acute ischemic stroke: a guideline for healthcare professionals from the American Heart Association/American Stroke Association. *Stroke*. 2018;49:e1–e34.

Prasad K, Mendelow AD, Gregson B. Surgery for primary supratentorial intracerebral haemorrhage. *Cochrane Database Syst Rev*. 2008;(4):CD000200.

Providência R, Grove EL, Husted S, et al. A meta-analysis of phase III randomized controlled trials with novel oral anticoagulants in atrial fibrillation: comparisons between direct thrombin inhibitors vs. factor Xa inhibitors and different dosing regimens. *Thromb Res*. 2014;134:1253–1264.

RESTART Collaboration. Effects of antiplatelet therapy after stroke due to intracerebral haemorrhage (RESTART): a randomised, open-label trial. *Lancet*. 2019;93:2613–2623.

Ringleb P, Bendszus M, Bluhmki E, et al. Extending the time window for intravenous thrombolysis in acute ischemic stroke using magnetic resonance imaging-based patient selection. *Int J Stroke*. 2019; published online April 4.

Qaseem AR, Chou LL, Humphrey M, et al. Clinical guidelines committee of the American College of Physicians. Venous thromboembolism prophylaxis in hospitalized patients: a clinical practice guideline from the American College of Physicians. *Ann Intern Med*. 2011;155:625–632.

Qureshi AI, Palesch YY, Barsan WG, et al. ATACH-2 trial investigators and the neurological emergency treatment trials network. Intensive blood-pressure lowering in patients with acute cerebral hemorrhage. *N Engl J Med*. 2016;375:1033–1043.

Qureshi AL, Tuhrim S, Broderick JP, et al. Spontaneous intracerebral hemorrhage. *N Engl J Med*. 2001;344:1450–1460.

Rothwell PM, Giles MF, Flossmann E, et al. A simple score (ABCD) to identify individuals at high early risk of stroke after transient ischemic attack. *Lancet*. 2005;366:29–36.

Sacco RL, Diener HC, Yusuf S, et al. Aspirin and extended-release dipyridamole versus clopidogrel for recurrent stroke. *N Engl J Med*. 2008;359:1238–1251.

Saka OV, Serra Y, Samyshkin A, et al. Cost-effectiveness of stroke unit care followed by early supported discharge. *Stroke*. 2009;40:24–29.

Sarode R, Milling TJ Jr, Refaai MA, et al. Efficacy and safety of a 4-factor prothrombin complex concentrate in patients on vitamin K antagonists presenting with major bleeding: a randomized, plasma-controlled, phase IIIb study. *Circulation*. 2013;128:1234–1243.

Saver JL, Goyal M, Bonafe A, et al., for the SWIFT PRIME Investigators. Stent-retriever thrombectomy after intravenous t-PA vs. t-PA alone in stroke. *N Engl J Med*. 2015;372:2285–2295.

Siegal DM, Curnutte JT, Connolly SJ, et al. Andexanet alfa for the reversal of factor Xa inhibitor activity. *N Engl J Med*. 2015;373:2413–2424.

Stroke Unit Trialists' Collaboration. Organised inpatient (stroke unit) care for stroke. *Cochrane Database Syst Rev*. 2001;(1):CD000197.

Suyama K, Horie N, Hayashi K, et al. Nationwide survey of decompressive hemicraniectomy for malignant middle cerebral artery infarction in Japan. *World Neurosurg*. 2014;82:1158–1163.

Thomalla G, Simonsen CZ, outitie F, et al. MRI-guided thrombolysis for stroke with unknown time of onset. *N Engl J Med*. 2018;379:611–622.

Thompson BG; Brown RD Jr, Amin-Hanjani S, et al. Guidelines for the management of patients with unruptured intracranial aneurysms: a guideline for healthcare professionals from the American Heart Association/American Stroke Association. *Stroke*. 2015;46:2368–2400.

Vahedi K, Hofmeijer J, Juettler E, et al., for the DECIMAL, DESTINY, and HAMLET Investigators. Early decompressive surgery in malignant infarction of the middle cerebral artery: a pooled analysis of three randomised controlled trials. *Lancet Neurol*. 2007;6:215–222.

Wang WZ, Jiang B, Liu HM, et al. Minimally invasive craniopuncture therapy vs. conservative treatment for spontaneous intracerebral hemorrhage: results from a randomized clinical trial in China. *Int J Stroke*. 2009;4:11–16.

Wang Y, Wang Y, Zhao X, et al. Clopidogrel with aspirin in acute minor stroke or transient ischemic attack. *N Engl J Med*. 2013;369:11–19.

White PM, Wardlaw JM, Easton V. Can noninvasive imaging accurately depict intracranial aneurysms? A systematic review. *Radiology*. 2000;217:361–370.

Wiebers DO, Piepgras DG, Meyer FB, et al. Pathogenesis, natural history, and treatment of unruptured intracranial aneurysms. *Mayo Clin Proc*. 2004;79:1572–1583.

Wiebers DO, Whisnant JP, Huston J III, et al., International Study of Unruptured Intracranial Aneurysms Investigators. Unruptured intracranial aneurysms: natural history, clinical outcome, and risks of surgical and endovascular treatment. *Lancet*. 2003;362:103–110.

Wiesmann M, Mayer TE, Yousry I, et al. Detection of hyperacute subarachnoid hemorrhage of the brain by using magnetic resonance imaging. *J Neurosurg*. 2002;96:684–689.

Wijdicks EF, Kallmes DF, Manno EM, et al. Subarachnoid hemorrhage: neurointensive care and aneurysm repair. *Mayo Clin Proc*. 2005;80:550–559.

Yvonne Chan YF, Nagurka R, Richardson LD, et al. Effectiveness of stroke education in the emergency department waiting room. *J Stroke Cerebrovasc Dis*. 2010;19:209–215.

Zhou X, Chen J, Li Q, et al. Minimally invasive surgery for spontaneous supratentorial intracerebral hemorrhage: a meta-analysis of randomized controlled trials. *Stroke*. 2012;43:2923–2930.

SECCIÓN IV

Tratamiento médico y quirúrgico basado en mecanismos específicos de la enfermedad vascular cerebral

Siempre que sea posible, el tratamiento de un paciente se basa en la definición precisa del mecanismo fisiopatológico subyacente de la afección cerebrovascular. Después de la exploración médica y neurológica generales, se suelen realizar ciertos estudios diagnósticos para ayudar a identificar el mecanismo fisiopatológico subyacente de los síntomas cerebrovasculares. Si se puede identificar el mecanismo fisiopatológico responsable, se establece el tratamiento adecuado. Una forma de clasificar los diversos **mecanismos fisiopatológicos de la isquemia** es mediante cuatro agrupaciones principales, que van de proximal a distal en el sistema vascular como se indica a continuación: 1) enfermedad cardiaca, 2) enfermedad de grandes vasos, 3) enfermedad de vasos pequeños y 4) enfermedad hemática. Los **mecanismos hemorrágicos** pueden clasificarse mejor según la localización de la hemorragia.

16 Cuatro grandes categorías de enfermedad vascular cerebral isquémica

ENFERMEDAD CARDIACA

Las afecciones cerebrovasculares derivadas de trastornos cardiacos incluyen el infarto cerebral, el accidente isquémico transitorio (AIT), el síncope y la anoxia global. Las cardiopatías pueden producir síntomas isquémicos cerebrales mediante varios mecanismos. Es útil agruparlas de la siguiente manera:

1. Alteraciones que se asocian con el **fallo de la bomba** y que dan lugar a una isquemia cerebral generalizada (síncope) o a un infarto (encefalopatía anóxica).
2. Afecciones que predisponen con mayor frecuencia a la **tromboembolia** asociada con episodios cerebrales isquémicos focales.

Las alteraciones que se asocian con fallo de la bomba consisten principalmente en arritmias cardiacas, incluyendo el paro cardiaco y la insuficiencia cardiaca congestiva. El **infarto cerebral embólico** o **AIT** de origen cardiaco (fig. 16-1) puede ser el resultado de cualquiera de los siguientes tres mecanismos básicos:

1. Generación de fragmentos embólicos de las válvulas cardiacas.
2. Producción de trombos intracavitarios por estancamiento local y alteraciones endocárdicas.
3. Derivación de los trombos venosos sistémicos a la circulación arterial.

Se debe examinar a los pacientes con enfermedad vascular cerebral isquémica o episodios isquémicos de la retina en busca de indicios de trastornos del ritmo cardiaco (p. ej., fibrilación auricular, fibrilación auricular paroxística, aleteo auricular crónico y síndrome del seno enfermo), lesiones valvulares (p. ej., valvulopatía reumática, válvulas protésicas, fibroelastoma papilar, endocarditis trombótica no bacteriana, estenosis mitral, prolapso de la válvula mitral, calcificación del anillo mitral y endocarditis bacteriana subaguda), lesiones del miocardio (p. ej., infarto reciente, infarto antiguo con acinesia segmentaria o dilatación aneurismática, fracción de eyección marcadamente reducida y miocardiopatía dilatada), lesiones de la aurícula (mixoma auricular) u otros trastornos estructurales cardiacos (trombo auricular izquierdo o trombo ventricular izquierdo) (*véase* tabla 8-1).

Los trastornos cardiacos más frecuentes que están implicados en la isquemia cerebrovascular pueden dividirse en **riesgos cardiacos probados y presuntos**, con base en las pruebas epidemiológicas y clínicas disponibles que corroboran el papel de estos trastornos en la enfermedad vascular cerebral (tabla 16-1).

El infarto cardioembólico es la causa de aproximadamente el 20-25% de todos los ictus isquémicos. La aparición del déficit neurológico focal suele ser muy repentina y casi siempre máxima, pero a veces puede ser incompleto o puede empeorar

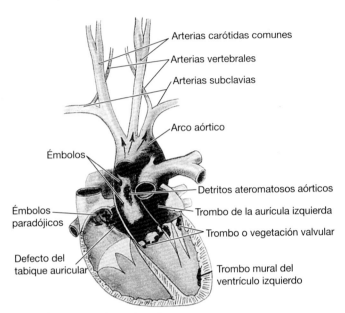

FIGURA 16-1. Émbolos originados en el corazón.

Riesgos cardiacos de la isquemia cerebrovascular

Riesgos cardiacos probados
  Fibrilación auricular persistente
  Fibrilación auricular paroxística
  Aleteo auricular sostenido
  Válvula mecánica
  Valvulopatía reumática
  Miocardiopatía dilatada
  IM reciente (menos de 1 mes)
  Trombo intracavitario
  Neoplasia intracardiaca (p. ej., mixoma auricular, fibroelastoma papilar)
  Endocarditis infecciosa
  Endocarditis trombótica no bacteriana

Riesgos cardiacos putativos o inciertos
  Síndrome del seno enfermo
  Foramen oval permeable con o sin aneurisma del tabique auricular
  Restos ateroescleróticos en la aorta torácica
  Contraste ecocardiográfico espontáneo
  IM 2-6 meses antes
  Segmento ventricular izquierdo hipocinético o acinético
  Calcificación del anillo mitral

IM: infarto de miocardio.

significativamente después del inicio. Las crisis focales o generalizadas tienden a producirse pronto después de un infarto cerebral embólico con afectación cortical, pero también pueden comenzar muchos meses después del episodio isquémico agudo. Algunos casos de epilepsia «criptogénica» en adultos mayores pueden ser consecuencia de este tipo de infarto cerebral cortical clínicamente silencioso.

La base del diagnóstico clínico es la demostración de una fuente cardiaca de émbolos o de una derivación derecha-izquierda con una fuente venosa de émbolos y sin evidencia de otras causas de ictus isquémico. La evidencia de émbolos en otras localizaciones, como la retina, el riñón o el bazo, y los infartos cerebrales múltiples en diferentes distribuciones vasculares hacen que el diagnóstico sea aún más seguro. Además, ciertos síndromes clínicos y hallazgos radiográficos pueden sugerir la embolia como mecanismo subyacente, aunque no sean específicos de una causa embólica.

La mayoría de los infartos cardioembólicos afectan la corteza y suelen estar en la distribución de las ramas corticales de la arteria cerebral media. Producen síntomas como debilidad facial inferior unilateral asociada con disfasia intensa, monoplejía o paresia braquial o de la mano contralateral con o sin pérdida sensitiva cortical y afasia de Broca relativamente aislada o apraxia motora del habla o afasia de Wernicke. Puede haber hemianopsia homónima aislada y repentina que es evidente para el paciente en caso de émbolo del territorio de la cerebral posterior; la debilidad unilateral repentina del pie o la descoordinación pueden ser causadas por un émbolo del territorio de la cerebral anterior. Los ictus isquémicos cardioembólicos también pueden afectar a los hemisferios cerebelosos, pero es relativamente infrecuente que afecten al tronco encefálico.

La **embolia séptica** con endocarditis bacteriana suele producir un déficit neurológico focal asociado con síntomas no focales, como confusión, agitación o delírium causados por pequeños infartos sépticos con abscesos microscópicos. Sin embargo, también puede producirse una depresión de la consciencia causada por un gran émbolo arterial. La tomografía computarizada (TC) o la resonancia magnética (RM) suelen revelar cierto grado de transformación hemorrágica y, a menudo, hay múltiples infartos cerebrales o sistémicos.

El **diagnóstico diferencial** de los episodios isquémicos embólicos incluye otros subtipos de infarto cerebral, así como hemorragia intracerebral (HIC) primaria, trastorno de crisis epilépticas con déficit focal postictal, trastornos metabólicos (como la hipoglucemia) y trastornos funcionales. Las causas no cardiacas de embolia cerebral incluyen la ateroesclerosis de la aorta y de las arterias craneocervicales y, en presencia de una derivación cardiaca de derecha a izquierda, la trombosis venosa pulmonar o periférica o los tumores y la embolia grasa (después de fracturas importantes) o gaseosa (después de lesiones o cirugías de cuello o tórax).

Émbolos cerebrales relacionados con válvulas

Los émbolos cerebrales relacionados con las válvulas pueden ser el resultado de diversas afecciones, como la cardiopatía reumática, otras valvulopatías aórticas y mitrales, válvulas protésicas, procedimientos cardiacos y endocarditis infecciosas y no infecciosas. La embolización cerebral en la **cardiopatía reumática** puede producirse durante la enfermedad aguda, cuando las vegetaciones inflamatorias de las válvulas cardiacas pueden desprenderse y embolizar, o, con más frecuencia, durante la fase crónica de la enfermedad, cuando se ha desarrollado deformidad valvular, agrandamiento auricular y ritmo cardiaco anómalo. El mayor riesgo de infarto cerebral por cardiopatía reumática crónica se produce en el plazo de 1 año después de la aparición de la fibrilación auricular. En las series clínicas, el cerebro es el lugar de los émbolos en cerca del 30% de los pacientes, pero en las series de autopsias, casi el 50% de los pacientes muestran infartos cerebrales presumiblemente relacionados con los émbolos. La estenosis mitral ha estado presente en la mayoría de estos pacientes.

Se recomienda el tratamiento anticoagulante con heparina por vía intravenosa (i.v.) o heparina de bajo peso molecular (HBPM) por vía subcutánea (s.c.), seguida de anticoagulación con warfarina o reparación de la válvula, para todos los episodios cerebrales embólicos asociados con cardiopatía reumática, sobre todo en pacientes con un soplo audible o en quienes el tratamiento quirúrgico se retrasará o no puede realizarse.

En raras ocasiones puede haber una embolización espontánea por calcio en los casos de **estenosis aórtica calcificada**, pero lo más habitual es que dicha embolización cause una isquemia retiniana sintomática en lugar de cerebral. Los episodios isquémicos cerebrales sin otra causa clara se han observado rara vez en pacientes con **prolapso de la válvula mitral**. Sin embargo, los datos disponibles sugieren que este prolapso desempeña un papel limitado en la isquemia cerebral. El material embólico surge con poca frecuencia de la superficie de la válvula mitral prolapsada y degenerada. La **calcificación del anillo mitral** es otro posible factor de riesgo de eventos cardioembólicos, pero la asociación global con la isquemia cerebral no está demostrada.

Las **válvulas cardiacas protésicas y porcinas** se asocian con una mayor aparición de émbolos cerebrales y sistémicos. El riesgo es mayor con las válvulas protésicas. En este contexto se usa la anticoagulación crónica con warfarina. Incluso con la warfarina a valores terapéuticos (cociente internacional normalizado [INR, *international normalized ratio*] de 3.0-4.5), la tasa de ictus es del 2-4% al año y el riesgo es mayor con las válvulas mitrales protésicas que con las aórticas protésicas. Además de la warfarina, a veces se recomienda el uso simultáneo de dosis bajas de ácido acetilsalicílico o de dipiridamol de liberación prolongada, ya que hay indicios de una posible reducción del riesgo de ictus. Los anticoagulantes orales directos (ACOD) no deben utilizarse en los pacientes con válvula cardiaca protésica por ser ineficaces para evitar un evento embólico.

El **cateterismo cardiaco** y la **coronariografía**, realizados en casi todos los pacientes antes de la cirugía cardiaca, se relacionan con un bajo riesgo de complicaciones cerebrovasculares (~0.2%). Estas complicaciones pueden producirse por el desplazamiento directo del coágulo o del material ateromatoso o por un traumatismo de la íntima arterial, que provoca una embolización posterior.

Todos los tipos de **cirugía cardiaca** se asocian con un mayor riesgo de isquemia cerebral. Esto puede ser causado por la manipulación que lleva a la formación de coágulos y a la embolización; síndromes encefalopáticos no focales producidos por hipotensión o anoxia; o síndromes isquémicos multifocales ocasionados por la embolización de aire, fibrina, calcio o glóbulos de lípidos. Los déficits isquémicos focales se observan con mayor frecuencia después de las cirugías valvulares que después de los procedimientos de derivación coronaria (*bypass*). La embolización tardía es una complicación de la sustitución valvular y es más frecuente con el reemplazo de la válvula mitral que con las prótesis de la válvula aórtica.

La embolia cerebral se produce en aproximadamente el 20% de los pacientes con **endocarditis infecciosa** y puede ser el síntoma de presentación del trastorno. La probabilidad de embolia es mayor en los pacientes con afectación de la válvula mitral. Se observan cuatro síndromes clínicos y patológicos distintos: 1) infarto cerebral focal (el más frecuente), que es resultado de la oclusión embólica de grandes arterias; 2) múltiples áreas pequeñas de infarto cerebral, que producen una encefalopatía difusa con o sin alteración de la consciencia; 3) meningitis por pequeños émbolos infectados que se alojan en las arterias meníngeas, y 4) formación de un aneurisma micótico que es el resultado de la embolización séptica con la subsiguiente rotura aneurismática y hemorragia intracraneal.

El tratamiento de los pacientes con **endocarditis infecciosa** incluye la terapia antimicrobiana adecuada durante al menos 4 semanas (el análisis del hemocultivo debe repetirse 5-7 días después del tratamiento para confirmar la erradicación de la infección), generalmente guiada por los resultados del cultivo. Por lo general, no se utilizan anticoagulantes, al menos durante el periodo de infección activa, debido al mayor riesgo de infarto hemorrágico. El uso continuo de terapia antiplaquetaria crónica es razonable. Se debe considerar la realización de imágenes cerebrovasculares en todos los pacientes con endocarditis infecciosa, incluso si no hay síntomas neurológicos. Si se detecta un aneurisma micótico en la imagen inicial, es necesario repetirla después del tratamiento antimicrobiano, y puede ser necesaria la intervención quirúrgica o endovascular si persiste el aneurisma.

La **endocarditis trombótica no bacteriana**, también llamada *endocarditis marántica*, suele producirse en los pacientes adultos mayores caquécticos y debilitados con alguna enfermedad sistémica subyacente, con más frecuencia un carcinoma. Desde el punto de vista patológico, las vegetaciones de la endocarditis trombótica no bacteriana consisten en un material amorfo y acelular compuesto por una mezcla de fibrina y plaquetas. Menos de la mitad de los pacientes con esta enfermedad tienen soplos cardiacos. Al igual que en el caso de la endocarditis infecciosa, muchos muestran signos de disfunción cerebral difusa, ya sea solos o asociados con déficits focales reconocibles.

Aunque el valor del tratamiento antitrombótico aún no se ha determinado en los pacientes con **endocarditis marántica (no trombótica)**, en general se recomiendan los anticoagulantes seguidos de tratamiento antiplaquetario para los pacientes con episodios isquémicos cerebrales focales. La coagulación intravascular diseminada, a menudo asociada con la endocarditis no bacteriana, puede causar de forma independiente numerosas áreas pequeñas de infarto cerebral.

En los pacientes con lupus eritematoso sistémico (LES), pueden producirse depósitos valvulares no infecciosos denominados *endocarditis de Libman-Sacks*. Los pacientes con embolias cerebrales o sistémicas en este contexto suelen recibir tratamiento con anticoagulación por warfarina, al menos a corto plazo. A menudo, se cambia el tratamiento a un antiplaquetario, especialmente cuando los estudios ecocardiográficos seriados constatan la resolución de la lesión.

El **fibroelastoma papilar** es un tumor benigno y poco frecuente desde el punto de vista histológico, que se encuentra más a menudo en las válvulas cardiacas y rara vez en el endocardio. Puede servir como fuente de émbolos, causando muerte súbita como resultado de la oclusión de la arteria coronaria o infarto cerebral. Cuando se detecta, suele tratarse con una resección quirúrgica, que a menudo se realiza sin necesidad de sustituir la válvula. Si no es posible llevar a cabo la cirugía, debe iniciarse un tratamiento antitrombótico con warfarina o antiplaquetario, pero no hay ningún tratamiento médico que sea claramente eficaz para prevenir las embolias.

Trombos intracavitarios

La **fibrilación auricular** es la arritmia cardiaca más frecuentemente asociada con el infarto cerebral embólico. En esta afección, las aurículas no se contraen eficazmente y el estancamiento resultante de la sangre predispone a los trombos intraluminales. El riesgo de embolización cerebral se eleva con la mayor duración de la disritmia y el aumento de la edad del paciente; una aurícula izquierda agrandada; tromboembolia sistémica o episodios isquémicos cerebrales previos; antecedentes de hipertensión, diabetes mellitus o insuficiencia cardiaca congestiva; así como valvulopatía asociada, especialmente estenosis mitral.

Si la fibrilación auricular es un **hallazgo nuevo** en el momento de la presentación con un episodio isquémico, puede indicarse la conversión a ritmo sinusal normal con cardioversión eléctrica o química. La conversión de la fibrilación auricular a un ritmo normal se asocia con un riesgo de embolia, que suele producirse en las 48 h siguientes. El tratamiento anticoagulante debe preceder a la conversión, especialmente en los pacientes de alto riesgo (aquellos con embolia reciente o recurrente, cardiomegalia, insuficiencia cardiaca o valvulopatía mitral asociada) y en aquellos en los que la ausencia de trombo en la aurícula izquierda no está documentada por ecocardiografía transesofágica (ETE).

En los pacientes con **fibrilación auricular** crónica, el riesgo de ictus a largo plazo suele ser determinado mediante la puntuación CHA2DS2-VASc (*véase* cap. 28 para más detalles sobre la puntuación CHA2DS2-VASc). Se suele recomendar la anticoagulación oral a largo plazo con warfarina (INR 2.0-3.0; un intervalo inferior de 1.8-2.5 también puede ser eficaz, sobre todo para los pacientes mayores de 75 años y otros pacientes con mayor riesgo de hemorragia) o con un ACOD (*véase* más adelante), excepto en los pacientes menores de 60 años de edad y que no tengan ninguna enfermedad cardiovascular asociada, incluyendo hipertensión, insuficiencia cardiaca congestiva reciente, agrandamiento de la aurícula izquierda, disfunción ventricular izquierda o episodios tromboembólicos anteriores. La recomendación de anticoagulación se vuelve aún más fuerte en las personas que han tenido episodios isquémicos cerebrovasculares focales en los 2 años anteriores. El riesgo de presentar eventos de hemorragia grave con la anticoagulación con warfarina a largo plazo oscila entre aproximadamente el 1.2 y 7.4% por cada 100 pacientes-año y se ha relacionado con varios factores, como hipertensión no controlada, función renal o hepática anómala, antecedentes de hemorragia o de ictus, consumo de fármacos y alcohol concomitante, edad superior a los 65 años e INR bajo (*véase* Pisters et al. [2010] en *Lecturas recomendadas para la sección IV*).

En los últimos años, la Food and Drug Administration (FDA) de los Estado Unidos ha aprobado tres nuevos anticoagulantes orales (dabigatrán, rivaroxabán y apixabán) para su uso en pacientes con fibrilación auricular no valvular. En los ensayos clínicos, estos fármacos se han asociado, por lo general, con menores riesgos de ictus y episodios embólicos sistémicos y menores tasas de hemorragia mortal y hemorragia intracraneal en comparación con la warfarina, y suelen considerarse como la estrategia anticoagulante inicial. En un principio, existían dudas sobre la capacidad de revertir el efecto anticoagulante de estos nuevos fármacos en caso de hemorragia grave. Sin embargo, se ha aprobado el andexanet α, una proteína señuelo del factor Xa, para revertir las hemorragias graves con el apixabán y el rivaroxabán, y se ha aprobado el idarucizumab para revertir las hemorragias asociadas con el dabigatrán.

Para aquellos pacientes con fibrilación auricular y una contraindicación significativa a la anticoagulación, se puede considerar la oclusión de la orejuela auricular izquierda con uno de los varios dispositivos disponibles. También pueden utilizarse el ácido acetilsalicílico u otros antiagregantes plaquetarios (p. ej., clopidogrel) en los pacientes con contraindicaciones a la anticoagulación y a la oclusión de la orejuela auricular izquierda mediante un dispositivo, pero la eficacia en la prevención de émbolos es menor que la de la anticoagulación.

El **síndrome del seno enfermo** es una disritmia frecuente entre los adultos mayores, que se presenta en el 2-3% de las personas mayores de 75 años de edad. El riesgo de isquemia cerebral en los individuos con síndrome del seno enfermo es controvertido. Aunque algunos investigadores creen que se trata de una afección relativamente benigna, otros han informado un mayor riesgo de embolia cerebral, sobre todo entre quienes presentan un síndrome de bradicardia-taquicardia.

Se desconoce el tratamiento más adecuado para la prevención primaria del ictus en el síndrome del seno enfermo. Algunos han defendido la estimulación auricular o bicameral, mientras que otros creen que es necesaria la anticoagulación a largo plazo. Se requieren más estudios para definir mejor el riesgo de ictus y aclarar el abordaje de tratamiento profiláctico más eficaz. En los pacientes con episodios isquémicos cerebrales relacionados con el síndrome del seno enfermo, generalmente debe implantarse un marcapasos con o sin tratamiento antitrombótico de acompañamiento.

El **aleteo auricular** también puede asociarse con un mayor riesgo de episodios tromboembólicos. Los datos basados en la población han demostrado que el riesgo es al menos tan alto como en aquellos con fibrilación auricular solitaria. También tienen un mayor riesgo de sufrir una fibrilación auricular en el futuro. Aunque no existen directrices específicas, es probable que estos pacientes deban ser tratados de forma similar a los que tienen fibrilación auricular solitaria, incluyendo el uso de anticoagulación en todos los pacientes que tienen aleteo auricular y son mayores de 65 años o entre aquellos con episodios tromboembólicos previos.

Los pacientes que experimentan pérdida transitoria del conocimiento y síncopes asociados con **otros trastornos graves del ritmo**, como el bloqueo del nodo auriculoventricular (AV) completo o las alteraciones graves del ritmo ventricular paroxístico, no suelen requerir tratamiento antitrombótico debido al riesgo relativamente bajo de tromboembolia.

El infarto cerebral se produce en aproximadamente el 10% de los pacientes con **infarto de miocardio (IM)**, con un riesgo especialmente elevado en los primeros 30 días tras el IM. Aunque la hipotensión sistémica puede ser responsable de algunos déficits cerebrales isquémicos, los estudios clínicos y de autopsia han constatado que la mayoría de las lesiones cerebrales focales son causadas por la formación de trombos murales y la posterior embolización. Los estudios de autopsia revelan que el trombo del ventrículo izquierdo puede aparecer hasta en el 44% de los pacientes tras un IM, especialmente en aquellos con grandes áreas de tejido infartado e insuficiencia cardiaca congestiva. Cuando se presenta una embolia cerebral, suele producirse en los primeros 30 días tras el IM agudo y puede ser el síntoma de presentación. Además, debido a que el aneurisma ventricular representa una fuente adicional de formación de trombos en el 5-20% de los pacientes con IM, los episodios cerebrales que ocurren posteriormente deben evaluarse con cuidado en busca de un posible origen cardiaco. En esta situación, debe instaurarse un tratamiento anticoagulante a largo plazo, a menos de que existan contraindicaciones. Después de haber sufrido un IM, la mayoría de los pacientes reciben terapia antiplaquetaria doble con *ácido acetilsalicílico* y un bloqueador de los receptores P2Y12, como clopidogrel, prasugrel o ticagrelor. Para quienes toman ácido acetilsalicílico y clopidogrel, se ha sugerido el uso de rivaroxabán durante 1 año en combinación con tratamiento antiplaquetario. En el marco de una indicación de anticoagulación a corto o largo plazo, algunos pacientes pueden requerir tratamiento antitrombótico triple (como los que tienen una endoprótesis coronaria). Sin embargo, el tratamiento doble con ácido acetilsalicílico y anticoagulación puede servir en los pacientes no implantados para reducir el riesgo de complicaciones hemorrágicas asociadas con el tratamiento antitrombótico triple. Cuando está indicada la anticoagulación, puede iniciarse heparina i.v. (o HBPM s.c.) seguida de un tratamiento anticoagulante oral (warfarina), y el uso de heparina puede interrumpirse cuando el INR alcance valores terapéuticos (2.0-3.0; *véase* cap. 12). Las indicaciones específicas de los ACOD en este contexto siguen en proceso de ser aclaradas.

La **insuficiencia cardiaca congestiva** se caracteriza por el agrandamiento cardiaco, la contractilidad miocárdica deficiente y la disminución del gasto cardiaco que predispone a la estasis sanguínea y a los trombos intracavitarios. Cualquier condición patológica que interfiera con el llenado o el vaciado cardiaco puede asociarse con insuficiencia cardiaca congestiva. Aunque en ocasiones la insuficiencia cardiaca congestiva es la única causa identificable de la formación de trombos intracavitarios o venosos pulmonares, otros trastornos cardiacos identificables, como el IM, la miocardiopatía generalizada, la valvulopatía o la arritmia, también pueden contribuir a la formación de trombos en estas áreas.

Se utilizan anticoagulantes en los pacientes que presentan episodios isquémicos cerebrales focales asociados con una **miocardiopatía** y en los que la fracción de eyección es inferior al 30% o si se observan trombos murales definidos en la ecocardiografía. Entre estos individuos, así como en aquellos con diversas **cardiopatías congénitas**, las decisiones relativas al tratamiento anticoagulante a largo plazo deben considerarse de forma individual.

Trombos venosos sistémicos

El foramen oval es anatómicamente permeable en al menos el 15% de los individuos y conserva la capacidad funcional de permeabilidad en un 15% adicional. En estas situaciones, los émbolos venosos ocasionalmente pueden entrar en la circulación cerebral (embolia paradójica), especialmente después de una embolia pulmonar con un aumento asociado de las presiones pulmonares y de la aurícula derecha. El síndrome clínico es poco frecuente, pero el diagnóstico debe sospecharse en los pacientes que presentan trombosis venosa profunda, embolia pulmonar o un periodo de sedentarismo prolongado reciente y en los que se desarrolla posteriormente un déficit cerebral focal agudo. Varios estudios recientes han puesto en duda la importancia del **foramen oval permeable (FOP)** como causa subyacente del ictus. Otros déficits cardiacos que producen derivaciones de derecha a izquierda también pueden permitir una embolia paradójica. Alrededor del 5% de los niños con cardiopatías congénitas cianóticas sufren un infarto cerebral. En la mayoría de los casos, estos infartos son embólicos y se producen en los dos primeros años de vida. Los déficits hemáticos asociados también pueden predisponer a estos niños a la isquemia cerebral.

El tratamiento óptimo de los pacientes con FOP sigue sin estar claro. La evidencia actual sugiere que se debe tratar con antiplaquetarios a los individuos con infarto cerebral o AIT y FOP. Si hay evidencia de embolia pulmonar, trombosis venosa profunda, trombosis venosa pulmonar o estado hipercoagulable, debe considerarse la anticoagulación a largo plazo. Un abordaje similar parece justificado para los pacientes con infarto cerebral o AIT que tengan **defectos septales interauriculares o interventriculares.** Tres grandes ensayos clínicos aleatorizados recientes no han ofrecido apoyo al cierre rutinario de los FOP como medio de prevención de los ictus recurrentes en quienes presentan AIT o infarto cerebral. Sin embargo, en aquellos pacientes con un cortocircuito interauricular de moderado a grande, especialmente en el contexto de aneurisma del tabique auricular, debe considerarse el cierre del FOP seguido de un tratamiento antiplaquetario en pacientes jóvenes, menores de 60 años de edad, con ictus criptogénico o episodios isquémicos cerebrales recurrentes con antiplaquetarios o anticoagulación. Se ha observado que la fibrilación auricular es la complicación más frecuente tras el cierre del FOP con un dispositivo. Se ha desarrollado una escala que evalúa la posibilidad de que el FOP sea la causa de un infarto cerebral criptogénico. Los factores incluyen la edad, la detección de infarto cortical en las imágenes cerebrales y la ausencia de factores de riesgo ateroescleróticos (para más detalles, *véase* Kent et al. [2013] en *Lecturas recomendadas para la sección IV*).

Aproximadamente el 25% de las personas que sufren un ictus y tienen un origen cardioembólico tienen otra causa potencial del episodio isquémico. Si se identifica uno de los riesgos cardiacos comprobados (*véase* tabla 16-1) en un paciente con un episodio cerebrovascular isquémico, puede ser necesaria la anticoagulación a largo plazo para la profilaxis, incluso si se identifica otro mecanismo potencial para el evento isquémico actual. En los pacientes sin hipertensión con ictus cardioembólicos pequeños o moderados, se suele administrar un ACOD o heparina (seguido de warfarina) en la fase aguda. En aquellos con un infarto cerebral pequeño, no suele retrasarse la administración del ACOD o de la heparina seguida de warfarina, pero sí debe retrasarse en aquellos con un ictus moderado hasta que la TC que se realice entre 24 y 48 h después del evento no revele una transformación hemorrágica significativa. El tratamiento anticoagulante puede posponerse (de unos días a 2 semanas) o no utilizarse si el ictus es grande o si el paciente tiene hipertensión.

ENFERMEDAD DE GRANDES VASOS

Ateroesclerosis

La ateroesclerosis es el proceso patológico identificado con mayor frecuencia que produce isquemia retiniana o cerebral. La ateroesclerosis puede producir síntomas cerebrales a través de un mecanismo hemodinámico, tromboembólico o ambos (fig. 16-2). La luz de una arteria afectada puede estrecharse progresivamente y acabar ocluida

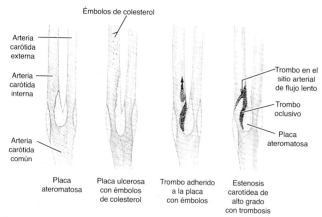

FIGURA 16-2. Formación de trombos en la ateroesclerosis.

por depósitos ateroescleróticos. El flujo sanguíneo a través de la zona estenótica se deteriora cuando más del 75% del área luminal se ve comprometida. Este proceso suele progresar lentamente durante años o décadas, lo que a menudo da tiempo para establecer un flujo sanguíneo colateral distal a la lesión. En consecuencia, no es raro que los pacientes asintomáticos presenten una oclusión de una o más arterias cervicales principales. Cuando la circulación colateral distal a la lesión es insuficiente, se observa un compromiso **hemodinámico** que produce síntomas de isquemia cerebral. Las ramas terminales (áreas de la cuenca) de las arterias cerebrales anterior, media y posterior son las afectadas con mayor frecuencia.

Otro mecanismo por el que la ateroesclerosis puede producir síntomas de isquemia cerebral es la **tromboembolia**. Los depósitos ateroescleróticos en proceso de evolución tienden a ulcerarse y a formar zonas necróticas capaces de atraer productos sanguíneos, llevando a la formación de coágulos. Este material aterotrombótico puede estenosar u ocluir la luz del vaso o puede desprenderse para embolizar distalmente en el árbol arterial. Cuando cualquiera de los dos mecanismos se combina con factores sistémicos, como la hipotensión, la hipoxia, la anemia, la viscosidad sanguínea anómala y la hipoglucemia, puede producirse una isquemia cerebral focal o multifocal.

Los cambios patológicos de la ateroesclerosis se caracterizan por la proliferación focal de células musculares lisas en la íntima de las arterias de tamaño medio a grande y los depósitos asociados de lípidos (incluido el colesterol), productos sanguíneos, calcio y tejido fibroso. Aunque la ateroesclerosis suele encontrarse de forma difusa en múltiples zonas del cuerpo, las principales fuentes de síntomas cerebrovasculares son los depósitos ateroescleróticos, generalmente localizados en las bifurcaciones de las arterias cervicales. Las zonas afectadas más a menudo (fig. 16-3) en el cuello son: 1) las porciones proximales de las arterias carótidas internas y 2) las porciones proximales de las arterias vertebrales. Intracranealmente, el polígono de Willis y la arteria basilar son las zonas de máxima afectación. Con el creciente uso de la ETE, la ateroesclerosis del arco aórtico se ha reconocido como un hallazgo frecuente en asociación con la isquemia cerebral. Aunque este hallazgo es un marcador de ateroesclerosis sistémica, la asociación primaria con la isquemia cerebral no está probada y sigue siendo objeto de estudio.

Los estudios epidemiológicos han identificado varios factores que parecen contribuir a la formación de la ateroesclerosis. Entre estos factores de riesgo, el hábito tabáquico y la hipertensión son los más claramente implicados. También se han implicado

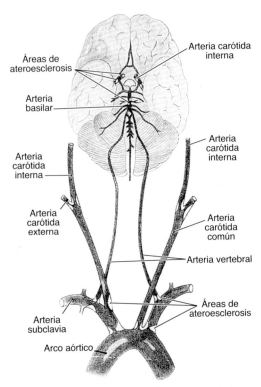

Áreas de ateroesclerosis

Arteria carótida interna

Arteria basilar

Arteria carótida interna

Arteria carótida interna

Arteria carótida externa

Arteria carótida común

Arteria vertebral

Áreas de ateroesclerosis

Arteria subclavia

Arco aórtico

FIGURA 16-3. Lugares típicos de ateroesclerosis en las arterias craneocervicales.

a la diabetes y las concentraciones elevadas de colesterol total, lipoproteínas de baja densidad y triglicéridos en suero, así como la inflamación crónica. La ateroesclerosis y sus complicaciones son especialmente propensas a desarrollarse en los pacientes con combinaciones de estos factores de riesgo (*véanse* caps. 23 y 25-27).

El infarto cerebral provocado por la ateroesclerosis es la causa de entre el 15 y 30% de todos los ictus isquémicos y es el resultado de la oclusión arterial primaria por el aumento de la placa ateroesclerótica, la formación de trombos en el lugar de la estenosis o la embolia por trombos o fragmentos de la placa. Los émbolos de arteria a arteria pueden causar infartos que no se distinguen de los infartos embólicos cardiacos.

La enfermedad oclusiva de la arteria vertebral extracraneal resultante de la ateroesclerosis o de otras causas no suele provocar ictus en el tronco encefálico o en la circulación posterior debido al flujo compensatorio de la arteria vertebral contralateral o de las arterias cervicales rostrales y al flujo retrógrado que desciende por la arteria basilar desde el sistema de la arteria carótida comunicante posterior. Con mayor frecuencia, la ateroesclerosis provoca un síndrome de insuficiencia vertebrobasilar o puede dar lugar a AIT, con síntomas como mareos, sensación presincopal, visión borrosa, diplopía, vértigo, disartria, debilidad en las extremidades, descoordinación, pérdida sensorial, debilidad facial o pérdida de sensibilidad y desequilibrio.

Los antecedentes de AIT y de soplo cervical son más frecuentes en los pacientes con infarto aterotrombótico que en los que sufren otros tipos de ictus. Además de la ateroesclerosis, las causas de enfermedad oclusiva craneocervical con trombosis asociada incluyen arteritis, trastornos hemáticos, disección arterial carotídea, vertebrobasilar o cerebral e infecciones sistémicas o del sistema nervioso central (SNC) (*véase* tabla 8-1). Muchos pacientes con infarto trombótico tienen un inicio repentino o escalonado (en tándem) de sus déficits neurológicos. El diagnóstico clínico se establece por la evidencia de estenosis u oclusión arterial en uno o más sitios (*véanse* caps. 12 y 13).

La evaluación de laboratorio de los pacientes con posible enfermedad ateroesclerótica oclusiva de la arteria carótida debe incluir pruebas que definan la presencia, la localización y la gravedad de la lesión. El método de evaluación de los pacientes con AIT e ictus isquémico se describe en los capítulos 12 y 13. El cribado inicial no invasivo para detectar la presencia de estenosis «significativas desde el punto de vista de la presión» o «significativas desde el punto de vista hemodinámico» en el sistema carotídeo suele realizarse con estudios de ecografía/dúplex carotídeos. Otros estudios no invasivos que definen mejor la localización y la gravedad de las lesiones carotídeas son la angiografía por resonancia magnética (ARM) y la angiografía por tomografía computarizada (ATC). La arteriografía cerebral puede llevarse a cabo en ciertos pacientes. Las lesiones arteriales intracraneales pueden identificarse mediante ARM, ATC, ecografía Doppler transcraneal (DTC) y arteriografía cerebral. La hemodinámica de la arteria carótida oftálmica e intracraneal puede evaluarse con el DTC.

Si se define una lesión ateroesclerótica adecuada y corregible por cirugía, se considera la posibilidad de realizar una **endarterectomía carotídea** (**EAC**) o una **angioplastia carotídea con colocación de endoprótesis** (*stent*) (**ACS**; *véase* la sección siguiente) (fig. 16-4). La cirugía es muy beneficiosa para los pacientes con una estenosis sintomática reciente del 70-99% (medida según los métodos del *North American Symptomatic Carotid Endarterectomy Trial* [NASCET]): el número necesario a tratar es aproximadamente 8 para cualquier ictus o muerte quirúrgica; por término medio, la cirugía para los pacientes con una estenosis del 50-69% solo es modestamente eficaz: el número necesario a tratar es cercano a 14, y el efecto no se percibe hasta varios años después de la cirugía; la cirugía no confiere ningún beneficio si la estenosis es inferior al 50%. Sin embargo, la gravedad de la estenosis por sí sola no puede ser suficiente para decidir la cirugía. Se realiza una EAC con el objetivo de prevenir la isquemia cerebral en el área de la arteria que se somete a la intervención y, por lo general, solo deben considerarla los cirujanos si la morbilidad y mortalidad por ictus combinada para la arteriografía y la

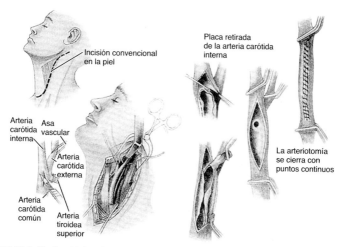

FIGURA 16-4. Técnicas básicas de endarterectomía carotídea.

intervención quirúrgica es inferior al 3% en los pacientes asintomáticos e inferior al 6% en los sintomáticos. El tratamiento médico se convierte en una consideración más importante en presencia de una o más de las siguientes condiciones, en el contexto de la *enfermedad carotídea asintomática*: 1) evidencia de insuficiencia renal, hepática, pulmonar o cardiaca grave o progresiva; 2) diabetes no controlada o hipertensión no regulada; 3) cáncer que confiere una baja tasa de supervivencia a los 5 años; 4) coexistencia de otras fuentes (como la cardiaca) de émbolos cerebrales; o 5) presencia de una lesión en tándem distal en la misma distribución arterial de igual o mayor gravedad en comparación con la lesión del área de bifurcación carotídea. Por lo general, no se considera la posibilidad de realizar una EAC en caso de oclusión carotídea conocida, excepto en casos poco frecuentes de oclusión aguda, en los que puede realizarse inmediatamente (p. ej., una oclusión que se produce durante una arteriografía en un entorno hospitalario). Todos los pacientes tratados con ACS deben recibir también un tratamiento médico con antiagregantes plaquetarios (a menos que haya una indicación específica de anticoagulación) y un control intensivo de los factores de riesgo.

La **estenosis sintomática de la arteria carótida** que reduce el diámetro de la arteria **en un 70% o más** y que se asocia con AIT únicos o múltiples e infartos cerebrales menores (en un intervalo de 6 meses) es una **indicación probada** para la EAC (tabla 16-2). Debe continuarse el tratamiento antiplaquetario que ya se está administrando; las

TABLA 16-2 Indicaciones de la endarterectomía carotídea

Sintomática
  Probada
    Estenosis carotídea sintomática, ≥ 70%
    Estenosis carotídea sintomática, 50-69%
  No probada pero aceptable
    Ictus en evolución
    Injerto de derivación coronaria simultáneo
  Incierto
    Oclusión carotídea aguda, sintomática
  Inaceptable
    Estenosis carotídea sintomática, < 50%, a menos que se demuestre un trombo
    Oclusión carotídea de larga duración
Asintomática
  Probada
    Pacientes seleccionados con estenosis carotídea, ≥ 60%[a]
  No probada pero aceptable
    Pacientes cribados con estenosis carotídea ≥ 60%, que presentan un riesgo quirúrgico de leve a moderado, son mujeres o tienen lesiones ateroescleróticas múltiples o difusas
  Inaceptable
    Estenosis carotídea asintomática, < 60%
    Oclusión carotídea de larga duración
    Disección carotídea (asintomática o asintomática tras el inicio del tratamiento médico)
    Pacientes con estenosis carotídea, ≥ 60%, que presentan un riesgo quirúrgico moderadamente alto o alto

[a]Pacientes que parecen beneficiarse más: 1) los hombres parecen beneficiarse más que las mujeres; 2) personas sin insuficiencia orgánica importante, incluyendo enfermedad cardiaca, pulmonar o renal; 3) individuos sin otras contraindicaciones relativas o absolutas para la cirugía; 4) pacientes con lesiones relativamente aisladas, de alto grado y fácilmente accesibles en la zona de la bifurcación carotídea; y 5) aquellos de 80 años de edad o menos.

estatinas deben iniciarse antes de la cirugía. Los pacientes con infarto cerebral y déficit de moderado a grave no fueron candidatos para los principales ensayos que evaluaron la EAC en pacientes sintomáticos. En general, el cirujano esperará 2-6 semanas después de que el paciente haya sufrido un infarto cerebral importante para reducir el riesgo de transformación hemorrágica. En este subgrupo, el procedimiento suele reservarse para los pacientes que tienen una recuperación funcional razonable.

Para los **pacientes sintomáticos** con AIT o infarto cerebral menor asociados con una estenosis moderada de la arteria carótida del **50-69%**, la EAC debe considerarse **aceptable pero de menor eficacia global** para la prevención del ictus en comparación con la EAC para las estenosis sintomáticas superiores al 70% (*véase* tabla 16-2). La indicación de la EAC en el contexto de un ictus progresivo relacionado con la estenosis de la arteria carótida es controvertida y no se ha estudiado adecuadamente. En este momento, muchos investigadores consideran que el procedimiento es **aceptable, pero no tiene un valor probado** para los pacientes con **ictus isquémico progresivo** relacionado con una estenosis de la arteria carótida del 70% o más, con o sin ulceración.

ANGIOPLASTIA CAROTÍDEA CON COLOCACIÓN DE ENDOPRÓTESIS

Otra opción de tratamiento para los pacientes con enfermedad oclusiva carotídea es la ACS (fig. 16-5). El procedimiento se realiza de forma similar a la arteriografía carotídea, a través de un acceso arterial inguinal. La mayoría de los intervencionistas también suelen utilizar un dispositivo de protección distal en la arteria carótida interna distal. Se trata de un pequeño dispositivo filtrante con forma de paraguas que se despliega temporalmente antes de la angioplastia y la colocación de la endoprótesis. Se deben iniciar ácido acetilsalicílico y clopidogrel antes de la ACS. El clopidogrel se emplea durante 1 mes y el ácido acetilsalicílico se mantiene indefinidamente.

Recientemente, grandes ensayos clínicos aleatorizados han comparado la ACS y la EAC y, en general, se ha constatado un mayor riesgo de ictus con la ACS y un mayor riesgo de IM con la EAC. Sin embargo, se ha comprobado que las tasas de ictus discapacitante o muerte y los resultados funcionales a largo plazo son muy similares entre los dos procedimientos para los pacientes con un seguimiento de hasta 10 años. En la práctica clínica, la ACS generalmente se utiliza en pacientes sintomáticos con una estenosis carotídea de más del 70% de gravedad, quienes presentan un alto riesgo para la EAC. Los factores de alto riesgo pueden incluir factores quirúrgicos, como radiación previa en el cuello, disección radical del cuello ipsilateral previa, estenosis recurrente tras la EAC, lesiones de la arteria carótida interna cervical alta, lesiones de la arteria carótida común por debajo de la clavícula y lesiones graves en tándem. Los factores médicos que sitúan al paciente en alto riesgo son la enfermedad arterial coronaria grave, la angina de pecho significativa, un IM reciente y la necesidad de revascularización de

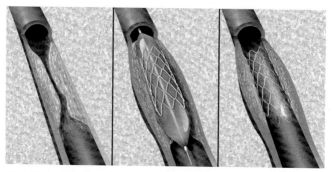

FIGURA 16-5. Técnica básica de angioplastia carotídea con colocación de endoprótesis (*stent*).

la arteria carótida, la inclusión en la lista de trasplantes de órganos principales, la necesidad simultánea de derivación (*bypass*) aortocoronaria, una fracción de eyección inferior al 30%, una enfermedad pulmonar grave y la diabetes no controlada.

En los pacientes de alto riesgo para la EAC y con una estenosis sintomática de alto grado, el tratamiento preferido es la ACS, sobre todo teniendo en cuenta el riesgo de isquemia cerebral recurrente con el tratamiento médico únicamente. Los pacientes asintomáticos que tienen una estenosis carotídea grave y presentan un alto riesgo para la EAC debido a los factores quirúrgicos o médicos mencionados anteriormente también se consideran a veces para la ACS.

Los pacientes con estenosis sintomática en la arteria carótida interna distal, la arteria cerebral media, la arteria vertebral o la arteria basilar suelen recibir tratamiento antiplaquetario (terapia antiplaquetaria dual con ácido acetilsalicílico y clopidogrel durante al menos 3 meses) y un control intensivo de los factores de riesgo. La warfarina se utiliza con poca frecuencia para esta indicación. Los datos del ensayo *Warfarin-Aspirin Symptomatic Intracranial Disease* (WASID) sugieren que la warfarina no es mejor que el tratamiento con ácido acetilsalicílico para la estenosis intracraneal sintomática, pero conlleva una probabilidad algo mayor de complicación hemorrágica. No se sabe si la warfarina es más eficaz en caso de estenosis intracraneal muy grave, sobre todo en la arteria basilar, con síntomas isquémicos recientes, a partir de los datos del WASID.

La angioplastia transluminal con balón y colocación de endoprótesis (*stent*) se comparó con el tratamiento médico solo para pacientes con estenosis intracraneal sintomática de más del 70% en el ensayo *Stenting versus Aggressive Medical Therapy for Intracranial Arterial Stenosis* (SAMMPRIS). El ensayo se interrumpió de forma prematura después de que la tasa de ictus o muerte a los 30 días fuera mayor en el grupo de angioplastia/endoprótesis (14.7%) en comparación con el tratamiento médico solo (5.8%). En la actualidad, en los pacientes con estenosis intracraneal sintomática se suele recomendar un tratamiento médico intensivo y el control de los factores de riesgo con estatinas, el control de la presión arterial (PA) y el cese del tabaquismo, en combinación con un tratamiento antiplaquetario doble (dicho tratamiento se utilizó durante 90 días en el ensayo clínico). No está claro si el uso de una endoprótesis diferente alteraría la eficacia del tratamiento endovascular en comparación con el tratamiento médico. La angioplastia transluminal con balón de las arterias vertebrales y basilares puede considerarse para pacientes muy bien cribados que presenten lesiones estenóticas sintomáticas de una arteria vertebral, un estrechamiento grave de la arteria basilar, un estrechamiento grave de la arteria carótida interna distal o de la arteria cerebral media, o segmentos largos de estenosis con irregularidad y evidencia de tromboembolia y que fracasen en el tratamiento médico (que consiste en un tratamiento antiplaquetario o anticoagulante y un control intensivo de los factores de riesgo). En algunos individuos con estenosis u oclusión carotídea que no son susceptibles de ser sometidos a una EAC o a una angioplastia/endoprótesis, los procedimientos de derivación también se consideran con poca frecuencia

Por lo general, la EAC ipsilateral en **combinación con el injerto de derivación de la arteria coronaria** (IDAC) también se considera **aceptable, pero aún no se ha probado**, en un paciente sintomático que experimenta AIT o un infarto cerebral menor en presencia de una estenosis unilateral o bilateral del 70% o más y que necesita un IDAC. La ACS puede constituir una alternativa mejor en este grupo de pacientes con enfermedad arterial coronaria grave, con una fuerte indicación para un procedimiento carotídeo. A veces también se considera la revascularización de la carótida en pacientes que tienen una estenosis bilateral asintomática del 70-99% o una estenosis unilateral del 70-99% con oclusión contralateral y que también requieren un IDAC.

Otro procedimiento quirúrgico, la **derivación extracraneal a intracraneal (EC-IC)**, generalmente ha resultado ser ineficaz para prevenir el ictus isquémico entre los pacientes con síntomas isquémicos cerebrales focales y diversas lesiones oclusivas craneocervicales subyacentes. Incluso entre los pacientes seleccionados con oclusión carotídea y compromiso hemodinámico grave, según la evaluación de la tomografía por emisión de positrones (PET, *positron emission tomography*), la derivación EC-IC ha demostrado ser ineficaz para prevenir el ictus isquémico posterior y, por lo tanto, el procedimiento no puede recomendarse para aquellos con oclusión arterial ateroesclerótica o cualquier subgrupo conocido. La derivación EC-IC sigue empleándose en el tratamiento de casos raros de enfermedad de moyamoya, tumores de la base del cráneo y aneurismas intracraneales complejos, aunque no se han llevado a cabo ensayos clínicos que documenten la eficacia del procedimiento en estos casos (la estenosis carotídea asintomática se aborda con más detalle en el capítulo 24 y la tabla 16-2).

Displasia fibromuscular

La displasia fibromuscular (DFM) es una vasculopatía no inflamatoria y no ateromatosa que afecta con mayor frecuencia a una o ambas arterias carótidas internas por encima de la bifurcación carotídea, con una afectación arterial vertebral o intracraneal en el 10-20% de los pacientes. La ARM, la ATC, la ecografía dúplex a color o la arteriografía cerebral (a menudo, realizada por síntomas no relacionados) suelen mostrar un aspecto característico de la luz en forma de cuentas, con múltiples estenosis, alargamiento y acodamiento y, en ocasiones, formación de aneurismas intracraneales. Los cambios hiperplásicos de la íntima y la media arteriales pueden estenosar u ocluir la luz arterial y predisponer a la tromboembolia. Puede producirse la disección de los segmentos implicados de la arteria carótida, lo que conduce a la estenosis del vaso o a la dilatación aneurismática con estasis sanguínea y formación de trombos.

En los pacientes con isquemia cerebrovascular asociada con la fiebre aftosa, las opciones de intervención agresiva, como la EAC, la dilatación arterial endovascular y la angioplastia con colocación de endoprótesis, rara vez son necesarias, a menos que el paciente presente síntomas continuos a pesar del tratamiento médico. Con base en la información disponible, suele preferirse el tratamiento conservador (terapia antiplaquetaria) debido a la evolución relativamente benigna de la enfermedad. Cuando la fiebre aftosa se complica con una disección asociada con síntomas cerebrovasculares isquémicos, a menudo se emplea un tratamiento anticoagulante, al menos durante varios meses. A continuación, se repite el diagnóstico por imagen y, si la disección se ha curado, se puede suspender la anticoagulación con el uso continuado de ácido acetilsalicílico. Las pruebas que apoyan el empleo de la warfarina en esta situación son limitadas, por lo que si el paciente no es un buen candidato a la warfarina, puede utilizarse un tratamiento antiplaquetario. Si el paciente con DFM tiene un aneurisma intracraneal coexistente, esa lesión requiere una revisión a consciencia por separado del tratamiento más adecuado, ya sea un tratamiento conservador, espiralado del aneurisma (*coils*) o clipaje.

DISECCIÓN ARTERIAL

Las disecciones arteriales craneocervicales se encuentran principalmente en individuos jóvenes y de mediana edad, y representan casi el 25% de los ictus isquémicos entre los pacientes menores de 45 años de edad. La alteración subyacente implica un desgarro en la íntima de la arteria que permite el desarrollo de un hematoma intramural o falso lumen. Alrededor del 80-90% de las disecciones craneocervicales afectan las arterias carótidas extracraneales (70-75%) y vertebrales (10-15%). Las disecciones se han relacionado claramente con varios tipos de traumatismos que pueden producir lesiones arteriales, como los golpes directos en el cuello, los estiramientos mecánicos y los movimientos bruscos del cuello. Sin embargo, la mayoría de las disecciones se producen de forma espontánea o están asociadas con un traumatismo menor. Algunos autores creen que la DFM y la disección espontánea de la arteria carótida forman parte del espectro clínico de un proceso de enfermedad. Sin embargo, la causa de cada una de estas afecciones sigue siendo en gran medida desconocida.

El síndrome clínico de la **disección de la arteria carótida extracraneal** incluye dolor ocular, síndrome de Horner ipsilateral y molestias hemicraneales con o sin déficits cerebrovasculares isquémicos focales del sistema carotídeo ipsilateral. Las manifestaciones clínicas de la **disección de la arteria carótida intracraneal** incluyen cefalea unilateral grave, síntomas isquémicos cerebrales del sistema carotídeo ipsilateral y, con menor frecuencia, crisis, síncope, disminución del estado de consciencia y hemorragia subaracnoidea. Las disecciones intracraneales también pueden producirse en varias ramas de la arteria carótida interna, sobre todo en la arteria cerebral media. Las **disecciones de las arterias vertebrales extracraneales** se asocian con cefalea occipital ipsilateral; síntomas isquémicos cerebrales de la circulación posterior, del tronco del encéfalo, del cerebelo o de la médula espinal cervical; y dolor de cuello que suele ser de aparición gradual. Las **disecciones vertebrales y basilares intracraneales** son raras y suelen asociarse con una hemorragia subaracnoidea, aunque también puede darse el cuadro clínico de cefalea y síntomas isquémicos de la circulación posterior. El diagnóstico de la disección arterial craneocervical generalmente se realiza en la RM/ARM o en la ATC. Puede estar indicada la arteriografía cerebral en determinados pacientes con un síndrome clínico apropiado en los que la RM/ARM o la ATC no consiguen aclarar el diagnóstico. Los hallazgos típicos incluyen un estrechamiento arterial alargado, a menudo con un estrechamiento cónico y a veces con una «bolsa distal» o seudoaneurisma que lo acompaña. La RM puede mostrar un área en forma de media luna de señal aumentada en las secuencias de saturación de grasa en T2 o T1 dentro de la pared de la secuencia arterial, que sugiere hemorragia.

Se ha utilizado el activador tisular del plasminógeno de forma segura y con éxito para realizar la trombólisis aguda tanto por vía intravenosa como por vía intramural en el contexto de un ictus isquémico relacionado con una disección. No se han encontrado problemas de seguridad a pesar de las posibilidades teóricas de hemorragia intramural y exacerbación de la estenosis relacionada con la disección.

Los pacientes con AIT o ictus isquémico recientes relacionados con una **disección carotídea o vertebral extracraneal** deben ser tratados con terapia antitrombótica durante 3-6 meses. Aunque históricamente se recomendaba el tratamiento anticoagulante con heparina y warfarina, los ensayos recientes no han encontrado diferencias significativas en las tasas de ictus ipsilateral o muerte entre los pacientes tratados con anticoagulantes y antiagregantes plaquetarios. El tratamiento quirúrgico o endovascular no suele utilizarse para las **disecciones carotídeas o vertebrales extracraneales**, porque generalmente se produce una resolución parcial o completa de la disección y la trombosis con recanalización durante un periodo de varios meses. Una vez iniciado el tratamiento médico, la ARM o la ATC suele repetirse en 3-6 meses, y si la luz ha mejorado o se ha normalizado, puede suspenderse el tratamiento antitrombótico. El tratamiento de las **disecciones arteriales intracraneales** poco frecuentes sigue siendo controvertido. A menudo se recomienda el tratamiento antiplaquetario (especialmente en situaciones sin síntomas isquémicos cerebrales focales o cuando dichos síntomas no se han producido en la última semana). Aunque existe cierto riesgo de rotura arterial, se suele administrar un tratamiento temprano con heparina y warfarina si se han producido síntomas isquémicos cerebrales en la última semana, especialmente si son recurrentes. Si los síntomas embólicos reaparecen durante el tratamiento con heparina o warfarina, deben considerarse las opciones quirúrgicas o endovasculares. Los eventos hemodinámicos suelen resolverse con la recanalización del vaso trombosado; por lo tanto, es prudente retrasar la intervención quirúrgica. Los pacientes con isquemia del tronco encefálico causada por una disección de la arteria vertebral o basilar deben ser tratados médicamente con anticoagulación temprana con heparina si no tienen indicios de hemorragia intracraneal. La warfarina suele utilizarse entonces durante cerca de 3-6 meses. A continuación, se repite la ARM o la ATC y, si la luz ha mejorado o se ha normalizado, se puede continuar con el tratamiento antiplaquetario.

Radiación

A veces, la **radiación intensiva del encéfalo o del cuello** (p. ej., para los tumores cerebrales, el linfoma y el carcinoma de laringe) puede causar una vasculopatía arterial, capilar o venosa y producir un ictus isquémico o hemorrágico o un AIT. En estos pacientes, el tiempo que transcurre desde la radiación hasta las complicaciones cerebrovasculares suele ser de 6 meses a 2 años, pero estas pueden presentarse mucho más tarde después de la radiación. La radiación también puede promover la ateroesclerosis prematura y de rápido empeoramiento, que puede conducir a la enfermedad oclusiva de grandes vasos. Esto se trata como se ha indicado anteriormente para la estenosis u oclusión de las grandes arterias, junto con un control intensivo de los factores de riesgo de la ateroesclerosis.

Homocistinuria

La **homocistinuria** también se asocia con infartos tromboembólicos y debe tenerse en cuenta en el diagnóstico diferencial del ictus en los jóvenes (*véase también* cap. 21). Aunque el mecanismo habitual es el estrechamiento ateroesclerótico prematuro de los grandes vasos, también puede producirse una oclusión sin estenosis previa. El tratamiento inicial suele ir dirigido a normalizar las concentraciones de homocisteína mediante la administración de grandes dosis de piridoxina, vitamina B_{12} y folato. Para quienes no responden a los suplementos vitamínicos, se debe considerar una dieta restringida en metionina y suplementada con cisteína, así como una terapia complementaria con betaína.

ENFERMEDAD DE VASOS PEQUEÑOS

Hipertensión

La hipertensión crónica (PA sistólica de 130 mm Hg o más, o PA diastólica de 80 mm Hg o más) puede afectar de forma indirecta el rendimiento cerebral, contribuyendo al desarrollo de una función cardiaca deteriorada, o directamente, produciendo cambios fisiológicos y patológicos en la circulación cerebral. Aunque la ateroesclerosis es habitual en los pacientes normotensos, se produce con mayor frecuencia y gravedad en aquellos con hipertensión. Así pues, la enfermedad vascular cerebral ateroesclerótica es la causa de muchos de los síndromes de ictus que se desarrollan en los pacientes con hipertensión. Sin embargo, la anomalía cerebrovascular más específica en los pacientes con hipertensión sostenida consiste en la necrosis fibrinoide, la lipohialinosis y los microaneurismas miliares, lo que da lugar a una degeneración segmentaria no ateroesclerótica en las paredes de las arterias penetrantes. Estas lesiones, que se encuentran casi exclusivamente en el cerebro de los pacientes con hipertensión, se localizan principalmente en los núcleos basales, el tálamo, el puente, el cerebelo y el subcórtex, las mismas regiones en las que predominan el infarto lacunar y la HIC.

Los **infartos lacunares** causan aproximadamente el 15-20% de todos los ictus isquémicos y suelen estar asociados con determinados síndromes clínicos. Los infartos lacunares son pequeños (< 1.5 cm de diámetro mayor) y resultan de la afectación de ramas profundas, pequeñas y penetrantes de las arterias intracraneales mayores sin afectación de la corteza. Debido a que estas ramas arteriales tienen escasas conexiones colaterales, la obstrucción del flujo sanguíneo causada por el depósito de fibrina, la lipohialinosis, el microateroma o el trombo conduce al infarto en la distribución limitada de una de estas arterias. Otras posibles causas de estos síndromes clínicos son una pequeña hemorragia o un infarto embólico muy pequeño.

Los infartos lacunares son la lesión cerebrovascular más frecuente en los pacientes adultos mayores con hipertensión, y las lesiones lacunares visualizadas pueden ser sintomáticas dependiendo de su localización. Las lagunas no suelen causar déficits como afasia, hemianopsia homónima, coma, crisis epilépticas, deterioro aislado de la memoria, monoplejía o pérdida de consciencia. Pueden producirse durante el sueño, y no es infrecuente la progresión de forma escalonada durante 1-4 días. Los **cinco síndromes reconocibles** descritos más a menudo son los siguientes:

1. **Hemiparesia motora pura**, con debilidad en la cara, el brazo y la pierna de un lado del cuerpo, causada por una lesión en la cápsula interna contralateral o en la base del puente.
2. **Ictus sensitivo puro**, con adormecimiento de la cara, el brazo y la pierna en un lado del cuerpo, causado por una lesión en el tálamo contralateral o cerca de él.
3. **Síndrome de disartria-mano torpe**, con disartria grave, debilidad y torpeza leve de las manos, debilidad facial y disfagia causada por una lesión en la base del puente.
4. **Hemiparesia atáxica**, con hemiparesia motora pura y ataxia en los miembros afectados, causada por una lesión en la base del puente superior.
5. **Ictus sensitivomotor**, con debilidad y pérdida sensitiva que afecta la cara, el brazo y la pierna de un lado del cuerpo. Es causado por una lesión en el tálamo y el brazo posterior adyacente de la cápsula interna.

Aunque todos estos síndromes suelen indicar enfermedad lacunar, pueden estar implicados otros mecanismos isquémicos.

Se sospecha de infarto lacunar cuando los síntomas clínicos corresponden a uno de los cinco síndromes. La TC solo es positiva en aproximadamente el 50% de los casos; la RM suele ser más útil para caracterizar la topografía de la lesión. El método de imagen más sensible y específico para detectar estas lesiones es la resonancia magnética ponderada por difusión (RMPD [*DW MRI* o *DWI, diffusion-weighted magnetic resonance imaging*]), una técnica que es capaz de identificar las lesiones en todos o casi todos los pacientes con síndromes lacunares clínicos agudos. La RMPD también puede diferenciar entre lesiones agudas y no agudas. La ARM, la ATC o la arteriografía cerebral no muestran ninguna oclusión arterial visible que coincida con los hallazgos del paciente. A veces estas lesiones son asintomáticas, reveladas incidentalmente por imágenes cerebrales o por la autopsia.

La evaluación diagnóstica de los episodios lacunares es algo controvertida. Muchos estudios apoyan el concepto de que hasta el 90% de los infartos lacunares se producen en el contexto de la hipertensión crónica y sus cambios patológicos asociados del sistema arterial, pero otros han informado de una menor prevalencia de la hipertensión en dichos pacientes, lo que hace que una evaluación exhaustiva en busca de una causa trombótica o embólica tenga más probabilidades de definir una causa alternativa. Si existen dudas sobre la naturaleza del infarto cerebral responsable de los síntomas debido a un síndrome clínico que no es compatible con un síndrome lacunar clásico o a la topografía del infarto en la TC, la RM o la RMPD en una localización o de un tamaño mayor del que se vería típicamente en un ictus lacunar, entonces pueden ser necesarios estudios adicionales que incluyan dúplex carotídeo, ARM, ATC o ecografía DTC, ecocardiografía y análisis de sangre más amplios, como los estudios de coagulación detallados, para eliminar otras causas de infarto.

A menudo, el infarto lacunar simple tiene un buen pronóstico durante los primeros años y los esfuerzos de rehabilitación suelen tener éxito. Sin embargo, algunos estudios recientes han indicado que a los 10 años del episodio lacunar inicial, solo un tercio de los pacientes están vivos y libres de ictus recurrentes y muchos supervivientes tienen un deterioro cognitivo sustancial o están discapacitados por otros motivos.

El tratamiento inicial puede incluir la terapia trombolítica, que ha demostrado ser eficaz en ensayos aleatorizados sobre el infarto cerebral debido a la enfermedad de vasos pequeños. El tratamiento también debe dirigirse a la reducción gradual de la PA, el cese del hábito tabáquico, el control de los lípidos y el control de la diabetes. Los datos de los ensayos clínicos sugieren que la reducción de la PA en los pacientes que presentan un AIT o un infarto cerebral da lugar a una reducción del riesgo de ictus recurrente. En el ensayo *Perindopril pROtection aGainst REcurrent Stroke Study* (PROGRESS), realizado con 6 000 pacientes con infarto cerebral o AIT reciente, aquellos que recibieron medicación antihipertensiva, logrando una reducción media de la PA de 12/5 mm Hg, tuvieron una disminución del 43% de los ictus recurrentes durante 4 años de seguimiento. La reducción se observó independientemente de la PA inicial, lo que sugiere que debe considerarse la disminución de la PA en la mayoría de los individuos que presentan un infarto cerebral. En el ensayo posterior *Secondary Prevention of Small Subcortical Strokes* (SPS3), se probaron dos cifras de PA objetivo, a saber, un objetivo más alto (130-149 mm Hg) frente a un objetivo más bajo ($<$ 130 mm Hg). Durante un seguimiento medio de 3.7 años, los pacientes del grupo objetivo inferior experimentaron una reducción sin significación estadística del 19% ($p = 0.08$) en el ictus recurrente global y una reducción estadísticamente significativa del 63% ($p < 0.03$) en la HIC. Además del control de los factores de riesgo, se recomienda el tratamiento antiplaquetario con ácido acetilsalicílico, clopidogrel o ácido acetilsalicílico en combinación con dipiridamol de liberación prolongada. El reciente ensayo SPS3 aportó pruebas de que el tratamiento combinado con ácido acetilsalicílico y clopidogrel se asoció con un mayor riesgo de mortalidad y con ningún beneficio adicional en comparación con el ácido acetilsalicílico solo a largo plazo. Sin embargo, el uso temprano de la terapia combinada durante 21-30 días después de un AIT o un infarto cerebral para prevenir el infarto cerebral recurrente fue apoyado por el ensayo *Platelet-Oriented Inhibition in New TIA and minor ischemic stroke* (POINT). No hay pruebas de que la anticoagulación con warfarina sea beneficiosa en este contexto.

Las enfermedades vasculares cerebrales también pueden asociarse con una elevación aguda de la PA, denominada ***crisis hipertensiva***. Los síndromes clínicos incluyen encefalopatía hipertensiva (*véase* cap. 19), ictus hemorrágico hipertensivo (*véase* cap. 17) e hipertensión grave asociada con el embarazo (*véase* cap. 22).

Arteritis

La arteritis intracraneal puede estar asociada con una causa infecciosa identificable. Las enfermedades **infecciosas** incluyen aquellas en las que la arteritis parece deberse a la afectación meníngea (meningitis bacteriana, micótica, tuberculosa y sifilítica) y aquellas en las que la arteritis se produce independientemente de la meningitis (aspergilosis, mucormicosis, herpes zóster, paludismo, triquinosis, rickettsiosis y esquistosomosis). Los procesos **no infecciosos** suelen afectar el parénquima cerebral, además de las arterias cerebrales de un determinado calibre.

Arteritis infecciosa

Varios procesos infecciosos diferentes del SNC dan lugar a un cambio reactivo en los vasos sanguíneos cerebrales, conocido como ***endarteritis obliterante***. La enfermedad se caracteriza por un infiltrado celular inflamatorio y un engrosamiento de la íntima arterial, que puede estenosar u ocluir la luz o servir de nido para la tromboembolia. Las meningitis bacterianas, micóticas y tuberculosas que bañan las arterias leptomeníngeas más pequeñas en un exudado purulento o granulomatoso pueden provocar endarteritis obliterante de los vasos. El proceso puede seguir siendo focal, pero suele generalizarse y provocar numerosas y pequeñas áreas superficiales de infarto cerebral. Salvo raras excepciones, el paciente parece muy enfermo y presenta signos claros de irritación meníngea antes de que se desarrolle cualquier síntoma isquémico.

La **sífilis terciaria**, que en su día fue una causa frecuente de ictus isquémico en los adultos jóvenes, ahora es rara. Todas las formas de sífilis terciaria pueden asociarse con la afectación vascular, pero los síntomas clínicos cerebrovasculares son más prominentes con la sífilis meningovascular, que suele desarrollarse entre 5 y 10 años después de la infección inicial. La endarteritis suele limitarse a las arterias intracraneales, pero la aorta y las arterias cervicales principales también pueden verse afectadas. Los síntomas isquémicos cerebrales multifocales en los territorios de las arterias cerebrales medias y posteriores son los más frecuentes.

Otras causas infecciosas de endarteritis cerebral son las **infecciones micóticas** como la **aspergilosis**, que suele producirse en asociación con enfermedades sistémicas, especialmente las que afectan el sistema respiratorio; la **mucormicosis**, que se presenta en pacientes con diabetes e infecciones periorbitarias y de los senos cavernosos; y la **meningitis criptocócica**, que se produce con frecuencia en pacientes con el virus de la inmunodeficiencia humana (VIH) y otras fuentes de inmunosupresión; **infecciones víricas**, como el **herpes zóster**, que provoca la afectación de la arteria carótida interna distal y las arterias cerebrales proximales, cuyo síndrome más frecuente es la hemiplejía contralateral retardada; y el **VIH**, que puede causar un ictus a través de infecciones oportunistas y neoplasias relacionadas con la inmunosupresión; **infecciones parasitarias**, como la **triquinosis**, que se asocia con una miopatía inflamatoria y, con menor frecuencia, con una meningoencefalitis; y *Schistosoma mansoni*, con linfadenopatía, hepatoesplenomegalia, eosinofilia, hemorragias y obstrucciones gastrointestinales, así como mielitis transversa. Otras causas infecciosas poco frecuentes de endarteritis cerebral son el **paludismo** y las **rickettsiosis**, en las que los síntomas de isquemia cerebral suelen ir precedidos de crisis epilépticas, psicosis o depresión del estado de consciencia. Para el tratamiento de la vasculitis cerebral causada por cualquiera de estas entidades infecciosas, se debe proporcionar tratamiento antimicrobiano agresivo adecuado.

Arteritis no infecciosa

Las angiopatías inflamatorias no infecciosas incluyen las que afectan principalmente a las arteriolas y los capilares (LES), las que afectan sobre todo a las arterias pequeñas o medianas (poliarteritis nodosa y vasculitis aislada del SNC) y aquellas que afectan principalmente a las arterias medianas y grandes (arteritis temporal y enfermedad de Takayasu). La enfermedad de Takayasu se discute aquí en el contexto de las angiopatías inflamatorias, pero el sitio principal de afectación está cerca del origen de los vasos principales del arco aórtico.

El **LES** es un trastorno difuso del tejido conjuntivo en el que entre el 50 y 75% de los pacientes presentan afectación del SNC en algún momento de la enfermedad. Sin embargo, solo alrededor del 2% de los individuos con LES tienen manifestaciones neurológicas cuando se les examina por primera vez. La mayoría de ellos ya tienen una afectación clínica sistémica importante (piel, médula ósea, corazón, hígado, riñones, pulmones, músculos y nervios periféricos). Los hallazgos del SNC suelen ser los de una encefalopatía difusa con delírium, crisis, psicosis aguda y aumento de la presión intracraneal. Se producen infartos cerebrales y del tronco encefálico focales o multifocales, pero rara vez ocurren síndromes arteriales reconocibles. La causa de los hallazgos en el SNC por el LES puede ser multifactorial. El infarto multifocal con vasculitis inflamatoria es poco frecuente en el examen histológico; por lo general, se observa una vasculopatía de pequeños vasos sin inflamación. Cuando el LES se asocia con la hipertensión, pueden presentarse una HIC o cambios oclusivos de los vasos pequeños. Se recomienda el tratamiento con dosis altas de corticoesteroides para la enfermedad vascular cerebral que se cree que refleja un proceso inflamatorio o una actividad lúpica generalizada (en las pacientes embarazadas, este tratamiento se aconseja durante todo el embarazo y durante los dos primeros meses del posparto para limitar las exacerbaciones puerperales). Si el LES se manifiesta con episodios tromboembólicos que se cree que están relacionados con los anticuerpos antifosfolípidos, incluyendo los anticuerpos anticardiolipina y el anticoagulante lúpico, está indicado el tratamiento anticoagulante con warfarina. No se ha definido la eficacia de los ACOD en este contexto.

Aproximadamente el 10-20% de los pacientes con **poliarteritis nodosa** tienen afectación del SNC, casi siempre después de la manifestación sistémica de la enfermedad.

Los hallazgos patológicos varían desde el infarto multifocal o (especialmente cuando se asocia con hipertensión) la HIC hasta el infarto cerebral aislado de gran tamaño resultante de la oclusión de una arteria cerebral principal. Las características clínicas, por lo tanto, pueden ser las de una enfermedad difusa del SNC, como cefalea, demencia, psicosis, crisis epilépticas generalizadas, o una enfermedad focal o multifocal con parálisis facial, sordera, parálisis de los nervios oculares, anomalías cerebelosas o crisis epilépticas focales. Los corticoesteroides, por ejemplo, la prednisona (1 mg/kg al día en tres o cuatro dosis divididas) con o sin inmunosupresores, como la ciclofosfamida (2-4 mg/kg al día en una dosis única matutina seguida de una generosa cantidad de agua para evitar la cistitis hemorrágica), parecen mejorar la supervivencia de los pacientes con poliarteritis nudosa. La plasmaféresis puede ser beneficiosa en situaciones de urgencia.

Una vasculitis poco frecuente, la **vasculitis aislada del SNC** (**vasculitis granulomatosa**), a diferencia del LES y la poliarteritis nudosa, suele limitarse al SNC. Los síntomas son consecuencia de la oclusión generalizada de las pequeñas arterias y venas parenquimatosas y leptomeníngeas. La afección suele anunciarse con una enfermedad similar a la gripe, con cefalea y debilidad generalizada, seguida de confusión, crisis o déficits neurológicos unifocales o multifocales. La RM o la TC permiten observar infartos cerebrales únicos o múltiples, realce meníngeo o subcortical con la administración de un medio de contraste o, con menor frecuencia, pueden mostrar una hemorragia subaracnoidea o una HIC. El examen del líquido cefalorraquídeo puede revelar un aumento de proteínas y pleocitosis linfocítica. Los hallazgos en la arteriografía cerebral suelen ser anómalos y exhiben la alternancia de dilatación y constricción (aspecto de cuentas) de las arterias intracraneales medianas y pequeñas.

Las biopsias meníngeas y corticales serán necesarias en los pacientes con hallazgos arteriográficos equívocos o atípicos o en aquellos que no responden al tratamiento. No existe un tratamiento estándar de la enfermedad vascular cerebral asociada con la vasculitis aislada del SNC, aunque el tratamiento con prednisona (60-100 mg/día por vía oral [v.o.]) sola o en combinación con ciclofosfamida en una dosis única matutina de 1-2 mg/kg por vía oral (ajustada para evitar una leucopenia grave) o una dosis i.v. mensual es el abordaje de tratamiento inicial de uso más frecuente. Los pacientes que no toleran la ciclofosfamida pueden recibir azatioprina (2 mg/kg por día) u otros inmunomoduladores, como el micofenolato de mofetilo.

La enfermedad vascular granulomatosa generalizada, como la **arteritis temporal** (arteritis craneal y arteritis de células gigantes), suele afectar las arterias temporales superficiales y extracraneales del cuero cabelludo y las arterias oftálmicas en pacientes mayores de 55 años. A menudo, la reacción inflamatoria dentro de las arterias temporales superficiales hace que estas arterias sean sensibles a la palpación y les otorga un aspecto hinchado, eritematoso y de cuentas. Es frecuente una cefalea temporal unilateral o bilateral sin remisión, pero puede producirse cualquier distribución del dolor de cabeza y cara. El dolor al masticar puede ser causado por la isquemia del músculo mandibular con claudicación o por el contacto entre la piel en movimiento y los músculos temporales. La oclusión de la arteria oftálmica o de sus ramas, que se produce en el 20-25% de los pacientes, da lugar a dolor ocular ipsilateral y a una deficiencia visual que progresa hasta la ceguera total. Entre el 10 y 20% de los pacientes tienen afectados ambos ojos. El infarto cerebral es una complicación poco frecuente, pero puede producirse tanto en la distribución de la arteria carótida como en la vertebrobasilar.

La mayoría de los pacientes también presentan características de una vasculitis más generalizada, como fiebre, malestar, pérdida de peso y polimialgia reumática. Los resultados de laboratorio muestran una velocidad de sedimentación globular (VSG) y una proteína C reactiva (PCR) elevadas, aumento ligero del recuento de leucocitos y anemia leve. La biopsia de la arteria temporal está indicada para hacer un diagnóstico definitivo, aunque la ecografía dúplex en color (signo de halo oscuro alrededor del lumen de la arteria temporal superficial), la RM, la TC y la PET han sido útiles para establecer el diagnóstico. Los hallazgos clínicos que se correlacionan más fuertemente con una biopsia positiva incluyen la claudicación mandibular y la anomalía de las arterias temporales superficiales (p. ej., eritema, sensibilidad y formación de cuentas).

Cuando se sospecha una arteritis temporal (edad superior a 55 años, aumento de la VSG/PCR, con síntomas clínicos frecuentes que incluyen dolor local [a menudo pulsátil] en la región temporal sobre la arteria temporal [a menudo agrandada y sensible a la palpación], pérdida visual ipsilateral, polimialgia y fiebre), se inicia el tratamiento con corticoesteroides (metilprednisolona 0.5-1 g i.v. o prednisona 60-100 mg v.o. diariamente) incluso antes de que se pueda programar la biopsia. Esta dosis suele mantenerse durante 1 mes, con una lenta reducción de la dosis, dependiendo de la respuesta clínica del paciente y de la disminución de la VES/CRP. Por lo general, se requiere un tratamiento diario con dosis bajas de corticoesteroides durante al menos 1 año y, a menudo, durante 2 años o más, dependiendo de la respuesta al tratamiento (se requiere un control repetido del laboratorio de VES/CRP).

Una arteriopatía inflamatoria crónica de origen desconocido, la **arteritis de Takayasu** (enfermedad sin pulso), afecta con mayor frecuencia a mujeres jóvenes. La afectación del arco aórtico y sus ramas provoca el estrechamiento de los *ostia* de los vasos principales y síntomas isquémicos cerebrales, incluida la retinopatía isquémica de Takayasu. Clínicamente, puede haber reducción o ausencia de pulsos subclavios, carotídeos, braquiales y radiales, con hematomas sobre los vasos afectados o colaterales y síntomas neurológicos de insuficiencia cerebrovascular, como visión borrosa (especialmente con la actividad), mareos, disminución de la agudeza visual, pérdida de memoria y síndromes hemiparéticos y hemisensitivos. Las complicaciones sistémicas incluyen hipertensión secundaria causada por la afectación de la arteria renal; síntomas sistémicos, como malestar, artralgias, fiebre, anorexia, pérdida de peso y sudores nocturnos; insuficiencia aórtica; aneurisma aórtico; y anomalías de laboratorio, como elevación de la VES/CRP, anemia y leucocitosis. En la ARM, la ATC, la PET/TC, la ecografía de alta resolución o la arteriografía del arco aórtico se observa un estrechamiento difuso y la oclusión de múltiples arterias grandes a medida que se originan en el arco aórtico, con o sin dilatación fusiforme de la aorta y calcificación.

En las primeras fases de la enfermedad se recomienda el tratamiento con corticoesteroides como la prednisona. Las dosis iniciales de hasta 100 mg diarios se mantienen hasta que se controlen los factores inflamatorios, generalmente en 2-4 semanas, con una reducción posterior de la dosis. En algunos casos, otros medicamentos inmunosupresores, como la ciclofosfamida, la azatioprina, el metotrexato, el micofenolato de mofetilo o los agentes contra el factor de necrosis tumoral, como el infliximab o el etanercept, han sido útiles solos o en combinación con el tratamiento con corticoesteroides. Por lo general, se han utilizado antiplaquetarios para la prevención secundaria de los episodios isquémicos cerebrales. En el caso de las lesiones sintomáticas crónicas, como la hipertensión renovascular, la isquemia cerebrovascular o de las extremidades, la dilatación de la aorta ascendente con insuficiencia aórtica o los aneurismas de aorta torácica o abdominal, puede ser necesaria una intervención reconstructiva en los vasos gravemente afectados para restablecer el flujo y evitar una mayor isquemia e infarto.

La **enfermedad de Behçet** es un trastorno inflamatorio infrecuente y recurrente que afecta el SNC y que en ocasiones se complica con un ictus isquémico. Los episodios suelen resolverse por completo durante varias semanas y suelen afectar el tronco encefálico. Los hombres se ven afectados con mayor frecuencia que las mujeres. Las características clínicas típicas suelen incluir ulceración oral aftosa o herpetiforme recurrente, ulceración genital recurrente, uveítis anterior o posterior, vasculitis retiniana, eritema nodoso, lesiones papulopustulosas, meningoencefalitis recurrente (aséptica), parálisis de los nervios craneales (en particular del *abducens*) y ataxia cerebelosa. Como se supone que la causa de la enfermedad es autoinmunitaria, se ha recomendado el tratamiento con corticoesteroides o ciclofosfamida. Para los casos resistentes con afectación del SNC, pueden ser útiles los agentes anti-factor de necrosis tumoral, como el infliximab o el etanercept.

Otros síndromes vasculíticos sistémicos se asocian de forma infrecuente con la isquemia o el infarto cerebral. Entre ellos se encuentra la **granulomatosis de Wegener** (granulomatosis con poliangitis) con afectación primaria de los pulmones, los riñones y las vías respiratorias superiores. La **artritis reumatoide** se asocia más a menudo con la neuropatía, pero se ha descrito el infarto cerebral. El **síndrome de Sjögren** puede causar demencia, neuropatías craneales, especialmente de los nervios trigéminos y, con menor frecuencia, isquemia cerebral. La **sarcoidosis** del sistema nervioso puede causar una vasculitis cerebral con infarto cerebral. También suele haber meningitis aséptica, parálisis de los nervios craneales (especialmente del VII) y disfunción hipotalámica.

ENFERMEDAD HEMÁTICA

Las anomalías en los componentes de las células sanguíneas y las proteínas plasmáticas pueden dar lugar a un estado de hipercoagulabilidad o hipocoagulabilidad, con las correspondientes anomalías en la viscosidad y la estasis de la sangre, que predisponen al paciente a la isquemia o la hemorragia cerebral.

Policitemia

Los pacientes con policitemia primaria o secundaria pueden presentar síntomas neurológicos a causa del aumento de la masa de eritrocitos con hiperviscosidad y aumento de la resistencia vascular. Puede producirse trombosis arterial o venosa cerebral que afecta tanto a los vasos pequeños como a los grandes, con áreas focales de infarto o infarto hemorrágico. Alrededor del 10-20% de los pacientes muestran episodios isquémicos cerebrales focales claros (por lo general AIT) que se correlacionan con los valores del hematocrito y que remiten parcial o totalmente tras un tratamiento adecuado. En cambio, la reducción de la masa de eritrocitos y de la capacidad de transporte de oxígeno que se produce con diversos estados anémicos rara vez se asocia con la isquemia cerebral focal.

El tratamiento de los pacientes con policitemia es complejo y el tratamiento de primera línea suele incluir el ácido acetilsalicílico y la reducción del volumen sanguíneo con flebotomía (especialmente con un hematocrito $\geq$ 55%), con un valor de hematocrito objetivo del 40-45%. Es posible tratar a estos pacientes jóvenes solo con flebotomía para evitar el riesgo a largo plazo de los mielosupresores. Para quienes padecen policitemia vera (PV) de alto riesgo o insuficientemente controlada, incluyendo aquellos con antecedentes de eventos trombóticos o mayores de 60 años de edad, con o sin hematocrito, leucocitosis, trombocitosis o esplenomegalia no controlados, el tratamiento citorreductor con hidroxiurea se considera de primera línea, con fármacos de segunda línea que incluyen el interferón α y el busulfano. En el caso de los individuos que no responden o que se hacen resistentes a estos tratamientos, se puede considerar un inhibidor de la cinasa Janus (JAK), como el ruxolitinib.

Trombocitemia

La trombocitemia también se ha asociado con lesiones neurológicas isquémicas focales. Este trastorno puede ser primario o secundario a otras formas de enfermedad mieloproliferativa, como la PV. La hiperplasia de megacariocitos y el aumento de la producción de plaquetas dan lugar a una elevación del recuento plaquetario. Incluso en ausencia de ateroesclerosis preexistente, se produce una agregación plaquetaria espontánea con manifestaciones isquémicas tromboembólicas. Los pacientes con trombocitemia esencial (TE) de muy bajo riesgo, incluidos los de 60 años de edad o menos, sin antecedentes de trombosis y sin que se hayan identificado mutaciones *JAK2/ MPL* subyacentes, podrían no requerir ninguna forma de tratamiento. Para los pacientes con TE que cumplen los criterios de muy bajo riesgo, excepto si se han identificado mutaciones *JAK/MPL*, se recomienda un tratamiento con ácido acetilsalicílico al menos una vez al día. En los individuos sintomáticos, la supresión mantenida de los recuentos de plaquetas por debajo de 500 × 10⁹/L puede evitar la reaparición de episodios graves. El tratamiento de la enfermedad vascular cerebral aguda en los pacientes con TE suele comenzar con una plaquetoféresis de urgencia. Para quienes padecen TE de alto riesgo, incluidos los mayores de 60 años, con episodios trombóticos previos y mutaciones subyacentes del gen *JAK/MPL*, también se recomienda el tratamiento citorreductor con hidroxiurea con fármacos de segunda línea, como el interferón α y el busulfano. Quienes siguen presentando síntomas cerebrales u otros síntomas isquémicos con el tratamiento con ácido acetilsalicílico potencialmente pueden beneficiarse de otros antiplaquetarios, como el clopidogrel o el dipiridamol de liberación prolongada. Los pacientes con TE de alto riesgo que no responden a los fármacos mencionados pueden beneficiarse de un inhibidor de JAK como el ruxolitinib.

Púrpura trombocitopénica

La *púrpura trombocitopénica trombótica*, un trastorno poco frecuente, es una enfermedad hemática rara que provoca la coagulación de pequeñas arterias en todo el cuerpo. La causa suele estar relacionada con la inhibición de la enzima ADAMTS13 mediada por anticuerpos, lo que origina una reducción de la actividad enzimática y un aumento de la coagulación de la sangre. Las manifestaciones hemáticas y cerebrovasculares son el resultado de un daño mecánico secundario en los eritrocitos. El daño provoca anemia hemolítica, fiebre y un aumento de la utilización de las plaquetas para formar oclusiones trombóticas microvasculares difusas. La oclusión de las arteriolas terminales en el cerebro produce múltiples infartos pequeños y una encefalopatía fluctuante, signos y síntomas neurológicos focales, crisis y coma; los hallazgos neurológicos suelen ser reversibles. El cuadro clínico también puede incluir una hemorragia intracerebral (a menudo, múltiple). Los síntomas sistémicos pueden incluir dolor abdominal, mialgias, artralgias y equimosis. Además de la afectación cerebral, otras áreas que pueden estar implicadas son el páncreas, las glándulas suprarrenales, el corazón y los riñones.

La evaluación de laboratorio incluye la búsqueda de indicios de concentraciones reducidas de la proteína ADAMTS13, anemia hemolítica con prueba de Coombs negativa con deshidrogenasa láctica elevada, eritrocitos fragmentados, recuento de plaquetas disminuido e hiperplasia eritroide con aumento de megacariocitos en la médula ósea. También se encuentran proteinuria, hematuria y resultados anómalos en los estudios de la función hepática. El recuento de leucocitos suele ser normal o ligeramente elevado y el tiempo de protrombina y el tiempo de tromboplastina parcial activada (TTPa) son normales en la mayoría de los pacientes.

No se dispone de un tratamiento consistentemente eficaz para la púrpura trombocitopénica trombótica, aunque a menudo se recomiendan dosis altas de corticoesteroides (prednisona, 1-2 mg/kg por día), plasmaféresis (extracción de 1.5 volúmenes de plasma en 4 días) e infusiones de plasma fresco congelado u Octaplas® (Octapharma), un producto de plasma sanguíneo. Además, la esplenectomía o el uso de sulfato de vincristina después de la plasmaféresis puede disminuir la dependencia del plasma, que puede prolongarse en algunos pacientes. Los inhibidores plaquetarios (como el ácido acetilsalicílico y el dipiridamol) tienen un beneficio poco claro y, por lo general, no se utilizan si el paciente está gravemente trombocitopénico.

Enfermedad de células falciformes

La anemia falciforme, que se presenta en aproximadamente 1 de cada 500 estadounidenses de ascendencia africana al nacer, se hereda como un rasgo autosómico dominante. Cuando los eritrocitos que contienen hemoglobina SS se exponen a una baja tensión de oxígeno, su estructura se altera de manera que aumenta la viscosidad de la sangre y provoca múltiples oclusiones de vasos pequeños. Cuando las grandes arterias se ven afectadas por la isquemia de la pared del vaso debido a la oclusión de las arterias alimentadoras, pueden producirse grandes infartos cerebrales focales. Otras lesiones cerebrovasculares que se asocian con la enfermedad de células falciformes incluyen múltiples hemorragias corticales y subcorticales pequeñas o infartos hemorrágicos, trombosis de las venas corticales y de los senos venosos, HIC masiva y, en raras ocasiones, hemorragia subaracnoidea. Una vasculopatía de una arteria grande puede dar lugar a infartos en áreas de la zona limítrofe como resultado de factores hemodinámicos o puede formar el nido para la formación de coágulos, lo que lleva a émbolos distales e infartos corticales. Las crisis drepanocíticas suelen ser precipitadas por el estrés, el esfuerzo físico, la hipoxia o la infección aguda y rara vez se manifiestan como una crisis trombótica asociada con fiebre y dolor abdominal, óseo o torácico. Los niños menores de 15 años de edad tienen un mayor riesgo de sufrir complicaciones cerebrovasculares.

Los estudios de DTC son útiles para seleccionar a los pacientes que se beneficiarían de estrategias intensivas de prevención primaria. En el estudio *Stroke Prevention Trial in Sickle Cell Anemia* (STOP), se evaluó a niños de entre 2 y 16 años de edad con DTC. Aquellos con velocidades superiores a 200 cm/s fueron asignados aleatoriamente a transfusiones intermitentes o atención estándar. El grupo de transfusión, con un objetivo de mantener la concentración de hemoglobina S por debajo del 30%, mostró gran eficacia en reducir el riesgo de primer ictus. En los niños en quienes se ha producido un ictus isquémico, tras una evaluación aguda con imágenes adecuadas, deben iniciarse las exanguinotransfusiones e hidratación intravenosa. Con base en los resultados mencionados, se suelen aplicar transfusiones intermitentes a largo plazo. En los adultos que padecen la enfermedad de células falciformes y han sufrido un infarto cerebral, debe realizarse una evaluación completa para determinar si existe alguna causa alternativa del infarto cerebral y debe aplicarse una prevención secundaria adecuada en función de los resultados. El control de los factores de riesgo y los antiagregantes plaquetarios suelen aplicarse junto con la consideración de las transfusiones intermitentes crónicas o el tratamiento con hidroxiurea.

Disproteinemia

Las distintas disproteinemias, como la macroglobulinemia, la crioglobulinemia y el mieloma múltiple, también pueden asociarse con complicaciones cerebrovasculares trombóticas. El cuadro habitual es el de un trastorno encefalopático difuso causado por las lesiones vasculares diseminadas que se forman a nivel capilar, arteriolar y venoso y que producen microinfartos y hemorragias multifocales. Las grandes áreas de infarto focal son menos frecuentes y pueden originarse a partir de una trombosis del seno dural. El intercambio de plasma (plasmaféresis de gran volumen) parece ser eficaz en el tratamiento agudo de al menos algunos síndromes de hiperviscosidad relacionados con la disproteinemia, aunque el control persistente puede requerir un tratamiento más prolongado con agentes quimioterápicos.

Síndromes de anticuerpos antifosfolípidos

Los anticuerpos antifosfolípidos, incluidos el anticoagulante lúpico y los anticuerpos anticardiolipina, se han asociado con una mayor incidencia de infarto cerebral. Pueden detectarse antecedentes de abortos frecuentes, ictus isquémicos previos u otras trombosis arteriales o venosas recurrentes. Los patrones de infarto arterial varían ampliamente, incluyendo localizaciones corticales y subcorticales. También puede producirse una trombosis del seno venoso. El diagnóstico se realiza con base en la combinación de hallazgos clínicos y de laboratorio. Además de la medición directa de las concentraciones de anticoagulante lúpico circulante, anticuerpos anticardiolipina y anticuerpos anti-β-2 glucoproteína 1, un TTPa prolongado o una prueba del *Venereal Disease Research Laboratory* con resultado falso positivo también pueden indicar la presencia de un anticuerpo antifosfolípido circulante. Otros hallazgos de laboratorio que pueden asociarse con estos síndromes son la anemia hemolítica, la disminución del complemento sérico (C4), la trombocitopenia y la concentración positiva de anticuerpos antinucleares.

El tratamiento es controvertido y los beneficios de las distintas modalidades continúan sin demostrarse. Para los pacientes con síntomas isquémicos cerebrales focales, se suele utilizar warfarina (INR 2.0-3.0); el tratamiento antiplaquetario es menos eficaz. A veces se ha añadido la prednisona (u otro inmunosupresor) al tratamiento anticoagulante o antiplaquetario. En los pacientes con episodios isquémicos cerebrales continuos, puede iniciarse warfarina de mayor intensidad (INR 3.0-4.0) o, en caso de fracaso con este fármaco, a veces se utiliza la HBPM. Pocas veces se ha utilizado la plasmaféresis o una combinación de corticoesteroides, plasmaféresis e inmunoglobulina i.v. o inmunosupresores en pacientes con encefalopatía aguda, eventos oclusivos vasculares no controlados o coagulación intravascular diseminada.

El **síndrome de Sneddon**, caracterizado por ictus recurrentes y livedo reticular en pacientes jóvenes, puede estar asociado con los anticuerpos antifosfolípidos.

Las deficiencias de la proteína C, la proteína S y la antitrombina III o la resistencia a la proteína C activada también pueden ser hereditarias o adquiridas. Aunque la enfermedad oclusiva venosa de las extremidades es típica, en raras ocasiones los pacientes pueden presentar oclusiones arteriales, incluidos los vasos cerebrales, que causan infarto. La mutación del factor V de Leiden es principalmente un factor de riesgo para la trombosis venosa profunda y los émbolos pulmonares y es poco probable que desempeñe un papel principal en las oclusiones arteriales que provocan AIT o infarto cerebral.

Leucemia

La leucemia y la leucocitosis e hiperviscosidad que conlleva pueden ir acompañadas de trombosis arterial o venosa cerebral. Sin embargo, los síntomas cerebrales que se desarrollan durante el curso de la enfermedad son con más frecuencia el resultado de una hemorragia intracraneal o una infección. El tratamiento de la leucemia mielógena o linfocítica incluye diferentes regímenes para distintas fases y está dirigido a la erradicación completa de las células leucémicas o al control de los recuentos celulares mediante fármacos citotóxicos y el trasplante de médula ósea de un donante compatible por el antígeno leucocitario humano.

Coagulación intravascular diseminada

La coagulación intravascular diseminada puede estar asociada con prácticamente cualquier proceso patológico que produzca daño tisular (p. ej., traumatismos tisulares masivos, complicaciones obstétricas, operaciones cardiotorácicas, quemaduras, infecciones graves, golpes de calor, transfusiones de sangre incompatibles, neoplasias malignas diseminadas, choque por muchas causas y daño cerebral masivo, incluido el ictus) y da lugar a la liberación de tromboplastinas tisulares en la circulación con la consiguiente activación del proceso de coagulación, la formación de trombina, el subsiguiente consumo de plaquetas y factores de coagulación y la formación de trombos de fibrina y émbolos en toda la microvasculatura. La fase trombótica temprana de la coagulación intravascular diseminada origina pequeños infartos generalizados en muchos órganos (incluido el cerebro), seguidos de una fase de fibrinólisis secundaria que produce hemorragias petequiales alrededor de los pequeños vasos penetrantes. La tasa de mortalidad de los pacientes con coagulación intravascular diseminada varía en función del trastorno subyacente.

La presentación clínica de la coagulación intravascular diseminada depende del estadio y la gravedad del síndrome. Las complicaciones neurológicas incluyen lo siguiente: 1) un síndrome de encefalopatía aguda caracterizado por síntomas neurológicos focales fluctuantes que suelen estar asociados con estados de conciencia alterados, 2) trombosis de los senos venosos, 3) HIC (generalmente hemorragias petequiales subcorticales) y 4) oclusiones arteriales cerebrales (a menudo, se ven afectadas arterias de tamaño pequeño a mediano). Las hemorragias extensas de la piel y de las mucosas son frecuentes. El diagnóstico se confirma con los resultados de los análisis de sangre, que revelan trombocitopenia; presencia de esquistocitos o eritrocitos fragmentados; tiempos de protrombina, tromboplastina parcial y trombina prolongados; concentraciones plasmáticas de fibrinógeno reducidas y productos de degradación de fibrina elevados.

El tratamiento de la coagulación intravascular diseminada debe incluir el control de la enfermedad subyacente y el mantenimiento de una oxigenación y una PA adecuadas. Si hay complicaciones hemorrágicas o isquémicas significativas, debe iniciarse el tratamiento. En los pacientes con trombosis, se suele añadir un tratamiento con heparina (bolo i.v. seguido de una infusión i.v. continua y un objetivo de TTPa de dos veces el control), y la hemorragia se trata de forma intensiva con plaquetas y plasma fresco congelado (la coagulación intravascular diseminada asociada con la insuficiencia hepática fulminante generalmente se considera una contraindicación para el tratamiento con heparina). El objetivo del recuento de plaquetas durante el tratamiento suele ser de aproximadamente 50×10^9/L. El aumento de las concentraciones de fibrinógeno y de plaquetas indica que el proceso se está controlando y suele correlacionarse con una reducción de las complicaciones hemorrágicas. En los pacientes con hemorragia en curso y falta de respuesta de las plaquetas o el fibrinógeno a las transfusiones, debe considerarse la adición de crioprecipitado o factor VIIa recombinante y complejo de protrombina.

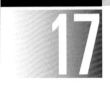

17 Cinco grandes categorías de enfermedades hemorrágicas: tratamiento de mecanismos subyacentes específicos

Los trastornos cerebrovasculares hemorrágicos causan entre el 15 y 20% de todos los ictus. Estas afecciones pueden dividirse en cinco subgrupos en función de la localización (de superficial a profunda) de la hemorragia primaria: hemorragia epidural, subdural, subaracnoidea, intracerebral e intraventricular (*véanse* fig. 1-1 y tabla 8-2).

Las características clínicas de la enfermedad vascular cerebral hemorrágica varían en función del lugar y el tamaño de la hemorragia y en ocasiones pueden no ser clínicamente distinguibles de otros tipos de ictus. La tomografía computarizada (TC) y la resonancia magnética (RM) permiten diferenciar y localizar con precisión la hemorragia cerebral y también ayudan a determinar el alcance del daño. Cuando se realiza, la arteriografía cerebral puede mostrar una masa avascular en la región de la hemorragia.

El deterioro de un paciente con ictus hemorrágico suele atribuirse a una nueva hemorragia (más a menudo con los aneurismas saculares y las malformaciones arteriovenosas [MAV]); al edema cerebral progresivo, u otras causas sistémicas, como la insuficiencia cardiaca, renal o hepática, arritmias cardiacas graves, embolias cardiacas recurrentes, infarto agudo de miocardio, neumonía, embolia pulmonar, septicemia, efectos de los medicamentos o alteraciones electrolíticas, como la hiponatremia (asociada con el síndrome de pérdida de sal o con el síndrome de secreción inadecuada de hormona antidiurética).

HEMATOMA EPIDURAL

El hematoma epidural es una acumulación de sangre entre el cráneo y la duramadre y suele ser el resultado de una fractura de cráneo parietal o temporal con laceración de la arteria meníngea media y, ocasionalmente, de un desgarro del seno dural. Dado que la duramadre se adhiere al cráneo con la edad, el hematoma epidural rara vez se produce en los adultos mayores. El curso clínico clásico es un intervalo lúcido, de varios minutos a unas pocas horas, seguido de una gravedad creciente de la cefalea asociada con náusea, vómito, deterioro progresivo de la consciencia y hemiparesia contralateral. La dilatación pupilar en el lado del hematoma suele ser un indicio de hernia transtentorial. En esta situación, el traumatismo craneal y la hemorragia son ipsilaterales a la pupila dilatada en el 90% de los pacientes, y el pulso suele ser inferior a 60 latidos por minuto, con un aumento concomitante de la presión arterial (PA) sistólica.

La radiografía del cráneo puede revelar una línea de fractura que atraviesa el surco asociado con la arteria meníngea media. La TC o la RM revelan una forma lenticular (biconvexa; fig. 17-1) o, con poca frecuencia, un coágulo en forma de media luna con

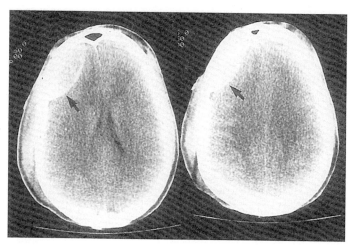

FIGURA 17-1. Tomografía computarizada de cráneo no contrastada: coágulo de forma lenticular compatible con un hematoma epidural (*flechas*).

un margen interno liso, y la arteriografía cerebral muestra un desplazamiento hacia el interior de las arterias superficiales. La punción lumbar puede precipitar una hernia transtentorial y está contraindicada en este contexto. El diagnóstico temprano y la consulta neuroquirúrgica inmediata pueden salvar la vida. El tratamiento suele consistir en la realización de varios orificios mediante fresado, la evacuación del hematoma y la identificación y ligadura del vaso sangrante.

HEMATOMA SUBDURAL

El hematoma subdural es 10 veces más frecuente que el epidural. El hematoma subdural es el resultado de un traumatismo craneal con desgarro de una vena que atraviesa el espacio subdural. Dado que la sangre se acumula entre la duramadre y el cerebro subyacente, los síntomas neurológicos no focales, como dolor de cabeza, náusea, vómito y alteración de la consciencia, suelen ser más prominentes que los signos focales o de lateralización. Los síntomas pueden fluctuar y, cuando son focales, pueden (rara vez) parecerse a los ataques isquémicos transitorios. El intervalo lúcido entre el traumatismo y el estado comatoso suele estar ausente o ser breve. La TC y la RM (fig. 17-2) permiten ver una masa de alta intensidad en forma de media luna (o, con menos frecuencia, en forma lenticular) compatible con una hemorragia, típicamente localizada sobre un hemisferio o ambos (10% de los casos). Entre 1 y 3 semanas después de la aparición de la sangre subdural, la lesión pasa de ser de hiperdensa a isodensa en la TC y posteriormente se vuelve hipodensa.

Dependiendo del intervalo entre el traumatismo craneal y la aparición de los síntomas, los hematomas subdurales pueden ser agudos (en menos de 24 h), subagudos (1-14 días) o crónicos (> 14 días). El **hematoma subdural agudo o subagudo** puede ser unilateral o bilateral y suele ser consecuencia de un traumatismo craneoencefálico grave y de alta velocidad. Es frecuente una combinación de hematoma subdural, contusión cerebral y laceración. A menudo, está indicado el tratamiento quirúrgico urgente con la realización de orificios mediante fresado y la evacuación del hematoma subdural para evitar el desarrollo de un coma profundo.

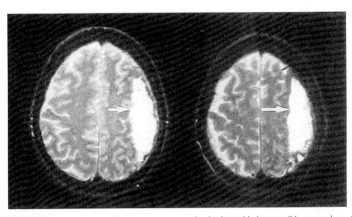

FIGURA 17-2. Resonancia magnética de cráneo: masa de alta intensidad compatible con un hematoma subdural (*flechas*).

A diferencia del hematoma subdural agudo o subagudo, el **hematoma subdural crónico** suele ser el resultado de una lesión craneal menos grave, que puede haber sido trivial o incluso haberse olvidado. La evolución gradual hacia la somnolencia, la falta de atención, la incoherencia del pensamiento, la confusión, el estupor y el coma pueden estar asociados con el aumento de la cefalea y, rara vez, con crisis convulsivas. El deterioro neurológico puede ser prominente, parecido a la demencia, el tumor cerebral, la intoxicación por drogas o la enfermedad depresiva. Los signos focales pueden incluir pupila dilatada ipsilateral y hemiparesia, que puede ser contralateral, ipsilateral o ambas. En lactantes y niños, los vómitos y las crisis convulsivas son manifestaciones destacadas del hematoma subdural crónico. En estos grupos de edad, la hemorragia retiniana asociada con un hematoma subdural puede ser una manifestación del llamado *síndrome del niño sacudido*.

Es posible tratar de forma conservadora a los pacientes que presentan hematomas subdurales pequeños y crónicos sin déficit grave o progresivo y en quienes puede realizarse seguimiento con exámenes neurológicos seriados y TC. En los casos de hematoma subdural crónico con déficit grave o progresivo, generalmente se recomienda el tratamiento quirúrgico.

HEMORRAGIA SUBARACNOIDEA

La hemorragia subaracnoidea (HSA) causa entre el 5 y 10% de todos los ictus, y afecta más a las mujeres que a los hombres (1.5-2:1). El trastorno suele iniciar con la aparición muy repentina de una nueva e intensa cefalea, que suele venir asociada con vómito y que sigue a una rápida alteración del estado de consciencia, incluida la pérdida de conocimiento con recuperación en pocos minutos. La HSA primaria (excluyendo los traumatismos) puede ser causada por la rotura de un aneurisma sacular intracraneal (~75-80% de todos los casos), una MAV (~5% de todos los casos) u otras afecciones, como aneurismas micóticos, ateroescleróticos, traumáticos, disecantes o neoplásicos o vasculitis (~5% de todos los casos). Es de causa desconocida en aproximadamente el 10-15% de todos los casos (*véase* tabla 8-2).

Aneurisma intracraneal

La causa más frecuente de la HSA primaria es la rotura de un **aneurisma intracraneal** (fig. 17-3). Los aneurismas saculares o en baya representan entre el 80 y 90%

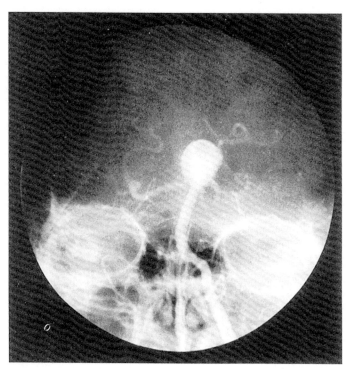

FIGURA 17-3. Arteriograma cerebral: aneurisma sacular del ápex de la arteria basilar.

de todos los aneurismas intracraneales y generalmente aparecen como pequeñas bolsas arteriales redondeadas en forma de baya, pero también se observan otras formas (sésiles, pedunculadas y multilobuladas). El tamaño de los aneurismas saculares oscila entre 2 mm y varios centímetros de diámetro, y la mayoría de las lesiones tienen entre 2 y 10 mm de diámetro mayor.

Los aneurismas intracraneales suelen pasar inadvertidos hasta que su rotura provoca un cuadro clínico de HSA, hemorragia intracerebral (HIC) o ambos. Las características clínicas que se asocian con la HSA y la HIC se describen a detalle en los capítulos 14 y 15. Sin embargo, en algunos casos, el aneurisma se diagnostica antes de la rotura con base en la HSA relacionada con un aneurisma separado o en los signos y síntomas clínicos no asociados con la hemorragia intracraneal, incluyendo la compresión de los nervios craneales, la compresión de otras estructuras del sistema nervioso central (SNC), las convulsiones, las cefaleas focales y los episodios isquémicos cerebrales que resultan de la embolia del trombo dentro de los grandes aneurismas. Como alternativa, el diagnóstico puede ser fortuito tras la realización de estudios de TC, RM o arteriografía cerebral por un trastorno no relacionado.

Con base en las pruebas existentes, parece que la mayoría de los aneurismas probablemente se forman en un tiempo relativamente corto (horas, días o semanas) y alcanzan un tamaño permitido por los límites de los componentes elásticos de las paredes del aneurisma. En ese momento, o bien el aneurisma se rompe, o bien, si no se superan los límites de elasticidad y el aneurisma se mantiene intacto, las paredes sufren un proceso de endurecimiento compensatorio, similar al que se produce en otras paredes vasculares sometidas a PA arterial, en el que se forman cantidades excesivas de colágeno. La resistencia a la tracción del colágeno es varios cientos de veces superior a la de las fibras elásticas. Con esta resistencia a la tracción añadida, que sigue acumulándose con el tiempo, la probabilidad de rotura disminuye, a menos de que el aneurisma sea grande en el momento en el que se estabiliza inicialmente. Los aneurismas que tienen un tamaño de 7-10 mm o más en el momento de la estabilización inicial son mucho más propensos a sufrir un crecimiento y una rotura posteriores, porque la tensión en la pared aumenta con el cuadrado del diámetro del aneurisma. Por lo tanto, se deduce que el tamaño crítico para la rotura del aneurisma es menor si se produce en el momento de la formación o poco después, como parece ser el caso de la mayoría de los aneurismas que se rompen. El tamaño medio de los aneurismas que se descubren después de la rotura es de aproximadamente 7.5 mm; el tamaño medio de los aneurismas descubiertos antes de la rotura, y que luego se rompen, es de alrededor de 20 mm.

Es importante reconocer que los aneurismas intracraneales rotos y no rotos constituyen entidades clínicas claramente diferentes y deben considerarse y tratarse como tales. En el capítulo 29 se analiza con mayor detalle el tratamiento de los pacientes con aneurismas intracraneales no rotos.

Los aneurismas intracraneales suelen localizarse en las bifurcaciones de las grandes arterias que implican el polígono de Willis y sus principales ramas (fig. 17-4): la unión de la carótida interna con la arteria comunicante posterior, aproximadamente el 30%; la arteria comunicante anterior, 30%; la arteria cerebral media proximal, 20-25%; y la circulación posterior, 10-15% entre los pacientes con aneurismas que se descubren después de la rotura. Las localizaciones de los aneurismas intracraneales no rotos (descubiertos antes de la rotura) difieren un poco (*véase* fig. 17-4): unión carótida interna-comunicante posterior, aproximadamente 45%; arteria comunicante anterior, 10-15%; arteria cerebral media proximal, 30-35%; y circulación posterior, 5-10%.

Los aneurismas intracraneales son poco frecuentes en la infancia, y la incidencia de la HSA aneurismática es mayor en las mujeres que en los hombres (proporción de ~3:2). Entre el 20 y 30% de los pacientes con aneurismas saculares tienen antecedentes familiares de HSA o aneurisma intracraneal, y entre el 20 y 25% de los pacientes tienen múltiples aneurismas.

La patogenia de los aneurismas saculares intracraneales es controvertida y puede ser multifactorial. Existen pruebas convincentes de que no se trata de lesiones

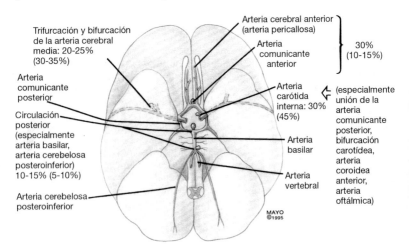

FIGURA 17-4. Sitios más frecuentes de aneurismas saculares rotos y no rotos (entre paréntesis).

congénitas, sino que se desarrollan con el aumento de la edad. Esta posibilidad, sin embargo, no excluye una predisposición genética para que se desarrollen estas lesiones. El hábito tabáquico, el sexo femenino y la hipertensión parecen asociarse con el desarrollo de aneurismas intracraneales no rotos. Otros factores ambientales (uso de anticonceptivos orales, consumo de drogas estimulantes, estrés físico y consumo excesivo de alcohol) también pueden tener un papel en la patogenia de los aneurismas intracraneales rotos o no rotos. Las afecciones que se han relacionado con aneurisma intracraneal incluyen la poliquistosis renal autosómica dominante, MAV intracraneales, coartación de la aorta, síndrome de Marfan, síndrome de Ehlers-Danlos de tipo IV, telangiectasia hemorrágica hereditaria displasia fibromuscular, válvula aórtica bicúspide, seudoxantoma elástico, enfermedad de moyamoya, neurofibromatosis, feocromocitoma, síndrome de Klinefelter, enanismo primordial osteodisplásico microcefálico y tumores hipofisarios.

Varios estudios grandes de autopsias han mostrado una amplia variabilidad de la frecuencia global (0.2-9.9%) de aneurismas intracraneales en la población general. Algunos estudios prospectivos más recientes de RM, angiografía y autopsia sugieren una frecuencia global de aproximadamente el 2-4%. La incidencia de la HSA aneurismática aumenta progresivamente con la edad y la incidencia media anual es de aproximadamente 6-10 por cada 100 000 habitantes por año. Estos datos sugieren que la mayoría de los aneurismas intracraneales nunca se rompen.

Alrededor del 5% de todos los aneurismas cerebrales son aneurismas **micóticos cerebrales**. Suelen ser el resultado de émbolos arteriales infectados, principalmente como complicación de la endocarditis bacteriana aguda o subaguda, y conducen a la degeneración séptica de la lámina elástica y de las capas musculares de la pared arterial. Los lugares más frecuentes de formación de aneurismas micóticos son las ramas distales de la arteria cerebral media, como se observa en el 2% de los casos de endocarditis bacteriana. Las lesiones suelen resolverse con tratamiento antibiótico, aunque algunas lesiones sintomáticas requieren el clipaje quirúrgico.

Los aneurismas intracraneales disecantes y traumáticos son raros. La presentación clínica de los **aneurismas intracraneales disecantes** en un paciente relativamente joven puede consistir en una cefalea focal e intensa seguida de un ictus progresivo, edema cerebral y muerte. Por lo general, los **aneurismas intracraneales traumáticos** se desarrollan después de un traumatismo en el cuello o la cabeza (traumatismo penetrante, fracturas óseas) y se producen con mayor frecuencia en las arterias carótida interna, cerebral media y cerebral anterior.

Los émbolos arteriales procedentes de un mixoma cardiaco (auricular) pueden causar **aneurismas cerebrales neoplásicos**. La arteriografía cerebral muestra defectos de llenado irregulares en las ramas arteriales cerebrales mayores y menores, aneurismas fusiformes y saculares y oclusiones arteriales. A menudo, se producen embolias sistémicas.

Los **aneurismas intracraneales no saculares (fusiformes)** pueden desarrollarse en pacientes con ateroesclerosis generalizada e hipertensión y afectan principalmente las arterias basilar, carótida interna, cerebral media y cerebral anterior. Las anomalías radiográficas incluyen tortuosidad, ensanchamiento y alargamiento de las arterias afectadas. También se han aplicado a esta categoría de lesiones otros términos, como dolicoectasia, ectasia, malformación aneurismática, aneurisma ateroesclerótico y aneurisma cirsoide. A diferencia de los aneurismas saculares o micóticos, estos aneurismas no suelen presentarse con HSA, pero pueden causar isquemia cerebral o efecto de masa. Por lo general, se tratan de forma conservadora, aunque pueden ser necesarios antiplaquetarios o incluso anticoagulantes si se producen episodios tromboembólicos a causa del aneurisma fusiforme. El tratamiento endovascular o quirúrgico puede ser necesario en los pacientes con hemorragia, isquemia cerebral recurrente a pesar del tratamiento médico o síntomas progresivos debido a la compresión aneurismática.

La **investigación** y el **tratamiento** tempranos de los aneurismas intracraneales son importantes, especialmente cuando el aneurisma ha producido una hemorragia intracraneal (*véase* Apéndice E-4). Incluso en las pacientes embarazadas, no deben retrasarse o evitarse los procedimientos radiológicos y terapéuticos o quirúrgicos, aunque se requiere un blindaje especial durante la radiografía (*véase* cap. 22). Las decisiones clínicas que conlleva el manejo de estos pacientes varían según el tipo de aneurisma; sin embargo, en los pacientes que presentan HSA, la TC debe realizarse lo antes posible. La TC permite confirmar la presencia de sangre subaracnoidea, detectar la HIC y la hemorragia intraventricular asociadas y, en algunos casos, observar el aneurisma. Si la TC no es diagnóstica, la punción lumbar puede confirmar el diagnóstico de HSA (*véase* cap. 14). La angiografía por TC puede revelar el aneurisma, especialmente si tiene un diámetro máximo superior a 3 mm.

Debe realizarse una arteriografía o solo pangiografía de vasos intracraneales para identificar el origen de la hemorragia lo antes posible. En los pacientes con HSA de causa desconocida y arteriografía inicialmente negativa, debe considerarse la posibilidad de repetir la arteriografía para buscar un aneurisma intracraneal oculto si la primera arteriografía muestra un vasoespasmo significativo o no permite observar todo el árbol vascular o si la TC muestra una gran cantidad de sangre subaracnoidea, especialmente cuando la sangre se localiza de forma difusa o anterior. Cuando la arteriografía inicial realizada para la HSA no revela un aneurisma, suele repetirse entre 1 y 3 semanas después para intentar detectar un aneurisma que no era visible en el estudio anterior. Cuando la HSA se localiza únicamente en un pequeño coágulo anterior al tronco encefálico, se denomina *HSA pretroncal* o *perimesencefálica*. Los aneurismas de la circulación posterior pueden producir este aspecto en la TC en algunos casos, por lo que la cuestión de repetir la arteriografía en estos pacientes es algo controvertida. La arteriografía inicial puede retrasarse en los pacientes que presentan una alteración grave de la consciencia con o sin déficits neurológicos focales (grado clínico 4 o 5 de Hunt y Hess [Apéndice C-4]), porque su pronóstico es muy malo (tasa de mortalidad del 80-90% en los primeros 30 días) y la tasa de mortalidad operatoria temprana es alta (15-40%). En estos individuos, por lo general está indicado el tratamiento de apoyo. Si los pacientes mejoran con el tratamiento de apoyo, se suelen aplicar procedimientos diagnósticos y terapéuticos más agresivos. Por otra parte, los pacientes con un déficit neurológico escaso o nulo (grado clínico 1, 2 o 3 de Hunt y Hess) tienen un pronóstico más favorable (tasa de mortalidad del 10-30% en los primeros 30 días), pero muchas de las muertes en este grupo son consecuencia de una nueva hemorragia en las primeras 2 semanas después de la HSA inicial. Las ventajas potenciales de una operación temprana (incluyendo el clipaje quirúrgico directo del cuello del aneurisma [fig. 17-5] o el tratamiento endovascular del aneurisma [fig. 17-6]) deben sopesarse con el aumento de la tasa de mortalidad operatoria durante la primera semana después de la HSA. Un amplio ensayo clínico controlado y aleatorizado (*International Subarachnoid Aneurysm Trial* [ISAT]) que comparó el clipaje quirúrgico con el alambre en espiral (*coil*) endovascular para la rotura de aneurismas intracraneales informó una mortalidad y una dependencia significativamente menores a 1 año asociadas con la reparación endovascular frente al clipaje quirúrgico (23.7% frente a 30.6%), pero el riesgo de resangrado temprano de los aneurismas tratados y el riesgo de repetición de procedimientos fueron mayores en el grupo endovascular. El seguimiento a largo plazo constató que, incluso con una mayor proporción de pacientes sometidos a procedimientos endovasculares que requerían nuevamente tratamiento (más a menudo, con oclusión incompleta del aneurisma y lúmenes de aneurisma más anchos), el riesgo a largo plazo de resangrado fue bajo en ambos grupos, y los resultados beneficiosos se mantuvieron de forma comparable en ambos también. La ligadura de la arteria carótida interna sola o en combinación con una derivación arterial extracraneal-intracraneal se realiza con poca frecuencia debido a las elevadas tasas de complicaciones y a la disponibilidad de nuevas técnicas

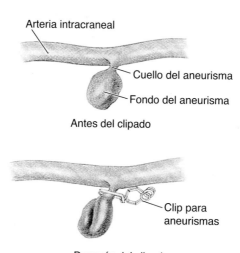

Arteria intracraneal

Cuello del aneurisma

Fondo del aneurisma

Antes del clipado

Clip para
aneurismas

Después del clipado

FIGURA 17-5. Técnica básica de clipaje del aneurisma sacular.

de derivación del flujo para los aneurismas grandes del sistema carotídeo interno. El tratamiento de los pacientes con aneurismas no rotos se aborda en el capítulo 29.

La cirugía temprana del aneurisma (dentro de los primeros 3 días después de la hemorragia) está especialmente indicada para los pacientes que están alerta, tienen un déficit neurológico escaso o nulo (un grado clínico de Hunt y Hess de 1, 2 o 3), no tienen evidencia de inflamación cerebral en la TC y se consideran médicamente estables. Ciertas localizaciones aneurismáticas (en especial, la punta basilar) favorecen los procedimientos endovasculares, mientras que otras (sobre todo la arteria cerebral media) pueden favorecer la cirugía abierta. Después de la cirugía, suele realizarse el seguimiento del paciente en la unidad de cuidados neurointensivos hasta que esté neurológicamente estable, con ecografía Doppler transcraneal cada 1-2 días. El paciente debe mantenerse bien hidratado, con oxígeno y con un acceso venoso central para controlar la presión venosa central (la prevención y el tratamiento del vasoespasmo se tratan en el capítulo 14).

Malformaciones vasculares

Las **MAV** son el tipo más frecuente de malformación vascular intracraneal que provoca síntomas neurológicos. Otras clasificaciones de malformaciones vasculares que pueden causar enfermedades neurológicas son las **malformaciones cavernosas (hemangiomas cavernosos)**, las **anomalías venosas del desarrollo (malformaciones venosas, angiomas venosos)** y las **fístulas arteriovenosas de base dural**. Según las series de autopsias, aproximadamente el 63% de las malformaciones vasculares supratentoriales y el 43% de las infratentoriales son de tipo arteriovenoso. La frecuencia global de detección de malformaciones vasculares intracraneales es de 2.75 por cada 100000 personas-año, mientras que la prevalencia de estas lesiones en un estudio de base poblacional fue de 19.0 por cada 100000 personas-año.

Las MAV suelen presentarse con hemorragias intracraneales o crisis convulsivas. Otras manifestaciones son las cefaleas, que pueden imitar la migraña, el déficit neurológico progresivo, los acúfenos pulsátiles y la isquemia cerebral transitoria. Si se detecta una lesión antes de la hemorragia, el riesgo de hemorragia es de

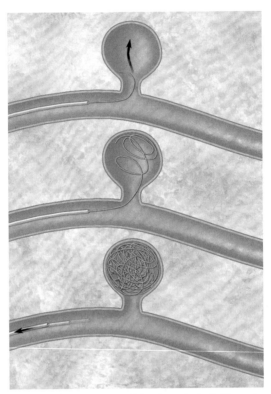

FIGURA 17-6. Técnica básica de alambre en espiral endovascular (*coil*) del aneurisma sacular. Una o varias bobinas metálicas diminutas, introducidas en el aneurisma a través de un catéter, se expanden para rellenar el aneurisma. Una vez retirado el catéter, la bobina permanece y permite que se forme un coágulo en el aneurisma para aislarlo de la circulación.

aproximadamente el 2-3% al año y la tasa de mortalidad es del 15-30%. La localización más frecuente de la hemorragia intracraneal es la intracerebral, seguida de la subaracnoidea, la intraventricular y la subdural. Las MAV causan aproximadamente el 5% de todas las HSA.

Las **malformaciones cavernosas** también pueden producir una hemorragia intracraneal significativa, pero es menos frecuente que sea clínicamente relevante en comparación con la hemorragia producida por las MAV y suelen ser de localización intracerebral. Las presentaciones más habituales incluyen crisis convulsivas, déficit neurológico progresivo y dolor de cabeza. Las **anomalías venosas del desarrollo** (**malformaciones venosas, angiomas venosos**) son la malformación vascular más frecuente detectada en la autopsia, pero la importancia clínica de estas lesiones es limitada dado que la gran mayoría de estas lesiones parecen ser asintomáticas. Rara vez se asocian con hemorragia intracraneal (tanto intracerebral como subaracnoidea) y convulsiones. Cuando se observa una hemorragia asociada con una anomalía venosa del desarrollo, se suele encontrar otro tipo de malformación vascular, generalmente una malformación cavernosa, que ha causado la hemorragia en el momento de la cirugía. Las **fístulas arteriovenosas durales** suelen presentarse con acúfenos pulsátiles, cefalea, pérdida de agudeza visual y diplopía, aunque también puede producirse una hemorragia intracraneal.

Los estudios de imagen radiológica que se realizan después de que un paciente presenta una HIC pueden sugerir una malformación vascular subyacente. En el caso de las MAV, la TC puede mostrar calcificación e hipodensidad alrededor de la lesión. Las arterias afluentes y las venas de drenaje se realizan notablemente después de la inyección del medio de contraste. La RM y la angiografía por RM permiten aclarar más la naturaleza del suministro y el drenaje vascular, pero es necesario solicitar una arteriografía estándar para tener una mejor visualización del sistema de alimentación arterial y el drenaje venoso (fig. 17-7).

Dado que las MAV tienen un menor riesgo de resangrado que los aneurismas saculares, se suele aconsejar un tratamiento conservador durante la fase inmediatamente posterior a la hemorragia para evitar el aumento de la presión intracraneal (la cirugía suele retrasarse hasta 1-2 semanas después de la hemorragia). Por lo general, los pacientes relativamente jóvenes con pequeñas malformaciones localizadas de forma superficial en la zona frontal o temporal del hemisferio no dominante son los mejores candidatos para la operación; las malformaciones muy grandes (> 6 cm de diámetro) que afectan a más de un lóbulo o la fosa posterior y a zonas profundas del cerebro pueden ser inoperables o no pueden resecarse con solo un intento. Puede ser necesaria la embolización previa de los vasos de alimentación. Cuando sea posible, la escisión temprana de toda la MAV es el tratamiento preferido. Aunque las nuevas técnicas microquirúrgicas han hecho posible la extirpación segura de un mayor número de malformaciones, muchas de ellas aún no pueden extirparse en su totalidad. Una escala utilizada con frecuencia que predice el riesgo de cirugía de una MAV es la *Escala de Clasificación de MAV de Spetzler-Martin* (tabla 17-1).

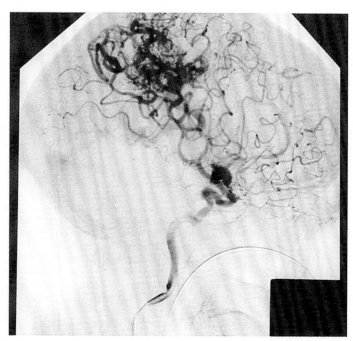

FIGURA 17-7. Arteriograma cerebral: malformación arteriovenosa frontoparietal izquierda.

Escala de clasificación de MAV de Spetzler-Martin

Característica graduada	Puntos
Tamaño de la MAV	
Pequeña, < 3 cm	1
Media, > 3 cm y < 6 cm	2
Grande, > 6 cm	3
Patrón de drenaje venoso	
Solo cortical/superficial	0
Cualquier vena de drenaje en el sistema profundo	1
Área elocuente del cerebro adyacente	
No elocuente	0
Elocuente	1

Área elocuente: corteza sensoriomotora, visual y del lenguaje; tálamo e hipotálamo; cápsula interna; tronco encefálico
y pedúnculos cerebelosos/núcleos profundos. Área no elocuente: lóbulos frontal y temporal anteriores, hemisferio
cerebeloso. Calificación en una escala de 1-5 = (tamaño) + (drenaje venoso) + (área elocuente).
MAV: malformación arteriovenosa.

La embolización endovascular también debe considerarse como una preparación para la cirugía en los pacientes con pocas arterias alimentadoras principales, especialmente para las malformaciones de más de 3 cm y para el tratamiento de las MAV durales. Sin embargo, la embolización de las alimentadoras pequeñas se asocia con cierto riesgo de embolización accidental de una arteria normal, lo que da lugar a una isquemia cerebral o a un infarto, por lo que este procedimiento debe evitarse. Otra posible complicación asociada con la embolización endovascular es la hemorragia intracraneal causada por la rotura de una arteria alimentadora. La embolización por sí sola rara vez tiene éxito para obliterar totalmente una MAV y se utiliza con poca frecuencia como único medio de tratamiento. Otras opciones de tratamiento para el abordaje de las MAV incluyen diversas formas de radioterapia, sobre todo el bisturí de rayos gamma, el acelerador lineal y la radiocirugía de haz de protones de pico de Bragg.

Las MAV situadas en la profundidad del hemisferio dominante, en el tronco encefálico o en otras zonas del cerebro de alto riesgo, como la cápsula interna y el tálamo, a menudo se consideran inoperables debido a su inaccesibilidad o al alto riesgo de déficit neurológico grave postoperatorio y de muerte. Incluso en los centros más experimentados, la escisión quirúrgica de una MAV con o sin embolización se asocia con una tasa de mortalidad del 1-5% y una tasa de morbilidad del 10-20%.

Si la escisión quirúrgica no es factible, se puede considerar la radioterapia focalizada (radiocirugía) sola o después de la embolización de las alimentadoras o como complemento de la embolización y la resección. La radioterapia puede ser especialmente eficaz si el nido no tiene más de 3-4 cm de diámetro (2 cm en el tronco encefálico). Aproximadamente el 40% de las lesiones están obliteradas arteriográficamente al año de la radiocirugía, el 80% a los 2 años y aproximadamente el 90% a los 3 años. Sin embargo, se puede producir una hemorragia intracraneal hasta que la lesión esté completamente obliterada. Otras complicaciones de la radiocirugía son la radionecrosis del tejido cerebral normal, los cambios edematosos y los déficits neurológicos focales en cerca del 6% de los pacientes (3% transitorios y 3% permanentes). En ocasiones, se producen crisis convulsivas focales en los primeros días de tratamiento, generalmente en pacientes con un trastorno convulsivo preexistente. La radioterapia es menos satisfactoria para tratar las MAV de más de 3-4 cm en los hemisferios o de más de 2 cm en el tronco encefálico (el tratamiento de las MAV no rotas se aborda con más detalle en el capítulo 30).

Las **malformaciones cavernosas** que presentan una hemorragia importante o convulsiones resistentes suelen tratarse quirúrgicamente si se encuentran en un lugar accesible. En algunas raras ocasiones, se han tratado lesiones con radiocirugía si eran quirúrgicamente inaccesibles y presentaban una hemorragia recurrente. A menudo, las **anomalías venosas del desarrollo** (**malformaciones venosas**) se tratan de forma conservadora, aunque aquellas lesiones poco frecuentes que se asocian claramente con una hemorragia intracraneal, en ausencia de una malformación cavernosa coexistente, pueden considerarse para su resección. Las anomalías venosas del desarrollo se encuentran hasta en el 33% de los pacientes con malformaciones cavernosas. Las **fístulas arteriovenosas durales** pueden tratarse con procedimientos oclusivos endovasculares (embolización o espirales), escisión quirúrgica o radiocirugía en función del tamaño, la localización, las características vasculares y la presentación clínica.

Otras causas de hemorragia subaracnoidea

Otros factores que también pueden estar asociados con la HSA no traumática son las siguientes: 1) hipertensión; 2) trastornos hemáticos, como la coagulación intravascular diseminada, a menudo asociada con la leucemia o la trombocitopenia; 3) tratamiento anticoagulante; 4) trombosis de la vena cortical y del seno dural; 5) tumor cerebral primario o metastásico; 6) vasculitis cerebral; 7) drogas, incluido el abuso de alcohol y cocaína; y 8) lesiones medulares. El tratamiento de estas afecciones es específico para cada proceso patológico subyacente.

HEMORRAGIA INTRACEREBRAL

El inicio de la HIC suele ser rápido, pero a diferencia del inicio agudo y repentino hasta el déficit máximo de la embolia, este proceso suele evolucionar durante minutos u horas sin la progresión escalonada de muchos ictus isquémicos. La hemorragia suele producirse mientras el paciente está levantado y activo y, a menudo, se presenta con una fuerte cefalea y una disminución del estado de consciencia, y los síntomas no focales suelen predominar sobre el déficit neurológico focal. Las hemorragias pequeñas suelen producir un déficit neurológico focal restringido acompañado de signos neurológicos no focales leves o moderados, y las que se encuentran en regiones «silenciosas» del cerebro pueden incluso escapar a la detección clínica, mientras que las hemorragias grandes pueden provocar un coma temprano y signos de herniación.

La rotura de un **hematoma intracerebral** hasta la superficie cortical puede producir una hemorragia asociada **en el espacio subaracnoideo**. Cuando la hemorragia se produce en los núcleos basales, el tálamo, el tronco encefálico o el cerebelo, puede haber una rotura en el sistema ventricular. La **HIC** también se presenta ocasionalmente **dentro de un infarto cerebral** resultante de una trombosis venosa o, con menor frecuencia, de una isquemia arterial, que en conjunto representan casi el 4% de los casos.

La hipertensión es la causa predisponente identificada con mayor frecuencia de la HIC no traumática en los adultos. Otras causas frecuentes son la rotura de un aneurisma sacular intracraneal y las malformaciones vasculares, como las MAV y las malformaciones cavernosas. Las causas de la HIC se revisan en la tabla 8-2.

Una vez establecido el diagnóstico de hemorragia intraparenquimatosa mediante TC o RM de cráneo, debe utilizarse la anamnesis, la exploración física, el aspecto del hematoma en la TC o la RM (incluyendo la localización y el tamaño) y otras pruebas de laboratorio apropiadas para definir la causa subyacente de la hemorragia, como se delinea en el capítulo 15. Las decisiones sobre el diagnóstico, el tratamiento médico y la realización y el momento de cualquier procedimiento quirúrgico deben basarse en criterios tanto neurológicos como neuroquirúrgicos. Las consideraciones generales sobre el diagnóstico y el tratamiento se describen en el capítulo 15. En este capítulo se detalla el tratamiento de los pacientes con mecanismos subyacentes específicamente identificados para la HIC.

La **HIC primaria hipertensiva** es la hemorragia cerebral no traumática más frecuente y constituye hasta el 60% de todas las hemorragias cerebrales. Este tipo de hemorragia suele presentarse con una marcada hipertensión que produce cambios anatómicos, incluyendo microaneurismas y lipohialinosis en las pequeñas arterias intraparenquimatosas. Con menor frecuencia, se produce con una hipertensión moderada o incluso con una PA en el rango normal. Las localizaciones más habituales de la HIC hipertensiva son los núcleos basales y el tálamo (37%; arteria penetrante implicada); los lóbulos temporal (21%), frontal (15%) o parietooccipital (15%); el cerebelo (8%) y el puente (4%). En los estudios patológicos, estas hemorragias se describen como grandes ($>$ 2 cm de diámetro), pequeñas (1-2 cm de diámetro), en forma de hendidura ($<$ 1 cm de diámetro, situadas subcorticalmente en la unión de la sustancia blanca y gris) y petequiales. Clínicamente, con la llegada de los estudios de imagen radiológica, el volumen de la hemorragia puede estimarse a partir de la TC utilizando el método del elipsoide. El volumen se estima midiendo el ancho, la longitud y la altura del hematoma, con la multiplicación de estas medidas en centímetros y la división por 2 para obtener el volumen muy aproximado en centímetros cúbicos. El volumen de la hemorragia y el estado clínico del paciente en el momento de la presentación, así como la presencia y el volumen de la hemorragia intraventricular, son importantes factores predictivos del resultado, y el más importante es el volumen global de la hemorragia.

El tratamiento de los pacientes con HIC hipertensiva depende del grado de hipertensión; de la localización, la accesibilidad quirúrgica y el tamaño del hematoma; y del estado clínico del paciente. Deben realizarse esfuerzos para 1) reducir la PA elevada que preparó el terreno para la hemorragia y mantenerla en el rango adecuado (*véase* cap. 15), 2) disminuir gradualmente el efecto de masa (fármacos antiedema; *véanse* cap. 15 y tabla 11-1) y 3) evitar las complicaciones (*véanse* caps. 11 y 15). Si el estado del paciente es estable y la hemorragia no pone en peligro su vida, suele recomendarse un abordaje no quirúrgico. En las personas con hemorragia lobular o cerebelosa y signos asociados de deterioro secundario relacionados con el aumento de la presión intracraneal o la herniación cerebral, el tratamiento quirúrgico inmediato (evacuación del hematoma) puede salvar la vida y debe tomarse en cuenta. Los resultados de un ensayo clínico aleatorizado (*International Surgical Trial in Intracerebral Hemorrhage* [STICH]) sobre la cirugía precoz para la hemorragia supratentorial sugirieron que la cirugía precoz (dentro de las 24 h siguientes a la hemorragia) no era claramente beneficiosa para las HIC supratentoriales en general y para el subgrupo de hemorragia lobular en particular. Sin embargo, la cirugía fue beneficiosa para el subgrupo con hemorragia menor o igual a 1 cm por debajo de la superficie cortical. Un ensayo posterior STICH II, que se centró en estas hemorragias superficiales, no encontró un beneficio claro de la cirugía, aunque se señalaron los cruces frecuentes y las cirugías tardías como posibles factores de confusión en este estudio. La intervención de urgencia en caso de deterioro clínico puede comenzar con una descompresión médica máxima con manitol (1 g/kg), intubación e hiperventilación, aunque la eficacia del manitol no se ha investigado de forma exhaustiva. A veces, se utilizan dosis altas de esteroides en este contexto, pero los datos disponibles no sugieren que sean eficaces en la HIC. La PA debe controlarse, generalmente con un bloqueador adrenérgico β, un bloqueador de los canales de calcio o un inhibidor de la enzima convertidora de la angiotensina. En los pacientes con HIC espontánea y antecedentes de hipertensión, un objetivo recomendado con frecuencia para la reducción y el mantenimiento de la PA es una presión arterial media inferior a 130 mm Hg. Las contraindicaciones generalmente aceptadas para la cirugía son la hemorragia masiva con pérdida de la función del tronco encefálico (como pupilas fijas y dilatadas y postura de descerebración) y la falta de respuesta al tratamiento médico (*véase* cap. 15).

Las **causas no hipertensivas de la HIC** incluyen la rotura de malformaciones vasculares y aneurismas; complicaciones del tratamiento anticoagulante, fibrinolítico o antiplaquetario; enfermedades hemáticas (trombocitopenia, diátesis hemorrágica, hemofilia); traumatismo craneal; angiopatía amiloide cerebral; tumores cerebrales primarios o metastásicos; drogas, como la cocaína, el alcohol, la fenilpropanolamina y la heroína; infección del SNC; y arteritis que afecta a las arterias y venas cerebrales.

Las **malformaciones vasculares rotas** (especialmente las MAV y las malformaciones cavernosas) causan aproximadamente el 5% de todas las HIC ($<$ 1% de todos los ictus). Casi el 60% de las hemorragias intracraneales asociadas con las MAV son de localización intracerebral, mientras que la HSA se produce en alrededor del 30% de los casos y la hemorragia ventricular en el 10%. La cefalea al inicio de la rotura de una MAV, el resangrado y el vasoespasmo cerebral sintomático no son tan prominentes como en el caso de la rotura de un aneurisma sacular. Estas HIC suelen evolucionar más lentamente que las derivadas de la hipertensión o de la rotura de aneurismas saculares. En los pacientes con HIC debe considerarse la posibilidad de una malformación vascular subyacente, especialmente en los que presentan hemorragias lobulares y corticales con hemorragia subaracnoidea asociada de mecanismo inexplicable, sobre todo en adultos jóvenes (15-45 años de edad). Se debe considerar la arteriografía cerebral en los adultos jóvenes con HIC de causa desconocida y en los pacientes de edad avanzada sin antecedentes de hipertensión. Otras cuestiones de diagnóstico y tratamiento relativas a las malformaciones vasculares se revisan en el análisis de la HSA que se ha realizado anteriormente en este capítulo.

Las HIC causadas por la **rotura de un aneurisma** suelen tratarse con una intervención quirúrgica o endovascular temprana (en un plazo de 3 días) para reparar el aneurisma y, a veces, para evacuar el hematoma, a menos que existan contraindicaciones. En el caso de los pacientes en mal estado médico (déficit neurológico grave con alteración del estado de consciencia), la cirugía suele retrasarse hasta que su estado mejore con un tratamiento conservador.

La **angiopatía amiloide cerebral** (**angiopatía congofílica**) se caracteriza por el depósito de proteína amiloide en la media y la adventicia de las pequeñas arterias leptomeníngeas y corticales, las arteriolas y los capilares, que no se asocia con la amiloidosis sistémica. La angiopatía amiloide predispone a la formación de aneurismas miliares o de doble barra y a la necrosis fibrinoide de los vasos afectados, que son propensos a romperse en respuesta a pequeños traumatismos o a cambios bruscos de la PA. Aunque la presencia de amiloide parece estar fuertemente relacionada con la edad avanzada (por lo general, la angiopatía amiloide cerebral causa entre el 15 y 20% de las HIC en los adultos mayores), se desconoce el mecanismo preciso de su desarrollo.

El diagnóstico de la angiopatía amiloide cerebral es muy importante en los pacientes normotensos, principalmente en los mayores de 65 años de edad y con HIC no hipertensiva, sobre todo en una localización subcortical o lobular. Sin embargo, cerca del 30% de los pacientes tienen hipertensión coexistente. Múltiples focos hiperdensos de sangre en la TC de cráneo no contrastada, en localizaciones lobulares o múltiples lesiones hemorrágicas puntiformes en eco de gradiente o en la RM ponderada por susceptibilidad asociadas con una leucoencefalopatía periventricular, sugieren el diagnóstico de angiopatía amiloide cerebral. Las hemorragias intracerebrales recurrentes relacionadas con la angiopatía amiloide son frecuentes; se ha informado que los traumatismos craneoencefálicos leves, la anticoagulación y el tratamiento antiplaquetario son posibles precipitantes de la hemorragia. El genotipo de la apolipoproteína E puede ser útil para predecir qué pacientes con hemorragia lobular pueden tener mayor riesgo de recurrencia. Los portadores del alelo E2 o E4 tuvieron mayor riesgo de recurrencia de la hemorragia (28% en 2 años), en comparación con los que tenían el genotipo E3/E3 más frecuente (10% en 2 años). El diagnóstico definitivo de la angiopatía amiloide cerebral se realiza mediante una biopsia del encéfalo y de las leptomeninges afectadas, aunque no es habitual que esté indicada.

Debido a que la angiopatía amiloide cerebral es una enfermedad vascular generalizada que es propensa a la recurrencia y a que la hemostasia intraoperatoria es difícil, generalmente no se lleva a cabo la resección quirúrgica de la hemorragia lobular, excepto en situaciones de hematomas progresivos o que pongan en peligro la vida de los pacientes que, por lo demás, están en condiciones relativamente buenas. El tratamiento conservador consiste en una estrecha vigilancia clínica de los signos y síntomas de aumento de la presión intracraneal, el mantenimiento del equilibrio de líquidos y electrolitos, el manejo de las vías respiratorias, el tratamiento de los trastornos cardiovasculares sistémicos, la prevención de las complicaciones secundarias y la administración de anticonvulsivos profilácticos, ya que la mayoría de las hemorragias afectan la corteza cerebral. Deben evitarse los anticoagulantes y los antiagregantes plaquetarios.

Las HIC que se producen como complicación de un **tratamiento anticoagulante** o **fibrinolítico** suelen evolucionar más lentamente que las causadas por la hipertensión. La HIC relacionada con el uso del activador tisular del plasminógeno para el infarto de miocardio o cerebral tiende a producirse en las 24 h siguientes a la infusión de estos fármacos. En esta situación, si es posible, deben tomarse las medidas adecuadas (como protamina para los heparínicos y plasma fresco congelado o concentrado de complejo de protrombina con o sin vitamina K parenteral [1-2 mg i.v.] para los warfarínicos) a fin de revertir los defectos de coagulación.

La HIC causada por **trombocitopenia** suele tratarse con transfusiones de plaquetas; en el caso de los pacientes que padecen una enfermedad vascular cerebral con una **diátesis hemorrágica** derivada de protrombina baja, se recomienda la sustitución por una fracción de proteína plasmática y la administración de vitamina K. La HIC resultante de la **hemofilia** (anomalías hereditarias del factor VIII) debe tratarse con una sustitución temprana y agresiva del factor VIII, en forma de crioprecipitado o concentrados comerciales de factor VIII.

Los **traumatismos craneoencefálicos** pueden producir hemorragias intraparenquimatosas, a menudo en forma de contusiones corticales en el lugar del impacto de un golpe en la cabeza (lesión por golpe) o frente al lugar del impacto (lesión por contusión). La contusión puede asociarse con una hemorragia petequial o con una gran área de hemorragia con lesiones más graves, que suelen localizarse a lo largo de las superficies corticales hemisféricas, la superficie inferior del cuerpo calloso, los pedúnculos cerebrales y en el tronco encefálico rostral. A diferencia de los componentes hemorrágicos epidurales y subdurales de los traumatismos craneoencefálicos, las hemorragias intraparenquimatosas rara vez se tratan quirúrgicamente, a menos que se asocien con hidrocefalia o con un efecto de masa sanguínea en evolución. Se instauran esfuerzos para corregir el edema cerebral (*véase* texto del capítulo 11 y tabla 11-1) y cualquier estado hipocoagulable asociado. El ensayo *Medical Research Council Corticosteroid Randomisation After Significant Head Injury* (MRC CRASH) demostró un efecto nocivo de la administración intravenosa temprana de corticoesteroides (metilprednisolona) sobre la mortalidad a las 2 semanas en pacientes con traumatismo craneoencefálico y una *Escala de coma de Glasgow* igual o inferior a 14 en las 8 h siguientes a la lesión.

La hemorragia en los **tumores cerebrales** es relativamente rara y puede ser el resultado de tumores cerebrales primarios (p. ej., glioblastoma, adenoma hipofisario y meduloblastoma) o de metástasis (p. ej., carcinoma broncogénico, melanoma maligno, carcinoma de células renales y coriocarcinoma). Debe sospecharse una hemorragia secundaria en un tumor cerebral previamente asintomático en los pacientes con antecedentes de enfermedad maligna o en aquellos que presentan papiledema. Los hallazgos característicos de la TC o la RM son hemorragias múltiples, áreas de sangre de alta densidad en forma de anillo que rodean un centro de baja densidad, edema desproporcionado y efecto de masa que rodea la hemorragia aguda, así como realce posterior al contraste de los nódulos en la periferia del hematoma agudo o del patrón de realce en anillo. El tratamiento se basa de manera predominante en principios neurooncológicos y depende de la naturaleza precisa del tumor subyacente, que suele definirse mediante biopsia de una lesión primaria sistémica o cerebral.

La HIC resultante de la **arteritis cerebral** suele caracterizarse por una cefalea crónica precedente, deterioro intelectual progresivo y alteración de la consciencia y, a menudo, convulsiones, episodios recurrentes de infarto cerebral, fiebre, malestar, artralgias, mialgias, pérdida de peso y anemia (*véase* cap. 16). El diagnóstico se sospecha por medio de una RM o TC que muestre infartos cerebrales únicos o múltiples, realce meníngeo, realce subcortical con la administración de un medio de contraste además de la HIC, así como una velocidad de eritrosedimentación elevada (típica de las vasculitis sistémicas pero poco común en la vasculitis aislada del SNC) o hallazgos en el líquido cefalorraquídeo, a saber, proteínas elevadas y pleocitosis linfocítica (encontrada ocasionalmente en la vasculitis aislada del SNC). A veces, la arteriografía cerebral muestra un patrón de reborde característico en múltiples arterias intracraneales con oclusiones de múltiples ramas; en estos casos, debe considerarse la evacuación del coágulo. El diagnóstico puede confirmarse con una biopsia cerebral antes de comenzar el tratamiento inmunosupresor, pero este suele iniciarse si los hallazgos de imagen, incluida la arteriografía, indican claramente una afección (*véase* cap. 16).

HEMORRAGIA INTRAVENTRICULAR

La hemorragia intraventricular primaria es relativamente rara y suele ser consecuencia de una malformación vascular o una neoplasia del plexo coroideo. También puede ser el resultado de cualquier tipo de trastorno hemorrágico que provoque un estado de hipocoagulabilidad. Lo más habitual es que la hemorragia intraventricular se produzca como una extensión de la HIC o la HSA. Clínicamente, la hemorragia primaria en los ventrículos produce una pérdida repentina de consciencia sin déficit neurológico focal (en algunos pacientes con hemorragia intraventricular extensa, puede producirse un coma con convulsiones tónicas periódicas y generalizadas). La mayoría de los pacientes con hemorragia intraventricular son tratados médicamente. Sin embargo, si existen indicaciones para el tratamiento quirúrgico (como se discute en el capítulo 15 para el hematoma parenquimatoso), se debe considerar la evacuación inmediata del coágulo. El drenaje ventricular suele tener un valor limitado; sin embargo, la ventriculostomía puede salvar la vida de los pacientes que presentan un deterioro neurológico causado por la hidrocefalia aguda, mostrada en la TC.

18 Trombosis venosa cerebral

La trombosis venosa intracraneal puede surgir de procesos infecciosos o no infecciosos. Desde la introducción de los antibióticos, la frecuencia de la trombosis venosa ha disminuido de manera considerable, aparentemente por la prevención de la trombosis relacionada con las infecciones locales de la cabeza. En los últimos años, la mayoría de los casos de trombosis venosa intracraneal han sido de naturaleza aséptica, y la mayoría de ellos se consideran idiopáticos. Otras causas de trombosis venosa intracraneal aséptica son la policitemia vera, la leucemia, la deshidratación, el cáncer, los síndromes de anticuerpos antifosfolípidos y otros estados primarios hipercoagulables, la anemia falciforme, el embarazo, la enfermedad de Behçet y otros trastornos inflamatorios, la enfermedad de Crohn, la colitis ulcerosa, las fístulas arteriovenosas durales y otros síndromes de hiperviscosidad. También se ha informado de trombosis sinusal después de la colocación de un catéter en la vena yugular y de trombosis yugular.

La presentación clínica de la trombosis venosa cerebral varía en función de la localización de la lesión, su velocidad de progresión y la extensión de la trombosis, así como de la naturaleza de la enfermedad subyacente. Por lo general, el síntoma inicial es un fuerte dolor de cabeza, que puede preceder a otros signos y síntomas durante horas o días. Los vómitos y las crisis epilépticas focales también suelen aparecer al principio de la enfermedad, junto con debilidad y alteraciones sensoriales que suelen ser progresivas y pueden ser unilaterales o bilaterales. La consciencia suele estar alterada y se producen alteraciones del lenguaje en aproximadamente una cuarta parte de los pacientes. Hay una tendencia a que los infartos venosos se vuelvan hemorrágicos.

El diagnóstico se basa en la combinación de los hallazgos clínicos con la documentación radiográfica de la oclusión venosa. Se exploran con cuidado la pelvis y las piernas del paciente para descartar una trombosis periférica coexistente. El procedimiento de diagnóstico definitivo ha sido durante mucho tiempo la arteriografía cerebral, pero en los últimos años, la tomografía computarizada (TC) y la resonancia magnética han demostrado ser útiles al permitir la visualización de infartos hemorrágicos y venas o senos venosos trombosados. La angiografía por resonancia magnética (ARM) se ha convertido en la imagen estándar para la trombosis venosa cerebral, ya que hace posible una excelente visualización de los senos venosos y es valiosa para el diagnóstico precoz de la trombosis venosa (fig. 18-1). La angiografía por tomografía computarizada (ATC) brinda otra opción de imagen no invasiva en la evaluación de las venas cerebrales y tiene una alta sensibilidad para la trombosis de un seno venoso mayor, similar a la de la ARM. La arteriografía cerebral puede seguir realizándose en pacientes con una alta sospecha clínica pero con una ARM o ATC negativa o equívoca.

La tasa de mortalidad es de aproximadamente el 20% (el infarto hemorrágico causado por la trombosis venosa cerebral se asocia con el peor pronóstico), pero el resultado funcional entre los supervivientes suele ser favorable, con menos posibilidades de déficit neurológico focal persistente que el de los pacientes con infarto cerebral arterial (véase fig. 18-1). La presentación clínica y las causas subyacentes de los infartos venosos varían en cierta medida según la localización de la lesión.

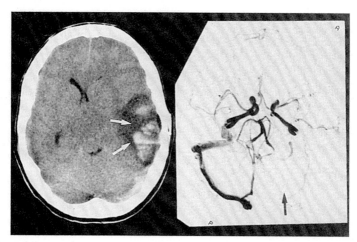

FIGURA 18-1. Izquierda: tomografía computarizada sin contraste de la cabeza: zona de infarto venoso hemorrágico (*flechas*). **Derecha:** angiografía por resonancia magnética: asimetría de los senos transversales, compatible con una oclusión del seno transversal izquierdo (*flecha*).

La **trombosis del seno lateral** ocurre con más frecuencia en los niños y adolescentes que tienen otitis media y puede ser asintomática, pero aquellos con propagación del trombo hacia el seno sagital superior pueden experimentar edema cerebral progresivo. Si la trombosis se extiende a la vena yugular, puede producirse un síndrome del agujero yugular (que afecta los nervios craneales IX, X y XI).

La **trombosis del seno sagital superior** es el sitio más frecuente de oclusión del seno. Los síntomas que se presentan son variables. Algunas lesiones pueden ser asintomáticas, pero una trombosis importante en los segmentos posteriores puede provocar un aumento de la presión intracraneal (PIC), papiledema, cefaleas y disminución del estado de consciencia. También puede observarse un déficit motor, a veces con crisis epilépticas.

La **trombosis del seno petroso inferior** o **del seno petroso superior** puede estar asociada con infecciones del oído medio. La primera puede provocar diplopía por afectación del nervio *abducens*; la segunda puede causar dolor facial por irritación del ganglio del trigémino.

La **trombosis del seno cavernoso** suele ser causada por infecciones de los senos paranasales, furúnculos faciales o infecciones de los oídos y, característicamente, produce cefalea intensa, proptosis ipsilateral, pérdida de visión, quemosis y parálisis de los nervios craneales III, IV o VI, así como de la primera división del nervio craneal V. Los signos oculares suelen volverse bilaterales después de un lapso breve y pueden aparecer rigidez de cuello y hemiparesia. La parálisis acompañante de la segunda y tercera divisiones del nervio craneal V suele indicar una afectación del seno petroso superior. La trombosis de la **vena yugular**, del seno lateral o de la tórcula puede producir signos de aumento de la PIC sin dilatación ventricular. La trombosis de las **venas cerebrales profundas** (seno recto, vena cerebral interna o vena de Galeno) puede provocar síntomas relacionados con el infarto del tálamo o de los núcleos basales.

Se sebe sospechar una **trombosis cerebral venosa con infarto hemorrágico** cuando se presenten síntomas neurológicos focales, especialmente hemiparesia acompañada de cefalea intensa o crisis epilépticas, en el curso de una meningitis, otitis media o neoplasia diseminada (principalmente linfoma, leucemia o metástasis meníngea);

durante el periodo posparto (a menudo, se presenta trombosis pélvica u otra trombosis venosa profunda); o en el postoperatorio. La trombosis de las venas cerebrales también puede producirse en asociación con caquexia, deshidratación, insuficiencia cardiaca (sobre todo las cardiopatías congénitas), trastornos inflamatorios, como la enfermedad de Behçet, o alteraciones de la coagulación sanguínea (p. ej., policitemia primaria o secundaria; uso de anticonceptivos orales; antitrombina III, factor V de Leiden, deficiencias de las proteínas C, S y Z; coagulación intravascular diseminada; enfermedad de Crohn; colitis ulcerosa; leucemia; policitemia vera; anemia hemolítica; anemia falciforme y síndrome de anticuerpos antifosfolípidos). Las anomalías estructurales, como una fístula arteriovenosa dural o un tumor que comprima un seno dural, también pueden provocar una trombosis sinusal. Algunas trombosis asépticas de múltiples venas y senos cerebrales son idiopáticas y también afectan de forma simultánea o sucesiva las venas extracraneales (tromboflebitis *migrans*).

El **tratamiento** de las oclusiones venosas intracraneales, incluidas las que cursan con un infarto hemorrágico leve, suele incluir el reposo en cama (la cabeza del paciente debe mantenerse elevada entre 15 y 30° para mejorar el drenaje venoso y reducir la PIC) y la hidratación (con solución salina media isotónica o isotónica para mantener un estado hídrico normal). La anticoagulación con heparina es un tratamiento estándar en la mayoría de los pacientes con trombosis venosa cerebral. El abordaje habitual es comenzar la anticoagulación, incluso si se observa una transformación hemorrágica en la TC. La heparina debe iniciarse con un bolo y luego con una infusión i.v. continua para alcanzar un **tiempo de tromboplastina parcial activada** dos veces superior al del control. El inicio de la warfarina suele retrasarse 5-7 días, y luego se mantiene durante al menos 3 meses (más tiempo para estados hipercoagulables específicos). A continuación, se suelen administrar antiagregantes plaquetarios (p. ej., ácido acetilsalicílico).

En los pacientes con papiledema grave, se realizan punciones lumbares repetidas, pero puede ser necesaria la fenestración del nervio óptico. La acetazolamida oral también puede reducir la PIC. Si las punciones lumbares repetidas y la acetazolamida oral no consiguen reducir la PIC, puede ser necesaria una derivación lumboperitoneal. Los fármacos antiepilépticos profilácticos no están indicados para tratar la trombosis venosa cerebral. También debe corregirse la hipotensión o la hipertensión. La hipotensión es particularmente importante porque un elemento de deshidratación puede desempeñar un papel en algunos pacientes con trombosis venosa cerebral. En individuos con empeoramiento del edema cerebral y deterioro clínico, deben instaurarse medidas agresivas para reducir la PIC (*véase* texto del cap. 11 y tabla 11-1).

Cuando los pacientes se deterioran en el contexto de una trombosis venosa, una de las principales preocupaciones es que la trombosis pueda estar propagándose. El tratamiento trombolítico de la trombosis venosa cerebral aséptica comprobada arteriográficamente se considera mediante infusión intravenosa o transyugular en individuos con un marcado deterioro clínico en el marco de un empeoramiento de la trombosis. A continuación, se inicia la terapia anticoagulante.

El tratamiento de la trombosis del seno lateral causada por una otitis media o una mastoiditis suele incluir la extracción del hueso infectado, la administración de antibióticos y el drenaje quirúrgico de los abscesos. La vena yugular puede ligarse si es necesario. Deben administrarse antibióticos (con o sin anticoagulantes) a los pacientes con trombosis séptica del seno sagital superior o trombosis del seno cavernoso y debe realizarse una craneotomía con evacuación del absceso subdural o epidural cuando estén presentes estas alteraciones.

Se debe aconsejar suspender el uso de estos fármacos en quienes se desarrolla una oclusión venosa intracraneal mientras toman anticonceptivos orales, antifibrinolíticos, andrógenos o L-asparaginasa. Si la enfermedad se complica con crisis epilépticas, deben administrarse medicamentos antiepilépticos en dosis de carga, como se describe en el capítulo 13.

19

Otros síndromes cerebrovasculares

ENCEFALOPATÍA HIPERTENSIVA

La elevación aguda o continua de la presión arterial (PA) puede provocar un fallo de los mecanismos de autorregulación cerebral, con vasodilatación, hiperperfusión y exudación de líquido. El aumento de la presión intracraneal (PIC), la compresión capilar y la disminución del flujo sanguíneo intraparenquimatoso pueden dar lugar a una **encefalopatía hipertensiva**.

Los pacientes afectados presentan una hipertensión maligna o descontrolada por alguna de diversas causas, por ejemplo, enfermedad renal crónica, feocromocitoma, síndrome de abstinencia de antihipertensivos, fármacos simpaticomiméticos, preeclampsia, síndrome de Cushing, disección aórtica y poliarteritis nodosa. El término *diagnóstico* debe reservarse para los pocos pacientes que, además de los aumentos extremos de la PA (la presión diastólica suele ser > 120 mm Hg), presentan una retinopatía hipertensiva grave (papiledema, hemorragias o exudados retinianos, con o sin infarto del nervio óptico) o espasmo arteriolar retiniano grave y alteración de la consciencia.

El síndrome suele desarrollarse durante un periodo de varios minutos a varias horas y se caracteriza por una cefalea difusa de moderada a grave, náusea, vómito y diversos síntomas visuales, como visión borrosa o atenuada, escotoma centelleante o ceguera cortical, con o sin alucinaciones visuales vívidas. Son frecuentes las crisis epilépticas generalizadas o focales o la alteración de la consciencia o del comportamiento (ansiedad, agitación, desorientación, somnolencia, confusión o coma). En la exploración, la hiperreflexia generalizada es una característica temprana habitual. Los hallazgos neurológicos focales (que pueden ser postictales) son infrecuentes y pueden reflejar una hemorragia intracerebral subyacente o un infarto. La tomografía computarizada (TC) puede revelar indicios de edema cerebral o isquemia (baja atenuación generalizada que afecta principalmente a la sustancia blanca). La resonancia magnética (RM) suele mostrar edema de la sustancia blanca y áreas puntuales o confluentes de aumento de la señal ponderada en T2 que afectan bilateralmente a los lóbulos occipitales, áreas de la unión parietooccipital o los lóbulos frontales superiores.

La encefalopatía hipertensiva puede complicarse con insuficiencia cardiaca congestiva aguda, edema pulmonar, anuria aguda o anemia hemolítica microangiopática. La reducción rápida de la PA es fundamental y se consigue con clorhidrato de labetalol (10-20 mg i.v. durante 1-2 min, repetidos o duplicados cada 10-20 min hasta alcanzar la PA deseada o hasta una dosis acumulada de 300 mg; o 2 mg/min mediante infusión intravenosa [i.v.]), nicardipino (empezando con 5 mg/h i.v., ajustados hasta lograr el efecto deseado, con una tasa de infusión máxima de 30 mg/h) o nitroprusiato de sodio (empezando con 0.3-0.5 µg/kg por minuto i.v., ajustado hasta lograr el efecto deseado, con la dosis habitual de 1-3 µg/kg/min).

El objetivo inicial del tratamiento antihipertensivo debe ser reducir la PA media del paciente en aproximadamente un 20% en pocas horas. Se consigue un mayor control de la PA durante las siguientes 24 h, con el objetivo de reducir la presión diastólica hacia pero no menos de 90 mm Hg. La reducción de la PA revierte los procesos fisiopatológicos responsables de los síntomas clínicos.

TRASTORNOS COGNITIVOS VASCULARES

Con la aparición de la RM avanzada y otras tecnologías de imagen, junto con estudios epidemiológicos más detallados, ha quedado claro en los últimos años que los trastornos cognitivos de causa vascular constituyen un grupo muy heterogéneo de alteraciones con diversas manifestaciones clínicas y fisiopatologías subyacentes. El continuo de los trastornos cognitivos vasculares (TCV) incluye las categorías de TCV leve y demencia vascular o TCV mayor. Aunque las alteraciones vasculares aisladas parecen representar un porcentaje mucho menor de todos los casos de demencia, cuando se incluyen las contribuciones vasculares a otras formas de demencia, dichas afecciones vasculares aumentan sustancialmente su importancia. En particular, la combinación de la enfermedad de Alzheimer (EA) y el TCV puede constituir la explicación más frecuente del deterioro cognitivo entre los pacientes de edad avanzada.

El perfil clínico del TCV se ha ampliado para incluir todas las formas de deterioro cognitivo relacionadas con factores vasculares que afectan el cerebro, frente al concepto anterior de demencia vascular que requería pérdida de memoria y un deterioro más grave. El diagnóstico clínico se basa en la presencia de alteraciones cognitivas o conductuales suficientes para afectar el funcionamiento social o laboral, que se haya informado una relación temporal entre el trastorno o episodios vasculares y el trastorno cognitivo, así como en pruebas radiológicas de daño estructural en el cerebro causado por factores vasculares. De esta manera, el diagnóstico implica una combinación de la anamnesis (*véase* cap. 2), la exploración (*véase* cap. 5) y los hallazgos de diagnóstico por imagen.

Las características clínicas típicas del TCV incluyen la aparición abrupta de uno o más déficits neurológicos focales y un curso fluctuante con una pérdida de función escalonada o lentamente progresiva (*véase* cap. 2). Otros signos neurológicos frecuentes son hemiparesia, hemianopsia y parálisis seudobulbar. Suelen estar presentes de forma asociada la ateroesclerosis, la hipertensión, la diabetes, el hábito tabáquico y otros factores de riesgo de ictus. Los hallazgos en estudios de imagen, como la RM, son variados e incluyen no solo infartos y hemorragias sintomáticos de arterias grandes y pequeñas, sino también diversos infartos, microinfartos, hemorragias y otras hiperintensidades de la sustancia blanca clínicamente asintomáticos. Las técnicas de imagen más avanzadas, como la RM de alto campo y las imágenes de tensor de difusión, han permitido detectar lesiones antes indetectables, como los microinfartos, y la tomografía por emisión de positrones puede ser útil para ayudar a cuantificar la extensión de la patología de la EA. Sin embargo, la relación de muchas lesiones con el deterioro cognitivo vascular sigue sin estar clara, debido en parte a la frecuente presencia de cambios en la EA entre pacientes con diversas lesiones vasculares y alteraciones subyacentes. Aunque todavía no existe un **tratamiento específico** eficaz de los TCV, puede ser posible influir en el desarrollo o la progresión de este grupo de trastornos mediante el control de los factores de riesgo cerebrovascular, en particular la hipertensión, las fuentes de émbolos y otros factores de riesgo de ateroesclerosis (*véanse* caps. 24-27). El **tratamiento sintomático** paliativo puede ser útil para la abulia o la falta de atención (metilfenidato o sulfato de dextroanfetamina, 10-60 mg, divididos en dos o tres dosis diarias), la depresión (inhibidores selectivos de la recaptación de serotonina como escitalopram [5 mg cada mañana o cada noche] o sertralina, un inhibidor de la recaptación de serotonina-norepinefrina [a partir de 12.5-25 mg cada mañana], o amitriptilina), el afecto seudobulbar (antidepresivos tricíclicos, inhibidores selectivos de la recaptación de serotonina, hidrobromuro de dextrometorfano y sulfato de quinidina) y la confusión agitada (lorazepam, 0.5-2.0 mg, vía oral [v.o.] o intramuscular [i.m.] antes de dormir; haloperidol, 1-6 mg v.o., divididos en dos o tres dosis). Hay que tener cuidado de evitar el tratamiento excesivo de la hipertensión, que puede provocar efectos secundarios como la hipotensión ortostática. Los ensayos clínicos de los inhibidores de la acetilcolinesterasa, como el donepezilo, y el inhibidor del *N*-metil-D-aspartato memantina han constatado que son de cierta ayuda para mejorar la función cognitiva en algunos ámbitos, pero no lo suficiente para que la Food and Drug Administration (FDA) de los Estados Unidos recomiende el uso rutinario de estos fármacos para el TCV. Los ensayos sobre el *Ginkgo biloba*, la huperzina A y el piracetam no han demostrado ningún beneficio cognitivo de estos medicamentos.

La demencia vascular debe diferenciarse de otros trastornos que conducen a la disfunción intelectual, como la EA (inicio gradual, curso lentamente progresivo sin signos neurológicos periféricos focales ni enfermedad sistémica al inicio, asociada con una atrofia difusa de la corteza, que afecta especialmente a los lóbulos frontal y temporal, con una degeneración neurofibrilar característica y placas seniles; sin embargo, como se ha señalado anteriormente, este trastorno se superpone a menudo con la demencia vascular o multiinfarto); la **demencia de cuerpos de Lewy** (inicio gradual, curso lentamente progresivo, con alucinaciones visuales y trastorno del movimiento con síntomas parkinsonianos que pueden incluir rigidez, marcha arrastrada y temblor); **tumor cerebral** o **hematoma subdural** (signos neurológicos focales a menudo acompañados de síntomas de aumento de la PIC, antecedentes de neoplasia o traumatismo); **enfermedad de Huntington** (antecedentes familiares, corea); **hidrocefalia normotensiva** (alteración de la marcha e incontinencia); **enfermedad inflamatoria** (**vasculitis** [pruebas de arteritis en otra parte, edad relativamente joven del paciente, antecedentes de infecciones que podrían afectar los vasos cerebrales, p. ej., sífilis o tuberculosis]); **enfermedades infecciosas** (infección por el virus de la inmunodeficiencia humana [VIH], sífilis, meningitis); **deficiencias nutricionales** (síndrome de Wernicke-Korsakov, enfermedad de Marchiafava-Bignami, pelagra, deficiencia de vitamina B_{12}); **otros síndromes** asociados con trastornos sistémicos, como la leucoencefalopatía multifocal progresiva (enfermedad sistémica, como linfoma o infección por VIH, con síntomas neurológicos multifocales difusos y rápidamente progresivos, a veces asociados con signos de aumento de la PIC y crisis epilépticas), **intoxicación crónica por drogas** (alcohol, sedantes); **trastornos endocrinometabólicos** (mixedema, enfermedad de Cushing, encefalopatías hepáticas o renales crónicas); **enfermedad postraumática** (antecedente de traumatismos craneales); y **seudodemencia de la depresión** (*véase* cap. 2).

ENCEFALOPATÍA DE BINSWANGER

La encefalopatía de Binswanger es un trastorno raro que se ha asociado con la desmielinización hemisférica difusa provocada por la isquemia crónica en la sustancia blanca central causada por la enfermedad vascular cerebral hipertensiva crónica y la esclerosis arteriolar. Clínicamente, esta encefalopatía se caracteriza por una demencia progresiva y una parálisis seudobulbar relacionadas con lesiones difusas de la sustancia blanca y lagunas múltiples dispersas en la RM. No existe un tratamiento específico para la encefalopatía de Binswanger, pero se recomienda la terapia sintomática (como se ha comentado anteriormente para la demencia vascular) y el tratamiento de la hidrocefalia oculta en las situaciones adecuadas.

20 Enfermedad vascular de la médula espinal

La **enfermedad vascular espinal** es poco frecuente en comparación con la enfermedad vascular cerebral. Incluye el infarto, la hemorragia, el ataque isquémico transitorio y la enfermedad venosa de la médula. Los síntomas suelen comenzar de forma abrupta y varían en cuanto a la gravedad y la velocidad de inicio, en función del vaso afectado, el nivel de la lesión (con más frecuencia, la parte inferior de la médula torácica y el cono medular) y la enfermedad subyacente. Las enfermedades vasculares espinales deben diferenciarse de la **compresión de la médula espinal** (tumores primarios o metastásicos, hematoma epidural o subdural, absceso extradural agudo, tuberculosis espinal, prolapso discal, traumatismo espinal y espondilosis), la **mielitis transversa** (que suele cursar con dolor local seguido de paraparesia o paraplejía, entumecimiento y retención urinaria en asociación con pleocitosis linfocítica y aumento de las proteínas del líquido cefalorraquídeo [LCR]), el **síndrome de Guillain-Barré** (debilidad progresiva durante un periodo de varios días o unas pocas semanas, que se produce de manera difusa o comienza en las piernas y se extiende de forma proximal, afectando primero al tronco, luego los brazos, el cuello, la respiración y los músculos craneales, con hallazgos característicos en la electromiografía y el LCR), la **siringomielia** (disfunción típicamente segmentaria con pérdida bilateral y, ocasionalmente, unilateral de la sensibilidad cutánea y pérdida sensorial disociada, pero con preservación del sentido del tacto, la posición y la vibración), la **degeneración combinada subaguda** (a menudo se presenta con un trastorno de la marcha y signos de motoneurona inferior, pérdida de los sentidos de posición y vibración, sin un nivel motor o sensorial claro, y asociada con deficiencia de vitamina B_{12} y con la anemia perniciosa) y la **ataxia de Friedreich** (un trastorno genético que provoca gradualmente ataxia de las extremidades y del tronco, con arreflexia y disartria; signo de Babinski; y, en ocasiones, pie cavo, atrofia óptica, nistagmo, miocardiopatía y escoliosis). Los antecedentes del paciente sugieren el diagnóstico y se confirma con una resonancia magnética (RM) o una angiografía por resonancia magnética (ARM). La mielografía, el análisis del LCR, la arteriografía espinal y la tomografía computarizada (TC) están indicados en casos determinados. El análisis del LCR puede ser útil para evaluar la presencia de un trastorno inflamatorio. La arteriografía espinal selectiva está indicada cuando una malformación arteriovenosa (MAV) o una fístula arteriovenosa (FAV) dural se sospecha clínicamente, pero no se ve en la RM/ARM o se sugiere y se ve en la RM/ARM. La mielografía por TC puede ser útil en caso de sospechar lesiones intramedulares ocupantes de espacio. También deben realizarse estudios especiales de coagulación en los pacientes jóvenes sin otra causa evidente. La ecocardiografía transesofágica o la TC con contraste pueden servir para evaluar las disecciones aórticas del segmento torácico; la TC abdominal es útil para las anomalías aórticas abdominales.

Los principios generales esbozados para el tratamiento de la enfermedad vascular cerebral (*véanse* caps. 11-17) pueden aplicarse en los casos en los que pueden establecerse analogías con la enfermedad vascular de la médula espinal, prestando atención adicional al cuidado de la vejiga y la piel y a la fisioterapia. En el caso de la hemorragia espinal subdural y epidural, a menudo se requiere una intervención quirúrgica inmediata. Las hemorragias intramedulares que se originan en una MAV o una malformación cavernosa pueden controlarse y a continuación realizar la resección satisfactoria de la malformación; la hematomielia causada por un traumatismo sin pruebas de imagen de una lesión compresiva asociada suele tratarse de forma conservadora.

INFARTO DE LA MÉDULA ESPINAL

Las causas más frecuentes de infarto medular son: 1) enfermedad aórtica (aneurisma disecante, ateroesclerosis grave, trombosis, coartación) o procedimientos quirúrgicos, como la reparación de aneurismas aórticos, cateterismo de la arteria femoral e injerto de derivación de la arteria coronaria; 2) enfermedad de pequeños vasos (poliarteritis nudosa, lupus eritematoso sistémico, neurosífilis, endarteritis secundaria derivada de tuberculosis o borreliosis, enfermedad de Behçet, arteritis de células gigantes o vasculitis aislada del sistema nervioso central); 3) compresión u oclusión de las arterias espinales o segmentarias causada por émbolos, incluidos fragmentos de disco intervertebral (émbolos fibrocartilaginosos); cardioembolismo; abscesos, hemorragias o tumores extradurales; arteriografía aórtica; o anemia falciforme; 4) hipotensión causada por infarto de miocardio, paro cardiaco o rotura aórtica; 5) trastornos de las arterias vertebrales, incluidas la disección de la arteria vertebral, la ateroesclerosis que causa estenosis y la arteriografía vertebral; 6) estados de hipercoagulabilidad; y 7) MAV de la médula espinal.

Las lesiones isquémicas de la médula espinal suelen afectar el territorio de la **arteria espinal anterior** (los dos tercios ventrales de la médula espinal [fig. 20-1]), que se origina en las arterias vertebrales distales. El par de arterias espinales anteriores desciende por delante de la médula fusionándose a nivel del agujero magno para formar una sola arteria. Al inicio, la isquemia de la arteria espinal anterior produce dolor radicular o ascendente en las piernas; paraplejía o cuadriplejía rápidamente progresiva (piernas flácidas, que pronto se vuelven espásticas); arreflexia (que evoluciona después de días o semanas a hiperreflexia con respuestas plantares extensoras); pérdida sensitiva del dolor y la temperatura hasta el nivel de la lesión; incontinencia urinaria y fecal; y, más tarde, atrofia focal y desgaste (con infarto cervical o lumbar). El tacto fino, la posición y el sentido de la vibración se conservan porque las columnas dorsales no están afectadas. El infarto en el territorio de la arteria espinal posterior, que se origina con mayor frecuencia en las arterias cerebelosas inferiores posteriores y, con menor frecuencia, en las arterias vertebrales, es menos usual e implica el infarto en el tercio posterior de la médula espinal, las columnas dorsales y las astas posteriores. Esto puede producir la pérdida del sentido de posición de las articulaciones y de la vibración por debajo de la lesión y los reflejos tendinosos profundos a nivel de la lesión. El diagnóstico de infarto de la médula espinal se puede sospechar con la RM, y la imagen descarta otras causas, por ejemplo, las lesiones compresivas. En la imagen ponderada en T2 se observa una hiperintensidad en la mayoría de los pacientes, pero puede no detectarse inmediatamente. A menudo, se detecta una anomalía en la RM ponderada por difusión.

En los pacientes con infarto medular asociado con una presunta disección aórtica, puede estar indicada la cirugía aórtica de urgencia después de la estabilización médica y neurológica. El tratamiento farmacológico inicial suele incluir nitroprusiato o un bloqueador adrenérgico β (*véase* cap. 11). Cuando la disección afecta la aorta ascendente, suele recomendarse una intervención quirúrgica rápida. Si la disección se forma más allá del origen de la arteria subclavia izquierda, puede continuarse el tratamiento farmacológico si los síntomas están controlados, pero debe considerarse la resección quirúrgica. En ocasiones, la disección de la aorta torácica ascendente también puede comprometer el flujo sanguíneo cerebral debido a la oclusión o estenosis en los orígenes de las arterias carótidas, vertebrales, braquiocefálicas o subclavias.

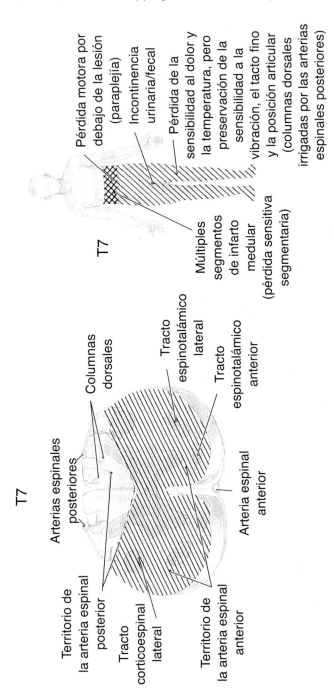

FIGURA 20-1. Territorio de la arteria espinal anterior y síndromes asociados.

No se dispone de tratamientos específicos para el infarto de la médula espinal; se instituyen cuidados de apoyo. En los pacientes con probable enfermedad ateroesclerótica, los factores de riesgo de ateroesclerosis deben tratarse de forma intensiva. No suelen utilizarse corticoesteroides, a menos que el síndrome clínico y las imágenes sugieran la posibilidad de un trastorno desmielinizante en lugar de un infarto espinal. Otras terapias dependen de la causa específica identificada para el infarto y pueden incluir antiplaquetarios, anticoagulantes, inmunosupresores o procedimientos quirúrgicos. En el caso de las personas con infarto de la médula espinal tras un procedimiento aórtico, existen algunos datos que sugieren que puede ser eficaz un enfoque de tratamiento que aumente la perfusión de la médula espinal. Esto incluye un abordaje combinado con el aumento de la presión sanguínea y el uso del drenaje del LCR lumbar para reducir la presión del canal medular. Entre los pacientes que se someten a procedimientos quirúrgicos aórticos, el riesgo de isquemia e infarto de la médula espinal puede reducirse evitando los episodios de hipotensión profunda o prolongada.

HEMORRAGIA MEDULAR

La hemorragia de la médula espinal también es poco frecuente en comparación con la hemorragia cerebral. Casi todas las hemorragias no traumáticas en la médula espinal son el resultado de MAV, malformaciones cavernosas, tumores metastásicos, trastornos hemorrágicos y el uso de anticoagulantes. La aparición invariablemente repentina de los síntomas (dolor de espalda o de piernas, paraparesia o cuadriparesia, paraplejía o cuadriplejía y pérdida de sensibilidad) debe conducir a la realización urgente de una RM de la columna vertebral (la mielografía por TC puede ser necesaria en los pacientes que no puedan someterse a una RM). La mielografía por RM o TC permite observar la inflamación de la médula espinal o una hemorragia interna.

La hemorragia en el espacio espinal epidural o subdural produce una mielopatía compresiva de rápida evolución (aparición repentina o gradual con fuertes dolores de espalda y paraplejía rápidamente progresiva). El uso de anticoagulantes o, con menor frecuencia, la enfermedad hepática pueden estar asociados. La hemorragia subaracnoidea espinal es infrecuente y suele ser causada por una MAV. Los trastornos hemorrágicos, el uso de anticoagulantes, una malformación cavernosa y los aneurismas de la arteria vertebral son causas menos habituales. Las características clínicas incluyen el inicio repentino de dolor en la espalda o las piernas, seguido de rigidez en el cuello, pero a menudo sin dolor de cabeza, a menos que la sangre se extienda al espacio subaracnoideo craneal. Pueden aparecer síntomas de mielopatía o radiculopatía, lo que ayuda a localizar el proceso a un nivel de la médula espinal.

ATAQUE ISQUÉMICO TRANSITORIO ESPINAL

El ataque isquémico transitorio espinal es una afección infrecuente producida por cardioembolismo, la aorta o las arterias radiculares o es causada por una MAV o la coartación aórtica. Los ataques isquémicos transitorios espinales hemodinámicos pueden ser provocados por una lesión arterial estenótica, la coartación aórtica o una MAV espinal, sobre todo del tipo de la FAV dural (claudicación espinal de Dejerine o síndrome de «robo» aórtico), que suelen presentarse con paraparesia transitoria, dificultad para caminar y la aparición del signo de Babinski inducido por el ejercicio, porque la sangre se desvía de la médula espinal, lo que provoca isquemia transitoria.

ENFERMEDAD VENOSA DE LA MÉDULA ESPINAL

La enfermedad venosa de la médula espinal puede ser causada por una coagulopatía con trombosis venosa, una compresión venosa provocada por una masa epidural y malformaciones vasculares espinales. La enfermedad venosa de la médula espinal incluye infartos espinales hemorrágicos y no hemorrágicos, que son muy raros. Los infartos hemorrágicos venosos se caracterizan por el inicio repentino de síntomas (dolor de espalda, piernas o abdomen, paraparesia flácida o paraplejía, pérdida ascendente de la sensibilidad y trastornos de la función intestinal y vesical) que progresan en un plazo de 1-2 días. El infarto venoso no hemorrágico puede originar los mismos síntomas pero de forma más gradual; el inicio clínico puede ser de hasta 1 año y no suele haber dolor de espalda. Con frecuencia, hay indicios de trombosis venosa en otros lugares. El **síndrome de Foix-Alajouanine** se caracteriza por una necrosis de la médula espinal que afecta el tracto corticoespinal (las células del asta anterior no se ven afectadas) y por la presencia de venas dilatadas, tortuosas y trombosadas, a menudo asociadas con una malformación vascular, generalmente una FAV dural espinal.

Enfermedad vascular cerebral en niños y adultos jóvenes

Los ictus son poco frecuentes en los niños menores de 15 años de edad. La incidencia anual es de aproximadamente 2.5 casos por cada 100 000 niños. Los ictus isquémicos en los adultos jóvenes (de 15-40 años) constituyen alrededor del 5% de todos los casos. Aunque la frecuencia de los ictus en los niños y los adultos jóvenes es mucho menor que la de los individuos mayores de 50 años, las causas son más diversas.

La frecuencia de las causas específicas del ictus isquémico en los pacientes menores de 40 años depende de la edad. El **infarto cerebral en los niños** (de 1-15 años) suele ser consecuencia de cardiopatías, traumatismos de la cabeza y el cuello con disección, migraña, enfermedades hemáticas y otras enfermedades oclusivas de grandes vasos (tabla 21-1). A diferencia de la trombosis arterial en los adultos, en los niños suele afectar el sistema arterial carotídeo interno intracraneal. En los niños, los infartos son con mayor frecuencia subcorticales y afectan particularmente el estriado y la cápsula interna.

PRESENTACIÓN CLÍNICA

Dado que la isquemia cerebrovascular en los niños no suele ser causada por una enfermedad oclusiva ateroesclerótica, el accidente isquémico transitorio (AIT) que precede al infarto cerebral es relativamente infrecuente. Las características clínicas de la isquemia cerebral son similares a las observadas en los adultos, pero las crisis epilépticas son más frecuentes. Las afasias suelen tener algún componente expresivo, incluso cuando la lesión es posterior. Una presentación clínica menos frecuente que es exclusiva de los niños incluye la hemiplejía recurrente o alternante con o sin cefalea asociada, que puede ser causada por la migraña hemipléjica o, con menor frecuencia, por la trombosis bilateral de la arteria carótida. Las características clínicas de la trombosis craneocervical o embolia cerebral varían según la zona afectada; los principios anatómicos y fisiopatológicos son análogos a los que se describen para los adultos en los capítulos 1-7.

CAUSAS

El diagnóstico diferencial del ictus en los niños y adultos jóvenes se describe en la tabla 21-1. Muchos de estos trastornos se revisan en el marco del infarto cerebral y la hemorragia intracraneal en los adultos (*véanse* caps. 12-17). Las causas de **isquemia** cerebral que se presentan con mucha más frecuencia en los niños son las **cardiopatías congénitas**, los **traumatismos** de la cabeza y el cuello que provocan una **disección** carotídea o vertebral extracraneal y las tromboembolias distales o los eventos hemodinámicos. Los **trastornos hemáticos**, como la **anemia de células falciformes**, son una causa importante de infarto en los niños y dan lugar a trastornos cerebrovasculares en el 6-25% de los pacientes (*véase* la sección *Enfermedad hemática* del cap. 16), y los trastornos hemáticos pueden causar ictus tanto isquémicos como hemorrágicos. Tanto los episodios isquémicos como los hemorrágicos tienden a producirse durante

Diagnóstico diferencial del ictus en niños y adultos jóvenes

Isquemia
Cardiopatía
    Cardiopatía congénita
    Valvulopatía reumática
    Prolapso de la válvula mitral
    Agujero oval permeable
    Endocarditis bacteriana o marántica
    Mixoma auricular
    Fístula arteriovenosa pulmonar
    Rabdomioma
    Cateterismo cardiaco o venoso umbilical
    Miocardiopatías
    Arritmias
    Cirugía cardiaca y torácica
Enfermedad de grandes vasos
    Ateroesclerosis prematura
    Disección
        Traumática
        Espontánea
    Enfermedades metabólicas hereditarias
        Homocistinuria
        Enfermedad de Fabry
        Seudoxantoma elástico
        Deficiencia de sulfato-oxidasa
        Síndrome MELAS
    Displasia fibromuscular
    Infección
        Bacteriana
        Micótica
        Tuberculosis
        Sífilis
        Enfermedad de Lyme
    Vasculitis
        Enfermedad vascular del colágeno
            Lupus eritematoso sistémico, artritis reumatoide, síndrome de Sjögren,
            poliarteritis nudosa
        Enfermedad de Takayasu
        Enfermedad de Wegener
        Crioglobulinemia
        Enfermedad de Behçet
        Sarcoidosis
        Síndrome de Churg-Strauss
        Enfermedad intestinal inflamatoria
        Vasculitis aislada del SNC
    Enfermedad de moyamoya
    Radiación
    Síndrome de vasoconstricción cerebral reversible/angiopatía cerebral posparto
    Tóxicos

TABLA 21-1 Diagnóstico diferencial del ictus en niños y adultos jóvenes (*continuación*)

Drogas ilegales: cocaína, heroína, fenciclidina
Fármacos terapéuticos: L-asparaginasa, arabinósido de citosina
Enfermedad de vasos pequeños
    Vasculopatía
        Infecciosa
        No infecciosa
        CADASIL
        Microangiopatía del cerebro, oído y retina
Enfermedad hemática
    Enfermedad de células falciformes
    Leucemia
    Estados hipercoagulables
        Síndrome de anticuerpos antifosfolípidos
        Deficiencia de proteína C o proteína S
        Deficiencia de antitrombina III
        Aumento del factor VIII
        Resistencia a la proteína C activada
    Coagulación intravascular diseminada
    Trombocitosis
    Policitemia vera
    Púrpura trombótica trombocitopénica
Oclusión venosa
    Deshidratación
    Infección parameníngea (sinusitis, mastoiditis)
    Meningitis
    Neoplasia
    Policitemia
    Leucemia
    Enfermedad intestinal inflamatoria

Hemorragia
MAV
Malformación cavernosa
Aneurisma sacular
Neoplasia
    Neoplasia primaria del SNC
    Neoplasia metastásica
    Leucemia
Hemático
    Enfermedad de células falciformes
    Hemofilia
    Neoplasia
        Leucemia
    Trombocitopenia
Enfermedad de moyamoya
Consumo de drogas (especialmente anfetaminas, cocaína, fenilpropanolamina)

CADASIL: arteriopatía cerebral autosómica dominante con infartos subcorticales y leucoencefalopatía; MAV: malformación arteriovenosa; MELAS: miopatía mitocondrial, encefalopatía, acidosis láctica y episodios parecidos a un ictus; SNC: sistema nervioso central.

una crisis dolorosa y suelen observarse en pacientes con una enfermedad más grave que incluye crisis frecuentes y una disminución del valor del hematocrito. Otra causa de ictus que se da con mayor frecuencia en los niños que en los adultos es la **enfermedad de moyamoya**.

El diagnóstico diferencial en los adultos jóvenes se asemeja mucho al observado en los niños. Entre las causas importantes se encuentran la **embolia cardiógena**, las **enfermedades hemáticas**, la **enfermedad oclusiva de grandes vasos** y los **trastornos de pequeños vasos**. En la mayoría de las series, las causas más frecuentes de ictus isquémico en los adultos jóvenes son la ateroesclerosis prematura, la embolia cardiógena y el uso de anticonceptivos orales. Aunque a menudo se señala a la **migraña** y el uso de **anticonceptivos orales** como posibles causas de ictus en adultos jóvenes, es importante evaluar otras causas. Otros factores de riesgo de enfermedad oclusiva arterial suelen estar presentes en pacientes con episodios isquémicos provocados por los anticonceptivos orales.

En la mayoría de los adultos jóvenes con **ateroesclerosis prematura** existen factores de riesgo importantes, como la hipercolesterolemia familiar, la hipertensión grave y la diabetes insulinodependiente. Además, en este subgrupo se ha notificado a menudo el consumo temprano de cigarrillos. Con menor frecuencia, los pacientes tendrán una enfermedad oclusiva prematura de los grandes vasos como resultado de la enfermedad de Fabry o la homocistinuria.

Los ictus relacionados con el consumo de **drogas ilegales** son también una consideración importante en los adultos jóvenes. La isquemia o la hemorragia pueden ser consecuencia del consumo o el abuso de drogas de prescripción, de venta libre o ilegales, incluyendo anfetaminas, fenilpropanolamina, heroína, cocaína, fenciclidina y dietilamida del ácido lisérgico. Los mecanismos potenciales incluyen efectos vasculares directos, por ejemplo, vasoespasmo, vasoconstricción, vasculopatía sin inflamación, arteritis inflamatoria, estado protrombótico y trastornos cardiacos, como la arritmia cardiaca y la endocarditis. La hemorragia intracraneal se produce con mayor frecuencia con el consumo de cocaína, fenilpropanolamina, anfetaminas y heroína; el infarto cerebral se observa a menudo con el consumo de heroína y cocaína.

La encefalopatía hipertensiva o la hemorragia cerebral durante una **crisis hipertensiva** puede producirse cuando una persona recibe antidepresivos inhibidores de la monoaminooxidasa y luego consume productos ricos en tiramina, como el vino o el queso. Los adultos jóvenes también suelen informar el antecedente de un traumatismo, lo que hace que la **disección** sea una causa importante en muchas series. Aunque la **migraña** se asocia con relativa frecuencia con los ictus isquémicos de los adultos jóvenes, su importancia como factor causal o de riesgo de ictus está mal definida. La mayoría de las series indican que entre el 10 y 15% de los ictus en este grupo de edad son causados por migraña. El uso simultáneo de **anticonceptivos orales** puede aumentar la aparición de ictus en pacientes con migraña. Las asociaciones de la migraña y el ictus isquémico y los anticonceptivos orales e ictus isquémico se acentúan en los fumadores.

ICTUS RELACIONADOS CON SÍNDROMES HEREDITARIOS

Los síndromes hereditarios que se asocian con una mayor incidencia de ictus son la arteriopatía cerebral autosómica dominante con infartos subcorticales y leucoencefalopatía (CADASIL, *cerebral autosomal dominant arteriopathy with subcortical infarcts and leukoencephalopathy*), el síndrome de Ehlers-Danlos, el seudoxantoma elástico, la enfermedad de Fabry, la homocistinuria y el déficit de sulfato-oxidasa. Aunque estos trastornos son relativamente infrecuentes, lo más típico es que se vuelvan sintomáticos en pacientes menores de 40 años de edad.

La **CADASIL** es una enfermedad vascular cerebral hereditaria poco frecuente que suele manifestarse en la edad adulta temprana o media con migraña o un episodio isquémico cerebral. Las manifestaciones posteriores incluyen ictus isquémicos subcorticales recurrentes a los 30-50 años de edad que conducen a un deterioro y demencia progresivos con supervivencia reducida (edad media al morir, ~55 años). La arteriopatía se desarrolla de forma lenta, provocando la destrucción de las células musculares lisas y el engrosamiento y la fibrosis de las paredes de las arterias penetrantes de tamaño pequeño y mediano, con el consiguiente estrechamiento de la luz. Esto altera el flujo sanguíneo cerebral y produce hiperintensidades subcorticales extensas características en la resonancia magnética (RM) ponderada en T2, a partir de las cuales se puede diagnosticar CADASIL mucho antes del primer ictus clínicamente evidente. Los infartos lacunares múltiples, sobre todo en la sustancia blanca frontal y los núcleos basales, conducen a un daño cerebral permanente y progresivo que se manifiesta en forma de deterioro cognitivo y, finalmente, de demencia. La afectación de la sustancia blanca de los polos temporales anteriores en la RM es característica del trastorno. También pueden observarse microhemorragias en la RM de eco de gradiente. Aunque los síntomas son casi exclusivamente neurológicos, la arteriopatía es generalizada y el diagnóstico puede hacerse a veces con base en la inmunotinción de la biopsia de piel y la identificación de gránulos vasculares osmofílicos en la microscopia electrónica. Además, se pueden realizar pruebas genéticas analizando las mutaciones conocidas en el gen *NOTCH3* del cromosoma 19. En la actualidad, no hay ningún tratamiento específico para este trastorno. A menudo se usa ácido acetilsalicílico u otro antiplaquetario, pero generalmente se evita una anticoagulación más agresiva debido a la detección de microhemorragias en la RM y a la falta de eficacia clara en la reducción del riesgo de recurrencia del ictus. También está indicado el control de los factores de riesgo habituales del ictus, especialmente el control de la hipertensión.

El **síndrome de Ehlers-Danlos** es un trastorno autosómico dominante de causa desconocida en el que se ven afectadas las fibras de colágeno y que con frecuencia provoca una dilatación aneurismática o una disección arterial. Las características clínicas son hiperelasticidad y fragilidad cutáneas, articulaciones hipermóviles y, ocasionalmente, fístula carótido-cavernosa o hemorragia subaracnoidea (HSA) aneurismática.

El **seudoxantoma elástico** es un trastorno autosómico recesivo en el que la degeneración y la calcificación secundaria del tejido elástico provocan alteraciones vasculares en muchos órganos del cuerpo, incluido el cerebro. Clínicamente, se caracteriza por pápulas amarillentas en el cuello, la cara, la axila, la región inguinal y la zona periumbilical, a menudo asociadas con hipertensión, angina de pecho, hemorragia gastrointestinal, pulsos radiales asimétricos y pérdida visual progresiva y bilateral causada por una retinitis con afectación macular. Puede producirse un ictus isquémico o HSA como consecuencia de la rotura de un aneurisma intracraneal.

La **enfermedad de Fabry** es un trastorno recesivo ligado al cromosoma X que suele afectar a los hombres homocigotos y en el que la deficiencia de la enzima α-galactosidasa A provoca la acumulación de trihexilceramida y una arteriopatía oclusiva resultante. La enfermedad de Fabry puede presentarse con angioqueratomas dérmicos (de color rojizo o negro) en la región del bajo vientre y la parte superior de los muslos y suele asociarse con parestesias dolorosas en las extremidades e hipohidrosis generalizada. También pueden producirse insuficiencia renal crónica, hipertensión, cardiomegalia, infarto de miocardio, AIT o infarto cerebral causado por un estrechamiento de las luces de los vasos sanguíneos. Los antiagregantes plaquetarios pueden ser útiles para evitar episodios isquémicos relacionados con la enfermedad existente conocida; el tratamiento de sustitución enzimática con α-galactosidasa recombinante ha demostrado mejorar el flujo sanguíneo cerebral, pero no reducir los ictus o los episodios cardiacos en los ensayos clínicos.

Los rasgos clínicos de la **homocistinuria** en los pacientes homocigotos son las anomalías óseas características (hábito alto y delgado, extremidades largas, escoliosis y aracnodactilia ocasionales, cifosis y pies con arco alto) asociadas con retraso mental, crisis epilépticas, luxación del cristalino e infartos cerebrales múltiples. La deficiencia de la enzima cistationina β-sintasa provoca una conversión anómala de la homocisteína en metionina y un aumento de las concentraciones séricas de homocisteína. Se han postulado como posibles mecanismos el daño endotelial con ateroesclerosis prematura y la hipercoagulabilidad relativa.

Es materia de controversia si los pacientes **heterocigotos** tienen una deficiencia enzimática suficiente para causar anomalías vasculares similares. En los niños y adultos jóvenes con isquemia cerebral de causa desconocida, debe revisarse la concentración sérica de homocisteína del paciente; si es alta, también deben evaluarse las concentraciones de B_{12}, B_6 (piridoxina) y folato. Si ninguna de estas vitaminas es baja o baja-normal, entonces se puede realizar un análisis de la actividad de la cistationina β-sintasa de los fibroblastos, que requiere una biopsia en sacabocados de la piel. En los pacientes con una concentración elevada de homocisteína, debe considerarse el tratamiento con suplementos de B_{12}, B_6 y folato.

Entre los pacientes con homocistinuria que no responden a los suplementos vitamínicos, se debe considerar una dieta restringida en metionina y suplementada en cisteína, así como el uso de un tratamiento complementario con betaína.

La **deficiencia de sulfato-oxidasa** es un trastorno muy raro del metabolismo del azufre que implica un aumento de las concentraciones de sulfito y S-sulfocisteína en la sangre; suele manifestarse clínicamente durante el periodo neonatal con crisis epilépticas, infartos cerebrales múltiples, disminución de la capacidad de respuesta, espasmos generalizados y opistótonos.

La miopatía mitocondrial, la encefalopatía, la acidosis láctica y los episodios similares a un ictus (**síndrome MELAS**) son una causa poco frecuente de ictus en niños y adultos jóvenes. Los síntomas en la presentación incluyen la aparición abrupta de disfunción visual, debilidad motora, ataxia o anomalías sensoriales, a menudo con dolor de cabeza y deterioro cognitivo generalizado. También son frecuentes las crisis epilépticas. Los estudios de imagen pueden revelar anomalías subcorticales y corticales multifocales compatibles con un infarto, que a menudo predominan en las regiones posteriores del encéfalo y el cerebelo. La espectroscopia por resonancia magnética puede revelar un pico de lactato en el encéfalo. Los resultados anómalos de los análisis de sangre pueden incluir el aumento de las concentraciones séricas de ácido láctico y pirúvico; el análisis del ADN mitocondrial puede revelar mutaciones. La biopsia muscular suele mostrar fibras rojas rasgadas. El tratamiento para los pacientes con MELAS ha sido con coenzima Q10, L-arginina, dicloroacetato de sodio, carnitina, riboflavina, idebenona, vitamina K_3, niacina, tiamina y piridoxina, pero no se ha establecido su eficacia.

OTRAS CAUSAS DE ISQUEMIA CEREBRAL

La **enfermedad de moyamoya** tiene una distribución bimodal; los niños menores de 15 años de edad suelen presentar episodios de AIT o infarto cerebral, mientras que los mayores de 40 años suelen presentar hemorragias intracraneales, especialmente en los núcleos basales o el tálamo. Los niños también suelen tener más crisis epilépticas y un deterioro cognitivo generalizado. Se han observado marcadas diferencias regionales en la frecuencia de esta enfermedad, con el mayor número de pacientes registrados en Japón, Corea y China. El diagnóstico se realiza con base en los hallazgos arteriográficos característicos, que incluyen la estenosis u oclusión progresiva de las arterias carótidas internas intracraneales y la formación prominente de colaterales que aparecen como una fina red de vasos en la profundidad del encéfalo. Esto da lugar al llamado aspecto «nebuloso», que se traduce como «moyamoya» en japonés. Se desconoce la causa de los cambios. También pueden detectarse pequeños aneurismas intracraneales. Las opciones de tratamiento incluyen la derivación directa de la arteria extracraneal a la intracraneal y otros procedimientos de revascularización indirecta, como la encefaloduroarteriosinangiosis, diseñados para llevar el flujo sanguíneo de la arteria carótida externa a los vasos de la arteria carótida interna distal.

ICTUS HEMORRÁGICOS

La frecuencia relativa del ictus **hemorrágico** es mayor en los niños y los adultos jóvenes que en los pacientes mayores de 40 años de edad, y algunas series han informado que la relación entre el ictus hemorrágico y el isquémico es de 1:1 a 1.5:1 en los grupos de edad más jóvenes. Aunque las **malformaciones arteriovenosas** (**MAV**) son una causa más frecuente de hemorragia en los pacientes jóvenes que en los mayores, los **aneurismas intracraneales** siguen siendo la más frecuente de hemorragia intracraneal espontánea. En los niños pequeños, las **malformaciones de la vena de Galeno** (en las que la vena está agrandada, lo que forma un aneurisma venoso o varicoso) también pueden producir hemorragias, aunque la hidrocefalia y la insuficiencia cardiaca congestiva son más habituales en los lactantes.

Los **aneurismas saculares intracraneales** que se producen en niños pueden estar asociados con un trastorno genético como la poliquistosis renal, el síndrome de Marfan, el seudoxantoma elástico, la coartación de la aorta o el síndrome de Ehlers-Danlos.

En los pacientes mayores de 15 años, las MAV, las malformaciones cavernosas y los aneurismas saculares siguen siendo causas importantes de hemorragia intracraneal; sin embargo, otras importantes son el consumo de drogas, los trastornos hemáticos y la hipertensión. La enfermedad oclusiva venosa también se incluye en el diagnóstico diferencial del infarto hemorrágico en los niños y adultos jóvenes.

EVALUACIÓN DE LABORATORIO

La evaluación y el tratamiento de los trastornos isquémicos y hemorrágicos en los niños y adultos jóvenes son similares a los descritos anteriormente (*véanse* caps. 11-17). Sin embargo, con base en las consideraciones diferenciales presentadas en este capítulo, se requieren estudios adicionales que evalúen las causas más específicas en los niños y los adultos jóvenes, con mayor énfasis en los trastornos cardiacos, los trastornos hemáticos, como los estados de hipercoagulación, las causas infecciosas e inflamatorias, los trastornos metabólicos y las afecciones hereditarias poco habituales.

Además de los estudios no invasivos para evaluar el sistema arterial extracraneal e intracraneal y los estudios de imagen cardiaca, deben considerarse los estudios hematológicos detallados, ya que los trastornos hemáticos desempeñan un papel más importante en la aparición de ictus en los niños y adultos jóvenes que en los grupos de mayor edad. Los posibles tipos de evaluación pueden incluir la preparación para células falciformes; electroforesis de hemoglobina y proteínas séricas; determinación de la concentración de antitrombina III, tiempo parcial de tromboplastina, concentración de fibrinógeno, proteína C y proteína S; evaluación de la resistencia a la proteína C activada; concentración de homocisteína; determinación de anticuerpos antifosfolípidos (anticardiolipina); y prueba del anticoagulante lúpico. Si existen antecedentes familiares de ictus de aparición temprana o si los hallazgos radiográficos o clínicos sugieren la presencia de dicho trastorno, debe realizarse una evaluación para detectar trastornos metabólicos hereditarios y de otro tipo.

TRATAMIENTO

Los principios generales que se exponen para el tratamiento de la enfermedad vascular cerebral en los adultos (*véanse* caps. 11-17) pueden aplicarse a la mayoría de las enfermedades en los niños y los adultos jóvenes. Algunas de las entidades que se describen en este capítulo son extremadamente raras en los pacientes mayores de 40 años y requieren el tratamiento de la causa específica, si se conoce.

Se desconoce la eficacia y seguridad del tratamiento trombolítico intravenoso y del tratamiento endovascular con trombectomía mecánica para el ictus isquémico agudo en los niños. El evento clínico es poco frecuente en los niños, y los ensayos clínicos de ictus agudo en este grupo han sido un reto debido, en parte, a lo infrecuente de la afección. En cuanto al tratamiento de la hemorragia intracerebral, los aneurismas intracraneales rotos se tratan con espirales endovasculares (*coils*) o con clips quirúrgicos, y las MAV en niños suelen tratarse quirúrgicamente. El procedimiento preferido para las MAV rotas es la resección; sin embargo, cuando no es posible, debe considerarse la radiocirugía, la embolización o una combinación de ambas. En el caso de las MAV no rotas, las tasas de rotura futura son relativamente bajas (alrededor de un 2% al año), pero son persistentes en el tiempo. Dado que los pacientes afectados tienen una esperanza de vida muy larga, la radiocirugía (que puede tardar entre 2 y 3 años en eliminar la MAV de la circulación cerebral) se convierte en una opción de tratamiento de primera línea, especialmente en el caso de una MAV pequeña en un lugar de difícil acceso quirúrgico. El tratamiento de los aneurismas intracraneales no rotos es análogo al que se describe en el capítulo 29.

PRONÓSTICO

El pronóstico de los niños con ictus isquémico y hemorrágico es mejor que el de los adultos con una lesión comparable. La recuperación del habla se produce en la mayoría de los niños afectados por un infarto cerebral antes de los 5 años. Los niños que presentan hemiplejía y crisis epilépticas antes de los 2 años de edad tienen un peor pronóstico y la mayoría muestran cambios de comportamiento, déficits intelectuales, hemiplejía y epilepsia persistentes.

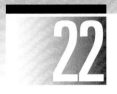

22 Enfermedad vascular cerebral en las pacientes embarazadas

Aunque el ictus es la cuarta causa de muerte en la población general de los Estados Unidos, es poco frecuente entre las mujeres en edad fértil. Sin embargo, las enfermedades vasculares cerebrales se sitúan como la séptima causa de mortalidad materna. Hace tiempo que se reconoce que el embarazo es un factor que aumenta el riesgo de enfermedad vascular cerebral en las mujeres jóvenes, aunque la magnitud del incremento del riesgo ha sido exagerada por los estudios que se basan en estudios de población de referencia. Muchos de los mismos mecanismos que producen los ictus en los grupos de mayor edad son responsables de los ictus en las mujeres embarazadas, pero la distribución de los mecanismos es diferente. Además, algunos mecanismos son exclusivos del embarazo, especialmente en el ámbito de la enfermedad vascular cerebral isquémica. La evaluación y el tratamiento de las pacientes embarazadas con síntomas cerebrovasculares requieren del conocimiento de las diferencias en la fisiopatología subyacente entre las pacientes embarazadas y las no embarazadas. El médico debe comprender los posibles efectos adversos de los procedimientos de diagnóstico y de los medicamentos en el feto, así como en la paciente.

TRASTORNOS HEMORRÁGICOS

Los trastornos cerebrovasculares hemorrágicos causan entre el 5 y 10% de todas las muertes maternas que se presentan durante el embarazo. La hemorragia intracraneal no traumática más frecuente en el embarazo ocurre en el espacio subaracnoideo (hemorragia subaracnoidea [HSA]), en el sistema ventricular (hemorragia intraventricular), en el parénquima cerebral (hemorragia intracerebral [HIC]) o en una combinación de estos. La hemorragia dentro de cada una de estas zonas puede producirse por diversos mecanismos fisiopatológicos; los más frecuentes son los siguientes: 1) rotura de un aneurisma intracraneal, que suele producir HSA, ocasionalmente asociada con HIC o hemorragia intraventricular; 2) hemorragia de una malformación arteriovenosa (MAV), que suele producir HSA, HIC o ambas; y 3) rotura de un vaso intraparenquimatoso, que da lugar a una HIC, a menudo con cierta extensión de la hemorragia al espacio subaracnoideo o al sistema ventricular.

Aneurisma intracraneal

Con base en los datos recopilados de diversas consultas de remisión de pacientes durante los últimos 50 años, se ha estimado que la incidencia de la rotura aneurismática durante el embarazo es de aproximadamente 1 de cada 10 000 embarazos, es decir, 2-3 veces más que en las mujeres no embarazadas del mismo grupo de edad. Sin embargo, los datos de la población de Rochester, Minnesota, de 1955-1979 no revelaron ningún caso de hemorragia intracraneal entre 26 099 embarazos, un hallazgo que sugiere que las tasas anteriores pueden haber sido sobreestimadas. Cerca de la mitad de las pacientes con aneurismas rotos durante la gestación han tenido embarazos anteriores con éxito y sin dificultades. Al igual que en la población general, existe cierta tendencia a aumentar el riesgo con el aumento de la edad materna. Durante el embarazo, el riesgo de rotura aumenta con cada trimestre: alrededor de un 80% durante el tercer trimestre y un 10% en el primer y segundo trimestres. Aunque cabría esperar que la maniobra de Valsalva del parto aumentara el riesgo de rotura aneurismática, las roturas iniciales no suelen producirse durante el parto. No obstante, es frecuente que se produzcan nuevas hemorragias durante el parto y las primeras semanas posparto (tabla 22-1).

La investigación y el tratamiento tempranos del aneurisma intracraneal son importantes en las pacientes embarazadas, especialmente cuando el aneurisma ha producido una hemorragia intracraneal. La mayoría de las pacientes con aneurismas rotos recibirán tratamiento si es posible. Los procedimientos radiográficos y quirúrgicos no deben retrasarse ni evitarse, aunque para proteger al feto se requieren estrategias y blindajes especiales que utilicen la menor dosis de radiación durante las radiografías. Las decisiones clínicas que conlleva el tratamiento de estos pacientes varían en función del tipo, el tamaño y la localización del aneurisma, el estado del paciente y si el aneurisma es sintomático (*véanse* caps. 14, 15 y 17). Si el aneurisma intracraneal se oblitera con éxito (se realiza clipaje quirúrgico, se atrapa o se informa que se oblitera tras la colocación de una espiral [*coil*] u otro procedimiento endovascular) de la circulación antes de la semana 35 de gestación, el resto del embarazo y el parto pueden desarrollarse con normalidad. En la situación poco frecuente de que el aneurisma roto no pueda ser obliterado en su totalidad (clipaje incompleto, ligadura arterial, sin obliteración después de colocar una espiral u otro procedimiento endovascular, envoltura o empaquetado) o si no se realiza una cirugía, generalmente se hará una cesárea. Si la HSA se produjo durante el tercer trimestre, se puede considerar un procedimiento combinado de neurocirugía y obstetricia, con un parto por cesárea inmediatamente antes o después de la neurocirugía.

Malformación arteriovenosa intracraneal

Las MAV causan aproximadamente el mismo número de hemorragias intracraneales durante el embarazo que los aneurismas. Aunque los datos anteriores revelaban una alta incidencia de hemorragia intracraneal entre las pacientes con MAV, los datos

 TABLA 22-1 Características de los aneurismas intracraneales y de las MAV durante el embarazo

Característica	Aneurisma	MAV
Edad (años)	25-35	15-25
Riesgo máximo de hemorragia (semana)	30-40 (tercer trimestre)	16-20 (segundo trimestre)
Paridad	Multíparas	Primigestas
Riesgo de hemorragia recurrente		
El mismo embarazo	++	+++
Parto	++	+++
Posparto	+++	+
Embarazos posteriores	+	+++

MAV: malformación arteriovenosa.
Fuente: Wiebers DO. Subarachnoid hemorrhage in pregnancy. *Semin Neurol*. 1988;8:226–229, con autorización de Thieme Medical Publishers.

recientes han sido contradictorios y han mostrado un riesgo mínimamente mayor para las pacientes embarazadas. Las MAV tienden a ocurrir en mujeres embarazadas más jóvenes (15-25 años), y los aneurismas en mujeres embarazadas de 25-35 años de edad. A diferencia de los aneurismas, las MAV tienden a romperse durante el segundo trimestre (máximo, 16-24 semanas de gestación), y es más probable que vuelvan a sufrir una hemorragia en el mismo embarazo y en los siguientes. El resangrado durante el parto puede ser más frecuente en las MAV que en los aneurismas. Sin embargo, el aumento del riesgo de hemorragia de la MAV durante determinados trimestres y durante el parto no se observó en un estudio (*véase* Horton et al. [1990] en las *Lecturas recomendadas para la sección IV*). Las pacientes embarazadas con MAV suelen tener una paridad más baja que las que tienen aneurismas (*véase* tabla 22-1). Una paciente con hemorragia intracraneal causada por la rotura de una MAV tiene seis veces menos probabilidades de haber tenido un embarazo normal previo que una paciente embarazada con HSA aneurismática. Por lo general, el pronóstico fetal es peor cuando hay una MAV intracraneal materna conocida en comparación con el del aneurisma intracraneal.

Se desconoce el mecanismo del riesgo algo mayor de rotura de las MAV durante el embarazo. Muchos investigadores han sugerido que los periodos de mayor riesgo de rotura (16-20 semanas de gestación y en el momento del parto) se correlacionan con los mayores aumentos del gasto cardiaco. La derivación a través de las MAV intracraneales presumiblemente aumenta durante el embarazo. No se dispone de mediciones directas, pero se han hecho analogías con los *nevos de araña* cutáneos visibles y los tumores vasculares de la piel y las encías. Estos tumores aumentan de tamaño a medida que avanza el embarazo (sobre todo en los momentos de mayor gasto cardiaco) y disminuyen de tamaño o desaparecen después del parto. Algunos médicos consideran que el aumento de la derivación predispone a la rotura y a los episodios isquémicos focales de las MAV. Esta última alteración se ha observado solo en raras ocasiones durante el embarazo.

Algunas pacientes embarazadas con MAV también presentan cefalea pulsátil periódica que aparece en la misma localización en cada episodio y que no se distingue de la migraña clásica. Otras presentan déficits neurológicos progresivos o crisis epilépticas sin evidencia de hemorragia o infarto cerebral asociado. Sin embargo, durante el embarazo, la presentación inicial con HSA es aproximadamente 5-10 veces más probable que cualquier otro tipo de presentación.

Al igual que en el caso de los aneurismas intracraneales, la investigación y el tratamiento tempranos de las MAV intracraneales son importantes en las pacientes embarazadas, sobre todo en caso de hemorragia intracraneal. Una vez más, los procedimientos radiográficos y quirúrgicos no deben retrasarse ni evitarse, aunque para proteger al feto se requieren estrategias y blindajes especiales que utilicen la menor dosis de radiación posible durante las radiografías. Las decisiones clínicas que conlleva el manejo de estos pacientes varían según el tipo de malformación vascular y si es sintomática (*véanse* caps. 14, 15 y 17).

Si la MAV puede extirparse totalmente antes de la semana 35 de gestación, el resto del embarazo y el parto pueden desarrollarse con normalidad. Si la lesión no es operable o solo es parcialmente resecable y ha sangrado durante el embarazo, se suele recomendar la cesárea electiva.

Malformaciones cavernosas

Una malformación cavernosa (MC) puede presentar síntomas relacionados con la hemorragia durante el embarazo, incluyendo déficit neurológico, dolor de cabeza y crisis epilépticas. Aunque hay informes sobre el crecimiento y la rotura de cavernomas durante la gestación, no está claro que el embarazo en general influya en la probabilidad de rotura de una MC. Los datos más recientes sugieren que el riesgo de rotura durante el embarazo puede no ser elevado. Esto lleva a la recomendación actual de que las mujeres con un MC no necesitan evitar el embarazo.

En el caso de las mujeres que presentan síntomas relacionados con la hemorragia de una MC durante el embarazo, esta suele tratarse después del parto. No es frecuente que el tratamiento de las MC sea necesario durante el embarazo, pero a veces lo es en las pacientes con síntomas neurológicos graves o hemorragias recurrentes. Existen datos contradictorios sobre el riesgo de hemorragia de una MC durante el parto vaginal, pero los datos actuales sugieren que el riesgo general probablemente sea muy bajo. Para las pacientes con síntomas relacionados con la MC durante el embarazo, se suele recomendar una cesárea.

Rotura de vasos intraparenquimatosos

La rotura de una arteria, un capilar o una vena dentro del parénquima cerebral suele provocar una HIC y, en ocasiones, una hemorragia subaracnoidea o intraventricular. Tanto en las mujeres embarazadas como en las no embarazadas, ciertas alteraciones subyacentes pueden predisponer a la rotura no traumática del vaso intraparenquimatoso. La **hipertensión** es la causa predisponente de HIC que se identifica con mayor frecuencia en las mujeres no embarazadas y se ha implicado en algunos casos de HIC en mujeres embarazadas, especialmente en el contexto de la eclampsia. En ambas situaciones, la zona de los núcleos basales parece ser el lugar más frecuente de la hemorragia, aunque hay muy pocos casos bien documentados en pacientes embarazadas.

Otras afecciones que se han asociado con la HIC no traumática en el embarazo son: 1) **trastornos hemáticos** como la coagulación intravascular diseminada, a menudo asociada con el desprendimiento de la placenta, la leucemia, la trombocitopenia o el carcinoma; 2) **tratamiento anticoagulante**; 3) **trombosis de las venas corticales y los senos durales**; y 4) **coriocarcinoma metastásico**. Las pacientes con angiopatías como el lupus eritematoso sistémico (LES) también podrían tener hemorragias intracraneales porque este trastorno suele agravarse con el embarazo, pero aún no se ha documentado una relación.

Si una paciente embarazada con hemorragia intraparenquimatosa sobrevive hasta el momento del parto y se ha encontrado y reparado una lesión estructural subyacente, el parto puede desarrollarse con normalidad. El resto de las supervivientes deben someterse a una cesárea electiva o, en determinadas pacientes, a un parto vaginal con anestesia lumbar epidural, dependiendo de las circunstancias individuales.

ENFERMEDAD VASCULAR CEREBRAL ISQUÉMICA

El embarazo parece aumentar el riesgo de ictus isquémicos focales. Sin embargo, los datos basados en la población de Rochester, Minnesota, indicaron solo un infarto cerebral entre 26 099 embarazos durante un periodo de 25 años (5.1 por cada 100 000 pacientes-año de observación), un hallazgo que sugiere que las estimaciones anteriores de riesgo (5-15 veces el riesgo esperado) probablemente eran una sobreestimación. Hasta hace poco, se pensaba que la trombosis venosa cerebral era la causa de la mayoría de las lesiones isquémicas cerebrales focales en el embarazo. No obstante, durante los últimos 30 años, los datos disponibles en la literatura médica occidental sugieren que las oclusiones arteriales causan aproximadamente el 60-80% de estas lesiones. Las oclusiones arteriales suelen producirse durante el segundo y tercer trimestre del embarazo y durante el puerperio; las oclusiones venosas suelen ocurrir entre 1 y 4 semanas después del parto. Un estudio más reciente (*véase* Miller et al. [2016] en *Lecturas recomendadas para la sección IV*) ha sugerido que la isquemia cerebral transitoria o el ictus isquémico asociados con el embarazo pueden ser a menudo el resultado del síndrome de vasoconstricción cerebral reversible (SVCR), con o sin cefalea acompañante o antecedentes de migraña. Estos episodios se han observado casi exclusivamente en la primera semana posparto.

Cuando se consideran las diversas causas posibles de los ictus isquémicos en el embarazo, es útil clasificar los diversos mecanismos fisiopatológicos según la parte del sistema vascular que esté más afectada: enfermedad cardiaca, enfermedad arterial de grandes o pequeños vasos, trastornos hemáticos, oclusiones venosas y otros trastornos poco comunes.

Enfermedades cardiacas

En el embarazo, la enfermedad cardiaca puede producir síntomas de isquemia cerebral focal a través de diversos mecanismos. Los cambios fisiológicos subyacentes asociados con el embarazo pueden agravar una cardiopatía materna preexistente (p. ej., fiebre reumática o endocarditis bacteriana subaguda) o pueden causar una cardiopatía materna (p. ej., miocardiopatía periparto).

Émbolos relacionados con válvulas

La embolización cerebral se produce en aproximadamente el 20% de los pacientes con endocarditis infecciosa y puede ser el síntoma de presentación. Durante el embarazo, *Streptococcus viridans* es el agente infeccioso más habitual, sobre todo en los casos de cardiopatía reumática preexistente. Entre los casos de **endocarditis bacteriana subaguda** durante el embarazo, el 8% son de tipo enterocócico, lo que es especialmente frecuente tras el parto, el aborto o la colocación de un dispositivo intrauterino. La endocarditis bacteriana subaguda estafilocócica es más frecuente entre los adictos a los opiáceos y se asocia con un mayor riesgo de formación de abscesos cerebrales y una mayor tasa de mortalidad. Se dan cuatro síndromes clínicos y patológicos distintos: 1) infarto cerebral focal resultante de la oclusión embólica de grandes arterias (el más frecuente), 2) múltiples áreas pequeñas de infarto cerebral que producen encefalopatía difusa, 3) meningitis por pequeños émbolos infectados que se alojan en las arterias meníngeas, y 4) formación de un aneurisma micótico con hemorragia intracraneal subsecuente causada por embolización séptica y rotura de la pared del vaso.

Existen pruebas de que la **fiebre reumática** tiene más probabilidades de reaparecer durante el embarazo, lo que ocasionalmente provoca una descompensación cardiaca grave y la muerte de la madre. La embolia cerebral en la cardiopatía reumática puede producirse durante la enfermedad aguda, cuando las vegetaciones inflamatorias de la válvula cardiaca pueden desprenderse y embolizar o, con más frecuencia, durante la fase crónica de la enfermedad, cuando se desarrolla deformidad valvular, hipertrofia auricular y ritmo cardiaco anómalo. La fibrilación auricular, la insuficiencia cardiaca congestiva, la hipertrofia auricular y la insuficiencia mitral asociada también aumentan el riesgo de embolia cerebral.

El **prolapso de la válvula mitral** (PVM) se produce en aproximadamente el 5% de las mujeres jóvenes por lo demás sanas. Aunque se han observado episodios isquémicos cerebrales no relacionados con otros factores de riesgo reconocidos en pacientes con esta enfermedad, no se ha documentado un mayor riesgo de embolia cerebral durante el embarazo en las pacientes con PVM. Dado que la mayoría de las personas nunca experimentan síntomas relacionados con el PVM, la valoración cardiológica intermitente para evaluar cualquier indicio de insuficiencia de la válvula mitral y el uso de medicamentos adecuados para la arritmia es un abordaje de tratamiento razonable.

Trombos intracardiacos

En la edad fértil, la arritmia cardiaca que más frecuentemente se asocia con el infarto cerebral embólico es la **fibrilación auricular**, que predispone a la estasis y a la formación de trombos intracardiacos. Durante el embarazo, el riesgo de embolia sistémica por la arritmia se ha estimado entre el 10 y 23%, incluyendo un riesgo del 2-10% de embolia cerebral sintomática.

La **miocardiopatía periparto** es un síndrome que se asemeja a otras miocardiopatías congestivas y que se produce durante el final del embarazo o el puerperio en ausencia de cualquiera de las causas bien reconocidas de enfermedad cardiaca. Todavía no hay unanimidad de opiniones sobre si este síndrome es una entidad específica causada por el embarazo o si el embarazo desenmascara una enfermedad miocárdica latente preexistente. Al igual que otras miocardiopatías congestivas, esta afección predispone a la estasis con los consiguientes trombos murales, que pueden embolizar al cerebro, especialmente desde el ventrículo izquierdo. Las mujeres multíparas afroamericanas mayores de 30 años son las que tienen mayor riesgo de desarrollar esta enfermedad. En la mayoría de las pacientes, el corazón vuelve a la normalidad poco después del parto, pero en algunas se desarrolla una insuficiencia cardiaca congestiva crónica.

El **infarto agudo de miocardio** (**IAM**) se produce aproximadamente en 1 de cada 10 000 embarazos, y la tasa global de mortalidad materna es de alrededor del 30%. Cuando el infarto se produce durante el último mes de gestación, la tasa de mortalidad materna es considerablemente mayor (~50%). Se desconoce la frecuencia de la embolia cerebral con el IAM agudo durante el embarazo.

El foramen oval es anatómicamente permeable en al menos el 15% de la población y conserva la capacidad funcional de permeabilidad en un 15% adicional. En estas situaciones, los émbolos venosos pueden entrar en la circulación cerebral (**embolismo paradójico**), sobre todo después de una embolia pulmonar con aumentos asociados de las presiones arteriales pulmonares y de la aurícula derecha. El riesgo de embolia aumenta con el embarazo debido al mayor riesgo de tromboflebitis en la pelvis y las extremidades inferiores, especialmente durante el puerperio temprano después de la cesárea, la rotación con fórceps o la extracción manual del útero.

Enfermedad arterial de vasos grandes o pequeños

Ateroesclerosis

En la población general, la **ateroesclerosis** es el proceso patológico identificable más frecuente que produce isquemia cerebral. Entre las mujeres en edad fértil, y aún más entre las embarazadas, la ateroesclerosis desempeña un papel menor en la patogenia de los episodios isquémicos cerebrales. Las mujeres jóvenes con hipertensión de larga duración, diabetes, dislipidemia, abuso del tabaco y radioterapia en el cuello pueden estar predispuestas al desarrollo de ateroesclerosis (en su forma acelerada).

En el embarazo, los **episodios hipotensivos** pueden ser el resultado de la pérdida aguda de sangre, el síncope vasovagal o una anestesia epidural o espinal. Estos episodios pueden producir lesiones isquémicas cerebrales transitorias o permanentes con o sin ateroesclerosis subyacente. Las ramas terminales (áreas limítrofes o de la cuenca) de las arterias cerebrales anterior, media y posterior son las afectadas con mayor frecuencia. La hipotensión intraparto grave también puede provocar el síndrome de Sheehan (necrosis hipofisaria), como resultado de un infarto en la distribución de la arteria hipofisaria inferior.

Arteritis

Una paciente embarazada es tan susceptible a las infecciones piógenas del sistema nervioso central (SNC) como cualquier otra persona, pero no está inusualmente predispuesta a ellas. La **leptomeningitis** producida por *Meningococcus* es la más usual, pero se desconoce la frecuencia de las complicaciones cerebrovasculares en las pacientes embarazadas con esta enfermedad. La **meningitis tuberculosa** en las mujeres embarazadas es rara en los países occidentales, pero ocurre a menudo en las naciones menos industrializadas. La **sífilis terciaria**, que antaño era una causa frecuente de ictus isquémico en pacientes jóvenes, ahora es rara.

Las angiopatías inflamatorias presuntamente no infecciosas incluyen las que afectan principalmente a las arteriolas y los capilares (**LES**), las arterias pequeñas o medianas (**poliarteritis nudosa**, **vasculitis aislada del SNC**) y las arterias medianas y grandes (**arteritis temporal**, **enfermedad de Takayasu**). El LES y la enfermedad de Takayasu suelen aparecer en mujeres en edad fértil.

Las exacerbaciones del **LES** ocurren a menudo durante el embarazo, y el riesgo de aborto y muerte fetal aumenta de manera considerable. Dado que la arteriopatía vascular cerebral afecta principalmente los vasos pequeños de forma difusa, los hallazgos en el SNC suelen ser los de una encefalopatía difusa con delírium, crisis epilépticas, cianosis aguda y aumento de la presión intracraneal. Se producen infartos focales o multifocales en el encéfalo y el tronco encefálico, pero rara vez se presentan síndromes arteriales reconocibles.

La **enfermedad de Takayasu** (enfermedad sin pulso) es una arteriopatía inflamatoria crónica de origen desconocido que causa un estrechamiento de los *ostium* de los vasos mayores que afecta el arco aórtico y sus ramas. Clínicamente, los síntomas isquémicos incluyen retinopatía de Takayasu e isquemia cerebral tromboembólica o hemodinámica focal o multifocal. Puede haber reducción o ausencia de pulsos subclavios, carotídeos, braquiales y radiales con hematomas sobre los vasos afectados o colaterales; hipertensión secundaria; insuficiencia aórtica, y aneurisma aórtico. La evolución de la enfermedad durante el embarazo es variable. Casi la mitad de las pacientes notarán algún aumento de los síntomas durante el embarazo, lo que posiblemente se explique por el aumento del volumen sanguíneo y del gasto cardiaco durante la gestación junto con la variabilidad del retorno venoso causada por el pinzamiento del útero en crecimiento sobre la vena cava inferior. Por lo general, se prefiere el parto vaginal en estas pacientes, a menos que esté indicada una cesárea por razones obstétricas (la anestesia regional debe usarse con precaución debido al peligro de hipotensión).

Síndrome de vasoconstricción cerebral reversible/angiopatía cerebral posparto (ACP)

El **SVCR** (o **ACP**) es una alteración relacionada con el embarazo y los ictus relacionados con el embarazo, y el 30-40% de las pacientes manifiestan antecedentes documentados de migraña. El cuadro clínico consiste en cefalea tipo trueno, emesis, alteración del estado mental, déficits neurológicos focales transitorios o persistentes y evidencia radiológica o angiográfica de HSA no aneurismática o evidencia radiográfica, angiográfica o ecográfica de vasoconstricción que afecta las arterias cerebrales grandes o medianas. Los síntomas suelen comenzar en la primera semana después del parto y, por lo general, remiten con la resolución de las anomalías clínicas y angiográficas en un plazo de 4-6 semanas.

Disección arterial

Las **disecciones de las arterias carótidas y vertebrales** se han descrito con poca frecuencia en relación con el embarazo y se asocian ocasionalmente con un ictus isquémico. Entre los pocos casos informados, la mayoría se han producido en el periodo posparto, entre 1 y 8 semanas después del parto. El diagnóstico y el tratamiento de la disección arterial se revisan en el capítulo 16.

Hipertensión

No se dispone de datos sobre la aparición de infartos lacunares hipertensivos en el embarazo. En cambio, la **encefalopatía hipertensiva** con frecuencia se ha descrito asociada con la eclampsia en la segunda mitad del embarazo. Las pacientes afectadas presentan una hipertensión grave acelerada con retinopatía hipertensiva grave o espasmo arteriolar retiniano y alteración de la consciencia. A menudo, se presentan dolores de cabeza, confusión, crisis epilépticas y alteraciones visuales, pero los hallazgos neurológicos focales son poco frecuentes y pueden reflejar una HIC o un infarto subyacente.

El **síndrome de encefalopatía posterior reversible** es una vasculopatía que puede ser desencadenada por las urgencias hipertensivas asociadas con el embarazo y la preeclampsia/eclampsia. Se relaciona con un edema vasógeno reversible que suele producirse en los lóbulos parietal y occipital. Los síntomas clínicos incluyen cefalea, trastornos visuales, crisis epilépticas y alteración del estado mental, mientras que los estudios de resonancia magnética (RM) revelan edema subcortical que puede limitarse a las zonas del encéfalo irrigadas por la circulación posterior o ser más generalizado. En el contexto de las urgencias hipertensivas, es aconsejable el ingreso en la unidad de cuidados intensivos con la monitorización cardiovascular y neurológica continua durante el inicio del tratamiento antihipertensivo. En el contexto de la eclampsia, el sulfato de magnesio es el fármaco de elección y el parto rápido mediante inducción o cesárea se considera el tratamiento definitivo. La recuperación clínica generalmente se produce en días, con la resolución de los hallazgos de la RM en días o semanas.

Oclusión venosa intracraneal

La **trombosis venosa intracraneal** se ha reconocido desde hace tiempo como una causa de infarto cerebral en el embarazo y el puerperio. Dichas trombosis pueden surgir de procesos infecciosos o no infecciosos y deben diagnosticarse y tratarse como se aborda en el capítulo 18. Hasta un 20% de estas trombosis se producen durante el embarazo o inmediatamente después del parto. Hay varios cambios procoagulantes que pueden ocurrir durante el embarazo, como el aumento de la resistencia a la proteína C activada y de determinados factores de la coagulación, el fibrinógeno y el factor de von Willebrand. La mayoría de las trombosis venosas se presentan entre 3 días y 4 semanas después del parto, y el 80% tienen lugar en la segunda o tercera semana posparto; también hay un mayor riesgo durante el tercer trimestre. La oclusión venosa probablemente cause entre el 20 y 40% de los infartos cerebrales durante el embarazo. La tasa de mortalidad media global de las pacientes embarazadas con trombosis venosa cerebral es de alrededor del 25%. Para las mujeres que sobreviven, el pronóstico suele ser bueno, y tienen menos posibilidades de sufrir un déficit neurológico focal persistente que aquellas con un infarto cerebral por lesiones arteriales. Aunque el embarazo es un factor de riesgo para la trombosis venosa cerebral, está indicada una evaluación detallada de las condiciones protrombóticas. Como se indica en el capítulo 18, la anticoagulación está indicada para los pacientes con trombosis venosa cerebral. Para las mujeres embarazadas, se suele recomendar la heparina de bajo peso molecular o la heparina no fraccionada, ya que no se asocian con el riesgo de hemorragia fetal ni con la teratogenicidad.

Trastornos hemáticos

En un embarazo normal, el aumento del fibrinógeno plasmático y de los factores de coagulación VII, IX y XI, junto con la disminución de la inactivación de los factores de coagulación, producen un estado de hipercoagulabilidad leve, especialmente durante el tercer trimestre. Se han observado efectos similares con el uso de las píldoras anticonceptivas. Además, otras anomalías en los constituyentes de las células sanguíneas y en las proteínas plasmáticas pueden dar lugar a un estado de hipercoagulabilidad, con aumento de la viscosidad de la sangre y estasis, que predisponen al paciente a la isquemia cerebral.

De estos trastornos en el embarazo, el que se describe con mayor frecuencia es la **enfermedad de células falciformes**. La estructura de los eritrocitos que contienen hemoglobina SS o SC se altera cuando estas células se exponen a una baja tensión de oxígeno, lo que aumenta la viscosidad de la sangre y predispone a la isquemia difusa de la pared de los vasos pequeños por oclusión de las arterias alimentadoras. La crisis de células falciformes es relativamente frecuente en el embarazo en el contexto de la enfermedad SS y SC. En raras ocasiones, las pacientes embarazadas con rasgo drepanocítico sufren un infarto cerebral o una muerte súbita.

La **púrpura trombocitopénica trombótica** (**PTT**) es una enfermedad hemática rara que provoca la coagulación de pequeñas arterias en todo el cuerpo. Se produce aproximadamente tres veces más en las mujeres embarazadas y puérperas que en otras mujeres del mismo grupo de edad. Las manifestaciones hemáticas y cerebrovasculares son el resultado de un daño mecánico secundario en los eritrocitos. El daño causa un aumento de las plaquetas para formar microtrombos difusos, que a su vez ocluyen las arteriolas terminales del cerebro y producen múltiples infartos pequeños y una encefalopatía fluctuante. Muchas mujeres embarazadas con PTT ingresan en el hospital durante las últimas semanas del embarazo, momento en el que pueden aparecer petequias, equimosis y manchas purpúricas. El tratamiento de la PTT se describe con más detalle en el capítulo 16.

Otras afecciones poco frecuentes asociadas con el embarazo

Las **partículas del líquido amniótico embolizan** al cerebro y otras partes del cuerpo. Estos émbolos tienden a producirse con mayor frecuencia en las mujeres multíparas mayores de 30 años y que presentan desgarros uterinos, cervicales o vaginales como entrada del líquido amniótico a la circulación sistémica. El cuadro clínico que se ha descrito incluye crisis epilépticas, disnea repentina, cianosis, coagulación intravascular diseminada, choque y muerte. El diagnóstico *antemortem* se realiza mediante el hallazgo de células epiteliales fetales justo por encima de la capa leucocítica de la sangre asentada (que puede extraerse de la aurícula derecha mientras se coloca un catéter de presión venosa central).

Los **émbolos gaseosos** durante el embarazo y el puerperio se han asociado con el aborto, el parto vaginal complicado, la cesárea, la insuflación de aire vaginal y los ejercicios de flexión de las rodillas hacia el pecho durante el puerperio. Los síntomas son similares a los de la embolia de líquido amniótico. El examen cardiaco puede revelar un ruido cardiaco borboteante y agitado que es el resultado de la sangre espumosa.

Los **émbolos de grasa** se han notificado con poca frecuencia durante el embarazo, pero se producen en el contexto de una crisis de células falciformes, en asociación con la embolia de líquido amniótico y, de forma independiente, en mujeres con obesidad.

En raras ocasiones, el **coriocarcinoma metastásico** puede presentarse con infarto cerebral isquémico o hemorrágico como resultado de la oclusión de los vasos por las células embólicas del corioepitelioma. Una vez que estas células se alojan en los vasos sanguíneos, tienden a provocar la destrucción y rotura de las paredes de la arteria. El diagnóstico precoz se ve facilitado por la medición de las concentraciones de gonadotropina coriónica humana en el suero.

Evaluación y tratamiento de la enfermedad vascular cerebral isquémica en el embarazo

La enfermedad vascular cerebral isquémica focal puede surgir de cualquiera de los procesos patológicos descritos a través de mecanismos hemodinámicos y tromboembólicos. Siempre que sea posible, el tratamiento debe basarse en una definición precisa del mecanismo fisiopatológico subyacente y su tratamiento adecuado (como se ha indicado anteriormente y en los capítulos 16-18).

En la población general, los pacientes con aparición reciente o aumento de la frecuencia de ataques isquémicos transitorios (AIT) e infartos cerebrales leves tienen un alto riesgo de sufrir un infarto cerebral. La evaluación y el tratamiento de los pacientes con AIT e infarto cerebral leve se resumen en el capítulo 12. Hay algunas cuestiones especiales que deben tenerse en cuenta en las mujeres embarazadas.

En el caso de las pacientes embarazadas con un trastorno que se controla mejor con anticoagulación, se suele utilizar heparina de bajo peso molecular en lugar de heparina no fraccionada o warfarina.

Por lo general, la warfarina se evita durante el embarazo, particularmente en el primer trimestre, debido al mayor riesgo de complicaciones teratogénicas y atrofia fetal con esta terapia. La mayoría de las pruebas de este abordaje se basan en informes de casos esporádicos. Las complicaciones teratogénicas incluyen una o más de las siguientes:

1. Anomalías óseas, como punteado de las epífisis óseas, hipoplasia nasal (nariz en silla de montar), hipertelorismo, protuberancia frontal, cuello corto, baja estatura y paladar alto arqueado
2. Retraso psicomotor
3. Atrofia óptica o cataratas
4. Agenesia del cuerpo calloso y atrofia cerebelosa
5. Hemorragia fetal

La heparina no está exenta de riesgos durante el embarazo, pero con un peso molecular de aproximadamente 20 000, esta sustancia no atraviesa la barrera placentaria en un grado significativo, en comparación con la warfarina, que tiene un peso molecular aproximado de 1 000 y atraviesa la barrera placentaria. Cuando se necesita anticoagulación durante el embarazo, se puede usar heparina de bajo peso molecular, ajustada por la concentración de heparina anti-factor Xa 4 h después de la inyección, o heparina no fraccionada, utilizada por vía subcutánea cada 12 h y ajustada para mantener un tiempo de tromboplastina parcial activado adecuado. Entonces, es posible instituir la warfarina en el posparto. Se desconoce la seguridad de los anticoagulantes orales directos durante el embarazo.

Se han registrado algunos casos aislados de anomalías congénitas en lactantes nacidos de madres que tomaban ácido acetilsalicílico. Sin embargo, el riesgo por consumo de ácido acetilsalicílico, particularmente con el uso intermitente o de dosis bajas indicadas para una afección médica específica, es extremadamente bajo. El empleo frecuente de dosis altas durante el embarazo conlleva cierto riesgo, dependiendo del trimestre durante el que se utilice, con riesgos durante el primer trimestre que incluyen pérdida del embarazo o defectos congénitos, así como riesgo de cierre prematuro del conducto arterioso fetal con el consumo durante el tercer trimestre.

El tratamiento de los pacientes con ictus isquémico grave e infarto en progresión se basa en los principios expuestos en este capítulo y en los capítulos 11, 13 y 16. En el caso de las mujeres embarazadas con infarto progresivo, debe evitarse el manitol por su relativa falta de utilidad para la madre y por el importante riesgo de deshidratación fetal.

Aunque el embarazo y el periodo posparto se consideran contraindicaciones relativas para el uso del activador tisular del plasminógeno recombinante (rTPA, *recombinant tissue plasminogen activator*) en el tratamiento del ictus isquémico agudo, los informes de casos y los análisis retrospectivos han documentado que el rTPA se ha administrado con seguridad durante el embarazo, con efectos primarios y secundarios comparables con los de las mujeres no embarazadas. Hasta que se disponga de más ensayos prospectivos de tratamiento para evaluar mejor la seguridad y la eficacia, la práctica actual es considerar el tratamiento con rTPA en el embarazo siguiendo las mismas guías que se describen en el capítulo 11, sopesando los riesgos frente a los posibles beneficios.

23 Genética de la enfermedad vascular cerebral

Varios trastornos cerebrovasculares tienden a ser hereditarios o son de naturaleza totalmente congénita o están determinados en gran medida por la genética. Entre ellos, se encuentran los trastornos que pueden causar un ictus isquémico, un ictus hemorrágico y entidades cerebrovasculares estructurales.

HEMORRAGIA SUBARACNOIDEA/ANEURISMA INTRACRANEAL

La evaluación y el tratamiento de la hemorragia subaracnoidea (HSA) y el aneurisma sacular intracraneal se abordan en los capítulos 14 y 17. Los estudios con base en la población han sugerido que hay una mayor incidencia de que un familiar de primer o segundo grado haya tenido una HSA, hasta el 20% en un estudio. En los **familiares de primer grado**, casi el 10% tienen antecedentes de HSA o aneurisma intracraneal, cifra muy superior a la que cabría esperar en la población general.

Desde el punto de vista del **tamizaje**, entre los familiares de primer grado de los pacientes que tenían un aneurisma intracraneal y tenían 30 años de edad o más y en las familias en las que al menos dos miembros de la familia tenían un aneurisma intracraneal, el 9% tenía un aneurisma confirmado. El hábito tabáquico, el sexo femenino y la hipertensión son factores de riesgo para la aparición de aneurismas intracraneales en quienes tienen antecedentes familiares. El tamizaje mediante angiografía por resonancia magnética (ARM) en los familiares de primer grado de quienes tenían un aneurisma intracraneal roto y sin antecedentes familiares conocidos de aneurisma intracraneal indicó que solo se detectó un aneurisma en el 3% de los familiares de primer grado con edades comprendidas entre los 20 y 70 años y cribados con ARM. El mayor riesgo se observó en los hermanos, en contraposición a los hijos. Los factores de riesgo para un riesgo ligeramente mayor de detección de aneurismas fueron el sexo femenino, la edad avanzada, los antecedentes familiares de poliquistosis renal, los antecedentes de hiperlipidemia, los antecedentes de hipertensión y la presencia de hiperglucemia. Por lo general, se recomienda el tamizaje con angiografía por resonancia magnética o tomografía computarizada al menos a los familiares de primer grado si dos o más miembros de su familia tienen antecedentes de aneurisma cerebral o HSA (especialmente si los afectados son familiares de primer grado). El tamizaje inicial suele realizarse entre los 20 y 30 años de edad, a menos de que haya miembros de la familia a quienes se haya detectado un aneurisma intracraneal a una edad más temprana. Si el tamizaje inicial es negativo, está indicada la repetición intermitente de las pruebas de imagen, ya que un estudio de tamizaje inicial negativo no excluye la formación posterior de un aneurisma.

Entre los casos familiares, la edad media de los pacientes con HSA es menor, y en las generaciones posteriores, la HSA se produce a una edad más temprana. El resultado global también puede ser peor en los casos familiares. Los trastornos hereditarios que se asocian con el aneurisma intracraneal incluyen poliquistosis renal autosómica dominante, neurofibromatosis tipo 1, seudoxantoma elástico, esclerosis tuberosa, síndrome de Marfan, síndrome de Ehlers-Danlos tipo IV, síndrome de Klinefelter, enanismo primordial osteodisplásico microcefálico y telangiectasia hemorrágica hereditaria (THH).

INFARTO CEREBRAL

Arteriopatía cerebral autosómica dominante con infartos subcorticales y leucoencefalopatía

La arteriopatía cerebral autosómica dominante con infartos subcorticales y leucoencefalopatía (CADASIL, *cerebral autosomal dominant arteriopathy with subcortical infarcts and leukoencephalopathy*) es una rara enfermedad vascular cerebral hereditaria causada por una mutación del gen del receptor *NOTCH3* en el cromosoma 19. El trastorno suele comenzar en la edad adulta temprana o media, y los pacientes presentan migraña, infarto cerebral, trastornos psiquiátricos o deterioro cognitivo. Los infartos cerebrales subcorticales recurrentes pueden conducir a un declive escalonado y a demencia, y dar lugar a una reducción de la supervivencia. La arteriopatía se desarrolla lentamente, provocando la destrucción de las células musculares lisas y el engrosamiento y la fibrosis de las paredes de las arterias penetrantes de tamaño pequeño y mediano, con el consiguiente estrechamiento de la luz. Esto altera el flujo sanguíneo cerebral y produce hiperintensidades características en la sustancia blanca en la resonancia magnética (RM) ponderada en T2, a partir de las cuales se puede diagnosticar CADASIL mucho antes del primer ictus clínicamente evidente. Los infartos lacunares múltiples, sobre todo en la sustancia blanca frontal y los núcleos basales, conducen a un daño cerebral permanente y progresivo que se manifiesta en forma de deterioro cognitivo y, finalmente, de demencia. La afectación de la parte anterior del lóbulo temporal es típica del trastorno. Se pueden observar microhemorragias en la RM en alrededor de un tercio de los pacientes. Aunque los síntomas son casi exclusivamente neurológicos, la arteriopatía es generalizada y el diagnóstico por patología es posible a través de una biopsia de piel en la que se pueden detectar gránulos osmofílicos en la microscopia electrónica (acumulación de material basófilo patognomónico, positivo al ácido peryódico de Schiff y, en la microscopia electrónica, osmofílico entre las células musculares lisas degeneradas de las arterias dérmicas). Los resultados son muy específicos, pero la sensibilidad es algo inferior al 100%. Además de los antecedentes familiares sugestivos y las características clínicas, el diagnóstico puede indicarse con base en la RM. Se puede analizar la sangre para detectar la mutación *NOTCH3*. Después de realizar el diagnóstico, debe evaluarse la concentración de homocisteína, ya que hay indicios de que estos pacientes pueden tener un mayor riesgo de hiperhomocisteinemia. No hay tratamientos probados que alteren el curso de la CADASIL o disminuyan el riesgo de infarto cerebral recurrente. El tratamiento esta afección incluye el uso de antiplaquetarios, aunque su eficacia no está clara. La eficacia del control agresivo de los factores de riesgo de la ateroesclerosis es incierta, pero suele aplicarse. Debido a que la RM con frecuencia puede revelar microhemorragias en las personas con CADASIL, no se suelen recomendar antiplaquetarios ni anticoagulantes más agresivos. El uso de medicamentos para la demencia, como los inhibidores de la acetilcolinesterasa que se utilizan en la demencia de Alzheimer, tiene una eficacia poco clara.

TRASTORNOS MITOCONDRIALES

La encefalopatía mitocondrial, acidosis láctica y episodios similares al ictus (MELAS, *mitochondrial encephalopathy, lactic acidosis, and stroke-like episodes*) se hereda por vía materna y es causada por mutaciones del ADN mitocondrial; la sustitución de adenina o guanina en la posición 3243 (A3243G) es la causa del 80% de los casos. Los pacientes presentan confusión intermitente, migrañas, infarto cerebral antes de los 40 años de edad, acidosis láctica en la sangre, posibles crisis epilépticas focales o generalizadas, biopsia muscular que muestra fibras rojas rasgadas y encefalopatía. Las imágenes permiten ver lesiones similares a las de un ictus isquémico, que afectan especialmente a los lóbulos occipitales y los núcleos basales. Ningún tratamiento específico es claramente eficaz. A veces, el tratamiento es con coenzima Q10, vitamina C, carnitina y riboflavina, pero el efecto de cualquiera de ellos es incierto. El ácido valproico no debe administrarse a los pacientes con MELAS u otros errores congénitos conocidos del metabolismo mitocondrial, ya que puede desencadenar o agravar las crisis epilépticas u otras alteraciones neurológicas en estos individuos.

ENFERMEDAD DE FABRY

La enfermedad de Fabry es un trastorno ligado al cromosoma X que es causado por una mutación en el gen de la α-galactosidasa A. Las presentaciones neurológicas incluyen dolor urente en una distribución de «guante y calcetín» provocada por una neuropatía periférica de fibra pequeña; otras pueden presentarse con infartos cerebrales, que afectan con más frecuencia a las arterias pequeñas, pero que también afectan a veces a las arterias más grandes. La enfermedad oclusiva de las arterias pequeñas inducida por la hipertensión puede causar algunos de los ictus. Los ictus isquémicos son causados principalmente por la trombosis en el marco de la enfermedad oclusiva de las arterias pequeñas. Asimismo, los hallazgos de angioqueratomas cutáneos (que suelen encontrarse entre el ombligo y las rodillas), la enfermedad renal progresiva y la distrofia de Fleisher-Grüber, también llamada *distrofia verticilata*, sugieren el diagnóstico. El trastorno es ocasionado por una actividad deficiente de la galactosidasa A lisosómica. Los depósitos de globotriaosilceramida 3 se acumulan entonces en el endotelio y el músculo liso, incluyendo las arterias, la córnea y todo el sistema nervioso.

El diagnóstico puede realizarse mediante una biopsia de piel que muestre los cuerpos densos en electrones unidos a la membrana en los fibroblastos y las células endoteliales y también mediante la evaluación del grado de actividad de la α-galactosidasa en el plasma o los leucocitos periféricos. El diagnóstico es más difícil en las mujeres porque estos grados pueden ser normales. A menudo se utiliza el tratamiento de sustitución enzimática, aunque se desconoce su eficacia para prevenir la isquemia cerebral. Asimismo, la eficacia de cualquier otro tratamiento médico, como los antiplaquetarios, no es segura. Las anomalías cardiacas también pueden provocar una embolia cerebral.

HOMOCISTINURIA

La homocistinuria es un trastorno autosómico recesivo del metabolismo de los aminoácidos que, en la mayoría de los casos, es causado por un defecto en el gen que conduce a la producción de la enzima cistationina β-sintasa. También puede ser ocasionada por deficiencias en la producción de 5,10-metileno tetrahidrofolato-reductasa u homocisteína-metiltransferasa. Esta enfermedad autosómica recesiva provoca una elevación de la homocisteína y sus metabolitos en el plasma y la orina. La acumulación endotelial de homocisteína conduce a la ateroesclerosis prematura y también a una mayor adhesión de las plaquetas. Puede producirse trombosis tanto arterial como venosa. Además de la trombosis y la ateroesclerosis prematura, las características clínicas incluyen anomalías oculares, como atrofia óptica, cristalino ectópico o glaucoma; aspecto marfanoide; paladar alto y arqueado; retraso mental; crisis epilépticas; osteoporosis, y escoliosis. El tratamiento es con altas dosis de piridoxina, ácido fólico y vitamina B$_{12}$. También debe considerarse una dieta baja en metionina y alta en cistina.

ENFERMEDAD DE CÉLULAS FALCIFORMES

La enfermedad de células falciformes es un trastorno autosómico recesivo que se presenta en 1 de cada 500 nacimientos en afroamericanos. Aunque es mucho menos frecuente, puede afectar a personas de otras etnias. El trastorno suele provocar un infarto cerebral, que se produjo en el 8% de los niños a la edad de 14 años en un amplio estudio de cohortes. En otro estudio, la aparición del primer ictus fue a los 20 años en el 11% y a los 45 años en el 24%. Los eritrocitos que contienen hemoglobina SS y están expuestos a una baja tensión de oxígeno alteran su estructura, lo que provoca un aumento de la viscosidad de la sangre y la posibilidad de que se produzcan múltiples oclusiones de pequeñas arterias. Las arterias más grandes también pueden verse afectadas por cambios adversos en las arterias pequeñas que irrigan la pared arterial. Los ictus pueden ser isquémicos o hemorrágicos; los isquémicos son más frecuentes en los niños y las hemorragias intracerebrales (HIC) y HSA se producen principalmente en los adultos. El sistema carotídeo es el afectado con mayor frecuencia en los niños. Otras manifestaciones cerebrovasculares pueden ser las trombosis de las venas corticales y de los senos venosos. Desde un punto de vista patológico, el daño arterial conduce a la hiperplasia de la íntima, con formación de coágulos que producen isquemia. En ocasiones, la estenosis bilateral de las arterias carótidas internas puede causar una apariencia arteriográfica que imita la enfermedad de moyamoya.

La crisis drepanocítica puede ser precipitada por la hipoxia, el esfuerzo físico, el estrés o las infecciones agudas. Para definir a los niños con mayor riesgo de sufrir un infarto cerebral, pueden utilizarse estudios de Doppler transcraneal (DTC). Las personas con velocidades de DTC inferiores a 200 cm/s son las que presentan un mayor riesgo de ictus. En el ensayo *Stroke Prevention in Sickle Cell Disease* (STOP), los niños fueron asignados aleatoriamente a transfusiones intermitentes o a atención estándar. El objetivo era mantener la concentración de hemoglobina S por encima del 30% y el tratamiento transfusional fue muy eficaz para reducir el riesgo de sufrir un primer ictus. En los adultos, se suele considerar la posibilidad de realizar transfusiones intermitentes crónicas, pero es necesario llevar a cabo una evaluación completa para determinar si existe alguna otra causa del infarto. Además de la transfusión, se ofrece hidratación, oxigenación y control del dolor intensivos.

HEMORRAGIA INTRACEREBRAL

Angiopatía amiloide

La angiopatía amiloide cerebral y su potencial para causar hemorragias intracraneales se revisan en el capítulo 17. La angiopatía amiloide puede ser familiar, como en la hemorragia cerebral hereditaria con amiloidosis de tipo holandés. Este trastorno autosómico dominante provoca el depósito de amiloide en las pequeñas arterias intracraneales. Los pacientes se presentan con HIC lobulares recurrentes o con demencia vascular. Existe otro trastorno autosómico dominante, la hemorragia cerebral hereditaria con amiloidosis de tipo islandés, que es causada por una mutación genética diferente pero con resultados clínicos similares.

Malformaciones cerebrales

Malformaciones cavernosas

Las malformaciones cavernosas intracraneales se observan con frecuencia en la RM y suelen ser lesiones angiográficamente ocultas. Pueden presentarse en familias, con herencia de forma autosómica dominante. Una mutación genética única puede ocurrir en uno o más de tres genes: *CCM1* (cromosoma 7), *CCM2* (cromosoma 7) y *CCM3* (cromosoma 3). Las malformaciones cavernosas familiares pueden darse sobre todo en personas de origen hispano, causadas por una mutación en *CCM1*. Por lo general, no se puede detectar ninguna mutación genética específica en aproximadamente 1 de cada 10 personas con antecedentes familiares de malformación cavernosa. Las personas con malformaciones cavernosas familiares suelen tener múltiples lesiones. La evolución de las malformaciones cavernosas intracraneales se describe en el capítulo 30.

Telangiectasia hemorrágica hereditaria

La THH, también conocida como *síndrome de Osler-Weber-Rendu*, es un trastorno autosómico dominante que implica anomalías del cromosoma 9 o 12. Las malformaciones arteriovenosas (MAV) suelen aparecer en estas familias a nivel intracraneal y en el pulmón, el hígado y el riñón. Pueden producirse tanto una HIC como un infarto cerebral causado por un émbolo paradójico a través de la MAV pulmonar. Otras manifestaciones de las MAV cerebrales pueden ser las crisis epilépticas y los déficits neurológicos focales. El tratamiento de las MAV se resume en los capítulos 17 y 30. Las MAV pueden tratarse con resección quirúrgica, terapia endovascular o radiocirugía. Pueden observarse epistaxis, hemorragias gastrointestinales, disnea o hemoptisis causadas por las MAV pulmonares y telangiectasias de la piel y las mucosas. En un estudio monocéntrico de 321 pacientes que tenían THH, el 3.7% tenía antecedentes de malformaciones cerebrales y el 2.1%, hemorragia intracraneal. Además de las MAV, pueden observarse malformaciones cavernosas y venosas. Se sugiere que el riesgo de tener una hemorragia por MAV en el contexto de la THH es menor que por las MAV no familiares. Los antecedentes de infarto cerebral o ataque isquémico transitorio son más frecuentes que la enfermedad hemorrágica.

LECTURAS RECOMENDADAS PARA LA SECCIÓN IV

Adams RJ, McKie VC, Hsu L, et al. Prevention of a first stroke by transfusions in children with sickle cell anemia and abnormal results on transcranial Doppler ultrasonography. *N Engl J Med*. 1998;339:5–11.

Atrial Fibrillation Investigators. Risk factors for stroke and efficacy of antithrombotic therapy in atrial fibrillation: analysis of pooled data from five randomized controlled trials. *Arch Intern Med*. 1994;154:1449–1457.

Auger RG, Wiebers DO. Management of unruptured intracranial aneurysms: a decision analysis. *J Stroke Cerebrovascular Dis*. 1991;1:174–181.

Auger RG, Wiebers DO. Management of unruptured intracranial arteriovenous malformations: a decision analysis. *Neurosurgery*. 1992;30:561–569.

Baddour LM, Wilson WR, Bayer AS, et al.; on behalf of the American Heart Association Committee on Rheumatic Fever, Endocarditis, and Kawasaki Disease of the Council on Cardiovascular Disease in the Young, Council of Clinical Cardiology, Council on Cardiovascular Surgery and Anesthesia, and Stroke Council. Infective endocarditis in adults: Diagnosis, antimicrobial therapy, and management of complications: A scientific statement for healthcare professionals from the American Heart Association. *Circulation*. 2015;132:1435–1486.

Bailey EL, Smith C, Sudlow CL, et al. Pathology of lacunar ischemic stroke in humans: a systematic review. *Brain Pathol*. 2012;22:583–591.

Bertsias GK, Ioannidis JP, Aringer M, et al. EULAR recommendations for the management of systemic lupus erythematosus with neuropsychiatric manifestations: Report of a task force of the EULAR Standing Committee for Clinical Affairs. *Ann Rheum Dis*. 2010;69:2074–2082.

Bick RL. Disseminated intravascular coagulation: objective criteria for diagnosis and management. *Med Clin North Am*. 1994;78:511–543.

Biller J, Mathews KD, Love BB, eds. *Stroke in Children and Young Adults*. Boston, MA: Butterworth-Heinemann; 1994.

Bonati LH, Dobson J, Featherstone RL. Long-term outcomes after stenting versus endarterectomy for treatment of symptomatic carotid stenosis: The International Carotid Stenting Study (ICSS) randomised trial. *Lancet*. 2015;385[9967]:529–538.

Broderick J, Talbot GT, Prenger E, et al. Stroke in children within a major metropolitan area: the surprising importance of intracerebral hemorrhage. *J Child Neurol*. 1993;8:250–255.

Brott TG, Brown RD Jr, Meyer FB, et al. Carotid revascularization for prevention of stroke: carotid endarterectomy and carotid artery stenting. *Mayo Clin Proc*. 2004;79:1197–1208.

Brott TG, Halperin JL, Abbara S, et al. 2011 ASA/ACCF/AHA/AANN/AANS/ACR/ASNR/CNS/SAIP/SCAI/SIR/SNIS/SVM/SVS guideline on the management of patients with extracranial carotid and vertebral artery disease. *Circulation*. 2011;124(4):e54–e130.

Brown RD Jr, Broderick JP. Unruptured intracranial aneurysms: epidemiology, natural history, management options, and familial screening. *Lancet Neurol*. 2014;13:393–404.

Brown RD Jr, Evans BA, Wiebers DO, et al. Transient ischemic attack and minor ischemic stroke: an algorithm for evaluation and treatment. *Mayo Clin Proc*. 1994;69:1027–1039.

Brown RD Jr, Flemming KD, Meyer FB, et al. Natural history, evaluation, and management of intracranial vascular malformations. *Mayo Clin Proc.* 2005;80:269–281.

Bucciarelli S, Erkan D, Espinosa G, et al. Catastrophic antiphospholipid syndrome: treatment, prognosis, and the risk of relapse. *Clin Rev Allergy Immunol.* 2009;36:80–84.

CADISS Trial Investigators, Markus HS, Hayter E, Levi C, et al. Antiplatelet treatment compared with anticoagulation treatment for cervical artery dissection (CADISS): a randomised trial. *Lancet Neurol.* 2015;14(4):361–367.

CAPRIE Steering Committee. A randomized, blinded trial of clopidogrel versus aspirin in patients at risk of ischaemic events (CAPRIE). *Lancet.* 1996;348:1329–1338.

CREST Investigators, Brott TG, Hobson RW, Howard G, et al.; Stenting versus endarterectomy for treatment of carotid-artery stenosis. *N Engl J Med.* 2010;363:80–82.

Chakravarty K, Elgabani SH, Scott DG, et al. A district audit on the management of polymyalgia rheumatica and giant cell arteritis. *Br J Rheumatol.* 1994;33:152–156.

Chimowitz MI, Lynn MJ, Howlett-Smith H, et al. Comparison of warfarin and aspirin for symptomatic intracranial arterial stenosis. *N Engl J Med.* 2005;352:1305–1316.

Chobanian AV, Bakris GL, Black HR, et al. The seventh report of the Joint National Committee on Prevention, Detection, Evaluation, and Treatment of High Blood Pressure: The JNC 7 Report. *JAMA.* 2003;289:2560–2572.

Coull BM, Levine SR, Brey RL. The role of antiphospholipid antibodies in stroke. *Neurol Clin.* 1992;10:125–143.

Croce MA, Dent DL, Menke PG, et al. Acute subdural hematoma: nonsurgical management of selected patients. *J Trauma.* 1994;36:820–826.

De Michele G, Sorrentino P, Nesti C, et al. Reversible valproate-induced subacute encephalopathy associated with a MT-ATP8 variant in the mitochondrial genome. *Front Neurol.* 2018;9:728.

Derdeyn CP, Chimowitz MI, Lynn MJ, et al.; for the Stenting and Aggressive Medical Management for Preventing Recurrent Stroke in Intracranial Stenosis Trial Investigators. Aggressive medical treatment with or without stenting in high-risk patients with intracranial artery stenosis (SAMMPRIS): The final results of a randomised trial. *Lancet.* 2014;383[9914]:333–341.

Desmond DW, Moroney JT, Lynch T, et al. The natural history of CADASIL: a pooled analysis of previously published cases. *Stroke.* 1999;30:1230–1233.

Diener HC, Bogousslavsky J, Brass LM, et al.; on behalf of the MATCH investigators. Aspirin and clopidogrel compared with clopidogrel alone after recent ischaemic stroke or transient ischaemic attack in high-risk patients (MATCH): randomised, double-blind, placebo-controlled trial. *Lancet.* 2004;364:331–337.

Diener HC, Cunha L, Forbes C, et al. European Stroke Prevention Study 2: dipyridamole and acetylsalicylic acid in the secondary prevention of stroke. *J Neurol Sci.* 1996;143:1–13.

EAFT (European Atrial Fibrillation Trial) Study Group. Secondary prevention in non-rheumatic atrial fibrillation after transient ischaemic attack or minor stroke. *Lancet.* 1993;342:1255–1262.

EC/IC Bypass Study Group. Failure of extracranial-intracranial arterial bypass to reduce the risk of ischemic stroke: results of an international randomized trial. *N Engl J Med.* 1985;313:1191–1200.

Eden OB, Lilleyman JS. Guidelines for management of idiopathic thrombocytopenic purpura. *Arch Dis Child.* 1992;67:1056–1058.

Einhaupl KM, Villringer A, Meister W, et al. Heparin treatment in sinus venous thrombosis. *Lancet.* 1991;338:597–600.

Erbguth F, Brenner P, Schuierer G, et al. Diagnosis and treatment of deep cerebral vein thrombosis. *Neurosurg Rev.* 1991;14:145–148.

Ernst E, Pittler MH. Ginkgo biloba for dementia. A systematic review of double-blind, placebo-controlled trials. *Clin Drug Invest.* 1999;17:301–308.

Executive Committee for the Asymptomatic Carotid Atherosclerosis Study. Endarterectomy for asymptomatic carotid artery stenosis. *JAMA.* 1995;273:1421–1428.

Farrell B, Godwin J, Richards S, et al. The United Kingdom transient ischemic attack (UK-TIA) aspirin trial: final results. *J Neurol Neurosurg Psychiatry.* 1991;54:1044–1054.

Flemming KD, Brown RD Jr. Secondary prevention strategies in ischemic stroke: identification and optimal management of modifiable risk factors. *Mayo Clin Proc.* 2004;79:1330–1340.

Flemming KD, Brown RD Jr, Petty GW, et al. Evaluation and management of transient ischemic attack and minor cerebral infarction. *Mayo Clin Proc.* 2004;79:1071–1086.

Flemming KD, Link MJ, Christianson TJ, et al. Prospective hemorrhage risk of intracerebral cavernous malformations. *Neurology.* 2012;78:632–636.

Fluri F, Hatz F, Rutgers MP, et al. Intravenous thrombolysis in patients with stroke attributable to small artery occlusion. *Eur J Neurol.* 2010;17:1054–1060.

Furie KL, Kasner SE, Adams RJ, et al. Guidelines for the prevention of stroke in patients with stroke or transient ischemic attack. A guideline for healthcare professionals from the American Heart Association/American Stroke Association. *Stroke.* 2011;42(1):227–276.

Furie KL, Goldstein LB, Albers GW, et al. Oral antithrombotic agents for the prevention of stroke in nonvalvular atrial fibrillation: A science advisory for healthcare professionals from the American Heart Association/American Stroke Association. *Stroke*. 2012;43:3442–3453.

Furlan AJ, Reisman M, Massaro J, et al. Closure or medical therapy for cryptogenic stroke with patent foramen ovale. *New Engl J Med*. 2012;366:991–999.

Garcia-Garcia J, Ayo-Martin O, Argandona-Palacios L, et al. Vertebral artery halo sign in patients with stroke: A key clue for the prompt diagnosis of giant cell arteritis. *Stroke*. 2011;42:3287–3290.

Garrett MC, Komotar RJ, Starke RM, et al. The efficacy of direct extracranial-intracranial bypass in the treatment of symptomatic hemodynamic failure secondary to athero-occlusive disease: a systematic review. *Clin Neurol Neurosurg*. 2009;111(4):319–326.

Gorelick PB, Richardson D, Kelly M, et al. Aspirin and ticlopidine for prevention of recurrent stroke in black patients. *JAMA*. 2003;289:2947–2957.

Grear KE, Bushnell CD. Stroke and pregnancy: clinical presentation, evaluation, treatment and epidemiology. *Clin Obstet Gynecol*. 2013;56(2):350–359.

Grubb R, Derdeyn C, Fritsch S, et al. Importance of hemodynamic factors in the prognosis of symptomatic carotid occlusion. *JAMA*. 1998;280:1055–1060.

Hacke W, Kaste M, Fleschi C, et al. Intravenous thrombolysis with recombinant tissue plasminogen activator for acute hemispheric stroke: the European Cooperative Acute Stroke Study (ECASS). *JAMA*. 1995;274:1017–1025.

Haley EC Jr, Kassell NF, Torner JC. The International Cooperative Study on the timing of aneurysm surgery: The North American experience. *Stroke*. 1992;23:205–214.

Haynes RB, Taylor DW, Sackett DL, et al. Prevention of functional impairment by endarterectomy for symptomatic high-grade carotid stenosis. North American Symptomatic Carotid Endarterectomy Trial Collaborators. *JAMA*. 1994;271:1256–1259.

Hemphill JC 3rd, Bonovich DC, Besmertis L, et al. The ICH score: a simple, reliable grading scale for intracerebral hemorrhage. *Stroke*. 2001;32(4):891–897.

Hillis LD, Smith PK, Anderson JL, et al. 2011 ACCF/AHA guideline for coronary artery bypass graft surgery: A report of the American College of Cardiology Foundation/American Heart Association Task Force on Practice Guidelines. *Circulation*. 2011;124:e652–e735.

Hobson RW II, Weiss DG, Fields WS, et al. Efficacy of carotid endarterectomy for asymptomatic carotid stenosis. The Veterans Affairs Cooperative Study Group. *N Engl J Med*. 1993;328:221–227.

Horton JC, Chambers WA, Lyons SL, et al. Pregnancy and the risk of hemorrhage from cerebral arteriovenous malformations. *Neurosurgery*. 1990;27:867–871.

Johnston SC, Easton JD, Farrant M, et al. Clopidogrel and aspirin in acute ischemic stroke and high-risk TIA. *N Engl J Med*. 2018;379:215–225.

Kaku DA, Lowenstein DH. Emergence of recreational drug abuse as a major risk factor for stroke in young adults. *Ann Intern Med*. 1990;113:821–827.

Kato GJ, Gladwin MT, Steinberg MH. Deconstructing sickle cell disease: reappraisal of the role of hemolysis in the development of clinical subphenotypes. *Blood Rev*. 2007;21(1):37–47.

Kent DM, Ruthazer R, Weimar C, et al. An index to identify stroke-related vs incidental patent foramen ovale in cryptogenic stroke. *Neurology*. 2013;81:619–625.

Kurnan WN, Ovbiagele B, Black HR, et al. Guidelines for the prevention of stroke in patients with stroke and transient ischemic attack: a guideline for healthcare professionals from the American Heart Association/American Stroke Association. *Stroke*. 2014;45:2160–2236.

Manno EM, Atkinson JL, Fulgham JR, et al. Emerging medical and surgical management strategies in the evaluation and treatment of intracerebral hemorrhage. *Mayo Clin Proc*. 2005;80:420–433.

Mayer SA, Brun NC, Begtrup K, et al. Recombinant activated Factor VII for acute intracerebral hemorrhage. *N Engl J Med*. 2005;352:777–785.

Mayo Asymptomatic Carotid Endarterectomy Study Group. Results of a randomized controlled trial of carotid endarterectomy for asymptomatic carotid stenosis. *Mayo Clin Proc*. 1992;67:513–518.

Mendelow AD, Gregson BA, Fernandes HM, et al. Early surgery versus initial conservative treatment in patients with spontaneous supratentorial intracerebral haematomas in the International Surgical Trial in Intracerebral Haemorrhage (STICH): a randomised trial. *Lancet*. 2005;365:387–397.

Mendelow AD, Gregson BA, Rowan EN, et al. Early surgery versus initial conservative treatment in patients with spontaneous supratentorial lobar intracerebral haematomas (STICH II): a randomised trial. *Lancet*. 2013;382:397–408.

Meschia JF, Klaas JP, Brown RD Jr., et al. Evaluation and Management of Atherosclerotic Carotid Stenosis. *Mayo Clin Proc*. 2017;92(7):1144–1157.

Meyer FB, ed. *Sundt's Occlusive Cerebrovascular Disease*. 2nd ed. Philadelphia, PA: WB Saunders; 1994.

Miller EC, Yaghi S, Boehme AK, et al. Mechanisms and outcomes of stroke during pregnancy and the postpartum period: a cross-sectional study. *Neurol Clin Pract*. 2016;6(1):29–39.

Mohr JP, Thompson JL, Lazar RM, et al.; Warfarin-Aspirin Recurrent Stroke Study Group. A comparison of warfarin and aspirin for the prevention of recurrent ischemic stroke. *N Engl J Med.* 2001;345:1444–1451.

Molyneux A, Kerr R, Stratton I, et al.; International Subarachnoid Aneurysm Trial (ISAT) Collaborative Group. International Subarachnoid Aneurysm Trial (ISAT) of neurosurgical clipping versus endovascular coiling in 2143 patients with ruptured intracranial aneurysms: a randomised trial. *Lancet.* 2002;360:1267–1274.

MRC Asymptomatic Carotid Surgery Trial (ACST) Collaborative Group. Prevention of disabling and fatal strokes by successful carotid endarterectomy in patients without recent neurological symptoms: randomised controlled trial. *Lancet.* 2004;363:1491–1502.

Mukhtyar C, Guillevin L, Cid MC, et al. EULAR recommendations for the management of large vessel vasculitis. *Ann Rheum Dis.* 2009;68:318–323.

Nazha A, Gerds AT. Where to turn for second-line cytoreduction after hydroxyurea in polycythemia vera? *Oncologist.* 2016;21(4):475–480.

National Institute of Neurological Disorders and Stroke rt-PA Stroke Study Group. Tissue plasminogen activator for acute ischemic stroke. *N Engl J Med.* 1995;333:1581–1587.

Niranjan A, Lunsford LD. Stereotactic radiosurgery guidelines for the management of patients with intracranial cavernous malformations. *Prog Neurol Surg.* 2013;27:166–175.

North American Symptomatic Carotid Endarterectomy Trial Collaborators. Beneficial effect of carotid endarterectomy in symptomatic patients with high-grade carotid stenosis. *N Engl J Med.* 1991;325:445–453.

O'Donnell HC, Rosand J, Knudsen KA, et al. Apolipoprotein E genotype and the risk of recurrent lobar intracerebral hemorrhage. *N Engl J Med.* 2000;342:240–245.

Petersen P, Boysen G, Godtfredsen J, et al. Placebo-controlled, randomised trial of warfarin and aspirin for prevention of thromboembolic complications in chronic atrial fibrillation: the Copenhagen AFASAK study. *Lancet.* 1989;1:175–179.

Pisters R, Lane DA, Nieuwlaat R, et al. A novel user-friendly score (HAS-BLED) to assess 1-year risk of major bleeding in patients with atrial fibrillation: the Euro Heart Survey. *Chest.* 2010;138:1093–1100.

Poungvarin N, Bhoopat W, Viriyavejakul A, et al. Effects of dexamethasone in primary supratentorial intracerebral hemorrhage. *N Engl J Med.* 1987;316:1229–1233.

Powers WJ, Clarke WR, Grubb Jr RL, et al. Extracranial-intracranial bypass surgery for stroke prevention in hemodynamic cerebral ischemia: the Carotid Occlusion Surgery Study randomized trial. *JAMA.* 2011;306:1983–1992.

PROGRESS Collaborative Group. Randomised trial of a perindopril-based blood-pressure lowering regimen among 6105 individuals with previous stroke or transient ischaemic attack. *Lancet.* 2001;358:1033–1041.

Ramsey RG. *Neuroradiology.* 3rd ed. Philadelphia, PA: WB Saunders; 1994:174–224.

Riela AR, Roach ES. Etiology of stroke in children. *J Child Neurol.* 1993;8:201–220.

Roberts I, Yates D, Sandercock P, et al. Effect of intravenous corticosteroids on death within 14 days in 10,008 adults with clinically significant head injury (MRC CRASH trial): randomised placebo-controlled trial. *Lancet.* 2004;364:1321–1328.

Sabbadini G, Francia A, Calandriello L, et al. Cerebral autosomal dominant arteriopathy with subcortical infarcts and leucoencephalopathy (CADASIL). Clinical, neuroimaging, pathological and genetic study of a large Italian family. *Brain.* 1995;118:207–215.

Sachdev P, Kalaria R, O'Brien J, et al. Diagnostic criteria for vascular cognitive disorder: a VASCOG statement. *Alzheimer Dis Assoc Disord.* 2014;28[3]:206–218.

Salvarani C, Brown RD Jr., Hunder GG. Adult primary central nervous system vasculitis. *Lancet.* 2012;380:767–777.

Saposnik G, Barinagarrementeria F, Brown RD Jr., et al. X Diagnosis and management of cerebral venous thrombosis: A statement for healthcare professionals from the American Heart Association/ American Stroke Association. *Stroke.* 2011;42:1158–1192.

Schneider JA, Aggarwal NT, Barnes L, et al. The neuropathology of older persons with and without dementia from community versus clinic cohorts. *J Alzheimers Dis.* 2009;18:691–701.

Sherman DG, Dyken ML Jr, Fisher M, et al. Antithrombotic therapy for cerebrovascular disorders. *Chest.* 1992;102[Suppl 4]:529S–537S.

Shuaib A. Alteration of blood pressure regulation and cerebrovascular disorders in the elderly. *Cerebrovasc Brain Metab Rev.* 1992;4:329–345.

Simmons-Mackie N, Raymer A, Armstrong E, et al. Communication partner training in aphasia: a systematic review. *Arch Phys Med Rehabil.* 2010;91:1814–1837.

SPS3 Investigators, Benavente OR, Hart RG, McClure LA, et al. Effects of clopidogrel added to aspirin in patients with recent lacunar stroke. *N Engl J Med.* 2012;367:817–825.

SPS3 Study Group, Benavente OR, Coffey CS, Conwit R, et al. Blood-pressure targets in patients with recent lacunar stroke: The SPS3 randomised trial. *Lancet.* 2013;382:507–515.

Stam J. Thrombosis of the cerebral veins and sinuses. *N Engl J Med.* 2005;352:1791–1798.

Steinberg MH. Sickle cell anemia: pathophysiology, management, and prospects for the future. *J Clin Apheresis.* 1991;6:221–223.

Stroke Prevention in Atrial Fibrillation Investigators. Stroke prevention in Atrial Fibrillation Study: Final results. *Circulation.* 1991;84:527–539.

The Boston Area Anticoagulation Trial for Atrial Fibrillation Investigators. The effect of low-dose warfarin on the risk of stroke in patients with nonrheumatic atrial fibrillation. *N Engl J Med.* 1990;323:1505–1511.

The Dutch TIA Trial Study Group. A comparison of two doses of aspirin (30 mg vs 283 mg a day) in patients after a transient ischemic attack or minor ischemic stroke. *N Engl J Med.* 1991;325:1261–1266.

The SALT Collaborative Group. Swedish Aspirin Low-Dose Trial (SALT) of 75 mg aspirin as secondary prophylaxis after cerebrovascular ischaemic events. *Lancet.* 1991;338:1345–1349.

Tefferi A, Hoagland HC. Issues in the diagnosis and management of essential thrombocythemia. *Mayo Clin Proc.* 1994;69:651–655.

Thompson BG, Brown RD Jr, Amin-Hanjani S, et al.; on behalf of the American Heart Association Stroke Council, Council on Cardiovascular and Stroke Nursing, and Council on Epidemiology and Prevention. Guidelines for the management of patients with unruptured intracranial aneurysms: A guideline for healthcare professionals from the American Heart Association/American Stroke Association. *Stroke.* 2015;46[8]:2368–2400.

Van Alebeek ME, de Heus R, Tuladhar AM, et al. Pregnancy and ischemic stroke: a practical guide to management. *Curr Opin Neurol.* 2018;31:44–51.

van Beijnum J, van der Worp HB, Buis DR, et al. Treatment of brain arteriovenous malformations: a systematic review and meta-analysis. *JAMA.* 2011;306:2011–2019.

Varon J. Treatment of acute severe hypertension: current and newer agents. *Drugs.* 2008;68:283–297.

Viitanen M, Kalimo H. CADASIL: hereditary arteriopathy leading to multiple brain infarcts and dementia. *Ann N Y Acad Sci.* 2000;903:273–284.

Vinuela F, Halbach W, Dion JE, eds. *Interventional Neuroradiology: Endovascular Therapy of the Central Nervous System.* New York, NY: Raven; 1992.

Wada H, Thachil J, Di Nisio M, et al. Guidance for diagnosis and treatment of DIC from harmonization of the recommendations from three guidelines. *J Thromb Haemost.* 2013;11(4):761–767.

Weidemann F, Niemann M, Stork S, et al. Long-term outcome of enzyme-replacement therapy in advanced Fabry disease: evidence for disease progression towards serious complications. *J Intern Med.* 2013;274(4):331–341.

Wiebers DO. Subarachnoid hemorrhage in pregnancy. *Semin Neurol.* 1988;8:226–229.

Wiebers DO. Intracranial aneurysm. *Curr Ther Neurol Dis.* 1990;3:192–194.

Wiebers DO, Piepgras DG, Meyer FB, et al. Pathogenesis, natural history, and treatment of unruptured intracranial aneurysms. *Mayo Clin Proc.* 2004;79:1572–1583.

Wijdicks EF, Kallmes DF, Manno EM, et al. Subarachnoid hemorrhage: neurointensive care and aneurysm repair. *Mayo Clin Proc.* 2005;80:550–559.

Woo CH, Patel N, Conell C, et al. Rapid warfarin reversal in the setting of intracranial hemorrhage: a comparison of plasma, recombinant activated factor VII, and prothrombin complex concentrate. *World Neurosurg.* 2014;81:110–115.

Yadav JS, Wholey MH, Kuntz RE, et al. Protected carotid-artery stenting versus endarterectomy in high-risk patients. *N Engl J Med.* 2004;351:1493–1501.

Yap S. Classical homocystinuria: vascular risk and its prevention. *J Inherit Metab Dis.* 2003;26:259–265.

Zalewski NL, Rabinstein AA, Krecke KN, et al. Characteristics of spontaneous spinal cord infarction and proposed diagnostic criteria. *JAMA Neurol.* 2019;76(1):56–63.

Zinkstok SM, Vergouwen MD, Engelter ST, et al. Safety and functional outcome of thrombolysis in dissection-related ischemic stroke: a meta-analysis of individual patient data. *Stroke.* 2011;42(9):2515–2520.

Prevención primaria de los trastornos vasculares cerebrales

A medida que la medicina avanza, con la presión añadida del aumento de los costos y la limitación de los recursos, el éxito en la reducción del impacto del ictus en la población requiere cambiar el énfasis del tratamiento de las fases finales de la ateroesclerosis generalizada y otras enfermedades subyacentes a la prevención primaria de las enfermedades subyacentes y del ictus. Este abordaje requerirá, en muchos casos, estudios más sofisticados y definitivos para identificar, verificar y explicar mejor la importancia relativa de los factores de riesgo conocidos, las interacciones de varios factores de riesgo y la existencia de factores de riesgo actualmente desconocidos o no verificados.

Aunque el ictus se puede prevenir hasta en un 90% de los casos, el estudio de Carga Global de la Enfermedad (GBD, *Global Burden of Disease*) constata que la carga del ictus y las enfermedades cardiovasculares (ECV) ha aumentado en los últimos 25 años. Hoy en día, no hay ningún país en el mundo en el que la carga del ictus en términos de número absoluto de episodios incidentes y mortales, supervivientes de ictus y años de vida ajustados por discapacidad haya disminuido. Esto sugiere claramente que las medidas de prevención primaria del ictus y la ECV utilizadas hasta ahora, que incluyen estrategias de alto riesgo (cribado de la población por riesgo absoluto de ECV) y de ámbito poblacional, no son suficientemente eficaces. Estas deficiencias se ven acentuadas por las significativas disparidades étnicas y de género, así como por la tendencia, a lo largo del tiempo, a que los ictus afecten más a los jóvenes. Para que la prevención primaria del ictus sea eficaz, se debe pasar de la prevención de alto riesgo a la prevención en *cualquier* nivel de riesgo de ECV, centrándose en los factores de riesgo conductuales; la asociación entre el sector sanitario, las organizaciones no gubernamentales (ONG) y los organismos gubernamentales; y una mayor promoción por parte de las ONG de estilos de vida más saludables con intervenciones preventivas en las primeras etapas de la vida. Las pruebas de detección de ictus/ECV deben venir acompañadas de intervenciones preventivas eficaces para reducir el riesgo de ictus y

ECV y el control de los factores de riesgo debe tener como objetivo disminuir el riesgo absoluto de desarrollar una enfermedad arterial coronaria y un ictus en la medida de lo posible. A su vez, las intervenciones preventivas solo serán eficaces si motivan suficientemente a las personas para que reduzcan su exposición a los factores de riesgo y mantengan su riesgo en el nivel más bajo posible durante toda su vida.

Además del tratamiento más intensivo de la presión arterial (PA) elevada, la hiperlipidemia y otros factores de riesgo metabólicos y fisiológicos (incluida la fibrilación auricular), la prevención primaria del ictus debe centrarse en los factores de riesgo relacionados con el comportamiento y el estilo de vida (incluyendo el consumo de tabaco, las dietas poco saludables, la inactividad física y los niveles nocivos de ingesta de alcohol), lo que permite un abordaje integrador de la prevención primaria de otras enfermedades no transmisibles (ENT) importantes, como cardiopatías, diabetes, cáncer, demencia y enfermedades pulmonares. La Organización Mundial de la Salud (OMS) ha dado prioridad a este grupo de enfermedades y factores de riesgo en su Plan de Acción Mundial sobre ENT, y lo ha incluido en la Declaración sobre ENT de las Naciones Unidas de 2011 y en los Objetivos de Desarrollo Sostenible de la ONU para después de 2015. En los algoritmos de predicción de aparición de ictus/ECV utilizados por los profesionales sanitarios con fines educativos de prevención de estas enfermedades, debería abandonarse la clasificación de las personas en riesgo absoluto bajo, moderado y alto con el fin de comunicar el riesgo a los pacientes, ya que desalienta a las personas con riesgo bajo y moderado de ECV a motivarse para reducir su riesgo y a participar en programas de prevención primaria. Para ilustrar el aumento del riesgo de las personas con bajo riesgo absoluto de ECV, se recomendó utilizar un riesgo relativo, gráficos de riesgo relativo, riesgo de por vida y diversas técnicas de visualización del riesgo. Además del método más tradicional en los pacientes con alto riesgo de ECV (30% o más de riesgo absoluto de ECV en 10 años), los individuos con un riesgo inferior al 30% en 10 años también deben ser empoderados por su profesional de la salud (p. ej., mostrándoles no solo su riesgo absoluto, sino también el riesgo relativo y el efecto que tiene la reducción de la exposición a cada factor en su propio riesgo) para controlar sus factores de riesgo modificables, mejorar la salud cardiovascular y reducir su riesgo de ictus/ECV al nivel más bajo posible. Además de las modificaciones del estilo de vida saludable y de un mejor cumplimiento de las prescripciones médicas, los regímenes de polifarmacia con eficacia probada y económicos (p. ej., la polipíldora) podrían conducir a una prevención rentable de los ictus en todas las regiones en desarrollo, potencialmente reduciendo el riesgo de muerte por ECV y aumentando la esperanza de vida.

Dado que el ictus ha sido identificado como una de las ENT prioritarias en las acciones de la OMS y la ONU sobre estas enfermedades y dados los recientes avances en su prevención, la prevención primaria del ictus ha entrado en una nueva era en la que la ONU, la OMS, los organismos gubernamentales, los sistemas médicos y las ONG deben trabajar juntos. La incorporación de tecnologías móviles ampliamente accesibles, motivadoras, educativas, asequibles y validadas para la prevención primaria (como la aplicación *Stroke Riskometer*) en los sistemas de salud para su uso por parte de los profesionales de la salud y el público en general ofrece una forma prometedora de mejorar las estrategias de prevención de alto riesgo. En el ámbito de la población, se ha sugerido que se impongan impuestos al tabaco, el azúcar y el alcohol como estrategias primarias rentables contra el ictus y las ECV. Los ingresos resultantes de estos impuestos podrían contribuir al desarrollo y la aplicación de medidas de prevención primaria culturalmente apropiadas para toda la población y a la investigación. Cuando las intervenciones sanitarias individuales rentables se complementan con estrategias de prevención centradas en la salud cardiovascular de toda la población y no en el riesgo de la enfermedad, se puede lograr un impacto significativo en la epidemia mundial de ENT.

24 Factores ambientales y de estilo de vida modificables

Según las estimaciones de la Carga Mundial de Morbilidad (GBD, *Global Burden of Disease*) de 2016, más del 66% de la carga de ictus se atribuyó a riesgos conductuales (tabaquismo, mala alimentación y sedentarismo), más del 72% a riesgos metabólicos (presión arterial [PA] sistólica elevada, colesterol total alto, glucosa plasmática en ayunas aumentada, índice de masa corporal alto y filtración glomerular baja) y alrededor del 28% a riesgos ambientales u ocupacionales (p. ej., la temperatura ambiente y la contaminación atmosférica). Gran parte de la reducción deseable de los factores de riesgo de ictus requiere la modificación de los factores ambientales y el mantenimiento de un estilo de vida adecuado, que incluya dejar de fumar, ajustar la dieta, controlar el peso, tener actividad física, reducir la ingesta excesiva de alcohol, cesar el abuso de drogas, modificar el uso de anticonceptivos orales y mantener una temperatura personal y ambiental adecuada durante la estación fría.

HÁBITO TABÁQUICO

El hábito tabáquico aumenta el riesgo de sufrir un ictus en alrededor del 40% en los hombres y un 60% en las mujeres, y es responsable de casi el 21% de la carga mundial de ictus. Incrementa la concentración de fibrinógeno en la sangre, potencia la agregación plaquetaria y aumenta el hematocrito y la viscosidad de la sangre. Es uno de los factores de riesgo más potentes que contribuyen al desarrollo de la ateroesclerosis de las grandes arterias en todo el cuerpo y también puede contribuir significativamente al desarrollo de aneurismas intracraneales y sistémicos. El humo de segunda mano también puede aumentar el riesgo de ictus. Dejar de fumar disminuye de forma sustancial el riesgo de sufrir un ictus posterior en un tiempo notablemente corto y es especialmente vital para los pacientes con episodios isquémicos cerebrales o retinianos. El riesgo de sufrir un ictus disminuye sustancialmente cada año tras dejar de fumar y, al cabo de 5 años, el riesgo es casi el de una persona que nunca ha fumado. El médico debe revisar con el paciente que fuma los beneficios de dejar de fumar y el riesgo de continuar. Los centros de atención al tabaquismo o a la dependencia de la nicotina se han vuelto cada vez más sofisticados para evaluar la naturaleza y la gravedad de la dependencia de un individuo, determinar cuál de las diferentes estrategias tiene más probabilidades de tener éxito para cada paciente y proporcionar el apoyo necesario. Por lo general, una combinación de servicios de asesoramiento y tratamiento médico es lo más eficaz. Los medicamentos, incluidos los parches de nicotina o los chicles sustitutivos de la nicotina (la dosis inicial depende del número de cigarrillos fumados al día), o los medicamentos sin nicotina, incluidos el bupropión de liberación sostenida o la vareniclina, pueden ser ayudas útiles para dejar de fumar, a menos que existan contraindicaciones.

DIETA

La mala alimentación es uno de los principales factores que contribuyen a la carga de ictus: más del 50% podrían eliminarse si todas las personas tuvieran una dieta sana y equilibrada. La dieta puede ayudar a prevenir el ictus de dos maneras: puede prevenir el desarrollo y la progresión de los factores de riesgo de ictus, como ateroesclerosis, hipertensión, hiperlipidemia, cardiopatía isquémica y diabetes, y puede proporcionar componentes alimentarios beneficiosos, como las frutas y los vegetales, que pueden reducir independientemente el riesgo de ictus. En la ateroesclerosis coronaria, las pruebas existentes sugieren que para estabilizar o revertir el ateroma, la ingesta dietética de grasas (especialmente las saturadas) debe reducirse a menos del 10% de la ingesta calórica total y el colesterol a menos de 5 mg por día (las principales fuentes de ácidos grasos saturados y colesterol son la carne, los huevos y los productos lácteos) mediante una dieta vegetariana muy baja en grasas. Estos resultados se han asociado con concentraciones séricas de colesterol total iguales o inferiores a 150 mg/dL. Los mismos principios pueden aplicarse también a la ateroesclerosis carotídea y de otros grandes vasos. Sin embargo, aún no se ha informado de ensayos aleatorizados y controlados, excepto en lo que respecta a la ateroesclerosis coronaria. También hay algunas pruebas de que el consumo de pescado u otras fuentes vegetales de ácidos grasos omega-3 (linaza, soya, aceite de soya, nueces) más de dos veces al mes y el uso de leche reducida en grasa (junto con otras modificaciones dietéticas apropiadas) pueden disminuir el riesgo de ictus, aunque estas pruebas siguen siendo poco concluyentes. La restricción de la sal en la dieta (a ~5 g por día) o de la ingesta de sodio (a ~2 g por día) ayuda a prevenir y tratar la hipertensión. En climas cálidos y húmedos, la reducción del sodio en la dieta debe modificarse para tener en cuenta la pérdida de sodio en esas condiciones extremas. Por lo general, se debe disuadir a los pacientes de consumir alimentos ricos en sal o de añadir sal a los alimentos ya preparados. Asegurar una ingesta adecuada de alimentos ricos en potasio, calcio y magnesio también puede ayudar a mantener la PA bajo control.

En una dieta estadounidense típica, aproximadamente entre el 40 y 45% de la ingesta calórica se presenta en forma de grasa (la mayor parte de la cual es grasa saturada), y la ingesta de colesterol es de alrededor de 400 mg/día. La dieta estándar baja en grasas (*véase* Apéndice F-1) reduce el consumo de grasas a casi el 30% de la ingesta calórica de la dieta (las grasas saturadas constituyen $<$ 10% de las calorías) y el consumo de colesterol a cerca de 300 mg. Esta dieta se recomienda como una modificación mínima por razones de salud general, incluso para los individuos sin ateroesclerosis. Se recomienda ajustar la ingesta de energía a las necesidades energéticas.

Una alternativa aún más saludable para la prevención de la ateroesclerosis en la población general y la dieta que se recomienda encarecidamente a los individuos con ateroesclerosis coronaria o craneocervical sintomática o asintomática es una muy baja en grasas (*véase* Apéndice F-2), porque la ateroesclerosis coronaria parece progresar con la dieta típica estadounidense y las dietas estándar bajas en grasas. Una dieta muy baja en grasas tiene como objetivo reducir la ingesta de grasas a un 10-20% del total de calorías y la ingesta de colesterol a 5-10 mg por día o menos.

Los datos de la Harvard School of Public Health han indicado que las personas que consumieron al menos entre cinco y seis raciones de frutas y vegetales al día tenían probabilidades un 30% menores de sufrir un ictus isquémico en un periodo de 10 años que los que comían menos de tres raciones al día. Cada porción diaria se asoció con una reducción del 6% del riesgo. Los efectos más potentes se encontraron en las frutas y jugos (zumos) de cítricos, los vegetales de hoja verde y los vegetales crucíferos, como el brócoli, la coliflor, la col (repollo) y las coles de Bruselas.

Para el control de la obesidad, se recomienda la restricción calórica para alcanzar y mantener el peso corporal ideal, sobre todo porque una reducción de peso adecuada mejora el control de la hipertensión y la diabetes mellitus de tipo 2. Las determinaciones del peso corporal ideal con base en la estatura y el peso (*véase* Apéndice F-3) son apropiadas para algunas personas, pero no deben considerarse necesarias para todas. Por lo general, un adulto sano necesita aproximadamente 30-35 kcal

por kilogramo de peso corporal al día. Con cualquier tipo de dieta restrictiva, se recomienda en general que los pacientes tomen un suplemento multivitamínico y mineral
para asegurar la ingesta adecuada de varios nutrientes, como hierro, vitamina B_{12},
vitamina D, magnesio y calcio, especialmente si los pacientes tienen que evitar ciertos grupos de alimentos.

Las recomendaciones dietéticas son más eficaces cuando son específicas (*véanse*
las lecturas recomendadas para la sección V *Stroke-Free for Life* [Wiebers, 2002] y *When
Lightning Strikes* [Feigin, 2003] a fin de obtener sugerencias dietéticas más detalladas
y ejemplos). Puede ser útil que un dietista o un médico con formación similar entre-
viste a cada paciente para caracterizar mejor los patrones de alimentación y la ingesta
diaria de calorías y diseñar la dieta más adecuada y cómoda. En algunos pacientes,
el cumplimiento de la dieta modificada debe controlarse bajo supervisión médica.
Para aquellos que están haciendo la transición a una dieta muy baja en grasas y en
colesterol, es especialmente útil darse cuenta de que numerosos productos que están
en el mercado ahora pueden ayudar a las personas a dejar las carnes, las yemas de
huevo y los productos lácteos sin renunciar a su sabor o textura. El número de estos
productos crece constantemente y muchos están disponibles en los supermercados
habituales y en las tiendas de alimentos saludables. Algunos de estos productos, como
varios sustitutos disponibles de la mantequilla, contienen ingredientes (como los éste-
res de sitosterol) que reducen las concentraciones de lipoproteínas de baja densidad y
de colesterol total.

EJERCICIO FÍSICO

El sedentarismo representa alrededor del 5% de la carga mundial de ictus. El aumento
del peso relativo (índice de masa corporal ≥ 24.9 kg/m^2) o la obesidad (índice de masa
corporal ≥ 30 o peso corporal $> 10\%$ por encima del peso ideal) se asocia con un aumento en la PA, el colesterol, la glucemia, el ácido úrico y el riesgo relativo de muerte
por enfermedad cardiovascular (ECV). En la mayoría de los casos, la reducción de peso
adecuada puede lograrse mediante la modificación de la dieta en asociación con el
ejercicio físico. Es conveniente contar con supervisión médica, especialmente en las
primeras fases de un programa de control de peso. El estilo de vida sedentario predispone a la obesidad, la hipertensión, la intolerancia a la glucosa, la hipertrigliceridemia
y a menores concentraciones de lipoproteínas de alta densidad (HDL, *high-density
lipoproteins*).

En varios estudios recientes (entre ellos INTERSTROKE) se ha demostrado que el
ejercicio regular reduce el riesgo de sufrir un ictus hasta en un 40%, mejora la salud del
sistema cardiovascular, reduce el peso y la PA, aumenta las HDL y disminuye los triglicéridos, previene o ayuda a controlar la diabetes, reduce el estrés y puede contrarrestar
los síntomas de la depresión. En general, el ejercicio puede realizarse mediante 1) la
modificación del estilo de vida diario para incorporar intensidades adecuadas de esfuerzo físico a una rutina general o 2) la realización de actividades aeróbicas recreativas o deportivas regulares (por regla general, los pacientes con hipertensión moderada
o grave o con enfermedad arterial coronaria deben evitar el ejercicio isométrico o es-
tático) al menos tres veces a la semana o la realización de caminatas frecuentes a paso
ligero de 30-45 min hasta seis veces por semana. Para facilitar el aspecto aeróbico del
programa, la persona debe calentar lentamente para reducir el ejercicio anaeróbico,
que puede provocar fatiga temprana. En el caso de los adultos, deben realizarse entre
150 y 300 min de actividad física de intensidad moderada, o entre 75 y 150 min de actividad física aeróbica de intensidad vigorosa cada semana. Además, las actividades
de fortalecimiento muscular deben realizarse dos o más días por semana. En el caso
de los adultos mayores, un programa de ejercicios de base amplia debe incluir el entrenamiento del equilibrio, además de ejercicio aeróbico y fortalecimiento muscular.

Los regímenes de ejercicio deben adaptarse a cada persona y, si procede, pueden basarse en los resultados de una prueba de esfuerzo de referencia. La frecuencia cardiaca objetivo debe ser del 50-75% de la frecuencia cardiaca máxima durante la prueba de esfuerzo en cinta rodante o la frecuencia de pulso máxima calculada para la edad del paciente (220 – edad del individuo). En general, se puede pedir a los pacientes sin buena condición física que caminen a paso ligero durante aproximadamente 15 min por sesión (dos veces al día) durante la primera semana, 20 min por sesión (dos veces al día) durante la segunda semana, 25 min al día en una sola sesión durante la tercera semana, 30 min al día en una sola sesión durante la cuarta semana, y a partir de ahí de 40-60 min seis veces por semana; se debe registrar la frecuencia del pulso e informar de cualquier síntoma o complicación en cada sesión de ejercicio. Las pruebas preliminares indican que esta cantidad de ejercicio aeróbico regular (como correr, trotar, nadar, bailar, jugar al tenis, jugar al raquetbol, montar en bicicleta, hacer esquí de fondo, ir de excursión, escalar montañas, tomar clases de aeróbicos) en combinación con una dieta vegetariana estricta y diversas técnicas de reducción del estrés (sin medicación) puede revertir la ateroesclerosis coronaria.

ANTICONCEPTIVOS ORALES

Los anticonceptivos orales (especialmente cuando los utilizan personas que fuman cigarrillos o son hipertensas) pueden causar tromboembolia sistémica y provocar ictus isquémicos y trombosis venosas cerebrales en las mujeres en edad fértil. En las mujeres con enfermedad vascular cerebral isquémica sin otras causas identificables se debe considerar la sustitución de los anticonceptivos de alto contenido en estrógenos por compuestos de bajo contenido en estrógenos o una estrategia anticonceptiva alternativa. Deben tomar precauciones especiales las mujeres que tienen otros factores de riesgo de ictus, en particular la hipertensión y el hábito tabáquico.

TRATAMIENTO DE SUSTITUCIÓN HORMONAL

Existen pruebas de que el tratamiento de sustitución hormonal (TSH), especialmente la combinación de estrógenos con progestágenos, aumenta el riesgo de sufrir un ictus en alrededor del 33%, sobre todo un ictus isquémico. También parece incrementar el riesgo de sufrir enfermedades coronarias y demencia. Por lo tanto, el TSH (en especial, los que contienen tanto estrógenos como progestágenos) solo debe prescribirse para un uso temporal para tratar los síntomas de la menopausia. En el caso de las mujeres perimenopáusicas y menopáusicas que toman TSH (especialmente una combinación de estrógenos con progestágenos), debe asesorarse sobre los beneficios y los aspectos perjudiciales en función de los riesgos individuales. En la mayoría de los casos, el TSH debe interrumpirse si la persona ha sufrido un ictus isquémico, ataque isquémico transitorio, estenosis de la arteria carótida o fibrilación auricular, a menos que el beneficio supere el riesgo para la indicación específica. Se debe utilizar una profilaxis más intensiva cuando no se ha suspendido el TSH.

ALCOHOL

El consumo de alcohol se asocia con casi el 12% de la carga mundial del ictus. Las pruebas acumuladas sugieren que la relación entre el alcohol y el ictus depende del tipo de ictus, así como de la cantidad y la regularidad del alcohol consumido. Existen datos de metaanálisis que sugieren que, en comparación con los abstemios, los individuos que consumían más de 60 g de alcohol al día tenían un mayor riesgo de sufrir un ictus tanto hemorrágico (cociente de probabilidades [OR, *odds ratio*] 2.18) como isquémico (OR 1.69). El consumo de menos de 12 g de alcohol al día se asoció con un menor riesgo relativo de ictus isquémico (OR 0.80) y total (OR 0.83) y el consumo de 12-24 g al día con un menor riesgo de ictus isquémico (OR 0.72). En el estudio INTERSTROKE, incluso el consumo bajo o moderado de alcohol se relacionó con un riesgo 14% mayor de sufrir un ictus (en comparación con los exbebedores o los que nunca han bebido), especialmente una hemorragia intracerebral (riesgo 43% mayor). El consumo excesivo y crónico de alcohol y la embriaguez pueden ejercer sus efectos nocivos a través de cambios en la PA, la agregabilidad plaquetaria, la coagulación sanguínea, las concentraciones de triglicéridos y el estado cardiaco (fibrilación auricular paroxística y miocardiopatía).

ABUSO DE DROGAS

El alcohol, la heroína, las anfetaminas, la cocaína, la fenciclidina y otras drogas recreativas pueden provocar infartos o hemorragias cerebrales asociadas con vasculitis, vasoespasmos, vasculopatías no inflamatorias, disfunciones cardiacas, incluyendo arritmias, hipercoagulabilidad e hipocoagulabilidad, o anomalías circulatorias agudas (como crisis hipertensivas). El cese del abuso de drogas y del consumo de drogas recreativas puede prevenir el ictus en muchos adultos jóvenes.

TEMPERATURA AMBIENTE Y CONTAMINACIÓN ATMOSFÉRICA

Se recomienda evitar las bajas temperaturas corporales y ambientales en la estación fría, ya que se asocian con un aumento de la PA y las concentraciones de fibrinógeno y colesterol, y pueden incrementar el riesgo de ictus, en particular los subtipos hemorrágicos, en las personas con ECV y otros factores de riesgo.

A nivel mundial, la contaminación atmosférica (como las partículas [$PM_{2.5}$] y el ozono [O_3]) es responsable de alrededor del 29% de la carga de ictus, sobre todo en los países de ingresos bajos y medios. La contaminación atmosférica puede asociarse con el riesgo de ictus y demencia a través de sus efectos directos o indirectos o de la combinación de ambos. Los daños directos pueden ser causados por medio de la inflamación y la neurodegeneración, lo que podría conducir a la enfermedad de Alzheimer y la demencia, mientras que el mecanismo indirecto puede ser mediado a través de sus efectos en el sistema cardioneurovascular mediante la aceleración de la ateroesclerosis, sus efectos en la formación y rotura de la placa, la disfunción endotelial, la arritmia cardiaca, la hipertensión y la activación de la trombosis. La exposición crónica puede tener otras repercusiones clínicas, como el ictus recurrente, a través de la génesis y la progresión de la ateromatosis, dada la asociación encontrada entre la exposición a las $PM_{2.5}$ y el aumento del grosor de la íntima-media carotídea, el deterioro de las arterias coronarias y el infarto de miocardio. Como es probable que la asociación entre el ictus, la demencia y la contaminación atmosférica sea lineal, no debería haber un umbral de niveles de contaminación atmosférica «seguros» y hay que esforzarse por erradicar la contaminación atmosférica tanto de interiores como de exteriores en el mundo.

Dado que la contaminación atmosférica ambiental y doméstica se encuentra actualmente entre los mayores riesgos medioambientales combinados para la salud en el mundo, incluyendo los ictus y la demencia, es necesario adoptar medidas urgentes para reducirla tanto a nivel individual como de la población. Las políticas sanitarias deberían incluir la medición de las concentraciones de O_3, ya que incluso las concentraciones bajas afectan el riesgo de ictus y su gravedad. La planificación urbana del futuro deberá incluir un mejor control y protección de los contaminantes atmosféricos.

25 Estenosis carotídea y vertebral asintomática

ESTENOSIS CAROTÍDEA ASINTOMÁTICA

El tratamiento de los pacientes con enfermedad carotídea asintomática (soplo, estenosis u oclusión) sigue siendo algo controvertido, aunque algunos datos recientes han aclarado ciertos aspectos. Por lo general, se acepta que debe evaluarse a todos los pacientes con hematomas carotídeos asintomáticos mediante una exploración neurológica completa, que incluya una oftalmoscopia y una o más de las técnicas no invasivas de la arteria carótida, como ecografía dúplex carotídea, angiotomografía y angiorresonancia. Algunos datos sugieren que la evaluación de imágenes adicionales más allá de la evaluación de la estenosis carotídea puede ser útil para valorar el riesgo de ictus en un contexto de ateroesclerosis carotídea. Entre ellas se encuentra la resonancia magnética (RM), que evalúa la presencia de un núcleo necrótico rico en lípidos, una hemorragia intraplaca y el adelgazamiento y rotura de una capa fibrosa. La evaluación mediante Doppler transcraneal (DTC) de la presencia o ausencia de microembolias también puede ayudar a cuantificar el riesgo de ictus en la estenosis carotídea asintomática.

Si las anomalías sugieren lesiones de grado relativamente alto (estenosis > 60%), otras características de imagen de alto riesgo (si se utiliza la evaluación de la placa por RM o la evaluación por DTC) o si hay indicios de émbolos plaquetarios de colesterol o fibrina, entonces en general se aplica una modificación agresiva de los factores de riesgo de ateroesclerosis y tratamiento antiplaquetario con o sin endarterectomía carotídea (EAC) o angioplastia carotídea con colocación de endoprótesis (*stent*) (ACS), que pueden beneficiar a algunos de estos pacientes. El riesgo estimado de ictus ipsilateral en los pacientes con ateroesclerosis carotídea asintomática (estenosis ≥ 50%) es aproximadamente un 0.5-1.0% anual, aunque no se recomienda el cribado de la estenosis carotídea asintomática en las poblaciones de bajo riesgo. En el contexto de la enfermedad oclusiva carotídea asintomática, generalmente se selecciona el ácido acetilsalicílico como fármaco antiplaquetario. No existe una indicación específica en estos pacientes para el clopidogrel, el tratamiento antiplaquetario doble con ácido acetilsalicílico y clopidogrel o el ácido acetilsalicílico en combinación con dipiridamol de liberación sostenida, a menos que requieran uno de estos tratamientos por una indicación no neurológica. Otros tratamientos médicos incluyen cambios en el estilo de vida saludable (*véase* cap. 24), el uso de una estatina y el tratamiento de cualquier otro factor de riesgo asociado, como la presión arterial elevada y la diabetes.

Los datos del *Asymptomatic Carotid Atherosclerosis Study* (ACAS) y del *Medical Research Council Asymptomatic Carotid Surgery Trial* (ACST) indican que los pacientes cribados con una reducción del diámetro de la arteria carótida superior al 60% pueden beneficiarse de la EAC, además del uso de ácido acetilsalicílico y del control de los factores de riesgo. Es importante tener en cuenta que existen diferentes medidas de estenosis de la arteria carótida; por ejemplo, una estenosis del 70% registrada según los criterios utilizados en el *North American Symptomatic Carotid Endarterectomy Trial* equivale aproximadamente al 80% de la estenosis del *European Carotid Stenosis Trial* (fig. 25-1). En el ACAS, los investigadores quirúrgicos participantes realizaron la EAC con una tasa combinada de morbilidad y mortalidad perioperatoria inferior al 3%. El riesgo durante 5 años del resultado primario (cualquier ictus o muerte en los 30 días posteriores a la operación o cualquier **ictus ipsilateral** o muerte por ictus a partir de entonces) fue del 5.1% (~1% por año) para los pacientes que recibieron tratamiento quirúrgico y del 11.0% (~2% por año) para los que fueron tratados sin cirugía. La reducción del riesgo relativo fue del 53%, con una reducción del 66% en los hombres (estadísticamente significativa) y del 17% en las mujeres (no significativa). La morbilidad y la mortalidad perioperatorias fueron mayores en las mujeres, lo que contribuye a la falta de un beneficio claro en ellas. La evaluación de los criterios de valoración secundarios reveló que las diferencias entre los grupos operados y no operados con respecto a **ictus totales** y a **ictus mayor ipsilateral** y la **muerte** no fueron estadísticamente significativas, aunque hubo una tendencia a favor de la cirugía.

El ACST fue un gran ensayo prospectivo y aleatorizado que comparó la EAC con el tratamiento conservador entre 3 120 pacientes asintomáticos con una estenosis superior al 60% confirmada por ecografía. Durante un máximo de 5 años de seguimiento, el riesgo de ictus a los 5 años fue del 6.4% en los pacientes que recibieron tratamiento con EAC en comparación con el 11.8% en los que fueron tratados médicamente. El ictus mortal o discapacitante también se redujo con la EAC, con un riesgo a 5 años del 3.5% en la cohorte de EAC y del 6.1% en los que fueron tratados médicamente ($p = 0.004$). En los análisis de subgrupos, en contraste con el resultado del ACAS, se observó un beneficio estadísticamente significativo tanto en hombres como en mujeres. Sin embargo, el beneficio no se observó en los mayores de 75 años.

Estos datos sugieren que la EAC, realizada en centros con una morbilidad y mortalidad perioperatorias bajas ($< 3\%$), podría considerarse para la estenosis carotídea asintomática de alto grado en determinados pacientes con una esperanza de vida de al menos 5 años. En los individuos con problemas médicos importantes que pueden impedir la anestesia general, el tratamiento quirúrgico está contraindicado y es más apropiado el tratamiento con terapia endovascular o con ácido acetilsalicílico y agentes de control de los factores de riesgo. Otras características que hacen más convincente el tratamiento intervencionista son la estenosis progresiva a pesar

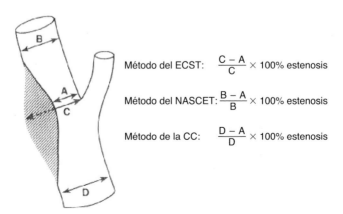

Método del ECST: $\dfrac{C - A}{C} \times 100\%$ estenosis

Método del NASCET: $\dfrac{B - A}{B} \times 100\%$ estenosis

Método de la CC: $\dfrac{D - A}{D} \times 100\%$ estenosis

FIGURA 25-1. Diferentes medidas de la estenosis de la arteria carótida. CC: carótida común; ECST: European Carotid Stenosis Trial; NASCET: North American Symptomatic Carotid Endarterectomy Trial.

del tratamiento de los factores de riesgo, las lesiones de muy alto grado y la enfermedad ateroesclerótica relativamente localizada en lugar de difusa (*véase* Apéndice E-6).

En un amplio ensayo controlado y aleatorizado (n = 1 453), el ACT I, se comparó la colocación de una endoprótesis (*stent*) en la arteria carótida con protección embólica frente a la EAC en pacientes de 79 años de edad o menos que presentaban una estenosis carotídea grave, eran asintomáticos (no habían sufrido un ictus, un ataque isquémico transitorio o una amaurosis fugaz en los 180 días anteriores a la inscripción) y no se consideraba que tuvieran un alto riesgo de complicaciones quirúrgicas. Se comprobó que la colocación de la endoprótesis no era inferior a la endarterectomía en lo que respecta a la tasa de muerte, ictus o infarto de miocardio hasta 5 años después de la aleatorización. Los pacientes con estenosis carotídea de alto grado y con mayor riesgo para la EAC también pueden ser considerados para la ACS. En el ensayo *Stenting and Angioplasty with Protection in Patients at High Risk for Endarterectomy*, 334 pacientes con una afección que podría aumentar el riesgo de la EAC, con una estenosis sintomática del 50% o una estenosis asintomática del 80%, fueron asignados aleatoriamente a EAC o ACS. Más del 70% de los pacientes tenían una estenosis asintomática. El criterio principal de valoración fue la aparición de un episodio cardiovascular importante en el plazo de 1 año de tratamiento: muerte, ictus o infarto de miocardio en los 30 días siguientes a la intervención o muerte o ictus ipsilateral entre los 31 días y 1 año. Por lo general, entre los que se sometieron a la ACS, el 12.2% tuvo un criterio principal de valoración, en comparación con el 20.1% de los que se sometieron a la EAC. En aquellos con una estenosis asintomática, la aparición de un criterio principal de valoración fue del 9.9% en el grupo de ACS, en comparación con el 21.5% en los que se sometieron a la EAC. No hubo comparación entre los grupos de pacientes que fueron tratados de forma conservadora. El riesgo de EAC en estos pacientes asintomáticos fue mayor que en cualquier otro ensayo clínico anterior. No se sabe con certeza si el resultado de estos pacientes asintomáticos con mayor riesgo de sufrir un procedimiento mejora con la EAC o la ACS en comparación con los que son tratados con un control intensivo de los factores de riesgo y el tratamiento antiplaquetario. Dada la importante incidencia de resultados adversos en ambos grupos de tratamiento, debe tenerse mucho cuidado al momento de seleccionar a los pacientes para un procedimiento, sobre todo si se considera que tienen un mayor riesgo con la EAC o la ACS debido a alguna afección subyacente.

En el ensayo *Carotid Revascularization Endarterectomy versus Stenting*, financiado por los National Institutes of Health de Estados Unidos, se compararon los resultados de pacientes sintomáticos y asintomáticos con estenosis carotídea. Cerca de la mitad de los casos eran asintomáticos al inicio del estudio. Al comparar la EAC y la ACS, con un seguimiento de 10 años tras el inicio del estudio, no hubo diferencias significativas en los resultados. Este resultado no difirió en función del estado de los síntomas al inicio del estudio.

Debido a los avances en el tratamiento médico de la ateroesclerosis, incluido el uso de estatinas, los ensayos clínicos están evaluando la eficacia comparativa del tratamiento médico intensivo con EAC y con la colocación de endoprótesis en la arteria carótida en los casos de estenosis carotídea asintomática.

En resumen, los pacientes con estenosis asintomática de la arteria carótida deben someterse a una evaluación de los factores de riesgo, con un control de estos últimos que incluya el uso de alguna estatina. También debe recetarse ácido acetilsalicílico. Puede considerarse para EAC o ACS a los pacientes cribados con más del 70% de estenosis de la arteria carótida interna si el riesgo quirúrgico es bajo (< 3% de riesgo de ictus perioperatorio, infarto de miocardio o muerte). En el caso de los individuos con un tratamiento médico intensivo, puede tenerse en cuenta la posibilidad de repetir anualmente la ecografía carotídea en aquellos con una estenosis inicial superior al 50% a fin de evaluar la progresión o regresión del grado de estenosis.

Las directrices actuales (2014) de la American Heart Association/American Stroke Association para la prevención primaria del ictus en las personas con enfermedad carotídea asintomática recomiendan lo siguiente:

■ Se debe prescribir ácido acetilsalicílico diario y una estatina a los pacientes con estenosis asintomática de la arteria carótida. Además, deben ser examinados para detectar otros factores de riesgo tratables de ictus con la institución de cambios de estilo de vida apropiados y tratamiento médico.

■ Es razonable considerar la posibilidad de hacer una EAC en los pacientes asintomáticos con una estenosis superior al 70% de la arteria carótida interna si el riesgo de ictus perioperatorio, infarto de miocardio y muerte es bajo (< 3%). Sin embargo, su eficacia en comparación con el mejor tratamiento médico actual no está bien establecida.

■ Es razonable que un médico certificado repita anualmente la ecografía dúplex en un laboratorio acreditado para evaluar la progresión o regresión de la enfermedad y la respuesta a las intervenciones terapéuticas en los pacientes con estenosis ateroesclerótica superior al 50%.

■ Podrían considerarse la EAC y la ACS profilácticas en los pacientes muy bien cribados con estenosis carotídea asintomática (≥ 60% por angiografía, mayor o igual al 70% por ecografía Doppler validada), pero no está bien establecida su eficacia en comparación con el tratamiento médico solo en esta situación.

■ En los pacientes asintomáticos con alto riesgo de complicaciones para la revascularización carotídea, ya sea mediante EAC o ACS, no está bien establecida la eficacia de la revascularización frente al tratamiento médico solo.

ESTENOSIS VERTEBRAL ASINTOMÁTICA

En presencia de estenosis u oclusión de las arterias vertebrales proximales, la red anastomótica cervical suele proporcionar un flujo sanguíneo alternativo eficaz. La evolución de la isquemia vertebrobasilar que es el resultado de la enfermedad oclusiva asintomática de la arteria vertebral es relativamente benigna, y el procedimiento quirúrgico o endovascular correctivo en las porciones proximal o distal de la arteria es relativamente arriesgado; por lo tanto, el tratamiento médico de elección es aquel que incluye la modificación del estilo de vida saludable, el control intensivo de los factores de riesgo de la ateroesclerosis y la terapia antiplaquetaria. Los abordajes de tratamiento alternativos, como los anticoagulantes, los procedimientos endovasculares y la cirugía abierta, son consideraciones a tener en cuenta en los pacientes con estenosis vertebrobasilar sintomática, como se indica en los capítulos 12, 13 y 16.

26 Hipertensión

La hipertensión (especialmente la sistólica) es un importante factor de riesgo de ictus isquémico y hemorrágico en individuos de ambos sexos y de todas las edades. Para los adultos de 45 años de edad sin hipertensión, el riesgo a 40 años de desarrollar hipertensión fue del 93% para los afroamericanos, 92% para los hispanos, 86% para los blancos y 84% para los chinos. Este es el factor de riesgo más importante de ictus, que representa casi el 60% de la carga mundial de enfermedad vascular cerebral. Con base en dos o más lecturas u ocasiones para medir las cifras de presión arterial (PA) de un individuo, las últimas guías sobre PA elevada del American College of Cardiology/American Heart Association definen la PA normal como $< 120/< 80$ mm Hg; PA elevada, $120\text{-}129/< 80$ mm Hg; estadio 1 de hipertensión, 130-139 o 80-89 mm Hg; y estadio 2 de hipertensión, ≥ 140 o ≥ 90 mm Hg. La aplicación de estos nuevos criterios a la práctica significaría que más de la mitad de la población de entre 45 y 75 años (p. ej., en los Estados Unidos y China) sería clasificada como hipertensa y requeriría tratamiento antihipertensivo.

El riesgo de padecer enfermedades cardiovasculares (ECV, incluido el ictus) aumenta de forma logarítmica: de niveles de PA sistólica (PAS) < 115 a > 180 mm Hg y de niveles de PA diastólica (PAD) < 75 a > 105 mm Hg. El aumento de 20 mm Hg en la PAS y de 10 mm Hg en la PAD se asocia con un incremento al doble del riesgo de muerte por ictus, cardiopatía u otra enfermedad vascular. Las guías recomiendan un mayor uso de las mediciones de la PA fuera del consultorio para detectar la hipertensión de bata blanca (PA elevada en el consultorio, pero normal fuera de este), que conlleva aproximadamente el mismo riesgo de ECV que la PA normal. Se recomienda el cribado para detectar la hipertensión secundaria (alrededor del 10% de todos los casos de hipertensión) en los caso de hipertensión de nueva aparición o no controlada, hipertensión resistente o inducida por fármacos, aparición brusca de la hipertensión, presentación en personas jóvenes (edad < 30 años), exacerbación de una hipertensión previamente controlada, daño de órganos diana desproporcionado para el grado de hipertensión, hipertensión acelerada o maligna, aparición de hipertensión diastólica en adultos mayores (≥ 65 años) o hipocalemia no provocada o excesiva.

La aterosclerosis se produce con mayor frecuencia y gravedad en los pacientes con hipertensión crónica. Sin embargo, la alteración cerebrovascular no ateroesclerótica más específica en los pacientes con hipertensión sostenida consiste en la lipohialinosis y la necrosis fibrinoide con formación de microaneurismas en las arteriolas penetrantes. Dichas lesiones pueden provocar un infarto lacunar o una hemorragia intracerebral. Es importante reconocer que varios componentes modificables del estilo de vida pueden incidir favorablemente en la PA, entre ellos, la dieta (baja en sodio, baja en grasas, baja en colesterol, baja en calorías, alta ingesta de frutas y vegetales), el peso/índice de masa corporal (la obesidad es un factor de riesgo), el ejercicio (en particular el ejercicio aeróbico), la ingesta limitada de alcohol (≤ 2 oz al día) y la reducción del estrés. Estos componentes deberían ser un elemento básico del tratamiento de la hipertensión, incluso si se requiere medicación.

Los aspectos clave de este informe son los siguientes. Los individuos con prehipertensión (PAS 120-129/< 80 mm Hg) requieren modificaciones del estilo de vida que promuevan la salud para prevenir el aumento progresivo de la PA y la ECV. Los cambios en el estilo de vida por sí solos (pérdida de peso, dieta saludable, reducción de sodio, suplementos de potasio, mayor actividad física y abstinencia o moderación del consumo de alcohol) también se recomiendan para la mayoría de los adultos recién clasificados como con hipertensión en estadio 1 (130-139/80-89 mm Hg), y los cambios en el estilo de vida más el tratamiento farmacológico se recomiendan para aquellos con ECV existente o con mayor riesgo de tenerla. Para los adultos de alto riesgo con hipertensión en estadio 1 que tengan una ECV preexistente, diabetes, enfermedad renal crónica o un riesgo estimado de enfermedad cardiovascular ateroesclerótica a 10 años (*ASCVD Risk Estimator Plus* puede encontrarse en http://tools.ACC.org/AS-CVD-Risk-Estimator) de al menos el 10%, la guía recomienda iniciar el tratamiento farmacológico para aquellos con una PA media de 130/80 mm Hg o superior. Para los adultos de bajo riesgo sin una ECV preexistente y un riesgo estimado de ECV a 10 años inferior al 10%, el umbral de PA para el tratamiento farmacológico es de 140/90 mm Hg o superior; tras el inicio de este tratamiento antihipertensivo, independientemente del riesgo de ECV, el objetivo de PA recomendado es inferior a 130/80 mm Hg. En el caso de los adultos que no tengan una indicación para el uso de un fármaco específico, los médicos deben iniciar la terapia con diuréticos tiazídicos, antagonistas del calcio, inhibidores de la enzima convertidora de angiotensina (IECA) o antagonistas de los receptores de angiotensina. Para los individuos con hipertensión en estadio 2, se recomienda el inicio de dos antihipertensivos de diferentes clases cuando la media de la PAS y la PAD estén más de 20 y 10 mm Hg por encima del objetivo, respectivamente. Los pacientes con hipertensión en estadio 2 y una PA media de 160/100 mm Hg o superior deben ser tratados con prontitud, deben ser controlados cuidadosamente y deben tener un ajuste rápido de su régimen hasta que se logre el control. Después del inicio del tratamiento farmacológico, el manejo debe incluir la evaluación mensual del cumplimiento y la respuesta terapéuticos hasta que se logre el control. Las intervenciones para promover el control, como la medición de la PA en el domicilio, la atención en equipo y la telemedicina, son útiles para mejorar el control de la PA.

Los adultos de 65 años de edad o más con hipertensión tienen un riesgo de ECV a 10 años de al menos el 10%. Ello los sitúa en la categoría de alto riesgo que exige el inicio de tratamiento farmacológico con una PAS de 130 mm Hg o superior. Se recomienda el tratamiento de la hipertensión con un objetivo de PAS inferior a 130 mm Hg para los adultos que no están en residencias, ambulatorios y residentes en la comunidad de 65 años o más con una PAS media de 130 mm Hg o superior. El ajuste cuidadoso de la medicación reductora de la PA y la estrecha vigilancia son especialmente importantes en los adultos mayores con comorbilidades significativas, ya que los grandes ensayos han excluido a muchas de estas personas. Para los adultos mayores (≥ 65 años) con hipertensión, comorbilidades y una esperanza de vida limitada, el criterio clínico, la preferencia del paciente y un enfoque de equipo para evaluar el perfil riesgo-beneficio del tratamiento son razonables para las decisiones sobre la elección del fármaco y la intensidad del control de la PA. Independientemente del tratamiento o los cuidados, la hipertensión solo se controlará si los pacientes están motivados para seguir su plan de tratamiento. Las experiencias positivas, la confianza en el médico y la empatía mejoran la motivación y la satisfacción del paciente. En más de dos tercios de los individuos, la hipertensión no puede controlarse con un solo fármaco y requerirá dos o más antihipertensivos seleccionados de diferentes clases; por lo tanto, suele ser necesario un tratamiento combinado de dos o tres medicamentos (uno de los cuales suele ser un diurético tiazídico) para alcanzar niveles óptimos de PA. Hay pruebas de que la reducción de la PA hasta los niveles óptimos deseados puede ser más importante que la selección de un fármaco específico. Para la mayoría de las personas, un objetivo razonable del tratamiento para reducir la PA implica la estabilización de la PAS en o por debajo de 120 mm Hg y la PAD en o por debajo de 80 mm Hg.

Al seleccionar los fármacos y proporcionar un tratamiento farmacológico a largo plazo, el médico debe intentar prescribir el menor número de fármacos en la menor dosis eficaz y con la menor frecuencia. En este sentido, resulta deseable la monoterapia (especialmente para el tratamiento inicial); no obstante, si la monoterapia es ineficaz incluso después de aumentar la dosis hasta los niveles máximos o cerca de ellos (generalmente después de 1-3 meses), entonces el tratamiento combinado puede ser útil (si no se elige un diurético como primer fármaco, puede ser útil como uno de segundo paso). Como se ha señalado, el tratamiento farmacológico inicial de los pacientes con hipertensión primaria sin alteraciones de los órganos diana o con trastornos cardiovasculares suele incluir IECA, antagonistas de los receptores de angiotensina II tipo 1, antagonistas de los canales de calcio o diuréticos. El tratamiento inicial de los pacientes con enfermedad arterial renal bilateral, estenosis en una arteria de un riñón solitario o insuficiencia renal puede ser con diuréticos de asa. Para estos pacientes, debe considerarse la posibilidad de tomar dos o más medicamentos antihipertensivos para alcanzar la PA objetivo ($<$ 130/80 mm Hg). En otras situaciones clínicas, pueden utilizarse agonistas α_2 de acción central, antagonistas adrenérgicos de acción periférica o vasodilatadores directos como fármacos iniciales.

En los ensayos clínicos, el tratamiento antihipertensivo se ha asociado con reducciones de la incidencia de los ictus en una media del 35-40%; del infarto de miocardio, del 20-25%; y de la insuficiencia cardiaca, de más del 50%. Ningún fármaco específico ha demostrado ser claramente superior a todos los demás para la protección contra el ictus, y hay pruebas de que iniciar y mantener la reducción de la PA para prevenir el ictus es una cuestión más importante que la elección del medicamento inicial.

Los **bloqueadores adrenérgicos β** históricamente han sido fármacos de primera línea que son bien tolerados y están disponibles en muchas formas. Están especialmente indicados en los pacientes jóvenes con circulaciones «hipercinéticas», pero están relativa o absolutamente contraindicados en los pacientes con insuficiencia cardiaca congestiva, asma, bronquitis crónica, broncoespasmo, bradicardia (frecuencia sinusal $<$ 60 latidos/min), bloqueo cardiaco, síndrome del seno enfermo, diabetes insulinodependiente, administración de inhibidores de la monoaminooxidasa (utilizados principalmente en psiquiatría para el tratamiento de los trastornos depresivos y en neurología para el tratamiento de la enfermedad de Parkinson) y dislipidemia (en pacientes con hiperlipidemia, se puede utilizar el labetalol o betabloqueadores cardioselectivos como atenolol, metoprolol y acebutolol). Los efectos secundarios más frecuentes de los bloqueadores adrenérgicos β incluyen insuficiencia cardiaca, broncoespasmo, fenómeno de Raynaud (vasoconstricción episódica de las arterias y arteriolas de los dedos de las manos y de los pies, y a veces de la cara, provocada por el frío o los estímulos emocionales), depresión, fatiga e hipotensión.

Los **IECA** (benazepril, captopril, cilazapril, enalapril, fosinopril, lisinopril, perindopril, quinapril, ramipril y espirapril) están relativamente contraindicados en los pacientes con insuficiencia renal (se requiere una reducción de la dosis) y pueden causar hipercalemia en los individuos con insuficiencia renal o en aquellos que reciben ahorradores de potasio. Los efectos secundarios (tos crónica, urticaria, ageusia, angioedema, proteinuria, fiebre, leucopenia, pancitopenia e insuficiencia renal aguda en caso de estenosis bilateral de la arteria renal) son poco frecuentes. El captopril está especialmente indicado para el tratamiento de la hipertensión resistente y la hipertensión asociada con estenosis de la arteria renal.

Los **antagonistas de los receptores de angiotensina II** (ARA-II; candesartán, eprosartán, irbesartán, losartán, olmesartán, telmisartán) están contraindicados en los pacientes con hipersensibilidad a cualquier componente de los medicamentos, así como en el embarazo y la lactancia. Los posibles efectos secundarios incluyen cambios en la función renal (en individuos con hipertensión con deterioro renal grave o estenosis de la arteria renal, debe considerarse la monitorización periódica de las concentraciones de potasio y creatinina en suero). Está indicado tener especial precaución en los pacientes con estenosis de la válvula aórtica o mitral hemodinámicamente relevante o con miocardiopatía hipertrófica obstructiva y en aquellos con pérdida de volumen intravascular (la corrección de la hipovolemia debe preceder al inicio del tratamiento con ARA-II). Los ARA-II están especialmente indicados en las personas que no toleran los IECA (como consecuencia, por ejemplo, de la tos y la disfunción renal que se observa en el ~20% de los pacientes que reciben IECA); pueden utilizarse en pacientes con insuficiencia renal (hay que tener precaución en caso de deterioro grave de la función renal: depuración de creatinina < 30 mL/min/1.73m^2 de superficie corporal) y, por lo general, no requieren un ajuste inicial de la dosis en pacientes de edad avanzada.

Algunos **antagonistas del calcio** están disponibles en formas de liberación prolongada, lo que permite un tratamiento de una sola vez al día (diltiazem, verapamilo, amlodipino, felodipino y nifedipino), mientras que otros generalmente se toman dos veces al día (isradipino) o tres veces al día (nicardipino y nifedipino). Entre estos fármacos, las dihidropiridinas (amlodipino, felodipino, isradipino, nicardipino y nifedipino) pueden causar mareos, dolor de cabeza, rubor, edema periférico y taquicardia, mientras que los efectos secundarios de los otros (diltiazem y verapamilo) son la reducción sintomática de la frecuencia cardiaca y el bloqueo cardiaco.

Los **diuréticos distales perdedores de potasio** (hidroclorotiazida, clortalidona y metolazona), los **diuréticos de asa** (furosemida, bumetanida y ácido etacrínico) y los **diuréticos distales ahorradores de potasio** (espironolactona, amilorida y triamtereno) son especialmente eficaces en los pacientes de edad avanzada. Entre estos diuréticos, las tiazidas (hidroclorotiazida, clortalidona y metolazona) son las que tienen una mayor duración de acción y, por lo tanto, son preferibles a las demás, pero también pueden provocar hipocalemia, hiperglucemia e hiperuricemia, lo que restringe el uso de dosis altas en algunos pacientes. Los diuréticos distales perdedores de potasio están contraindicados en los pacientes con diabetes, hiperuricemia y aldosteronismo primario; los efectos adversos incluyen pérdida de potasio, hiperglucemia, hiperuricemia, dermatitis y púrpura. Las contraindicaciones de los diuréticos de asa son la hiperuricemia y el aldosteronismo primario; también pueden producir pérdida de potasio, hiperuricemia, náusea, vómito y diarrea. Deben evitarse los diuréticos distales ahorradores de potasio en los pacientes con insuficiencia renal. Entre los efectos secundarios de la espironolactona se encuentran la hipercalemia, diarrea, la ginecomastia e irregularidades menstruales; la amilorida y el triamtereno pueden producir hipercalemia, náusea, vómito, calambres en las piernas, nefrolitiasis y alteraciones gastrointestinales.

Los antihipertensivos menos utilizados son los **agonistas α_2 de acción central** (clonidina, guanabenzo, metildopa, guanfacina y parche de clonidina), los **antagonistas adrenérgicos de acción periférica** (guanadrel, guanetidina, *Rauvolfia serpentina* y reserpina) y los **vasodilatadores directos** (hidralazina y minoxidil). Ninguno de los **agonistas α_2 de acción central** debe retirarse de forma súbita debido a la posible hipertensión de rebote, y deben evitarse en los pacientes que puedan no cumplir el tratamiento. Entre estos fármacos, solo la metildopa está contraindicada en los individuos con feocromocitoma o enfermedad hepática activa (infusión intravenosa) y durante la administración de inhibidores de la monoaminooxidasa; sin embargo, todos estos fármacos pueden causar hipotensión postural. Además, la clonidina y el guanabenzo pueden producir somnolencia, insomnio o un síndrome similar al lupus. Los efectos secundarios de la metildopa incluyen sedación, fatiga, diarrea, alteración de la eyaculación, fiebre, hepatitis crónica, colitis ulcerosa aguda, ginecomastia y galactorrea. Las reacciones adversas de la guanfacina incluyen xerostomía, sedación, astenia, mareos, estreñimiento e impotencia.

Los **antagonistas adrenérgicos de acción periférica** pueden causar una grave hipotensión ortostática e inducida por el ejercicio y están contraindicados en los pacientes con feocromocitoma y durante la administración de inhibidores de la monoaminooxidasa. Asimismo, deben evitarse los alcaloides de la rauvolfia en los pacientes con úlcera péptica o depresión, y no deben utilizarse la guanetidina y el guanadrel en las personas con enfermedad coronaria grave o insuficiencia cerebrovascular.

Los **vasodilatadores directos** deben tomarse con diuréticos y bloqueadores adrenérgicos β debido a sus efectos secundarios de retención de líquidos y taquicardia refleja. La hidralazina puede causar cefalea, anorexia, vómito, diarrea y un síndrome similar al lupus; el minoxidil puede producir crecimiento del vello en la cara y el cuerpo, engrosamiento de los rasgos faciales y derrame pericárdico.

El tratamiento de la hipertensión maligna (hipertensión muy grave pero sin síntomas graves ni complicaciones progresivas de órganos diana e hipertensión perioperatoria grave) debe realizarse en un plazo de 24 h y suele incluir la administración intravenosa o intramuscular de fármacos antihipertensivos de acción rápida, como vasodilatadores directos, inhibidores adrenérgicos, antagonistas del calcio o ganglionares o simpaticolíticos.

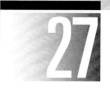

Dislipidemia

Para ilustrar la heterogeneidad que existe entre las distintas dislipidemias, en la tabla 27-1 se describen algunos de los diferentes trastornos primarios (hereditarios) y secundarios asociados con cada fenotipo lipoproteínico. Las principales apolipoproteínas asociadas con los quilomicrones y con las lipoproteínas de muy baja densidad (VLDL, *very low-density lipoproteins*) son la B, la C y la E; con las lipoproteínas de baja densidad (LDL, *low-density lipoproteins*), la B; y con las lipoproteínas de alta densidad (HDL, *high-density lipoproteins*), la A-I y la A-II.

Se deben buscar y tratar las causas de la hiperlipidemia secundaria. La **hipercolesterolemia secundaria** puede estar asociada con hipotiroidismo, síndrome nefrótico, enfermedad hepática obstructiva, porfiria intermitente aguda, embarazo, anorexia nerviosa y determinados fármacos (como los diuréticos tiazídicos, los retinoides, los glucocorticoides, la ciclosporina, los progestágenos y los andrógenos). La **hipertrigliceridemia secundaria** puede ser consecuencia de diabetes, obesidad, ingesta de alcohol, consumo excesivo de azúcares refinados, enfermedad renal crónica, infarto de miocardio, infecciones (bacterianas, víricas), lupus eritematoso sistémico, disglobulinemia, enfermedad de almacenamiento de glucógeno (tipo I), lipodistrofia, síndrome nefrótico, bulimia, trastornos autoinmunitarios, embarazo y determinados fármacos (como bloqueadores adrenérgicos β, retinoides y estrógenos). Las causas más frecuentes de la **hiperlipidemia combinada secundaria** incluyen hipotiroidismo, síndrome nefrótico, insuficiencia renal crónica, enfermedad hepática, síndrome de Werner, acromegalia y ciertos fármacos, como diuréticos tiazídicos, glucocorticoides y retinoides.

Las anomalías en los lípidos sanguíneos (en particular, las concentraciones elevadas de colesterol de LDL [LDL-C]; las concentraciones bajas de colesterol de HDL, HDL2 y HDL [HDL-C]; y las concentraciones elevadas de triglicéridos en ayunas), que contribuyen a la ateroesclerosis intracraneal, son factores de riesgo importantes para el ictus isquémico (más en las sociedades occidentales que en las poblaciones asiáticas). También hay pruebas limitadas de una asociación inversa entre los valores de colesterol sérico y el riesgo de hemorragia intracerebral o subaracnoidea. Se espera que la corrección de estas y otras anomalías lipídicas que conducen a la ateroesclerosis sea beneficiosa principalmente para la prevención del ictus isquémico ateroesclerótico.

El tratamiento de los trastornos lipídicos debe ser individualizado e incluye cambios en la dieta (el paso inicial básico y preferido para la mayoría de los pacientes), el mantenimiento del peso corporal ideal, el ejercicio aeróbico y los fármacos. Las guías actuales[1] recomiendan el inicio de un tratamiento con estatinas de intensidad moderada o alta para: 1) individuos con enfermedad cardiovascular ateroesclerótica (ECVA) clínica, como enfermedad coronaria (EC) e ictus; 2) individuos con elevación primaria del LDL-C mayor o igual a 190 mg/dL; 3) personas de 40-75 años de edad con diabetes y LDL-C de 70-189 mg/dL sin ECVA clínica; y 4) personas sin ECVA clínica o diabetes de 40-75 años de edad con LDL-C de 70-189 mg/dL y riesgo de ECVA a 10 años mayor o igual al 7.7%, según las ecuaciones de evaluación del riesgo de cohortes agrupadas.[2,3]

TABLA 21-1 Clasificación de los trastornos primarios y secundarios de los lípidos en la sangre

Grupo (fenotipo Fredrickson)	Exceso de lipoproteínas	Dislipidemias primarias			Dislipidemias secundarias		
		Rango típico de lípidos			Rango típico de lípidos		
		Colesterol total (mg/dL)	Triglicéridos totales (mg/dL)	Causas más frecuentes	Colesterol total (mg/dL)	Triglicéridos totales (mg/dL)	Causas más frecuentes
I	Quilomicrones	300-500	5000-6000	Deficiencia de LPL o apoproteína C-II	300-400	3000-6000	Lupus eritematoso sistémico
IIA	LDL	350-400	< 250	Hipercolesterolemia familiar (heterocigota), apoproteína B defectuosa familiar, hiperlipidemia combinada familiar	300-400	100	Obesidad, hipotiroidismo, síndrome nefrótico, hepatoma
		250-325		Hipercolesterolemia poligénica			
		400-800	< 250	Hipercolesterolemia familiar (homocigota)			
IIB	LDL	240-350		Hiperlipidemia familiar combinada, hipercolesterolemia poligénica o hipercolesterolemia familiar más hipertrigliceridemia familiar	300-400	250-500	Síndrome de Cushing, disglobulinemia, porfiria aguda intermitente, anorexia nerviosa, síndrome de Werner

Tipo	Lipoproteína			Trastorno primario			Causas secundarias
III	VLDL β	300-450	300-1000	Disbetalipoproteinemia familiar	300-500	300-800	Disglobulinemia
IV	VLDL	200-240	300-700	Hiperlipidemia familiar combinada, hipertrigliceridemia familiar	200-250	300-700	Obesidad, diabetes mellitus, tratamiento con estrógenos, acromegalia
V (leve)	Quilomicrones VLDL	200-300	500-1000	Hiperlipidemia familiar combinada más deficiencia de LPL			Síndrome de Cushing, hepatitis vírica aguda, disglobulinemia, hiperlipidemia alcohólica, embarazo en el tercer trimestre
V (grave)	Quilomicrones VLDL	300-1000	2000-6000	Deficiencia de LPL Deficiencia de apoproteína C-II	600-800	2000-6000	Diabetes mellitus mal controlada, tratamiento con estrógenos, hiperlipidemia alcohólica

LDL: lipoproteínas de baja densidad; LPL: lipoproteína-lipasa; VLDL: lipoproteínas de muy baja densidad.

En el ensayo *Heart Outcomes Prevention Evaluation-3*, el tratamiento hipolipemiante con una estatina (rosuvastatina 10 mg/día) en individuos (hombres $\geq$ 55 años; mujeres $\geq$ 65 años) sin enfermedad cardiovascular (ECV) establecida que presentaban al menos un factor de riesgo de ECV (relación cintura-cadera elevada, antecedentes de C-HDL bajo, consumo de tabaco actual o reciente, dislipidemia, antecedentes familiares de enfermedad coronaria prematura o disfunción renal leve) condujo a una reducción de los episodios de ECV (disminución del 4.8-3.7% durante una mediana de seguimiento de 5.6 años).[4]

Para la prevención primaria, el objetivo de C-LDL se fijó en menos de 100 mg/dL para los pacientes de alto riesgo (riesgo de cardiopatía coronaria a 10 años > 20%), menos de 130 mg/dL para los de riesgo intermedio (riesgo de cardiopatía coronaria a 10 años 10-20%) y menos de 160 mg/dL para los individuos de bajo riesgo (riesgo de cardiopatía coronaria a 10 años < 10%). El objetivo de C-LDL para la prevención secundaria o primaria de la ECV en las personas con diabetes fue de menos de 100 mg/dL, con la opción de un objetivo de menos de 70 mg/dL para aquellas con mayor riesgo de ECV. Esto es congruente con las pruebas recientes de que la ateroesclerosis coronaria puede seguir progresando hasta concentraciones de colesterol total de 200 mg/dL y que las lesiones ateroescleróticas coronarias pueden estabilizarse o retroceder manteniendo una concentración de colesterol total de 150 mg/dL o menor y una ingesta diaria de colesterol de menos de 5 mg (*véase* Apéndice F).

Por lo tanto, para fines de salud general en los individuos que no tienen ateroesclerosis coronaria o craneocervical sintomática o asintomática, se recomienda que, como mínimo, los pacientes sigan una dieta baja en grasas destinada a reducir la grasa total y la grasa saturada en la dieta al 30% y al 10% de las calorías totales, respectivamente, y a restringir la ingesta total de colesterol a menos de 300 mg/día (*véase* Apéndice F-1). Un abordaje aún más saludable para la prevención de la ateroesclerosis es adoptar la dieta más estricta, muy baja en grasas, un enfoque que se recomienda encarecidamente para los pacientes con ateroesclerosis coronaria o craneal sintomática o asintomática conocida (*véase* Apéndice F-2). Esta dieta tiene como objetivo restringir la ingesta total de grasas a un 10-20% del total de calorías y la ingesta de colesterol a 5-10 mg por día o menos.

El abordaje para aumentar un valor bajo de HDL-C incluye dejar de fumar, perder peso, medidas dietéticas y ejercicio. Hay pruebas de que el ejercicio aeróbico regular realizado durante 20-30 min de tres a cinco veces por semana puede aumentar las concentraciones de HDL-C y mejorar el perfil lipídico de la sangre.

Los pacientes con aumentos aislados de las concentraciones de VLDL suelen responder bien a la reducción de peso, a evitar el consumo de grandes cantidades de fructosa y sacarosa y a la restricción del etanol. El aumento de la ingesta de ácidos grasos monoinsaturados omega-9, como el ácido oleico (aceite de oliva, aceite de colza) y los ácidos grasos omega-3 (aceites de pescado) también puede ayudar a reducir las concentraciones de triglicéridos y de LDL-C en estos pacientes. Se debe aconsejar a los individuos con aumentos en las concentraciones de VLDL y LDL que restrinjan la ingesta de colesterol y grasas saturadas y que incrementen la ingesta de fibra e hidratos de carbono complejos (frijoles [judías, porotos], salvado de avena y otras formas de fibra soluble).

Los pacientes con concentraciones altas de LDL-C ($\geq$ 100 mg/dL) deben recibir un asesoramiento dietético adecuado. Los pacientes con aumentos aislados de las concentraciones de LDL (especialmente aquellos con hipercolesterolemia familiar) suelen tener una respuesta menos drástica a la pérdida de peso y a los cambios dietéticos.

En los últimos años, varios ensayos clínicos con inhibidores de la HMG-CoA reductasa (estatinas) en pacientes con enfermedad arterial coronaria o diversos factores de riesgo cardiovascular con concentraciones elevadas o incluso medias de LDL-C han demostrado reducciones sustanciales del riesgo de ictus que varían entre el 19 y 35%. Un metaanálisis de ensayos aleatorizados de estatinas en combinación con otras estrategias preventivas (n = 165 792 individuos) mostró que cada disminución de 1 mmol/L (39 mg/dL) en el LDL-C equivale a una reducción del riesgo relativo de ictus del 21.1% (IC 95% 6.3-33.5, p = 0.009). Hoy en día, las estatinas se consideran los medicamentos más importantes en la prevención del ictus desde la introducción del ácido acetilsalicílico y los antihipertensivos. También existen pruebas de que las estatinas tienen importantes propiedades neuroprotectoras que probablemente atenúan los efectos de la isquemia en los vasos y el parénquima cerebrales. El ensayo *Stroke Prevention by Aggressive Reduction in Cholesterol Levels* constató de forma convincente que la atorvastatina a dosis altas previene el ictus recurrente, y las guías estadounidenses recomiendan iniciar el uso de estatinas en los pacientes con enfermedad ateroesclerótica clínica, incluyendo el ictus isquémico y el ataque isquémico transitorio (AIT).

Los posibles efectos adversos causados por el tratamiento a largo plazo con estatinas son la miopatía (definida como dolor o debilidad muscular combinada con grandes aumentos de las concentraciones sanguíneas de creatina-cinasa) y la diabetes de nueva aparición. El riesgo de lesiones hepáticas graves causadas por el uso de estatinas es extremadamente bajo. La Food and Drug Administration (FDA) de los Estados Unidos ha sugerido que se realicen pruebas de referencia de las enzimas hepáticas antes de la administración de estatinas y, a partir de entonces, según las indicaciones clínicas. Aunque algunos expertos creen que la administración de estatinas a largo plazo también puede asociarse con el aumento del riesgo de ictus hemorrágico, un metaanálisis de los ensayos de estatinas para la prevención de ictus y un estudio de casos y controles que evaluó los resultados con el uso de estatinas tras un ictus isquémico o un AIT no mostraron ningún aumento del ictus hemorrágico.

En el caso de los pacientes de muy alto riesgo (aquellos con múltiples episodios cardiovasculares relacionados con la ateroesclerosis o un evento con múltiples alteraciones de alto riesgo), en quienes una estatina de alta intensidad tolerada al máximo es insuficiente para reducir las concentraciones de LDL-C a menos de 70 mg/dL, se suele añadir ezetimiba a la estatina. Para los individuos de muy alto riesgo que aún no alcanzan el objetivo de LDL, debe considerarse un inhibidor de serina-proteasa de la proproteína convertasa subtilisina/kexina tipo 9, también llamado «inhibidor *PCSK9*» (evolocumab o alirocumab). Estos medicamentos se administran en forma de inyección cada 2-4 semanas. El costo de los medicamentos es considerable y su uso se ha limitado a pacientes de muy alto riesgo en situaciones determinadas, como se ha indicado anteriormente.

Referencias

1. Nayor M, Vasan RS. Recent Update to the US Cholesterol Treatment Guidelines. *Circulation*. 2016;133:1795.
2. Goff Jr DC, Lloyd-Jones DM, Bennett G, Coady S, D'Agostino Sr RB, Gibbons R, et al. 2013 ACC/AHA guideline on the assessment of cardiovascular risk: A report of the American college of cardiology/American heart association task force on practice guidelines. *Journal of the American College of Cardiology*. 2014;63:2935-2959.
3. Preiss D, Kristensen SL. The new pooled cohort equations risk calculator. *The Canadian journal of cardiology*. 2015;31:613-619.
4. Yusuf S, Bosch J, Dagenais G, Zhu J, Xavier D, Liu L, et al. Cholesterol lowering in intermediate-risk persons without cardiovascular disease. New Engl. J. Med. 2016;374:2021-2031.

28 Otros factores del hospedero

ATAQUE ISQUÉMICO TRANSITORIO

Dado que el ataque isquémico transitorio (AIT) predispone al ictus, su prevención (modificación del estilo de vida, como se indica en el capítulo 24, y el tratamiento de la hipertensión, la hiperlipidemia y otros factores de riesgo cerebrovascular, cardiopatía y estenosis carotídea) y tratamiento (quirúrgico, endovascular, médico o de modificación del estilo de vida) disminuyen el riesgo de enfermedad vascular cerebral posterior. Los pacientes deben ser conscientes de que es importante obtener una consulta médica inmediata siempre que aparezcan los **signos de alerta** de la enfermedad vascular cerebral isquémica aguda (*véase* Apéndice E-1 y cap. 12). Los signos de advertencia son paresia o parestesia repentinas de la cara, el brazo y la pierna, especialmente en un lado del cuerpo; oscurecimiento o pérdida repentina de la visión, sobre todo en un ojo; afasia o dificultad para hablar o entender el lenguaje; y mareos repentinos e inexplicables, inestabilidad, diplopía o síncope, especialmente junto con cualquiera de los otros síntomas.

La evaluación y el tratamiento del AIT se describen en los capítulos 12 y 16.

CARDIOPATÍA

Dado que las cardiopatías (en particular las arritmias, la insuficiencia cardiaca congestiva, las valvulopatías, los infartos de miocardio y los defectos del tabique auricular) predisponen a los ictus, cabe prever que la prevención y el tratamiento especializado de estos factores cardiovasculares disminuyan su aparición (el tratamiento específico de los pacientes con trastornos cardiacos que ya causan AIT o ictus se describe en el cap. 16). Para la prevención primaria, son de beneficio el dejar de fumar, el ajuste de la dieta y el control del peso, el ejercicio físico y el control de la hipertensión y las dislipidemias (en particular, la reducción de las concentraciones altas de colesterol total y de lipoproteínas de baja densidad y el aumento de la fracción de lipoproteínas de alta densidad). El ácido acetilsalicílico, 75-100 mg/día, puede reducir el riesgo de cardiopatía isquémica en determinados pacientes, especialmente en aquellos con factores de riesgo. Es necesario tomar decisiones individuales en relación con el tratamiento de las cardiopatías específicas (*véase también* cap. 16).

Entre las **arritmias cardiacas**, la fibrilación auricular (el riesgo estimado de desarrollar fibrilación/aleteo auricular a lo largo de la vida es del 25%) es el factor de riesgo más potente de infarto cerebral embólico, ya que quintuplica su riesgo. Por lo tanto, debe hacerse todo lo posible para restablecer el ritmo sinusal en los casos apropiados, preferiblemente con cardioversión eléctrica o farmacológica, en especial si la fibrilación auricular es de reciente aparición (< 48 h). Antes de llevar a cabo la cardioversión, hay que tener en cuenta muchos aspectos, como la posibilidad de mantener el ritmo sinusal después del procedimiento, el beneficio de la cardioversión y el riesgo de complicaciones, incluido el riesgo de episodios embólicos sistémicos. Los mejores candidatos para una cardioversión exitosa a largo plazo son los pacientes con fibrilación auricular de corta duración, sin agrandamiento auricular significativo y con arteriopatía coronaria mínima. La conversión de la fibrilación auricular a un ritmo normal se asocia con el riesgo de embolia, que suele producirse en las 48 h siguientes a la conversión. Por lo tanto, el tratamiento anticoagulante con heparina generalmente debe preceder a la cardioversión, especialmente en los pacientes con valvulopatía mitral asociada, agrandamiento cardiaco, insuficiencia cardiaca congestiva o embolia previa. Las personas sin cardiopatías ni embolias previas pueden quedar exentas de este tratamiento con heparina si el ecocardiograma transesofágico no muestra ningún trombo en el corazón. Si la cardioversión aguda ha fracasado, se suele recomendar repetir la cardioversión después de 3-4 semanas de anticoagulación con warfarina. Si no se restablece el ritmo sinusal, debe considerarse la prevención del ictus a largo plazo mediante la anticoagulación con ácido acetilsalicílico (para las personas de «bajo riesgo de ictus») o antagonistas de la vitamina K (como la warfarina) o anticoagulantes orales no antagonistas de la vitamina K (como el apixabán, el dabigatrán o el rivaroxabán) para las personas de «alto riesgo de ictus».

El riesgo de ictus suele determinarse mediante la escala CHA_2DS_2-VASc con la puntuación que se muestra en la tabla 28-1 (*véase* para más detalles sobre la escala

TABLA 28-1 Escala CHA_2DS_2-VASc

Criterios	Puntos (si se cumple el criterio)
Insuficiencia cardiaca congestiva Signos/síntomas de insuficiencia cardiaca confirmados con pruebas objetivas de disfunción cardiaca	1
Hipertensión PA en reposo > 140/90 mm Hg en al menos dos ocasiones *o* tratamiento farmacológico antihipertensivo actual	1
Edad de 75 años o más	2
Diabetes mellitus Glucosa en ayunas > 125 mg/dL o tratamiento con hipoglucemiantes orales y/o insulina	1
Ictus, AIT o TE Incluye cualquier antecedente de isquemia cerebral	2
Enfermedad vascular IM previo, enfermedad arterial periférica o placa aórtica	1
Edad 65-74 años	1
Categoría de sexo (femenino) El sexo femenino confiere un mayor riesgo	1
Puntuación total	

AIT: ataque isquémico transitorio; IM: infarto de miocardio; PA: presión arterial; TE: tromboembolia.
Fuente: Olesen JB, Torp-Pedersen C, Hansen ML, et al. The value of the CHA_2DS^2-VASc score for refining stroke risk stratification in patients with atrial fibrillation with a CHADS 2 score 0–1: A nationwide cohort study. *Thrombo Haemost*. 2012;107:1172–1179.

CHA$_2$DS$_2$-VASc). El riesgo de ictus puede determinarse en función de la puntuación total. Por lo general, una puntuación de 0 para los hombres y de 1 para las mujeres indica un «bajo riesgo de ictus»; 1 o más para los hombres y 2 o más para las mujeres, un «riesgo de ictus de bajo a moderado»; las puntuaciones más altas indican un alto riesgo. Todos los anticoagulantes orales no antagonistas de la vitamina K ya mencionados demostraron en amplios ensayos controlados y aleatorizados que son al menos no inferiores a la warfarina para reducir el riesgo de ictus isquémico y que implican un menor riesgo de hemorragia intracraneal en pacientes con fibrilación auricular no valvular. Además, a diferencia de la warfarina, no requieren pruebas de laboratorio para controlar su efecto.

Una guía de 2014 de la American Academy of Neurology sobre la prevención del ictus en pacientes con fibrilación auricular recomienda elegir una de las siguientes opciones: 1) warfarina (objetivo de cociente internacional normalizado [INR, *international normalized ratio*] de 2.0-3.0; en particular, para los pacientes cuya enfermedad está bien controlada [INR dentro de un intervalo terapéutico ≥ 70% del tiempo]); 2) dabigatrán 150 mg c/12 h (si la depuración de creatinina [CrCl] > 30 mL/min); 3) rivaroxabán 15 mg/día (si la CrCl es de 30-49 mL/min) o 20 mg/día; y 4) apixabán 5 mg c/12 h (si la creatinina sérica es < 1.5 mg/dL) o 2.5 mg c/12 h (si la creatinina sérica es > 1.5 y < 2.5 mg/dL, y el peso corporal es < 60 kg o la edad es de al menos 80 años [o ambos]). De estos anticoagulantes orales, solo el apixabán mostró tener un menor riesgo de hemorragia gastrointestinal en comparación con la warfarina. No debe administrarse dabigatrán a individuos con cardiopatía isquémica conocida, ya que aumenta el riesgo de infarto de miocardio. El dabigatrán, el rivaroxabán o el apixabán se utilizan sobre todo en aquellos pacientes que no quieren o no pueden someterse a pruebas periódicas frecuentes de los valores de INR o tienen un mayor riesgo de hemorragia intracraneal. Cada vez hay más pruebas del efecto beneficioso del dabigatrán, el rivaroxabán o el apixabán incluso en las personas mayores de 75 años de edad.

Se aplican recomendaciones similares a la prevención secundaria del ictus en los individuos con fibrilación auricular no valvular (ya sea permanente o paroxística) y antecedentes de ictus isquémico o AIT. Para reducir el riesgo de hemorragia en estos pacientes, se suele recomendar el inicio de un tratamiento anticoagulante oral con dabigatrán, apixabán o rivaroxabán en los tres primeros días del inicio del ictus isquémico leve o del AIT, en la semana siguiente al ictus isquémico moderadamente grave y al final de las 2 semanas siguientes al ictus isquémico grave. Se puede ofrecer anticoagulación oral a los pacientes con fibrilación auricular no valvular que tienen demencia o caídas ocasionales, pero se debe aconsejar a ellos o a sus familias que la relación riesgo-beneficio de dicho tratamiento es incierta en estos casos.

La decisión sobre el uso de la anticoagulación incluye un cuidadoso equilibrio entre el beneficio de la prevención del ictus isquémico y el riesgo de la hemorragia. Una puntuación predictiva utilizada para evaluar el riesgo de hemorragia con warfarina es la HAS-BLED (tabla 28-2).

Por lo general, si la puntuación HAS-BLED es 0, 1 o 2, debe considerarse la anticoagulación, a menos de que haya otros factores, como las caídas frecuentes, que aumenten aún más el riesgo. Si la puntuación es igual o superior a 3 o existen otros factores de alto riesgo para la anticoagulación a largo plazo, como las caídas frecuentes, deben tenerse en cuenta alternativas a la anticoagulación. Existen varias opciones para la oclusión de la orejuela de la aurícula izquierda, incluyendo los abordajes endovasculares. Si no se puede utilizar un anticoagulante oral por motivos de seguridad y no es posible realizar un procedimiento de oclusión del apéndice auricular, se puede usar una combinación de ácido acetilsalicílico y clopidogrel, pero la eficacia es sustancialmente menor en comparación con los anticoagulantes orales. Aunque los nuevos anticoagulantes orales tienen un perfil de hemorragia intracraneal más favorable que la warfarina (dabigatrán 150 mg c/12 h frente a warfarina, 0.3%/año frente a 0.74%/año; rivaroxabán 20 mg diarios, 0.5%/año frente a 0.7%/año; apixabán 5 mg c/12 h,

T A B L A 28-2	Puntuación HAS-BLED*	

Alteración		Puntos
H	Hipertensión (no controlada, > 160 mm Hg sistólica)	1
A	Función renal anómala: diálisis, trasplante, Cr > 2.26 mg/dL o > 200 µmol/L	1
	Función hepática anómala: cirrosis o bilirrubina > 2 × normal o AST/ALT/ AP > 3× normal	1
S	Ictus (*stroke*): antecedentes de ictus	1
B	Sangrado (*bleed*): hemorragia grave previa o predisposición al sangrado	1
L	INR lábil: (INR inestable/alto) tiempo en rango terapéutico < 60%	1
E	Adultos mayores (*elderly*): edad > 65 años	1
D	Antecedentes de consumo de alcohol o drogas (≥ 8 bebidas/semana)	1
	Uso de medicamentos que predisponen a las hemorragias (antiagregantes plaquetarios, AINE)	1
	Total:	

*HAS-BLED: *Hypertension; Abnormal renal function, abnormal liver function; Stroke; Bleeding; Labile INR; Elderly; Prior alcohol or drug usage history, medication usage predisposing to bleeding.*
AINE: antiinflamatorios no esteroideos; ALT: alanina-transaminasa; AST: aspartato-transaminasa; Cr: creatinina; FA: fosfatasa-alcalina; INR: cociente internacional normalizado.
Fuente: Pisters R, Lane DA, Nieuwlaat R, et al. A novel user-friendly score (HAS-BLED) to assess 1-year risk of major bleeding in patients with atrial fibrillation. *Chest.* 2010;138(5):1093–1100.

0.33%/año frente a 0.80%/año, cociente de riesgo [HR, *hazard ratio*] 0.42), el riesgo existe y es importante informar a los pacientes o a sus familiares sobre los riesgos y beneficios de estos medicamentos. A diferencia de la warfarina, ninguno de los nuevos anticoagulantes puede aún revertirse con facilidad. Todos los nuevos anticoagulantes orales están contraindicados en el embarazo. Por lo tanto, en las mujeres embarazadas que desarrollan un ictus isquémico o un AIT en el contexto de la fibrilación auricular no valvular, se suele administrar heparina por vía subcutánea durante todo el embarazo o, como alternativa, se administra warfarina solo durante el segundo y tercer trimestre hasta la semana 37 de gestación, momento en el que se debe volver a administrar heparina (*véase* cap. 22). El tratamiento antitrombótico debe combinarse con el mantenimiento farmacológico a largo plazo del ritmo sinusal.

Muchos tipos de **cirugía cardiaca** también se asocian con un mayor riesgo de isquemia cerebral. Las mejorías en la bomba de oxigenación y las técnicas quirúrgicas han contribuido a reducir la aparición de síndromes isquémicos multifocales. El tratamiento anticoagulante puede disminuir la frecuencia de la embolia postoperatoria, especialmente en los pacientes con válvulas mitrales protésicas. También se ha sugerido el valor protector del tratamiento alternativo o complementario con fármacos antiplaquetarios y neuroprotectores.

En los pacientes con **estenosis** o **insuficiencia aórtica** o en aquellos con **estenosis** o **insuficiencia mitral**, debe considerarse un procedimiento quirúrgico adecuado (valvuloplastia aórtica con balón o sustitución valvular). El tratamiento más eficaz para prevenir el ictus en los pacientes con **prolapso de la válvula mitral** asociado con episodios isquémicos cerebrales o retinianos es controvertido. El prolapso asintomático de la válvula mitral se produce en aproximadamente el 5% de la población, con una marcada preponderancia en las mujeres. Por lo tanto, es difícil definir la relación causal del prolapso de la válvula mitral con el ictus de causa desconocida.

Por lo general, en los pacientes sin otra causa, a pesar de una evaluación exhaustiva de un evento isquémico cerebral que puede ser de naturaleza embólica, el prolapso de la válvula mitral puede tratarse con anticoagulación con warfarina al menos a corto plazo, seguida de un antiplaquetario. Los pacientes con insuficiencia mitral más grave pueden requerir la sustitución de la válvula.

Para prevenir el ictus isquémico en los pacientes con **válvulas cardiacas protésicas**, se suele utilizar la anticoagulación con warfarina. Para las personas con AIT o ictus isquémico a pesar de la warfarina, el tratamiento puede incluir un aumento del INR, o la adición de un antiplaquetario con dosis bajas de ácido acetilsalicílico o dipiridamol a pesar del mayor riesgo de un efecto secundario hemorrágico. Los anticoagulantes orales no antagonistas de la vitamina K (p. ej., apixabán, dabigatrán o rivaroxabán) no deben utilizarse en los individuos con válvulas cardiacas protésicas.

Aunque el beneficio de la profilaxis antibiótica contra la **endocarditis infecciosa** no se ha demostrado claramente, la mayoría de los cardiólogos recomiendan la profilaxis para los pacientes con una valvulopatía importante, especialmente aquellos con válvulas protésicas. Para prevenir el ictus isquémico en las personas con una **miocardiopatía**, se recomienda un abordaje que incluya el tratamiento médico intensivo. Deben utilizarse anticoagulantes si se han producido complicaciones embólicas, si hay fibrilación auricular o si se observan trombos murales definitivos en la ecocardiografía.

DIABETES

La glucosa elevada en ayuno representa más del 17% de la carga mundial de ictus y la prevalencia de la diabetes está aumentando en todo el mundo. Existen pruebas sólidas de que la diabetes es un factor de riesgo independiente, pero modificable, que aumenta el riesgo tanto de ictus isquémico como de hemorragia intracerebral aproximadamente al doble.

Por lo general, los pacientes con diabetes tienen más de un factor de riesgo de enfermedad cardiovascular. La agrupación de factores de riesgo suele manifestarse como hipertensión, obesidad troncal (central), dislipidemia y resistencia a la insulina. Hay varios factores que influyen en la resistencia a la insulina, como el peso, el estilo de vida sedentario, la hiperglucemia y múltiples medicamentos.

Existen dos tipos principales de diabetes. La diabetes de tipo 1 (diabetes insulinodependiente) suele aparecer antes de los 30 años de edad y puede asociarse con cetoacidosis, que a menudo se produce en individuos delgados con dependencia de la insulina exógena. En la diabetes de tipo 2 (diabetes no insulinodependiente), los individuos suelen ser mayores, la mayoría con obesidad y la cetoacidosis no suele desarrollarse en ausencia de insulina exógena. El diagnóstico suele hacerse con base en una concentración de glucosa en ayuno ($\geq$ 126 mg/dL) y de síntomas clínicos típicos, como poliuria, polifagia y polidipsia, a menudo con pérdida de peso. El tratamiento hipoglucémico (si no es urgente) suele iniciarse con dieta y ejercicio. El tratamiento de segundo paso suele incluir hipoglucemiantes orales, y el de tercer paso es la insulina. Los objetivos en el control de la diabetes son una glucosa plasmática en ayuno casi normal ($<$ 110 mg/dL) y una HbA1c casi normal ($<$ 7%).

Las complicaciones vasculares incluyen la aceleración de la ateroesclerosis en los grandes vasos y la microangiopatía, que suele afectar la retina y la vasculatura renal. La diabetes es un factor de riesgo de ictus y, en particular, de ictus isquémico (infarto cerebral). Dado que la diabetes suele asociarse con otros factores de riesgo de ateroesclerosis, como la hipertensión y la dislipidemia, los pacientes con diabetes deben ser objeto de un estrecho seguimiento para detectar procesos concomitantes y recibir un tratamiento agresivo. El tratamiento de la diabetes para llevar la concentración de glucosa a un rango normal también disminuye la aparición de ictus e infartos de miocardio.

29 Aneurismas intracraneales no rotos

Los aneurismas intracraneales no rotos (AICNR) constituyen un importante problema de salud pública. Diversos estudios de gran tamaño de autopsias han informado una amplia variabilidad en la frecuencia global de aneurismas intracraneales, que van del 0.2 al 9.9%. Algunos estudios más recientes de angiorresonancia (ARM), angiografía y autopsias indican una frecuencia global del 2-6% entre las personas mayores de 30 años; ello sugiere que entre la población estadounidense, al menos 6 millones de personas mayores de 30 años tienen o tendrán aneurismas intracraneales.

La magnitud del problema de los AICNR está aumentando como consecuencia, al menos en parte, del incremento de la edad de la población, ya que estas lesiones suelen aparecer con el aumento de la edad. Además, en los últimos años, el uso generalizado de la tomografía computarizada (TC) y la resonancia magnética (RM) ha incrementado de manera considerable el número de aneurismas que se descubren de forma incidental. La calidad de estas técnicas también ha mejorado, incluyendo los estudios de ARM y de angiotomografía (ATC), con una alta sensibilidad y especificidad para la detección de aneurismas de más de 3 mm de diámetro.

Además del descubrimiento fortuito de los AICNR en estudios de TC, ATC, RM o ARM que se realizan por motivos no relacionados, los AICNR pueden descubrirse cuando se lleva a cabo la evaluación en busca de una hemorragia subaracnoidea (HSA) de origen diferente, como un aneurisma independiente o una malformación arteriovenosa (MAV), o se investigan síntomas aneurismáticos distintos de la rotura. Estos síntomas incluyen los siguientes:

1. Parálisis de los nervios craneales (con frecuencia, II, III, IV y VI).
2. Compresión de otras estructuras del sistema nervioso central (p. ej., el tronco encefálico y la hipófisis).
3. Cefaleas vasculares persistentes y, a menudo, focales que suelen ser de aparición relativamente reciente y de carácter nuevo.
4. Síntomas isquémicos focales por embolización distal de un coágulo aneurismático.
5. Focos de crisis convulsivas a causa del pinzamiento de estructuras cerebrales supratentoriales.

La cefalea puede ser causada por la dilatación repentina del aneurisma o por la compresión crónica de estructuras sensibles al dolor, como las divisiones oftálmica y maxilar del nervio trigémino. Estas cefaleas suelen ser persistentes y focales y corresponden a la localización del aneurisma. También pueden asociarse con parálisis de los nervios craneales. Sin embargo, una cefalea repentina e inusualmente intensa, asociada o no con náusea o vómito, es siempre sospechosa de una cefalea centinela (o HSA menor) de un aneurisma intracraneal. En estos casos, se deben realizar estudios de TC o RM, y si son negativos y no existen signos de efecto de masa, se debe llevar a cabo una punción lumbar.

Al tomar decisiones sobre el tratamiento de los AICNR, es muy importante reconocer que los aneurismas intracraneales rotos y los no rotos constituyen entidades clínicas claramente diferentes y deben considerarse y tratarse como tales. Los aneurismas intracraneales que se han roto previamente tienen una probabilidad mucho mayor de crecer y romperse después de los que no se han roto con anterioridad. Además, algunos estudios recientes han confirmado que la evolución y el comportamiento de los AICNR no pueden extrapolarse observando las características de los pacientes con aneurismas que se descubren después de la rotura. Gran parte de la confusión en torno a esta cuestión tiene que ver con no reconocer las principales diferencias entre las dos preguntas siguientes: 1) ¿cuál es la probabilidad de que un aneurisma roto tenga un tamaño determinado? y 2) ¿cuál es la probabilidad de rotura futura de un aneurisma de un tamaño determinado descubierto antes de la rotura? La segunda de estas cuestiones es relevante para el tratamiento clínico de los pacientes con un AICNR. La cuestión clave es que se sabe poco sobre la evolución de las características de los pacientes con aneurismas rotos. Esta afirmación se aplica no solo al tamaño del aneurisma, sino también a su localización. La información disponible sugiere que la mayoría de los aneurismas que se rompan probablemente lo harán en el momento en el que se formen o poco después y que el tamaño crítico para la rotura es menor para los aneurismas que se rompen de forma temprana.

Entre los pacientes con AICNR, hay que distinguir entre aquellos sin antecedentes de HSA (grupo 1) y los que tienen antecedentes de HSA de otro origen, con más frecuencia otro aneurisma que fue reparado con éxito (grupo 2).

La información epidemiológica procedente de múltiples puntos de vista sugiere que la mayoría de los aneurismas intracraneales que se desarrollan nunca se rompen. Por lo tanto, es importante identificar los aneurismas no rotos que presentan un mayor riesgo de rotura posterior en el momento de decidir cuáles se van a reparar. Entre los posibles factores de riesgo de rotura del aneurisma se encuentran el tamaño, localización, características morfológicas determinadas, crecimiento, HSA previa, antecedentes familiares de HSA, hábito tabáquico e hipertensión.[1] La atención médica óptima de los pacientes con AICNR también implica predecir qué individuos tendrán las mayores probabilidades de éxito y las menores tasas de complicaciones de la reparación y conciliar estos datos con los datos de la evolución de los AICNR y con la perspectiva informada de los pacientes respecto a su deseo de que se trate el aneurisma.

Un gran estudio de cohortes internacional sobre aneurismas intracraneales, el *International Study of Unruptured Intracranial Aneurysms* (ISUIA) (Wiebers et al. 2003), incluyó una gran cohorte prospectiva sobre la evolución del AICNR y una amplia información de resultados en relación con la cirugía abierta y la reparación endovascular de estos aneurismas. Estos datos del ISUIA permiten una evaluación individualizada y detallada de los riesgos de la evolución natural frente a los riesgos de la reparación quirúrgica o endovascular en función de la información adicional y no solo del tamaño del aneurisma. No obstante, en el caso de los pacientes del grupo 1 con aneurismas de menos de 7 mm de diámetro, es poco probable que se pueda mejorar la evolución de estas lesiones, sobre todo en aquellos de más edad, en los que tienen aneurismas en la circulación anterior y en los que tienen aneurismas de tamaño muy pequeño. Otros factores que deben tenerse en cuenta son los antecedentes familiares, las características morfológicas del aneurisma, como un saco hijo (una pequeña protuberancia fuera de la cúpula del aneurisma), y el crecimiento del aneurisma. En el caso de las personas con antecedentes familiares de HSA, el tratamiento del AICNR resulta razonable, incluso en un tamaño menor del que podría considerarse para la reparación de aneurismas no familiares. También se tiene en cuenta el tratamiento de los AICNR con saco hijo; este hallazgo es poco frecuente en los AICNR pequeños, pero a veces puede presentarse. Además, se debe ofrecer tratamiento de los AICNR con un crecimiento claramente demostrado en la ATC o la ARM, a menos de que existan comorbilidades significativas.

El riesgo de crecimiento del aneurisma depende de su tamaño, pero en ocasiones se detecta en aneurismas pequeños. Es importante tener en cuenta que los estudios de evolución disponibles, incluyendo el ISUIA, tienen muy pocos pacientes sintomáticos con AICNR pequeños, particularmente aquellos con síntomas agudos o cambiantes, y la mayoría de ellos son considerados para tratamiento quirúrgico o endovascular.

En la mayoría de los demás pacientes con AICNR (aneurisma ≥ 7 mm de diámetro) se aplican tasas de rotura más importantes según el tamaño y la localización del aneurisma, pero esto no sugiere necesariamente que la reparación sea aconsejable o deseable para todos esos casos. Es muy importante comparar las tasas de evolución específicas del tamaño, lugar y grupo con la morbilidad y mortalidad específicas del tamaño, lugar y edad asociadas con la reparación del AICNR (tabla 29-1; figs. 29-1 a 29-3). La evolución natural a menudo se asocia, aunque no invariablemente, con un mayor riesgo de morbilidad y mortalidad por tratamiento.

TABLA 29-1 Tasas de rotura acumuladas a los 5 años según tamaño, localización y grupo de pacientes del AICNR, entre la cohorte no intervenida (*N 51.692*)

Localización	No. de pacientes	Tamaño del aneurisma (mm)				
		< 7 mm		7-12	13-24	≥ 25
		Grupo 1[a]	Grupo 2[b]			
Cavernosa	210	0.0	0.0	0.0	3.0	6.4
CA/CM/CI	1.037	0.0	1.5	2.6	14	40.0
Comunicante post-P	445	2.5	3.4	14	18.4	50.0

Los valores son porcentajes, a menos que se indique lo contrario.
AICNR: aneurisma intracraneal no roto; CA: arteria comunicante anterior o arteria cerebral anterior; Cavernosa: arteria carótida cavernosa; CI: arteria carótida interna (no arteria carótida cavernosa); CM: arteria cerebral media; Comunicante post-P: sistema arterial vertebrobasilar, cerebral posterior o arteria comunicante posterior; HSA: hemorragia subaracnoidea.
[a] Los pacientes no tenían antecedentes de HSA.
[b] Los pacientes tenían antecedentes de HSA por otro aneurisma.
De: Wiebers DO, Whisnant JP, Huston J 3rd, et al. Unruptured intracranial aneurysms: natural history, clinical outcome, and risks of surgical and endovascular treatment. *Lancet.* 2003;362:103–110, con autorización de Elsevier.

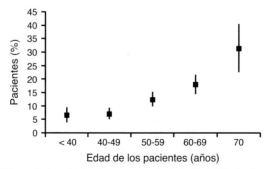

FIGURA 29-1. Malos resultados quirúrgicos (muerte, puntuación de Rankin de 3-5 o deterioro del estado cognitivo) a 1 año por edad del paciente. Las barras de error representan intervalos de confianza del 95% (reimpresa de: Wiebers DO, Whisnant JP, Huston J 3rd, et al. Unruptured intracranial aneurysms: natural history, clinical outcome, and risks of surgical and endovascular treatment. *Lancet.* 2003;362:103–110, con autorización de Elsevier).

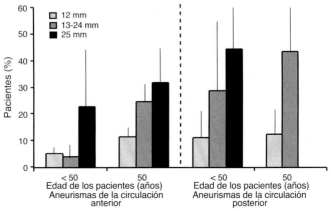

FIGURA 29-2. Malos resultados quirúrgicos (muerte, puntuación de Rankin de 3-5 o deterioro del estado cognitivo) a 1 año por edad del paciente y lugar y tamaño del aneurisma. Las barras de error representan intervalos de confianza del 95% (reimpresa de: Wiebers DO, Whisnant JP, Huston J 3rd, et al. Unruptured intracranial aneurysms: natural history, clinical outcome, and risks of surgical and endovascular treatment. *Lancet.* 2003;362:103–110, con autorización de Elsevier).

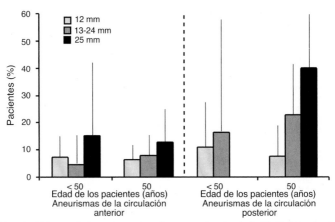

FIGURA 29-3. Malos resultados endovasculares (muerte, puntuación de Rankin de 3-5 o deterioro del estado cognitivo) a 1 año por edad del paciente y lugar y tamaño del aneurisma. Las barras de error representan intervalos de confianza del 95% (reimpresa de: Wiebers DO, Whisnant JP, Huston J 3rd, et al. Unruptured intracranial aneurysms: natural history, clinical outcome, and risks of surgical and endovascular treatment. *Lancet.* 2003;362:103–110, con autorización de Elsevier).

Un análisis conjunto de seis estudios prospectivos de cohortes sobre AICNR, incluido el ISUIA, descubrió que seis factores predecían la futura rotura de un AICNR. Estos factores incluían edad avanzada, hipertensión, antecedentes de HSA por otro aneurisma, tamaño del aneurisma, localización del aneurisma y región geográfica (Finlandia y Japón). Esto condujo al desarrollo de una puntuación predictiva que utiliza estos seis factores, denominada *puntuación PHASES* (población, hipertensión, edad [*age*], tamaño [*size*], HSA anterior [*earlier SAH*], lugar [*site*]).

Un elemento crítico en la toma de decisiones es la edad del paciente, principalmente porque tiene un efecto importante en la morbilidad y la mortalidad operatoria, pero relativamente pequeño en la evolución. Este efecto de la edad es más notable en los pacientes que tienen alrededor de 50 años o más para la cirugía abierta y alrededor de 70 años o más para la reparación endovascular.

Por lo general, el riesgo de rotura de un AICNR es menor para los pacientes asintomáticos del grupo 1 con aneurismas de menos de 7 mm de diámetro en la circulación anterior. La morbilidad y la mortalidad quirúrgicas suelen ser más favorables para los pacientes asintomáticos menores de 50 años de edad y con AICNR en la circulación anterior de menos de 24 mm de diámetro y sin antecedentes de enfermedad vascular cerebral isquémica. La morbilidad y la mortalidad endovasculares pueden ser menos dependientes de la edad, lo que parece favorecer los procedimientos endovasculares, especialmente en los pacientes que tienen entre 50 y 70 años. También es importante considerar el riesgo inmediato frente al riesgo a largo plazo con respecto a la eficacia y la durabilidad del tratamiento. Este tema refuerza la necesidad de realizar un seguimiento a largo plazo de los pacientes después de la cirugía abierta y los procedimientos endovasculares para evaluar no solo las complicaciones inmediatas y a corto plazo, sino también la eficacia y la durabilidad a largo plazo.

El cribado de un AICNR con ATC o ARM debe considerarse en las personas con: 1) dos o más miembros de la familia (especialmente familiares de primer grado) con aneurisma intracraneal o HSA (los factores que predicen un mayor riesgo de detección de aneurismas son el sexo femenino, antecedentes de hipertensión o hábito tabáquico), 2) displasia fibromuscular, 3) válvula aórtica bicúspide y 4) poliquistosis renal autosómica dominante (en particular, los que tienen antecedentes familiares de aneurisma intracraneal), coartación de aorta o enanismo primordial osteodisplásico microcefálico. Aunque el cribado no suele realizarse en las familias con un solo miembro afectado por HSA o aneurismas, algunos miembros de la familia pueden solicitar el cribado para tranquilizarse; en tales circunstancias, se realiza un cribado no invasivo con ARM o ATC.

Entre los pacientes que presentan tanto un AICNR como una MAV intracraneal, el primero suele ubicarse dentro del sistema de alimentación del segundo. Estos AICNR parecen ser más propensos a crecer y romperse en el futuro que los AICNR en general. Cuando se contempla la posibilidad de intervenir, generalmente se recomienda reparar el AICNR antes de abordar la MAV, sobre todo en los pacientes con un aneurisma de gran tamaño, porque los cambios bruscos en la hemodinámica del sistema de alimentación pueden predisponer a su rotura.

En lo que respecta a los candidatos a la endarterectomía carotídea (EAC) o a la angioplastia/colocación de endoprótesis (*stents*) carotídeas que también tienen AICNR, el cambio repentino de la hemodinámica en el sistema arterial carotídeo distal a causa de la corrección de una estenosis significativa de la presión puede predisponer al agrandamiento o la rotura de un aneurisma intracraneal no roto previamente. Aunque la información disponible es demasiado escasa para permitir conclusiones definitivas, a partir de los ensayos clínicos que comparan la EAC con el tratamiento médico y que incluyen a los pacientes con un AICNR, parece que el riesgo de la EAC ipsilateral a un AICNR de distribución carotídea es muy bajo en aquellos con un AICNR de menos de 7 mm de diámetro. Se dispone de pocos datos sobre el riesgo de la EAC en los pacientes con un AICNR de gran tamaño.

Cuando se considera la reparación de los AICNR, cabe destacar que las pruebas sugieren que las tasas de complicaciones sustancialmente más bajas están asociadas con instituciones y médicos que tratan un mayor número (> 20 casos anuales) de estos pacientes por año. Por lo tanto, es muy importante identificar a los médicos e instituciones que tienen una experiencia considerable en estos procedimientos. Se recomienda la obtención de imágenes después de la intervención quirúrgica del AICNR para documentar la obliteración del aneurisma. El clipaje quirúrgico es un tratamiento eficaz para los AICNR que se consideran tratables. La colocación de una espiral endovascular (*coil*) suele ser la consideración inicial de intervención para aquellos AICNR en los que está indicado el tratamiento. Además de la espiral, otras opciones endovasculares en evolución para determinados pacientes incluyen la colocación de una espiral asistida por endoprótesis y la derivación con un dispositivo de embolización con tuberías. Antes del tratamiento, los pacientes con AICNR deben estar plenamente informados de los riesgos y beneficios del clipaje endovascular y microquirúrgico del aneurisma.

En el caso de las personas que tienen un AICNR y que no reciben tratamiento con espirales (*coils*), clips u otras intervenciones, los AICNR por lo general se vigilan con la repetición de la ARM o la ATC aproximadamente entre 6 y 12 meses después de su detección inicial y posteriormente cada 1 o 2 años. En general, también se aconseja a los pacientes que eviten fumar (y ser fumadores pasivos), el consumo excesivo de alcohol, los medicamentos y las drogas estimulantes, así como los esfuerzos excesivos y las maniobras de Valsalva que provoquen aumentos agudos importantes de la presión arterial. A menudo, no es necesario alterar las actividades físicas diarias. La hipertensión crónica también debe tratarse de manera adecuada, aunque se desconoce el impacto global sobre el riesgo de rotura de los AICNR a largo plazo.

Referencias

1. Thompson BG, Brown RD, Amin-Hanjani S, Broderick JP, Cockroft KM, Connolly ES, et al. Guidelines for the Management of Patients With Unruptured Intracranial Aneurysms. *A Guideline for Healthcare Professionals From the American Heart Association/American Stroke Association*. 2015.

Malformaciones vasculares intracraneales no rotas

Las malformaciones vasculares intracraneales, como la malformación arteriovenosa (MAV), la malformación cavernosa (MC), la telangiectasia capilar, la anomalía venosa del desarrollo (AVD) y la malformación de la vena de Galeno, son trastornos congénitos del desarrollo (excepto la mayoría de las MAV durales y extracerebrales y algunas MC, que pueden ser adquiridas) y suelen tardar muchos años en manifestarse clínicamente. La presentación y la evolución dependen del subtipo de malformación vascular, la localización, el tamaño y otras características. Algunas de estas lesiones pueden causar signos y síntomas neurológicos graves, mientras que otras suelen ser asintomáticas y benignas.

Las **MAV** son anomalías vasculares congénitas que consisten en una fístula directa entre arterias y venas y un lecho capilar normal. Aunque la mayoría de las MAV no tienen una base genética, la telangiectasia hemorrágica hereditaria (enfermedad de Osler-Weber-Rendu) es una afección genética poco frecuente que puede asociarse con las MAV cerebrales y sistémicas. Los síntomas de las MAV no rotas suelen aparecer en la adolescencia o más tarde (con mayor frecuencia en la tercera y cuarta décadas de la vida) y a menudo producen hemorragias intracraneales (la más frecuente es la intracerebral; la hemorragia subaracnoidea [HSA] y la hemorragia intraventricular son menos habituales), cefalea unilateral recurrente (que puede parecerse a la migraña), crisis epilépticas focales o generalizadas, un ruido pulsátil en la cabeza llamado *acúfenos pulsátiles*, déficits neurológicos progresivos o, en raras ocasiones, síntomas neurológicos focales transitorios que imitan los ataques isquémicos transitorios. No es infrecuente que se descubran de forma fortuita, detectadas en imágenes cerebrales transversales que se realizan por una razón no relacionada. Las MAV se asocian ocasionalmente con un soplo craneal u orbitario. Pueden no ser observables en la tomografía computarizada (TC) sin contraste, excepto la calcificación, o puede observarse una baja atenuación. La resonancia magnética (RM) es muy sensible a la detección de las MAV, con vacíos de señal en las imágenes en T1 y T2 y, a menudo, algún grado de hemosiderina. La angiorresonancia (ARM) o la angiotomografía (ATC) proporcionan más información sobre la naturaleza de las arterias de alimentación y las venas de drenaje, pero generalmente se necesita una arteriografía para evaluar a detalle la MAV y ayudar a definir el tratamiento óptimo.

Las **MC** son lesiones bien circunscritas, ocultas en la angiografía, que consisten en cavernas revestidas de endotelio y sin parénquima cerebral intermedio. La prevalencia estimada es de aproximadamente el 0.5% en las series de autopsias. Lo más habitual es que se detecten en una RM, a menudo sin que el cavernoma cause signos o síntomas neurológicos. Cuando presentan síntomas, lo más frecuente son las crisis epilépticas, incluyendo las focales o generalizadas. También pueden aparecer déficits neurológicos focales o cefaleas inespecíficas. Los síntomas son causados por pequeñas hemorragias que ocurren dentro de la lesión o en la periferia, aunque la hemorragia intraparenquimatosa de importancia es rara. En la TC con realce de contraste se puede observar una lesión característica en forma de mora con calcificación, aunque suele ser necesaria la RM para detectar estas lesiones angiográficamente ocultas. La RM revela una lesión mixta de señal aumentada y disminuida en las imágenes en T1 y T2, con hemosiderina circundante. Pueden ser múltiples, especialmente en los casos familiares.

Las **telangiectasias capilares** son anomalías de los vasos de tamaño capilar, que se localizan característicamente en el tronco encefálico o en el cerebelo. Suelen ser asintomáticas (cuando se asocian con el síndrome de Osler-Weber-Rendu, pueden reconocerse clínicamente en otras partes del cuerpo) y tienen poco riesgo de complicaciones hemorrágicas.

Las AVD intracraneales, también conocidas como *malformaciones venosas*, son la malformación vascular que se observa con mayor frecuencia en las autopsias y en las imágenes cerebrales y se encuentran en cerca del 2% de las personas. Suelen ser asintomáticas. En muy pocos casos pueden provocar crisis epilépticas, síntomas neurológicos focales o neuralgia del trigémino. Con poca frecuencia se producen hemorragias intracraneales, aunque en la mayoría de los casos se observa algún otro tipo de malformación vascular (por lo general, una MC) junto con la malformación venosa y es la causa de la hemorragia. Pueden verse en la TC contrastada como una vena de drenaje agrandada y en la RM como un vacío de flujo, a veces con la apariencia de «cabeza de medusa» radial. En la arteriografía (fase venosa), están representadas por una vena profunda prominente de tamaño variable y pueden asociarse con un patrón de cabeza de medusa. Las malformaciones venosas asintomáticas tienen un pronóstico benigno y rara vez causan hemorragias u otros síntomas neurológicos.

Las **fístulas arteriovenosas durales** (FAVD) o MAV durales son malformaciones vasculares en uno de los senos venosos principales. Estas lesiones, típicamente adquiridas, se presentan con síntomas clínicos que dependen de su localización. Las lesiones del seno sagital superior pueden causar papiledema con pérdida de visión; las del seno cavernoso producen diplopía, exoftalmos y pérdida de la visión; las lesiones del seno transverso o sigmoideo pueden provocar acúfenos pulsátiles; y las lesiones corticales pueden ocasionar crisis convulsivas o déficit neurológico. Las venas dilatadas en una TC craneal pueden sugerir su presencia, pero la TC suele ser normal. La RM puede mostrar las venas dilatadas y las arterias alimentadoras. Se necesita una arteriografía para caracterizar mejor estas lesiones, la cual debe incluir la inyección selectiva de la arteria carótida externa porque, a menudo, reciben su suministro arterial a través de ella.

Las **malformaciones de la vena de Galeno** suelen manifestarse con cianosis y dificultad respiratoria en el periodo neonatal, crisis convulsivas e hidrocefalia en la infancia y cefalea y HSA en niños mayores y adultos. Las venas del cuero cabelludo o de la cara pueden estar agrandadas.

EVOLUCIÓN Y TRATAMIENTO DE LAS MALFORMACIONES VASCULARES

En virtud de estos antecedentes, siguen existiendo dudas sobre el tratamiento óptimo de los pacientes con malformaciones vasculares no rotas y no se pueden hacer afirmaciones dogmáticas con base en los conocimientos científicos actuales. Sin embargo, algunas guías parecen razonables. Todos los individuos que presenten síntomas indeterminados que puedan sugerir una malformación vascular intracraneal deben someterse a pruebas no invasivas, por ejemplo, la TC contrastada con realce o la RM, así como la ARM o la ATC. Se debe considerar la arteriografía convencional para el diagnóstico definitivo y la caracterización de la lesión en los pacientes que son candidatos apropiados para la intervención terapéutica.

La decisión sobre el tratamiento conservador o quirúrgico (incluyendo la radiocirugía y la embolización endovascular) de una **MAV** debe tomarse de forma individual según los siguientes factores: 1) la presentación clínica y el tipo de malformación; 2) la localización, el tamaño y la anatomía de la malformación; 3) la edad y el estado de salud general del paciente; 4) el conocimiento profundo del paciente y del médico de los posibles problemas asociados con la recomendación de un tratamiento agresivo; y 5) la disponibilidad de un neurocirujano vascular y estereotáctico, un neurorradiólogo y un radioterapeuta con experiencia en el tratamiento de malformaciones vasculares.

Las MAV se presentan con hemorragia en el 60-70% de los casos. El riesgo de hemorragia cuando se detecta una MAV antes de la primera hemorragia es del 2-3% anual y no parece disminuir con el tiempo. Teniendo en cuenta este riesgo anual de hemorragia a largo plazo, el riesgo de hemorragia a lo largo de la vida en aquellos con una MAV no rota previamente se estima mediante la siguiente fórmula: riesgo a lo largo de la vida (%) = 105 − edad del paciente (años). Entre los pacientes que presentan una hemorragia, el riesgo de hemorragia aumenta tempranamente, hasta 6-12% durante al menos el primer año, pero disminuye hasta el riesgo de base al tercer año después de la hemorragia. Tras una segunda hemorragia, el riesgo de recurrencia es de al menos un 25% durante el primer año.

En el momento del diagnóstico de la MAV, pueden definirse varios factores predictivos potenciales de hemorragia. Clínicamente, la hemorragia previa es un factor de predicción muy fuerte de una hemorragia futura. La localización periventricular e intraventricular y un tamaño pequeño pueden tener cierta importancia. También se debe tener en cuenta la naturaleza de los alimentadores arteriales y del drenaje venoso, delineado en la ARM o la arteriografía. En el sistema arterial, la presencia de aneurismas en las arterias alimentadoras, incluyendo los que son muy distales en las arterias alimentadoras denominados *aneurismas intranidales*, y la irrigación arterial perforante pueden aumentar el riesgo de hemorragia. Una única vena de drenaje y el drenaje venoso principalmente profundo y deteriorado parecen ser importantes para predecir un mayor riesgo de hemorragia.

Por lo general, se considera la resección quirúrgica electiva o la radiocirugía antes de la rotura, particularmente en los pacientes jóvenes por lo demás sanos, con MAV cuyo tamaño, drenaje venoso, suministro arterial y localización permiten una resección relativamente segura. Sin embargo, los datos de los ensayos clínicos prospectivos disponibles que comparan el tratamiento conservador con las mejores opciones intervencionistas definidas por el neurocirujano sugieren que el riesgo de resultados de ictus o muerte a corto plazo es mayor en aquellos con tratamiento intervencionista (ensayo clínico *A Randomized Trial of Unruptured Brain Arteriovenous Malformations*, ARUBA). Si una MAV asintomática no tratada previamente se rompe, si las crisis convulsivas asociadas con la lesión son intratables desde el punto de vista médico, si hay pruebas de déficit neurológico progresivo asociado con una malformación vascular no rota o si el paciente quiere tener la seguridad de asumir el riesgo del tratamiento, debe considerarse la intervención adecuada. Se debe recomendar a los pacientes con malformaciones vasculares intratables que eviten tomar fármacos antiplaquetarios o anticoagulantes, y se debe aconsejar a los pacientes con hipertensión que controlen su presión arterial dentro de los límites normales. Las mujeres en edad fértil deben ser conscientes de que el riesgo de hemorragia intracraneal de una MAV no rota previamente puede ser algo mayor durante un embarazo, aunque los datos relativos a las tasas comparativas de hemorragia durante la gestación son contradictorios y hay algunos datos que sugieren que el riesgo de hemorragia puede no ser elevado. La mayoría de las mujeres con MAV completan el embarazo sin problemas significativos.

Cuando es posible, la extirpación total de una MAV de forma quirúrgica con o sin embolización previa es el abordaje preferido para el tratamiento, sobre todo para los pacientes que han tenido una rotura reciente (fig. 30-1). Por lo general, los pacientes relativamente jóvenes con una MAV pequeña en el hemisferio no dominante situada superficialmente en la zona frontal o temporal son los mejores candidatos para la cirugía. Las MAV muy grandes (> 6 cm de diámetro) que afectan a más de un lóbulo o a la

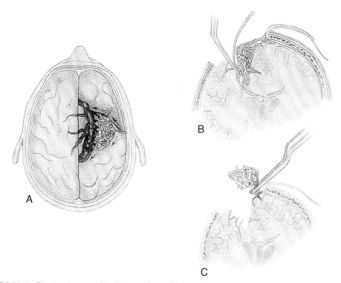

FIGURA 30-1. Técnica de resección de la malformación arteriovenosa.

fosa posterior y a zonas profundas del cerebro pueden ser inoperables o no pueden ser resecadas de una sola vez y se consideran para un tratamiento multimodal que puede incluir una intervención quirúrgica con embolización endovascular precedente de los alimentadores arteriales y una posible radiocirugía para cualquier MAV residual.

Las MAV situadas en la profundidad del hemisferio dominante, en el tronco encefálico o en otras zonas del cerebro de alto riesgo, como la cápsula interna y el tálamo, suelen considerarse de mayor riesgo quirúrgico debido a su inaccesibilidad o al mayor riesgo de déficit neurológico postoperatorio. Incluso en los centros más experimentados, la **resección quirúrgica** de estas MAV con o sin embolización se asocia con una tasa de mortalidad del 1-5% y con una tasa de morbilidad del 10-20%. En este caso, se puede considerar la **radioterapia focalizada** (**radiocirugía con bisturí de rayos gamma**) o la **radiación con haz de protones** sola o después de la embolización de los alimentadores o como complemento de la embolización y la resección. La radioterapia con bisturí puede ser especialmente eficaz si el nido no tiene más de 2 cm de diámetro. Cerca del 40% de los pacientes presentan una obliteración arteriográfica de la lesión al año de la radiocirugía, el 84% a los 2 años y aproximadamente el 97% a los 3 años. Sin embargo, puede producirse una hemorragia intracraneal antes de la obliteración de la MAV. La radioterapia por sí sola es menos óptima para el tratamiento de las MAV grandes (> 3 cm en todas las dimensiones) y puede dar lugar a una radionecrosis del tejido cerebral normal con déficit neurológico o hidrocefalia asociados.

La embolización endovascular (la colocación de balones o espirales [*coils*]) también debe considerarse como una preparación para la cirugía en los pacientes que tienen unos pocos alimentadores principales que irrigan a la MAV, especialmente para aquellas que tienen más de 2 cm de diámetro, y para el tratamiento de las FAVD (a menudo se excluye a las que afectan el tentorio). Las posibles complicaciones asociadas con los procedimientos endovasculares incluyen la hemorragia intracraneal causada por la rotura de un alimentador arterial y la isquemia cerebral; el riesgo de una complicación permanente es de aproximadamente el 10%.

La evolución de las **telangiectasias capilares** clínicamente no rotas suele ser benigna. La evolución de una **AVD** también es típicamente benigna, y suele estar indicado el tratamiento conservador, a menos que se produzca una situación rara de hemorragia, un trastorno convulsivo resistente al tratamiento médico o un déficit neurológico progresivo.

La evolución de las **MC** depende de la presentación y de la localización de la lesión. Entre los que presentan síntomas distintos de la hemorragia, el riesgo global de sufrir una hemorragia clínicamente significativa es inferior al 1% anual. Sin embargo, si se ha producido una hemorragia sintomática, el riesgo de tener otra hemorragia en el año siguiente es del 15-20%, antes de disminuir a alrededor del 2-3% por año en los años 3-10. La localización es otra cuestión importante, ya que las lesiones profundas (incluyendo el tronco encefálico, el cerebelo profundo, el tálamo y los núcleos basales) conllevan el mayor riesgo, de aproximadamente un 4% al año, en comparación con el 0.4% al año de las lesiones superficiales. Las MC sintomáticas con crisis convulsivas intratables o hemorragias múltiples pueden llevar a considerar la resección quirúrgica. Para las MC no suele utilizarse la radiocirugía. Sin embargo, a veces se considera para las lesiones que causan hemorragias recurrentes y que están situadas en zonas de alto riesgo durante la resección quirúrgica, como el tronco encefálico y la región subcortical. Sin embargo, la eficacia de este abordaje terapéutico en las lesiones arteriográficamente ocultas es incierta.

La evolución de las **FAVD** varía mucho en función del lugar y la naturaleza de la lesión. Pueden causar hemorragias, y el riesgo es de aproximadamente 2% al año. Los factores de predicción de una hemorragia después de la detección incluyen la presencia de una variz venosa, el drenaje cortical, el drenaje venoso retrógrado y el drenaje en la vena de Galeno. Las localizaciones que se asocian con un mayor riesgo de resultados neurológicos más graves son las del tentorio, las lesiones orbitarias y las de la fosa craneal media. Los individuos que se presentan con hemorragia, crisis convulsivas o déficit neurológico suelen recibir un tratamiento intensivo. Las lesiones que solo causan acúfenos pulsátiles pueden tratarse de forma conservadora, a menos que sean muy intensos. Las opciones de tratamiento incluyen la resección quirúrgica, la radiocirugía y la embolización terapéutica; la cirugía se considera con mayor frecuencia en los casos que presentan hemorragia u otros síntomas neurológicos graves. En otros casos, la radiocirugía, a veces seguida de embolización de partículas, proporciona el abordaje de tratamiento óptimo.

La evolución de una **malformación de la vena de Galeno** que se presenta con insuficiencia cardiaca grave en las primeras semanas de vida es invariablemente mortal y, por lo general, las medidas terapéuticas han sido inútiles; sin embargo, en el caso de los niños mayores que se presentan con complicaciones leves o ninguna de las principales complicaciones (insuficiencia cardiaca o hidrocefalia progresiva) de esta lesión, pueden considerarse los procedimientos de derivación y la interrupción de las arterias nutricias.

31 Enfermedad hemática

La enfermedad de células falciformes o drepanocitosis es un trastorno hereditario que se caracteriza por la presencia de una hemoglobina anómala. El ictus (con más frecuencia isquémico) es una de las principales complicaciones de la **drepanocitosis**, que suele desarrollarse cuando la persona tiene entre 9 y 15 años de edad (20% de riesgo a los 20 años), pero que también puede observarse en adultos (25% a los 45 años). El infarto cerebral en la drepanocitosis se asocia con una vasculopatía oclusiva que afecta los segmentos intracraneales distales de las arterias cerebrales (por lo general, estenosis u oclusión de las arterias intracraneales del polígono de Willis, a veces con apariencia de enfermedad de moyamoya en la arteriografía), con formación de trombosis documentada en algunos casos. Tal y como recomiendan el National Heart, Lung, and Blood Institute y la American Stroke Association, la ecografía Doppler transcraneal debería utilizarse de forma más generalizada en los niños con drepanocitosis para detectar una velocidad elevada del flujo sanguíneo (especialmente una velocidad de 200 cm/s o más), indicativa de enfermedad vascular y de alto riesgo de ictus futuro. Para disminuir el riesgo de ictus en la drepanocitosis, se debe aconsejar a los pacientes que eviten los excesos de esfuerzo físico desacostumbrado, la hipoxia (como ocurre en la altitud o al escalar), la exposición al calor excesivo, el estrés y las infecciones agudas. Recientemente, se ha documentado una estrategia de prevención primaria del ictus clínico mediante transfusiones de sangre crónicas para mantener la hemoglobina falciforme (Hb S) por debajo del 30% de la hemoglobina total (reducción del 90% del riesgo de ictus) en el ensayo *Stroke Prevention in Sickle Cell Anemia*. En la actualidad se están investigando otras estrategias de tratamiento «anti-células falciformes» (como la hidroxiurea, la terapia «antiendotelial» y la prevención de la deshidratación de los eritrocitos) y fármacos como la decitabina y los ácidos grasos de cadena corta.

El tratamiento de **otras enfermedades hemáticas** (como la policitemia, la púrpura trombocitopénica trombótica, la disproteinemia, la trombocitemia y la leucemia) y las alteraciones y circunstancias que dan lugar a un **estado de hipercoagulabilidad** (como el cáncer, el embarazo, los traumatismos, el periodo postoperatorio, el periodo posparto y la coagulación intravascular diseminada), que aumentan el riesgo de ictus, es específico de cada causa subyacente (*véase* en los caps. 16 y 17 un análisis más completo de las enfermedades hemáticas).

LECTURAS RECOMENDADAS PARA LA SECCIÓN V

Adams RJ, Brambilla DJ, Granger S, et al.; STOP Study. Stroke and conversion to high risk in children screened with transcranial Doppler ultrasound during the STOP study. *Blood.* 2004;103:3689–3694.

Adams RJ, McKie VC, Hsu L, et al. Prevention of a first stroke by transfusions in children with sickle cell anemia and abnormal results on transcranial Doppler ultrasonography. *New Engl J Med.* 1998;339:5–11.

Atrial Fibrillation Investigators. Risk factors for stroke and efficacy of antithrombotic therapy in atrial fibrillation. Analysis of pooled data from five randomized controlled trials. *Arch Intern Med.* 1994;154:1449–1457.

Backes D, Rinkel GJE, Greving JP, et al. ELAPSS score for prediction of risk of growth of unruptured intracranial aneurysms. *Neurology*. 2017;88(17):1600–1606.

Bailar J. Hormone-replacement therapy and cardiovascular diseases. *N Engl J Med*. 2003;349:521–522.

Baker WH, Howard VJ, Howard G, et al. Effect of contralateral occlusion on long-term efficacy of endarterectomy in the asymptomatic carotid atherosclerosis study (ACAS). ACAS Investigators. *Stroke*. 2000;31:2330–2334.

Béjot Y, Reis J, Giroud M, et al. A review of epidemiological research on stroke and dementia and exposure to air pollution. *Int J Stroke*. 2018;13(7):687–695.

Bonita R, Duncan J, Truelsen T, et al. Passive smoking as well as active smoking increases the risk of acute stroke. *Tob Control*. 1999;8:156–160.

Brott TG, Howard G, Roubin GS, et al. Long-term results of stenting versus endarterectomy for carotid-artery stenosis. *N Engl J Med*. 2016;374(11):1021–1031.

Brown RD Jr., Huston J III, Hornung R, et al.; for the Familial Intracranial Aneurysm (FIA) Investigators. Screening for brain aneurysm in the Familial Intracranial Aneurysm Study: Frequency and predictors of aneurysm detection. *J Neurosurg*. 2008;108:1132–1138.

Burns JD, Huston J 3rd, Layton KF, et al. Intracranial aneurysm enlargement on serial magnetic resonance angiography: Frequency and risk factors. *Stroke*. 2009;40(2):406–411.

Chen R, Ovbiagele B, Feng W. Diabetes and stroke: Epidemiology, pathophysiology, pharmaceuticals and outcomes. *Am J Med Sci*. 2016;351:380–386.

Collins R, Reith C, Emberson J, et al. Interpretation of the evidence for the efficacy and safety of statin therapy. *Lancet*. 2016;388:2532–2561.

Collins FS, Varmus H. A new initiative on precision medicine. *New Engl J Med*. 2015;372(9):793–795.

Connolly SJ, Ezekowitz MD, Yusuf S, et al. Dabigatran versus warfarin in patients with atrial fibrillation. *N Engl J Med*. 2009;361:1139–1151.

Connolly HM, Huston J III, Brown RD Jr, et al. Intracranial aneurysms in patients with coarctation of the aorta: A prospective magnetic resonance angiography study of 100 patients. *Mayo Clin Proc*. 2003;78:1491–1499.

Cooney MT, Dudina A, D'Agostino R, et al. Cardiovascular risk-estimation systems in primary prevention: Do they differ? do they make a difference? can we see the future? *Circulation*. 2010;122(3):300–310.

Derdeyn CP, Zipfel GJ, Albuquerque FC, et al. Management of brain arteriovenous malformations: A scientific statement for healthcare professionals from the American Heart Association/ American Stroke Association. *Stroke*. 2017;48:e200–e224.

Di Bari M, Pahor M, Franse LV, et al. Dementia and disability outcomes in large hypertension trials: Lessons learned from the systolic hypertension in the elderly program (SHEP) trial. *Am J Epidemiol*. 2001;153:72–78.

Etminan N, Brown RD Jr, Beseoglu K, et al. The Unruptured Intracranial Aneurysm Treatment Score (UIATS): A multidisciplinary consensus. *Neurology*. 2015;85(10):881–889.

Executive Committee for the Asymptomatic Carotid Atherosclerosis Study. Endarterectomy for asymptomatic carotid artery stenosis. *JAMA*. 1995;273:1421–1428.

Fagerlin A, Zikmund-Fisher BJ, Ubel PA. Helping patients decide: Ten steps to better risk communication. *J Natl Cancer Inst*. 2011;103(19):1436–1443.

Feigin VL. *When Lightening Strikes*. Auckland, New Zealand: Harper Collins; 2003.

Feigin VL. Stroke in developing countries: can the epidemic be stopped and outcomes improved? *Lancet Neurol*. 2007;6(2):94–97.

Feigin VL, Forouzanfar MH, Krishnamurthi R, et al. Global and regional burden of stroke during 1990–2010: Findings from the Global Burden of Disease Study 2010. *Lancet*. 2014;383(9913):245–254.

Feigin VL, Krishnamurthi R, Bhattacharjee R, et al. New strategy to reduce the global burden of stroke. *Stroke*. 2015;46(6):1740–1747.

Feigin VL, Krishnamurthi RV, Parmar P, et al. Update on the global burden of Ischemic and Hemorrhagic stroke in 1990–2013: The GBD 2013 Study. *Neuroepidemiology*. 2015;45(3):161–176.

Feigin VL, Norrving B, Mensah GA. Primary prevention of cardiovascular disease through population-wide motivational strategies: Insights from using smartphones in stroke prevention. *BMJ Glob Health*. 2017;2(2):e000306.

Feigin VL, Norrving B, Mensah G, et al. Prevention of stroke: A strategic global imperative. *Nat Rev Neurol*. 2016;12(9):501–512.

Feigin VL, Roth GA, Naghavi M, et al. Global burden of stroke and risk factors in 188 countries, during 1990–2013: A systematic analysis for the Global Burden of Disease Study 2013. *Lancet Neurol*. 2016;15:913–924.

Feigin VL, Wiebers DO. Environmental factors and stroke: A selective review. *J Stroke Cerebrovasc Dis*. 1997;6:108–113.

Flemming KD, Link MJ, Christianson TJH, et al. Prospective hemorrhage risk of intracerebral cavernous malformations. *Neurology*. 2012;78:632–636.

Gaist D, Goldstein LB, Soriano LC, et al. Statins and the risk of intracerebral hemorrhage in patients with previous ischemic stroke or transient ischemic attack. *Stroke*. 2017;48:3245–3251.

Gibbs GF, Huston J III, Qian Q, et al. Follow-up of intracranial aneurysms in autosomal dominant polycystic kidney disease. *Kidney Int*. 2004;65:1621–1627.

Global action plan for the prevention and control of noncommunicable diseases 2013–2020. https://apps.who.int/iris/bitstream/handle/10665/94384/9789241506236_eng.pdf?sequence=1. Accessed May 11, 2019.

Goff Jr DC, Lloyd-Jones DM, Bennett G, et al. 2013 ACC/AHA guideline on the assessment of cardiovascular risk: A report of the American college of cardiology/American heart association task force on practice guidelines. *J Am College Cardiol*. 2014;63:2935–2959.

Gould KL. Reversal of coronary atherosclerosis. Clinical promise as the basis for noninvasive management of coronary artery disease. *Circulation*. 1994;90:1558–1571.

Grady D, Herrington D, Bittner V, et al. Cardiovascular disease outcomes during 6.8 years of hormone therapy: Heart and Estrogen/Progestin Replacement Study follow-up (HERS II). *JAMA*. 2002;288:49–57.

Greving JP, Wermer MJ, Brown RD Jr, et al. Development of the PHASES score for prediction of risk of rupture of intracranial aneurysms: A pooled analysis of six prospective cohort studies. *Lancet Neurol*. 2014;13:59–66.

Grundy SM, Stone NJ, Bailey AL, et al. AHA/ACC/AACVPR/AAPA/ABC/ACPM/ADA/AGS/APhA/ASPC/NLA/PCNA Guideline on the Management of Blood Cholesterol. A Report of the American College of Cardiology/American Heart Association Task Force on Clinical Practice Guidelines. *Circulation*. 2018. doi:10.1016/j.jacc.2018.11.002

Gupta A, Baradaran H, Schweitzer AD, et al. Carotid plaque MRI and stroke risk: a systematic review and meta-analysis. *Stroke*. 2013;44(11):3071–3077.

Halliday A, Harrison M, Hayter E, et al. 10-year stroke prevention after successful carotid endarterectomy for asymptomatic stenosis (ACST-1): A multicentre randomised trial. *Lancet*. 2010;376(9746):1074–1084.

Halliday A, Mansfield A, Marro J, et al. MRC Asymptomatic Carotid Surgery Trial (ACST) Collaborative Group. Prevention of disabling and fatal strokes by successful carotid endarterectomy in patients without recent neurological symptoms: Randomised controlled trial. *Lancet*. 2004;363:1491–1502.

Homma S, Thompson JL, Pullicino PM, et al. Warfarin and aspirin in patients with heart failure and sinus rhythm. *N Engl J Med*. 2012;366:1859–1869.

Horne MA, Flemming KD, Su I-C, et al.; Cerebral Cavernous Malformations Individual Patient Data Meta-analysis Collaborators. Untreated clinical course of cerebral cavernous malformations: An individual patient data meta-analysis. *Lancet Neurol*. 2015;11(3):217–224.

Hurlen M, Abdelnoor M, Smith P, et al. Warfarin, aspirin, or both after myocardial infarction. *N Engl J Med*. 2002;347:969–974.

International Study of Unruptured Intracranial Aneurysms Investigators. Unruptured intracranial aneurysms—risk of rupture and risks of surgical intervention. *N Engl J Med*. 1998;339:1725–1733.

Kappelle LJ, Eliasziw M, Fox AJ, et al. Small, unruptured intracranial aneurysms and management of symptomatic carotid artery stenosis. North American Symptomatic Carotid Endarterectomy Trial Group. *Neurology*. 2000;55:307–309.

Kernan WN, Inzucchi SE, Viscoli CM, et al. Insulin resistance and risk for stroke. *Neurology*. 2002;59:809–815.

Kernan WN, Ovbiagele B, Black HR, et al. Guidelines for the prevention of stroke in patients with stroke and transient ischemic attack: A guideline for healthcare professionals from the American Heart Association/American Stroke Association. *Stroke*. 2014;45:2160–2236.

Khera R, Lu Y, Lu J, et al. Impact of 2017 ACC/AHA guidelines on prevalence of hypertension and eligibility for antihypertensive treatment in United States and China: Nationally representative cross-sectional study. *BMJ*. 2018;362.

Krauss RM, Eckel RH, Howard B, et al.; AHA Dietary Guidelines. Revision 2000: A statement for healthcare professionals from the Nutrition Committee of the American Heart Association. *Circulation*. 2000;102:2284–2299.

Lawes CM, Bennett DA, Feigin VL, et al. Blood pressure and stroke: An overview of published reviews. *Stroke*. 2004;35:1024.

Lee CD, Folsom AR, Blair SN. Physical activity and stroke risk: A meta-analysis. *Stroke*. 2003;34:2475–2481.

LeFevre ML. Screening for asymptomatic carotid artery stenosis: U.S. Preventive Services Task Force recommendation statement. *Ann Intern Med*. 2014;161(5):356–362.

Lopez Valle RG. Summary of evidence-based guideline update: Prevention of stroke in nonvalvular atrial fibrillation: Report of the Guideline Development Subcommittee of the American Academy of Neurology. *Neurology*. 2014;83:1123.

Luo B, Wan L, Liang L, et al. The effects of educational campaigns and smoking bans in public places on smokers' intention to quit smoking: Findings from 17 cities in China. *Biomed Res Int*. 2015;2015. doi:10.1155/2015/853418

Madani A, Beletsky V, Tamayo A, et al. High-risk asymptomatic carotid stenosis: Ulceration on 3D ultrasound vs TCD microemboli. *Neurology*. 2011;77:744–750.

Maher CO, Piepgras DG, Brown RD Jr, et al. Cerebrovascular manifestations in 321 cases of hereditary hemorrhagic telangiectasia. *Stroke*. 2001;32:877–882.

Mancia G, Fagard R, Narkiewicz K, et al. 2013 ESH/ESC Guidelines for the management of arterial hypertension: The Task Force for the management of arterial hypertension of the European Society of Hypertension (ESH) and of the European Society of Cardiology (ESC). *J Hypertens*. 2013;31(7):1281–1357.

Maniar S. Lifestyle interventions for primary and secondary prevention of cardiovascular disease. *PanVascular Med*. 2015:1695–1718.

Massie BM, Collins JF, Ammon SE, et al. Randomized trial of warfarin, aspirin, and clopidogrel in patients with chronic heart failure: The Warfarin and Antiplatelet Therapy in Chronic Heart Failure (WATCH) Trial. *Circulation*. 2009;119:1616–1624.

Mast H, Young WL, Koennecke HC, et al. Risk of spontaneous haemorrhage after diagnosis of cerebral arteriovenous malformation. *Lancet*. 1997;350:1065–1068.

Mohr JP, Parides MK, Stapf C, et al. Medical management with or without interventional therapy for unruptured brain arteriovenous malformations (ARUBA): A multicentre, non-blinded, randomized trial. *Lancet*. 2014;383(9917):614–621.

MRC Asymptomatic Carotid Surgery Trial (ACST) Collaborative Group. Prevention of disabling and fatal strokes by successful carotid endarterectomy in patients without recent neurological symptoms: Randomised controlled trial. *Lancet*. 2004;363:1491–1502.

Nayor M, Vasan RS. Recent update to the US Cholesterol Treatment Guidelines. *Circulation*. 2016;133:1795.

Neal B, MacMahon S, Chapman N. Effects of ACE inhibitors, calcium antagonists, and other blood-pressure-lowering drugs: Results of prospectively designed overviews of randomised trials. Blood Pressure Lowering Treatment Trialists' Collaboration. *Lancet*. 2000;356:1955–1964.

Norrving B, Davis SM, Feigin VL, et al. Stroke prevention worldwide—what could make it work. *Neuroepidemiology*. 2015;45(3):215–220.

O'Donnell MJ, Chin SL, Rangarajan S, et al. Global and regional effects of potentially modifiable risk factors associated with acute stroke in 32 countries (INTERSTROKE): A case-control study. *Lancet*. 2016;388:761–775.

Olesen JB, Torp-Pedersen C, Hansen ML, et al. The value of the CHA 2DS 2-VASc score for refining stroke risk stratification in patients with atrial fibrillation with a CHADS 2 score 0–1: A nationwide cohort study. *Thromb Haemost*. 2012;107:1172–1179.

Ornish D, Brown SE, Scherwitz LW, et al. Can lifestyle changes reverse coronary heart disease? The Lifestyle Heart Trial. *Lancet*. 1990;336:129–133.

Piercy KL, Troiano RP, Ballard RM, et al. The Physical Activity Guidelines for Americans. *JAMA*. 2018;320(19):2020–2028.

Pollock B, Gorman D, Coffey R. Patient outcomes after arteriovenous malformation radiosurgical management: Results based on a 5- to 14-year follow-up study. *Neurosurgery*. 2003;52:1291–1297.

Prospective studies collaboration. Cholesterol, diastolic blood pressure, and stroke: 13,000 strokes in 450,000 people in 45 prospective cohorts. *Lancet*. 1995;346:1647–1653.

Raaymakers TW. Aneurysms in relatives of patients with subarachnoid hemorrhage: Frequency and risk factors. MARS Study Group. Magnetic Resonance Angiography in Relatives of patients with Subarachnoid hemorrhage. *Neurology*. 1999;53:982–988.

Reynolds K, Lewis B, Nolen JD, et al. Alcohol consumption and risk of stroke: A meta-analysis. *JAMA*. 2003;289:579–588.

Ronkainen A, Hernesniemi J, Puranen M, et al. Familial intracranial aneurysms. *Lancet*. 1997;349:380–384.

Rothwell PM, Goldstein LB. Carotid endarterectomy for asymptomatic carotid stenosis: Asymptomatic Carotid Surgery Trial. *Stroke*. 2004;35:2425–2427.

Sacks FM, Svetkey LP, Vollmer WM, et al. Effects on blood pressure of reduced dietary sodium and the Dietary Approaches to Stop Hypertension (DASH) diet. DASH-Sodium Collaborative Research Group. *N Engl J Med*. 2001;344:3–10.

Spence JD, Tamayo A, Lownie SP, et al. Absence of microemboli on transcranial Doppler identifies low-risk patients with asymptomatic carotid stenosis. *Stroke*. 2005;36:2373–2378.

Straus SE, Majumdar SR, McAlister FA. New evidence for stroke prevention. Scientific Review. *JAMA.* 2002;288:1388–1395.

Suk SH, Sacco RL, Boden-Albala B, et al. Abdominal obesity and risk of ischemic stroke: The Northern Manhattan Stroke Study. *Stroke.* 2003;34:1586–1592.

The Homocysteine Studies Collaboration. Homocysteine and risk of ischemic heart disease and stroke. *JAMA.* 2002;288:2015–2022.

The SPRINT Research Group. A randomized trial of intensive versus standard blood-pressure control. *N Engl J Med.* 2015;373:2103–2116.

van Es RF, Jonker JJ, Verheugt FW, et al. Aspirin and coumadin after acute coronary syndromes (the ASPECT-2 study): A randomized controlled trial. *Lancet.* 2002;360:109–113.

Wald NJ, Law MR. A strategy to reduce cardiovascular disease by more than 80%. *BMJ.* 2003;326:1419.

Wald DS, Raiman L. Medication adherence in cardiovascular disease: How to address one of the challenges of preventive medicine. *Prim Care Cardiovasc J.* 2013;6(2):60–62.

Wang TJ, Massaro JM, Levy D, et al. A risk score for predicting stroke or death in individuals with new-onset atrial fibrillation in the community. The Framingham Heart Study. *JAMA.* 2003;290:1049–1056.

Wassertheil-Smoller S, Hendrix SL, Limacher M, et al. Effect of estrogen plus progestin on stroke in postmenopausal women: The Women's Health Initiative: A randomized trial. *JAMA.* 2003;289:2673–2684.

Wathen CN, Feig DS, Feightner JW, et al. Hormone replacement therapy for the primary prevention of chronic diseases: Recommendation statement from the Canadian Task Force on Preventive Health Care. *Can Med Assoc J.* 2004;170:1535–1537.

Webster R, Rodgers A. Polypill: Progress and challenges to global use—Update on the trials and policy implementation. *Curr Cardiol Rep.* 2015;17(12).

Whelton PK, Carey RM, Aronow WS, et al. 2017 ACC/AHA/AAPA/ABC/ACPM/AGS/APhA/ASH/ASPC/NMA/PCNA guideline for the prevention, detection, evaluation, and management of high blood pressure in adults. Report of the American College of Cardiology/American Heart Association Task Force on Clinical Practice Guidelines. *Hypertension.* 2018;71(6):1269–1324.

Whelton SP, Chin A, Xin X, et al. Effect of aerobic exercise on blood pressure: A meta-analysis of randomized, controlled trials. *Ann Intern Med.* 2002;136:493–503.

WHO. *Global Status Report on Noncommunicable Diseases 2010. Description of the Global Burden of NCDs, Their Risk Factors and Determinants.* Geneva, Switzerland: World Health Organization; 2011.

Wiebers DO. *Stroke-Free for Life. The Complete Guide to Stroke Prevention and Treatment.* New York, NY: Harper Collins/Quill Books; 2002.

Wiebers DO, Piepgras DG, Meyer FB, et al. Pathogenesis, natural history, and treatment of unruptured intracranial aneurysms. *Mayo Clin Proc.* 2004;79:1572–1583.

Wiebers DO, Whisnant JP, Huston J III, et al. International Study of Unruptured Intracranial Aneurysms Investigators. Unruptured intracranial aneurysms: Natural history, clinical outcome, and risk of surgical and endovascular treatment. *Lancet.* 2003;362:103–110.

Yadav JS, Wholey MH, Kuntz RE, et al. Protected carotid-artery stenting versus endarterectomy in high-risk patients. *N Engl J Med.* 2004;351:1493–1501.

Zhao X, Yin X, Li X, et al. Using a low-sodium, high-potassium salt substitute to reduce blood pressure among Tibetans with high blood pressure: A patient-blinded randomized controlled trial. *PLoS One.* 2014;9(10).

Zhu W, He W, Guo L, et al. The HAS-BLED Score for predicting major bleeding risk in anticoagulated patients with atrial fibrillation: A systematic review and meta-analysis. *Clin Cardiol.* 2015;38(9):555–561.

Evaluación y análisis del
pronóstico y la evolución
de los trastornos vasculares
cerebrales

32 Carga global del ictus

En las tres últimas décadas, las **tasas** de incidencia y mortalidad por ictus han disminuido en el mundo. Sin embargo, las **cifras absolutas** de personas afectadas por un ictus, y las que mueren o portan una discapacidad por este, han aumentado en todos los países. A partir de 2016, el ictus se convirtió en la segunda causa de muerte y discapacidad en el mundo (*véase* Feigin et al. [2017] en *Lecturas recomendadas para la sección VI*). Desde 2010 se ha producido un aumento de las tasas globales de mortalidad por ictus y de los años de vida ajustados por discapacidad (AVAD) (fig. 32-1). Además, existen grandes diferencias geográficas en cuanto a la incidencia, la mortalidad, la prevalencia y los AVAD perdidos por los ictus. Las tasas más elevadas de incidencia, mortalidad, prevalencia y AVAD se observan en los países de Europa oriental y en algunos países asiáticos (sobre todo en China), y el grueso de la carga (75% de muertes y 81% de AVAD) reside en los países de ingresos bajos y medios. Es importante destacar que el ictus ya no es una enfermedad de las personas mayores: en 2016, a nivel mundial, casi el 60% de las personas afectadas por un ictus tenían menos de 70 años de edad y se produjo un gran y continuo aumento de las tasas de incidencia entre las personas de 15-49 años. En 2016, hubo más de 80 millones de supervivientes de ictus en el mundo, más de 14 millones de personas experimentaron su primer ictus anualmente y más de 5.5 millones de personas murieron por ictus anualmente. A nivel mundial, las tasas de incidencia, mortalidad, prevalencia y AVAD estandarizadas por

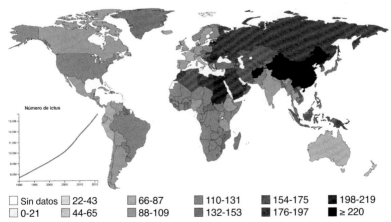

FIGURA 32-1. Tasas de incidencia de ictus ajustadas por edad por cada 100 000 personas-año (*mapa*) y número de ictus en 2016 (*gráfico lineal*) (tomada de: Institute for Health Metrics and Evaluation [IHME]. *Global Health Data Exchange*. Seattle, WA: IHME, University of Washington; 2016. http://ghdx.healthdata.org. Acceso: 5 de marzo de 2018).

edad en los hombres (231/100 000, intervalo de incertidumbre [II] 215-248/100 000; 103/100 000, II 67-77; 1232/100 000, II 1143-1334; y 2 046/100 000, II 1960-2126, respectivamente) fueron significativamente mayores que en las mujeres (179/100 000, II 166-192; 73/100 000, II 67-77; 1136/100 000, II 1049-1225; y 1408/100 000, II 1320-1489, respectivamente; *véase* Institute for Health Metrics and Evaluation [2016] en *Lecturas recomendadas para la sección VI*; figs. 32-2 a 32-4).

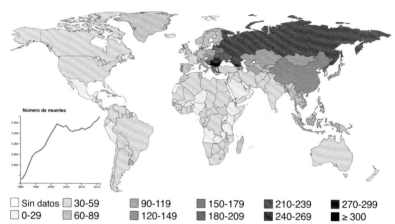

☐ Sin datos	☐ 30-59	▨ 90-119	▨ 150-179	▨ 210-239	▨ 270-299
☐ 0-29	☐ 60-89	▨ 120-149	▨ 180-209	■ 240-269	■ ≥ 300

FIGURA 32-2. Tasas de mortalidad por ictus ajustadas por edad por cada 100 000 personas-año (*mapa*) y número de muertes en 2016 (*gráfico lineal*) (tomada de: Institute for Health Metrics and Evaluation [IHME]. *Global Health Data Exchange.* Seattle, WA: IHME, University of Washington; 2016. http://ghdx.healthdata. org. Acceso: 5 de marzo de 2018).

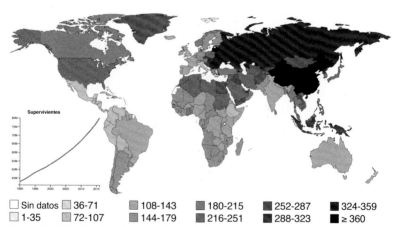

☐ Sin datos	☐ 36-71	▨ 108-143	▨ 180-215	▨ 252-287	■ 324-359
☐ 1-35	☐ 72-107	▨ 144-179	▨ 216-251	■ 288-323	■ ≥ 360

FIGURA 32-3. Prevalencia de ictus ajustada por edad por cada 100 000 personas (*mapa*) y número de supervivientes de ictus en 2016 (*gráfico lineal*) (tomada de: Institute for Health Metrics and Evaluation [IHME]. *Global Health Data Exchange.* Seattle, WA: IHME, University of Washington; 2016. http://ghdx.healthdata. org. Acceso: 5 de marzo de 2018).

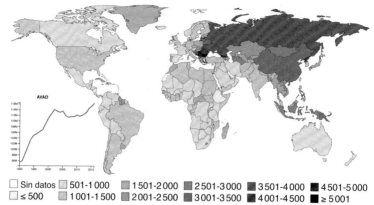

☐ Sin datos	☐ 501-1 000	▨ 1 501-2 000	▨ 2 501-3 000	▨ 3 501-4 000	■ 4 501-5 000
☐ ≤ 500	☐ 1 001-1 500	▨ 2 001-2 500	▨ 3 001-3 500	▨ 4 001-4 500	■ ≥ 5 001

FIGURA 32-4. Tasas de años de vida ajustados por discapacidad (AVAD) por ictus ajustados por edad por cada 100 000 personas-año (*mapa*) y número de AVAD en 2016 (*gráfico lineal*) (tomada de: Institute for Health Metrics and Evaluation (IHME). *Global Health Data Exchange.* Seattle, WA: IHME, University of Washington; 2016. http://ghdx.healthdata.org. Acceso: 5 de marzo de 2018).

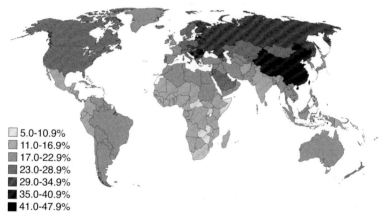

☐ 5.0-10.9%
☐ 11.0-16.9%
▨ 17.0-22.9%
▨ 23.0-28.9%
■ 29.0-34.9%
■ 35.0-40.9%
■ 41.0-47.9%

FIGURA 32-5. Riesgo de ictus a lo largo de la vida (%) por país en 2016 (adaptada de: Feigin VL, Nguyen G, Cercy K, et al. Global, Regional, and Country-Specific Lifetime Risks of Stroke, 1990 and 2016. *New Engl J Med.* 2018;379:2429–2437).

Las estimaciones de la Carga Global de la Enfermedad publicadas recientemente sobre el riesgo de ictus a lo largo de la vida para 195 países mostraron que, a nivel mundial, en 2016, una de cada cuatro personas mayores de 25 años de edad sufrirá un ictus a lo largo de su vida, pero hubo grandes variaciones geográficas (9.4 veces) en el riesgo (fig. 32-5) (*véase* Feigin et al. [2018] en *Lecturas recomendadas para la sección VI*). El mayor riesgo de ictus a lo largo de la vida se observó en Asia oriental (~39%) y en Europa central y oriental (~32%). De 1990 a 2016, el riesgo de ictus a lo largo de la vida en todo el mundo aumentó un 9% y no hubo diferencias por sexo en el riesgo de ictus a lo largo de la vida. Este estudio también constató que el riesgo de ictus a lo largo de la vida se mantiene relativamente estable entre los 25 y 75 años de edad, lo que implica que la intensidad de la prevención primaria del ictus no debe reducirse en las personas mayores.

33 Estenosis de las arterias carótidas o vertebrales

La enfermedad de la arteria carótida o vertebral puede ser asintomática o sintomática. Los factores que se asocian con un mayor riesgo de ictus isquémico relacionado con estas alteraciones son la edad, el hábito tabáquico, la hipertensión, la cardiopatía isquémica, la diabetes y la hiperlipidemia.

ENFERMEDAD ASINTOMÁTICA DE LA ARTERIA CARÓTIDA

El **soplo carotídeo** se produce en el 4-5% de la población de entre 45 y 80 años de edad. Sin embargo, un soplo carotídeo no es más que un reflejo de la turbulencia en la arteria y un indicador relativamente deficiente de la estenosis carotídea interna subyacente en los pacientes asintomáticos. Se observan hematomas en alrededor del 40% de los pacientes con un 50% o más de estenosis carotídea lineal ($\geq$ 75% de estenosis de la sección transversal) y en el 10% de los que tienen menos del 50% de estenosis lineal. Los pacientes que presentan un soplo carotídeo y tienen lesiones oclusivas asintomáticas significativas a la presión del sistema carotídeo (estenosis carotídeas asintomáticas de alto grado diagnosticadas en la ecografía carotídea) tienen un mayor riesgo de presentar un ictus que aquellos con un soplo y una ecografía carotídea normal (dos veces) y la población general (siete veces).

Varias características de los hematomas, como la ubicación, la intensidad y el tono, son relativamente malos factores de predicción de la estenosis subyacente. Los hematomas con un componente diastólico además del componente sistólico habitual suelen asociarse con una estenosis de alto grado. El soplo ocular es un factores predictivo relativamente bueno de cierto grado de estenosis subyacente del sifón de la arteria carótida interna, aunque la estenosis puede no ser grave.

Los pacientes con hematomas carotídeos asintomáticos tienen un mayor riesgo que la población general de padecer todas las formas de enfermedad vascular ateroesclerótica. El riesgo de infarto de miocardio (IM) también aumenta (~2.5 veces) en los pacientes con soplo carotídeo asintomático, y el IM es la principal causa de muerte. Sin embargo, estos individuos tienen un riesgo mucho menor de presentar un ictus isquémico que aquellos con hematomas o estenosis sintomáticas (*véase* más adelante). El riesgo de ictus en los individuos de edad avanzada con soplo carotídeo asintomático es relativamente pequeño, pero aumenta de manera significativa en los pacientes de todas las edades cuando se asocia con la hipertensión.

La *estenosis asintomática de la arteria carótida* (EAAC) suele definirse como un estrechamiento del 50% o más de la arteria carótida en ausencia de isquemia retiniana o cerebral. En la población general, la prevalencia de la EAAC de alto grado ($\geq$ 70%) oscila entre el 0 y 3.1%; la tasa anual de ictus en estos pacientes, entre el 0.5 y 3%; y el tratamiento médico contemporáneo, que incluye el uso de estatinas, conduce a tasas de ictus en el extremo inferior de este rango. El **grado de estenosis** en la arteria carótida es un buen factores pronóstico del riesgo de ictus. En un estudio de pacientes asintomáticos, la evidencia por ecografía Doppler de más del 75% de estenosis se asoció con un riesgo anual del 5.5% (durante una media de 28 meses) de ictus. El rango de riesgo de ictus que se informó para los pacientes con estenosis carotídea asintomática de alto grado ($\geq$ 75% de estenosis transversal) fue del 2-5.5% durante el primer año, pero el riesgo después del primer año disminuyó, sobre todo si la estenosis era estable. El riesgo de ictus depende del porcentaje de estenosis, de la progresión de esta en los estudios no invasivos y de la presencia o ausencia de ulceración. En el *Asymptomatic Carotid Atherosclerosis Study* (ACAS), el riesgo de ictus entre los pacientes asintomáticos con un 60% o más de estenosis carotídea fue del 11% durante una media de aproximadamente 5 años; el tratamiento para estos pacientes fue con ácido acetilsalicílico y corrección de los factores de riesgo. Se observaron resultados similares en el *Asymptomatic Carotid Stenosis Trial* (ACST), en el que el riesgo de ictus a los 5 años fue del 11.8% en el grupo tratado médicamente en pacientes con una estenosis carotídea de al menos el 60%. A los 10 años, el riesgo de ictus en este último grupo (excluyendo los eventos perioperatorios) fue del 16.9%.

Las **ulceraciones** parecen aumentar el riesgo de sufrir un ictus subsecuente, en función de su tamaño y extensión. Sin embargo, estas lesiones son difíciles de definir en muchos casos, incluso con la arteriografía convencional. Cuando se identifican en la arteriografía de corte convencional, su tamaño puede definirse multiplicando el largo y el ancho de la úlcera en milímetros. La presencia de pequeñas úlceras «A» ($<$ 10 mm^2) no se asocia con un mayor riesgo de ictus, pero las úlceras «B» (10-40 mm^2) o «C» ($>$ 40 mm^2) se han relacionado con tasas de ictus del 4.5% y 7.5% al año, respectivamente (en las úlceras «C», la tasa de ictus puede ser algo independiente de la estenosis carotídea asociada). Otras características de la placa definidas en la RM también pueden predecir un mayor riesgo de ictus en el futuro, como la presencia de un núcleo necrótico rico en lípidos, la hemorragia intraplaca y el adelgazamiento y la rotura de una cubierta fibrosa. Algunos datos también sugieren que los pacientes con dos o más microembolias por hora de monitorización **Doppler transcraneal** pueden tener un mayor riesgo de presentar un ictus en el futuro. El riesgo de ictus en estos pacientes es de alrededor del 15%, en comparación con el 1% en los que no se detectan microembolias. Los datos del ACAS indican que puede haber un grupo selecto de pacientes, por lo demás relativamente sanos, con una estenosis carotídea del 60% o más (reducción del diámetro) que tienen un riesgo menor de sufrir un ictus ipsilateral y de morir durante una endarterectomía carotídea (EAC) que aquellos que recibieron tratamiento con ácido acetilsalicílico y reducción de los factores de riesgo, cuando la EAC se realiza con menos del 3% de morbilidad y mortalidad quirúrgicas. El riesgo de sufrir cualquier ictus o muerte en los 30 días posteriores a la cirugía o cualquier ictus ipsilateral o muerte fue del 5.1% para los pacientes quirúrgicos y del 11.0% para los que recibieron tratamiento médico durante 5 años. La disminución del riesgo relativo resultante del 66% en los hombres fue estadísticamente significativa, pero no lo fue en las mujeres (17%). La morbilidad y mortalidad perioperatorias fueron mayores en las mujeres y contribuyeron a la falta de un beneficio claro en ellas. Con respecto a las tasas globales de ictus y de ictus mayor ipsilateral y muerte, la diferencia entre los grupos que se operaron y los que no se operaron no fue estadísticamente significativa, aunque hubo una tendencia a favor de la cirugía. En otro gran ensayo aleatorizado, el ACST, se comparó la EAC con el tratamiento conservador en pacientes con más del 60% de estenosis carotídea. El riesgo de ictus a los 5 años fue del 6.4% en el grupo de la EAC, frente al 11.8% en el grupo tratado médicamente. El ictus mortal o discapacitante también disminuyó con la cirugía, con un riesgo a 5 años del 3.5% en la cohorte de EAC y del 6.1% en quienes fueron tratados médicamente ($p = 0.004$). Tanto las mujeres como los hombres se beneficiaron de la EAC.

Los pacientes asintomáticos con estenosis carotídea grave y con mayor riesgo durante la EAC también pueden ser considerados para la angioplastia carotídea con colocación de endoprótesis (*stent*) (ACS). En el ensayo *Stenting and Angioplasty with*

Protection in Patients at High Risk for Endarterectomy, los pacientes asintomáticos con al menos un 80% de estenosis carotídea recibieron tratamiento con EAC o ACS. Más del 70% de los pacientes tenían una estenosis asintomática. El criterio principal de valoración fue la aparición de un ictus importante en el plazo de 1 año de tratamiento: muerte, ictus o IM en los 30 días siguientes a la intervención, o muerte o ictus ipsilateral entre los 31 días y el año. El riesgo de sufrir un episodio cardiovascular mayor fue del 12.2% en los tratados con ACS y del 20.1% en los que se sometieron a EAC. En el ensayo *Carotid Revascularization Endarterectomy versus Stenting Trial*, se comparó la EAC con la ACS en pacientes con estenosis carotídea (criterios de arteriografía para ingresar en el estudio: pacientes sintomáticos con > 50% de estenosis y pacientes asintomáticos con > 60% de estenosis); aproximadamente el 50% eran asintomáticos. El riesgo de ictus ipsilateral después del procedimiento durante 10 años de seguimiento fue del 6.9% en el grupo de EAC y del 5.6% en el grupo de ACS, una diferencia no significativa. No hubo diferencias en los resultados según el estado sintomático. Un metaanálisis reciente de varios ensayos sugiere que, aunque existe incertidumbre en torno a los resultados a largo plazo de la ACS frente a la EAC, el potencial de aumento del riesgo de ictus alrededor del procedimiento y de ictus o muerte con la EAC sugiere que es la opción preferida para el tratamiento de la estenosis carotídea asintomática. Dados los avances en el tratamiento médico de la ateroesclerosis, los ensayos clínicos están comparando el tratamiento médico intensivo con el tratamiento intervencionista con EAC o ACS.

Algunos pacientes con una estenosis carotídea asintomática pueden tener una oclusión carotídea contralateral. En el ACAS, en un análisis *post hoc*, se compararon los 163 pacientes con oclusión carotídea contralateral al inicio del estudio contra los 1485 con una arteria carótida contralateral permeable. En aquellos con oclusión contralateral, el riesgo de ictus ipsilateral a lo largo de 5 años de seguimiento para el tratamiento médico fue del 3.5%, en comparación con el 5.5% para el tratamiento quirúrgico. En las personas con una arteria carótida contralateral permeable, el riesgo de ictus a los 5 años fue del 11.7% para el tratamiento médico y del 5.0% para el quirúrgico. La razón de este hallazgo algo paradójico en el análisis *post hoc* del estudio no se pudo determinar con certeza, pero se pensó que se debía a una evolución particularmente benigna entre los que tenían una oclusión contralateral tratada médicamente.

ENFERMEDAD SINTOMÁTICA DE LA ARTERIA CARÓTIDA

La enfermedad sintomática de la arteria carótida incluye síntomas relacionados con la pérdida visual monocular transitoria (amaurosis fugaz) o persistente, el ataque isquémico transitorio (AIT) hemisférico y el ictus isquémico. En los pacientes con síntomas de isquemia cerebral del sistema carotídeo, un soplo carotídeo localizado o difuso predice en aproximadamente un 75% una estenosis carotídea ipsilateral de grado moderado o alto. Cuando se evalúan las dos arterias carótidas juntas, un soplo carotídeo predice en un 85% una estenosis de moderada a grave en cualquier punto carotídeo extracraneal. Los pacientes que presentan un AIT o un ictus leve relacionado con lesiones estenóticas carotídeas graves (estenosis lineal ≥ 70%) corren un riesgo de tener un ictus a una tasa del 13% anual durante los 2 años posteriores al inicio de los síntomas. Los pacientes que presentan un AIT hemisférico, un AIT reciente, una frecuencia creciente de AIT o una estenosis de alto grado tienen tasas de ictus superiores a las de aquellos con ceguera monocular transitoria, un evento remoto, un episodio único o una estenosis menor.

El riesgo de ictus es menor entre los individuos que presentan amaurosis fugaz que en los pacientes con AIT hemisférico. En un estudio, el riesgo de ictus en los pacientes que presentaban amaurosis fugaz fue la mitad del riesgo de aquellos que presentaban AIT hemisférico en el contexto de una estenosis carotídea ipsilateral del 70% o más. El riesgo en ambos grupos aumentó con el incremento de los grados de estenosis. Los pacientes que son atendidos pronto tras el inicio de los síntomas, especialmente aquellos con AIT múltiples, tienen un mayor riesgo de sufrir un ictus. En otro estudio, los pacientes con cinco o más AIT en los 14 días anteriores a la atención médica tuvieron un mayor riesgo de padecer un ictus posterior que aquellos con menos de cuatro episodios. El aumento de la frecuencia o la gravedad de los episodios cerebrovasculares isquémicos también indica probablemente un alto riesgo de ictus, aunque no se dispone de datos definitivos. Los pacientes que han sufrido un ictus isquémico siguen corriendo el riesgo de sufrir otros ictus a una tasa de entre el 5 y 9% al año; entre el 25 y 45% de los pacientes sufren otro ictus en los 5 años siguientes al episodio original.

Las características de la placa pueden tener un efecto importante en los episodios isquémicos posteriores. Aproximadamente el 70% de los pacientes sintomáticos tienen placas ecolúcidas y heterogéneas (en comparación con el 20-30% de los pacientes asintomáticos). Este tipo de placas suelen tener un alto contenido en lípidos o hemorragia intraplaca, lo que puede provocar su ulceración y un mayor potencial embólico. Los pacientes con placas ecolúcidas o heterogéneas parecen tener una tasa de episodios neurológicos 2-4 veces superior a la de los pacientes con placas ecogénicas. Los individuos que presentan un AIT o un ictus leve con EAAC de alto grado en ausencia de evidencia arteriográfica de ulceración tienen una tasa de ictus a los 2 años del 17%, en contraste con una tasa de ictus a los 2 años del 30% cuando hay ulceración con grados similares de estenosis.

En los pacientes sintomáticos con estenosis carotídea, la morbilidad y mortalidad combinadas con la EAC es del 2-6% en los centros con experiencia y expertos en la realización del procedimiento. Los pacientes que presentan un AIT tienen un riesgo quirúrgico algo menor que los pacientes con ictus. Después de la EAC, el riesgo de sufrir un ictus hemisférico ipsilateral es del 1-2% anual en los pacientes que presentan un AIT y del 2-3% anual en los que tienen un ictus previo.

ENFERMEDAD OCLUSIVA DEL SISTEMA VERTEBROBASILAR

Aunque la enfermedad oclusiva ateroesclerótica de las arterias vertebrales es menos frecuente que la del sistema carotídeo, la aparición de la enfermedad en ambas se asocia con los mismos factores de riesgo o similares. Aproximadamente el 90% de las estenosis del sistema vertebral afectan los orígenes de las arterias vertebrales. Los datos sobre la evolución de los pacientes con estenosis vertebral asintomática son escasos. En los estudios disponibles, el riesgo de ictus del tronco encefálico es inferior al 1-2% anual, pero es mayor si se asocia con una estenosis basilar. El riesgo de presentar un ictus o un IM es mucho mayor que el de la población general debido a la coexistencia de la enfermedad oclusiva ateromatosa de la circulación anterior y la enfermedad arterial coronaria. El compromiso hemodinámico del flujo distal en la arteria basilar tampoco se produce en la estenosis unilateral de la arteria vertebral proximal.

Las porciones cervicales de las arterias vertebrales pocas veces se ven afectadas por la ateroesclerosis. Se desconoce la frecuencia de infarto cerebral en este subgrupo, aunque probablemente sea mayor que la de los pacientes con lesiones en el origen. El riesgo de ictus a los 90 días después de un AIT o un ictus inicial es de aproximadamente el 15% en los pacientes con una estenosis extracraneal y del 30% en aquellos con una estenosis intracraneal. La arteria basilar suele ser afectada por la ateroesclerosis en la porción proximal. También faltan datos sobre la evolución de esta entidad. La estenosis u oclusión sintomática de la arteria basilar se asocia con una elevada tasa de ictus recurrente (alrededor del 10-20%) en el plazo de un año. El riesgo en los pacientes asintomáticos es incierto. Existen pruebas de que el estado del flujo distal, medido mediante angiografía por resonancia magnética cuantitativa de grandes vasos, está relacionado con el riesgo de presentar un ictus posterior en los pacientes con enfermedad oclusiva vertebral ateroesclerótica sintomática. La identificación de los pacientes de alto riesgo puede requerir tratamientos médicos o intervencionistas más intensivos.

Por lo general, tanto los estudios con base en la derivación como los que se basan en la población indican que las tasas de ictus después de un AIT o un ictus leve no difieren sustancialmente en función de si los síntomas iniciales se localizaban en la circulación anterior o posterior.

34 Ataque isquémico transitorio

Aproximadamente el 10% de los pacientes con un ataque isquémico transitorio (AIT; incluyendo todos los mecanismos subyacentes) tienen un ictus isquémico en los 5 años siguientes al primer ataque. Alrededor del 50% de los ictus después de un AIT o de un ictus isquémico menor se producen en el plazo de 1 año, independientemente del territorio afectado (sistema carotídeo o vertebrobasilar). Las causas de muerte tras un AIT carotídeo o vertebrobasilar son similares (~45% cardiaco y 30% hemorrágico o isquémico). La supervivencia es de casi el 90% al año del primer AIT y de casi el 70% a los 5 años, el 50% a los 8 años y el 40% a los 10 años.

Un registro de 4789 pacientes con AIT o infarto cerebral leve reciente, publicado por Amarenco y cols. en el *New England Journal of Medicine*, indicó que las tasas de ictus eran del 1.5% a los 2 días, 2.1% a los 7 días, 2.8% a los 30 días, 3.7% a los 90 días y 5.1% a los 365 días. A los 5 años, el riesgo de ictus era del 9.5%. Los factores asociados con un mayor riesgo de tener un ictus posterior fueron la ateroesclerosis de una arteria grande ipsilateral, la embolia cardiaca y una puntuación inicial de ABCD2 (*véase* más adelante) de 4 o más. En un amplio estudio multicéntrico de una sola organización de mantenimiento de la salud en California, el riesgo de ictus después de un AIT fue del 11% a los 3 meses, y la mitad de ellos se produjeron en los dos primeros días. Se predijo un mayor riesgo de ictus subsecuente con los siguientes factores: edad superior a 60 años (cociente de probabilidades [OR, *odds ratio*] 1.8), diabetes (OR 2.0), duración de los síntomas superior a 10 min (OR 2.3) y debilidad (OR 1.9) o alteración del habla (OR 1.5) como síntoma del AIT.

El riesgo global de presentar episodios vasculares importantes todavía es elevado durante los 10-15 años posteriores a un AIT, con un riesgo de ictus a los 10 años de aproximadamente un 20% y un riesgo de infarto de miocardio o muerte por enfermedad coronaria de alrededor del 30%. Por lo tanto, es importante seguir a largo plazo los tratamientos preventivos en los pacientes con AIT, incluso en los de aparentemente «bajo riesgo» que ya hayan sobrevivido libres de ictus durante varios años.

La probabilidad de presentar un ictus después de un AIT se correlaciona fuertemente con la edad del paciente en el momento de inicio (el riesgo relativo de tener un ictus posterior es de 1.45 por cada 10 años de aumento de la edad) y con una alta frecuencia de AIT en un lapso breve después del episodio inicial (cinco o más AIT en un plazo de 2 semanas se asocian con una tasa de ictus isquémico posterior de ~20% en los primeros 3 meses y del 30% en los primeros 6 meses). La amaurosis fugaz sola se asocia con un mejor pronóstico (cerca de la mitad del riesgo de ictus isquémico) en comparación con el AIT hemisférico. Los pacientes cuyo AIT incluye solo síntomas sensoriales de corta duración (< 10 min) parecen tener más probabilidades de presentar un AIT recurrente que un ictus isquémico después del AIT índice. En los pacientes con estenosis carotídea extracraneal superior al 70%, el riesgo de ictus en los 2 años siguientes al diagnóstico es del 12% en aquellos con isquemia retiniana y del 28% en aquellos con eventos isquémicos hemisféricos. El sexo no predice el riesgo de ictus en casos individuales, pero las mujeres suelen tener un pronóstico más benigno tras un AIT que los hombres.

Existen varias puntuaciones para predecir el riesgo a corto plazo de padecer un ictus tras un AIT. Una puntuación utilizada con frecuencia y que no requiere hallazgos de imágenes cerebrales es la puntuación ABCD2. Se asignan puntos a las edades de 60 años o más (1 punto), a la presión arterial de 140/90 mm Hg o superior (1 punto), a las características clínicas (deterioro del habla sin debilidad, 1 punto; debilidad unilateral, 2 puntos; duración en minutos: 10-59 min, 1 punto, y $\geq$ 60 min, 2 puntos) y a la presencia de diabetes (1 punto). En los estudios de validación, el riesgo de ictus a los 2 días es bajo (~1%) en los individuos con una puntuación de 0-3, de un 4% con una puntuación de 4-5 y de un 8% con una puntuación de 6-7.

La puntuación ABCD3-I, que incluye los hallazgos de neuroimagen cerebral, los datos sobre las lesiones vasculares estenóticas extracraneales o intracraneales, de un AIT doble e ipsilateral puede ser más precisa en la identificación de los pacientes post-AIT con mayor riesgo de ictus (cuanto mayor sea la puntuación, mayor será el riesgo de ictus). Sin embargo, su uso en todo el mundo está limitado por la necesidad de realizar una resonancia magnética. La evolución y el pronóstico de los AIT asociados específicamente con la estenosis carotídea se tratan en el capítulo 33.

Infarto cerebral

MORTALIDAD

Después de que una persona ha sufrido un infarto cerebral (IC) (también llamado *ictus isquémico*), la **tasa de mortalidad** a los 30 días es de cerca del 20%. La **supervivencia** después del primer IC es cercana al 70% al año, 50% a los 5 años, 30% a los 8 años, 25% a los 10 años y alrededor del 8% a los 20 años. Las **causas** más frecuentes de **muerte temprana** tras un IC son hernia transtentorial, neumonía, cardiopatías, embolia pulmonar y septicemia. Los pacientes que se presentan con alteraciones sensoriales y hemiplejía a menudo mueren por herniación. La muerte por herniación ocurre con mayor frecuencia el día 1 o 2 después del inicio del infarto que en cualquier otro día y con mucha menor frecuencia después del día 7. Por lo general, casi el 40% de las muertes por cualquier causa se producen en las primeras 48 h. Otras causas de muerte durante el primer mes son neumonía, cardiopatías, embolia pulmonar y septicemia. La causa de la muerte depende del tiempo transcurrido tras el ictus inicial. En el primer mes, la mitad de las muertes se deben al IC inicial, alrededor de una cuarta parte a una infección respiratoria y cerca de una décima parte a eventos cardiovasculares. Después del primer mes y durante el primer año luego del primer IC, la infección respiratoria y las causas cardiacas provocan muertes con mucha mayor frecuencia que los factores neurológicos relacionados con el primer IC o un IC recurrente. En general, durante los primeros 10 años después del IC inicial, los trastornos cardiacos y las causas pulmonares son las razones más frecuentes de muerte, seguidas por los factores neurológicos como consecuencia del IC inicial, los ictus recurrentes y los tumores malignos.

Los **factores predictivos de muerte** independientes más importantes en los 5 años siguientes al IC son la edad (el aumento de la edad se asocia con una menor tasa de supervivencia), el infarto de miocardio (IM) previo, la fibrilación auricular presente en el momento del ictus y la insuficiencia cardiaca congestiva en cualquier momento antes del ictus. Las tasas de supervivencia de los pacientes con síntomas que se resuelven en las primeras 3 semanas después de un IC (un evento que a veces se denomina *déficit neurológico isquémico reversible*) son similares a las de los pacientes con ataque isquémico transitorio y mejores que las de aquellos con un IC grave.

La mortalidad por IC a largo plazo difiere en función del **mecanismo del ictus**. La mortalidad a 5 años para cada mecanismo de IC es la siguiente: ateroesclerosis de grandes arterias con estenosis, 30%; cardioembólico, 50%; lacunar (enfermedad de pequeños vasos), 35%; e ictus de causa desconocida, 50%.

RECURRENCIA DEL ICTUS

El **IC recurrente** se produce en aproximadamente el 30% de los pacientes en un plazo de 5 años, aunque también pueden presentarse síntomas de enfermedad arterial coronaria o enfermedad vascular periférica. El **IM** ocurre en los pacientes que presentan un IC con una tasa aproximada del 4-5% anual. Los factores de predicción independientes más significativos de ictus recurrente tras un IC son la valvulopatía cardiaca (incluido el reemplazo) y la insuficiencia cardiaca congestiva. La probabilidad de ictus recurrente entre los pacientes con un posible origen cardiaco de los émbolos es del 2% al mes, 5% al año y 32% a los 5 años. El riesgo temprano de ictus recurrente difiere en función del subtipo de IC. El riesgo de ictus recurrente a 1 año en función del mecanismo del ictus es el siguiente: ateroesclerosis de grandes arterias con estenosis, 25%; cardioembólico, 15%; lacunar (enfermedad de pequeños vasos), 5%; e ictus de causa desconocida, 15%. La diferencia en el riesgo de ictus recurrente según el subtipo es especialmente importante al principio del IC inicial, ya que aquellos con ateroesclerosis de las grandes arterias tienen un riesgo de recidiva del 9% a la semana del primero. A largo plazo, el riesgo de recidiva no difiere en función del subtipo de IC.

RESULTADO FUNCIONAL

Por lo general, alrededor del 60-70% de los pacientes presentan una discapacidad funcional temprana (1 mes) después de un ictus. Esta tasa suele mejorar hasta casi el 60% en 3 meses y 50% en 1 año. Aunque puede producirse alguna mejoría tardía hasta 2 años después del episodio, la mayoría se producen en los 6 meses siguientes. Los déficits neurológicos graves sin retorno de la función motora en el plazo de 1 mes; la marcada disfunción cognitivo-perceptiva, la apraxia o el deterioro de la capacidad de construcción (especialmente con lesiones en el hemisferio dominante o en los lóbulos frontales); y la incontinencia urinaria 2 semanas después de un ictus son indicadores de un mal pronóstico funcional e identifican a los pacientes que probablemente necesiten cuidados a largo plazo. El resultado funcional difiere en función del mecanismo del IC. En un estudio con base en la población, la *Escala de discapacidad de Rankin* fue diferente tanto a los 3 meses como al año después del ictus. Los ictus lacunares (enfermedad de vasos pequeños) se asociaron con déficits más leves en comparación con los otros subtipos. A los 90 días del IC, el riesgo de quedar gravemente discapacitado o morir (estado de Rankin 4, 5 o 6) en función del mecanismo del ictus es el siguiente: ateroesclerosis de grandes arterias con estenosis, 30%; cardioembólico, 55%; lacunar (enfermedad de pequeños vasos), 5%; e ictus de causa desconocida, 35%.

Además de estos indicadores de pronóstico, los ictus previos, los biomarcadores de neuroimagen (ponderación de la difusión y resonancia magnética funcional) de alteración de la organización microestructural de la sustancia blanca o de la integridad estructural de la corteza y las vías de la sustancia blanca, las enfermedades sistémicas sintomáticas (p. ej., insuficiencia cardiaca o pulmonar o angina de pecho frecuente), las alteraciones mentales graves, la falta de participación del cónyuge o de los familiares en el proceso de rehabilitación y una duración de más de 30 días desde el inicio del ictus hasta la rehabilitación son otros factores que pueden dificultar la recuperación.

En los primeros días después de un ictus, los músculos paralizados del paciente suelen estar flácidos y los reflejos tendinosos profundos están deprimidos. Sin embargo, gradualmente se presenta la espasticidad y aumentan los reflejos tendinosos profundos. El desarrollo temprano de espasticidad en el brazo se considera un signo favorable para un mejor resultado. La recuperación motora suele producirse en los primeros 2-3 meses, y la mejoría de las piernas suele ser superior a la de los brazos. En los pacientes con hemiparesia, solo el 20% tienen hemiparesia grave persistente a los 6 meses del evento, y al año, el 50% tiene debilidad perceptible. La función del brazo mejora parcial o totalmente en el 40% de los individuos con una debilidad grave. La parálisis completa del brazo al inicio y la mejoría mínima a las 4 semanas son indicadores de un mal resultado.

Los déficits sensoriales que provocan una alteración de la propiocepción suelen mejorar. La afasia puede seguir mejorando durante 1 año o más después del inicio de los síntomas, y la afasia global puede mejorar más en los segundos 6 meses que en los primeros. La afasia en los pacientes zurdos, independientemente del hemisferio afectado, tiende a ser más leve y se resuelve con más rapidez que la de los pacientes diestros con una lesión en el hemisferio izquierdo.

36 Hemorragia intracerebral

En el caso de las personas con hemorragia intracerebral (HIC), la tasa de supervivencia a los 30 días oscila entre el 40 y 70%; el pronóstico funcional inmediato de la HIC suele ser mejor que el del infarto cerebral debido a las diferencias en la cantidad de tejido cerebral dañado. El pronóstico de los individuos con **hematomas lobulares** suele ser mejor que el de aquellos con otras formas de HIC. La tasa de mortalidad global es de aproximadamente el 15-30%; alrededor del 50% de los supervivientes tienen una recuperación funcional completa. Los factores predictivos de un mal resultado después de una hemorragia lobular incluyen una hemorragia de más de 40 mL, la extensión intraventricular de la hemorragia y el grado de desplazamiento de la línea media. El resultado de la **hemorragia caudada** suele ser relativamente benigno, y los pacientes suelen recuperarse completamente sin déficits neurológicos permanentes. Incluso con la extensión intraventricular, que es frecuente, el pronóstico a corto plazo sigue siendo relativamente bueno.

Para los individuos con **hemorragia putaminal**, la tasa de mortalidad es de alrededor del 40%, aunque la gama de presentaciones clínicas es marcada y generalmente depende del volumen de la hemorragia. El déficit neurológico progresivo con hemiplejía y coma al ingreso se correlaciona con un mal resultado funcional entre los supervivientes, mientras que un estado de consciencia normal, movimientos extraoculares normales y hemiparesia parcial presagian un mejor nivel funcional entre los supervivientes. Las características de las imágenes radiológicas que son predictivas de un mal pronóstico incluyen una hemorragia de gran tamaño y la extensión intraventricular.

El pronóstico del estado funcional de los pacientes con **hemorragia talámica** suele ser malo, dependiendo directamente del tamaño de la lesión; las hemorragias de más de 3 cm de diámetro casi siempre son mortales. La extensión intraventricular es frecuente en la hemorragia talámica, pero no se asocia necesariamente con un mal pronóstico, a menos que se produzca hidrocefalia. El estado de consciencia en el momento de la presentación también es un buen indicador de la supervivencia.

En la **hemorragia del tronco encefálico**, la muerte suele producirse en pocas horas, pero, ocasionalmente, los pacientes con una pequeña lesión hemorrágica pueden sobrevivir, con un nivel funcional que depende del lugar y el tamaño de la hemorragia y de la gravedad de los síntomas al inicio.

El curso clínico de la **hemorragia cerebelosa** es impredecible; con el paso de las horas, algunos pacientes que están alertas o somnolientos al ingreso pueden desarrollar repentinamente estupor y luego coma como resultado de la compresión progresiva del tronco encefálico, mientras que otros con un estado clínico similar al ingreso tienen una recuperación funcional completa (la hemorragia del vermis se asocia con tasas de supervivencia relativamente pobres). Los pacientes con progresión tienen un pronóstico mucho mejor con la cirugía si todavía están despiertos cuando se les lleva al quirófano que los pacientes que están en coma. Los hallazgos de la tomografía computarizada (TC) o la resonancia magnética (RM) indican que la hidrocefalia, la hemorragia intraventricular y la hemorragia de 3 cm o más también se asocian con un mal pronóstico. Por lo general, los supervivientes de una hemorragia cerebelosa suelen tener un buen pronóstico funcional.

La **hemorragia intraventricular primaria** suele tener un curso clínico benigno con recuperación completa, pero una hemorragia importante puede causar la muerte por hidrocefalia progresiva.

La **hemorragia cerebral recurrente** es poco frecuente, en parte debido a la elevada tasa de mortalidad a los 30 días. No obstante, la hemorragia recurrente representa aproximadamente entre el 2 y 4% de todos los casos de HIC primaria.

Por lo general, los **signos de pronóstico desfavorable** para la supervivencia temprana de la HIC son: 1) disminución del estado de consciencia después del ictus (especialmente el estado comatoso), 2) hematoma grande (> 40 mL), 3) desplazamiento de la línea media en la TC o la RM, 4) volumen sanguíneo intraventricular de 20 mL o más, 5) edad avanzada (especialmente los pacientes mayores de 65 años), 6) plejía de las extremidades, 7) hiperglucemia temprana, 8) complicaciones sistémicas (p. ej., neumonía, infección de las vías urinarias) y 9) fiebre temprana.

Gran parte de los datos de la evolución se refieren a todos los casos de HIC o a los que no están asociados con una malformación vascular subyacente o con un aneurisma intracraneal, la mayoría de los cuales son causados por una enfermedad vascular hipertensiva. Sin embargo, la evolución difiere si se detecta una causa específica. Alrededor del 10-25% de los pacientes con HIC por una **malformación arteriovenosa** (**MAV**) mueren en un plazo de 30 días, y el 25% de los supervivientes presentan morbilidad persistente a largo plazo. El riesgo de hemorragia recurrente es del 6-12% durante el primer año después de la hemorragia inicial, del 2-6% durante el segundo año y luego vuelve a un riesgo persistente a largo plazo del 2-3% por año. No se conocen con certeza los factores predictivos clínicos y radiológicos de un mayor riesgo de hemorragia. Algunos han informado de un mayor riesgo de hemorragia con las lesiones pequeñas, mientras que otros han señalado que las características del sistema de drenaje venoso (como una única vena de drenaje, un drenaje principalmente profundo o una alteración del flujo venoso) son factores importantes de predicción. En el sistema arterial, la presencia de aneurismas en las arterias de alimentación, incluidos los que son muy distales en las arterias de alimentación denominados *aneurismas intranidales*, y la irrigación arterial perforante pueden aumentar el riesgo de hemorragia. Los pacientes con **MAV** y **aneurismas** concurrentes tienen un mayor riesgo de presentar una HIC, aproximadamente un 7% al año.

Las **fístulas arteriovenosas durales** (o **MAV durales**) también pueden causar hemorragias intracraneales, aunque el riesgo no se conoce con certeza. Algunas hemorragias pueden ser mortales, aunque la tasa de mortalidad es menor que la asociada con la MAV intraparenquimatosa.

Las **malformaciones cavernosas** tienen un riesgo menor de hemorragia clínicamente significativa, menos del 1% al año entre los que se presentan con síntomas distintos a la hemorragia. Las lesiones profundas (incluidas las del tronco encefálico, el cerebelo profundo, el tálamo y los núcleos basales) conllevan el mayor riesgo de hemorragia, aproximadamente un 4% al año, en comparación con el 0.4% al año de las lesiones superficiales. Después de la primera hemorragia sintomática, el riesgo de una hemorragia recurrente en el año siguiente es del 15-20%, antes de disminuir a aproximadamente el 2-3% por año en los años 3 a 10. En la mayoría de los casos se produce una recuperación completa, aunque los datos de la evolución están incompletos. La hemorragia mortal es extremadamente rara.

El riesgo de hemorragia por una anomalía venosa del desarrollo (AVD) es extremadamente bajo. En ocasiones, pueden causar crisis convulsivas, síntomas neurológicos focales o neuralgia del trigémino. Algunos investigadores han informado que si se produce una hemorragia con indicios radiológicos de una AVD, es probable que se detecte un subtipo de malformación vascular diferente, típicamente una malformación cavernosa, subyacente a la hemorragia. Otros han sugerido que algunas malformaciones venosas, en particular las del cerebelo, pueden provocar una hemorragia intracraneal, aunque el riesgo es extremadamente bajo.

Los **aneurismas intracraneales** también pueden causar HIC con una hemorragia subaracnoidea (HSA) relativamente pequeña. El pronóstico general es similar al de la HSA aneurismática (*véase* cap. 36), pero puede ser algo mejor si la sangre subaracnoidea es mínima.

Las microhemorragias cerebrales (MHC) se detectan cada vez más en las nuevas técnicas de RM, incluyendo la secuencia de eco de gradiente ponderada en T2* y una técnica de RM posprocesamiento llamada *imagen ponderada por susceptibilidad*. Se ha sugerido la característica del tamaño para definir las MHC, a saber, un diámetro máximo de 5-10 mm. La prevalencia de las MHC en la RM ha oscilado entre el 3 y 24%, y los factores que se asocian con mayor frecuencia con la detección son la edad, la hipertensión, el hábito tabáquico, el sexo masculino y las lesiones de la sustancia blanca. Los cambios de la patología vascular que subyacen a las MHC incluyen la angiopatía amiloide cerebral y la vasculopatía hipertensiva. La distribución de las MHC difiere según la patología, con la MHC de los núcleos basales, el tálamo, el tronco encefálico y el cerebelo en la vasculopatía hipertensiva y la localización lobular en la angiopatía amiloide. Algunos datos sugieren que el número de MHC puede ser útil para predecir el riesgo de hemorragia recurrente en los pacientes con hemorragia lobular primaria, con un riesgo a 3 años del 14% para una hemorragia, del 17% para dos hemorragias, del 38% para tres a cinco y del 51% para seis o más. El número de MHC detectadas en el momento del ictus isquémico también predice el riesgo precoz de hemorragia futura: menos del 0.5% al año con ninguna MHC y 4% al año con cinco o más. Se está estudiando si la presencia de MHC influiría en la selección del tratamiento antitrombótico después de un ictus isquémico o en el contexto de la fibrilación auricular.

37 Hemorragia subaracnoidea

La tasa de mortalidad a los 30 días en los pacientes con hemorragia subaracnoidea (HSA) a partir de estudios basados en la población desde 1960 ha oscilado entre el 32 y 67%. Entre los estudios más recientes, la tasa de mortalidad es de aproximadamente el 30%. Si el paciente es atendido 24 h después de la HSA, la tasa de mortalidad a los 30 días es de alrededor del 35%; a las 48 h, del 30%; a la semana, del 25%; y a las 2 semanas, del 10%. Cerca del 10% de los individuos mueren antes de recibir atención médica. La mortalidad después de 30 días disminuye sustancialmente, estabilizándose entre los 30 y 60 días. Los factores pronósticos más significativos del resultado son el estado de consciencia del paciente y el estado clínico al ingreso. La probabilidad de supervivencia es mayor para los pacientes que no presentan ningún déficit neurológico además de la parálisis de los nervios craneales (estado clínico 1 o 2 de Hunt y Hess) y peor para los pacientes que presentan coma, rigidez de descerebración y aspecto moribundo (estado clínico 3, 4 o 5 de Hunt y Hess). La probabilidad de supervivencia a 30 días es inferior al 20% para las personas con los estados clínicos 4 y 5 y aproximadamente del 70% con los estados 1 y 2. Además, el hematoma intracerebral o los antecedentes de hipertensión aumentan la probabilidad de muerte en aquellos con HSA.

Una de las principales causas de mortalidad tras una HSA inicial es el resangrado de un aneurisma. La tasa de resangrado es de aproximadamente un 2% por día durante los primeros 10 días (total, ~20%). La aparición de nuevas hemorragias es un poco menor del 30% a los 30 días y alrededor del 1.5% al año después de los 30 días. En los pacientes con estado clínico 1, 2 o 3, la probabilidad de tener parálisis aisladas de los nervios craneales o una alteración del estado de consciencia en los primeros 30 días después de la HSA es de casi el 50%.

Entre los supervivientes de la HSA, alrededor de un tercio sigue siendo dependiente. Incluso los supervivientes físicamente independientes son propensos a experimentar algún cambio en sus vidas, como déficits cognitivos continuos (especialmente problemas de memoria en alrededor del 50% de los supervivientes) y problemas con el estado de ánimo (alrededor del 40%) y el habla (alrededor del 15%). Solo un tercio de los supervivientes independientes no informan de una reducción de la calidad de vida a los 18 meses de la HSA.

Los pacientes con HSA de origen desconocido y en los que la angiografía cerebral y otros estudios de laboratorio no muestran un aneurisma u otra causa de hemorragia (como una malformación vascular o un tumor) tienen un pronóstico relativamente bueno, con una tasa de hemorragia recurrente de aproximadamente el 2-10% en un periodo de seguimiento de hasta 15 años.

Los pacientes con HSA localizada en la región perimesencefálica sin extensión a las fisuras silvianas o interhemisféricas (llamada *hemorragia pretroncal o hemorragia perimesencefálica*) tienen un pronóstico muy benigno si sus arteriogramas cerebrales son normales. El periodo de recuperación es muy corto, y los pacientes casi siempre pueden volver al trabajo y a otras actividades sin que disminuya su calidad de vida. El riesgo de resangrado es extremadamente bajo, aunque algunos pacientes pueden presentar un deterioro temprano después de la presentación debido a la hidrocefalia. La isquemia cerebral retardada también es poco frecuente.

En general, la HSA causada por una malformación arteriovenosa (MAV) se asocia con una tasa de mortalidad a 30 días mucho menor (10-20%) que la causada por un aneurisma sacular. El vasoespasmo y el déficit neurológico isquémico retardado también son poco frecuentes y contribuyen a una menor incidencia de morbilidad y mortalidad a largo plazo en el subgrupo de MAV.

Lecturas recomendadas para la sección VI

Amarenco P, Lavallée PC, Labreuche J, et al. One-year risk of stroke after transient ischemic attack or minor ischemic stroke. *N Engl J Med*. 2016;374:1533–1542.

Amarenco P, Lavellee PC, Tavares LM, et al. Five-year risk of stroke after TIA or minor ischemic stroke. *N Engl J Med*. 2018;7(378):2182–2190.

Amin-Hanjani S, Pandey DK, Rose-Finnell L, et al. Effect of hemodynamics on stroke risk in symptomatic atherosclerotic vertebrobasilar occlusive disease. *JAMA Neurol*. 2016;73:178–185.

Arsava EM, Ballabio E, Benner T, et al. The causative classification of stroke system: an international reliability and optimization study. *Neurology*. 2010;75(14):1277–1284.

Benjamin EJ, Blaha MJ, Chiuve SE, et al. Heart disease and stroke statistics-2017 update: a report from the American Heart Association. *Circulation*. 2017;135:e146.

Broderick J, Brott T, Kothari R, et al. The Greater Cincinnati/Northern Kentucky Stroke Study: preliminary first-ever and total incidence rates of stroke among blacks. *Stroke*. 1998;29:415–421.

Brott TG, Howard G, Roubin GS, et al. Long-term results of stenting versus endarterectomy for carotid-artery stenosis. *N Engl J Med*. 2016;374(11):1021–1031.

Chimowitz MI, Lynn MJ, Derdeyn CP, et al. Stenting versus aggressive medical therapy for intracranial arterial stenosis. *N Engl J Med*. 2011;365:993–1003.

Den Hartog AG, Achterberg S, Moll FL, et al. Asymptomatic carotid artery stenosis and the risk of ischemic stroke according to subtype in patients with clinical manifest arterial disease. *Stroke*. 2013;44:1002–1007.

European Carotid Surgery Trialists' Collaborative Group. MRC European Carotid Surgery Trial: interim results for symptomatic patients with severe (70–99%) or with mild (0–29%) carotid stenosis. *Lancet*. 1991;337:1235–1243.

Evans BA, Wiebers DO, Barrett HJM. The importance of symptoms in predicting risk for subsequent stroke following an initial transient ischemic attack or minor stroke. In: Moore WS, ed. *Surgery for Cerebrovascular Disease*. 2nd ed. Philadelphia, PA: WB Saunders; 1996:16–19.

Executive Committee for the Asymptomatic Carotid Atherosclerosis Study. Endarterectomy for asymptomatic carotid artery stenosis. *JAMA*. 1995;273:1421–1428.

Feigin VL, Abajobir AA, Abate KH, et al. Global, regional, and national burden of neurological disorders during 1990–2015: a systematic analysis for the Global Burden of Disease Study 2015. *Lancet Neurol*. 2017;16:877–897.

Feigin VL, Lawes CM, Bennett DA, et al. Worldwide stroke incidence and early case fatality reported in 56 population-based studies: a systematic review. *Lancet Neurol*. 2009;8(4):355.

Feigin VL, Nguyen G, Cercy K, et al. Global, regional, and country-specific lifetime risks of stroke, 1990 and 2016. *N Engl J Med*. 2018;379:2429–2437.

Greenberg SM, Vernooij MW, Cordonnier C, et al.; Microbleed Study Group. Cerebral microbleeds: a guide to detection and interpretation. *Lancet Neurol*. 2009;8(2):165–174.

Gulli G, Marquardt L, Rothwell PM, et al. Stroke risk after posterior circulation stroke/transient ischemic attack and its relationship to site of vertebrobasilar stenosis: pooled data analysis from prospective studies. *Stroke*. 2013;44(3):598–604.

Hackett ML, Anderson CS. Health outcomes 1 year after subarachnoid hemorrhage: an international population-based study. The Australian Cooperative Research on Subarachnoid Hemorrhage Study Group. *Neurology*. 2000;55:658–662.

Halliday A, Harrison M, Hayter E, et al. 10-year stroke prevention after successful carotid endarterectomy for asymptomatic stenosis (ACST-1): a multicentre randomised trial. *Lancet*. 2010;376(9746):1074–1084.

Halliday A, Mansfield A, Marro J, et al. Prevention of disabling and fatal strokes by successful carotid endarterectomy in patients without recent neurological symptoms: randomised controlled trial. *Lancet*. 2004;363(9420):1491–1502.

Hansen BM, Nilsson OG, Anderson H, et al. Long term (13 years) prognosis after primary intracerebral haemorrhage: a prospective population-based study of long-term mortality, prognostic factors and causes of death. *J Neurol Neurosurg Psychiatry*. 2013;84:1150–1155.

Hop JW, Rinkel GJE, Algra A, et al. Case-fatality rates and functional outcome after subarachnoid hemorrhage—a systematic review. *Stroke*. 1997;28:660–664.

Institute for Health Metrics and Evaluation (IHME). *Global Health Data Exchange*. Seattle, WA: IHME, University of Washington. 2016. http://ghdx.healthdata.org. Accessed March 5, 2018.

Johnston SC, Gress DR, Browner WS, et al. Short-term prognosis after emergency-department diagnosis of transient ischemic attack. *JAMA*. 2000;284:2901–2906.

Johnston SC, Nguyen-Huynh MN, Schwarz ME, et al. National Stroke Association guidelines for the management of transient ischemic attacks. *Ann Neurol*. 2006;60(3):301–313.

Johnston SC, Rothwell PM, Huynh-Huynh MN, et al. Validation and refinement of scores to predict very early stroke risk after transient ischemic attack. *Lancet*. 2007;369(9558):283–292.

Kelly PJ, Albers GW, Chatzikonstantinou A, et al. Validation and comparison of imaging-based scores for prediction of early stroke risk after transient ischaemic attack: a pooled analysis of individual-patient data from cohort studies. *Lancet Neurol*. 2016;15:1238–1247.

Kiyohara T, Kamouchi M, Kumai Y, et al. ABCD3 and ABCD3-I scores are superior to ABCD2 score in the prediction of short- and long-term risks of stroke after transient ischemic attack. *Stroke*. 2014;45:418–425.

Lantigua H, Ortega-Gutierrez S, Schmidt JM, et al. Subarachnoid hemorrhage: who dies, and why? *Crit Care*. 2015;19(1):309.

Markus HS, Larsson SC, Kuker W, et al.; for the VIST Investigators. Stenting for symptomatic vertebral artery stenosis. The Vertebral Artery Ischaemia Stenting Trial. *Neurology*. 2017;89(12):1229–1236.

Markus HS, van der Worp HB, Rothwell PM. Posterior circulation ischaemic stroke and transient ischaemic attack: diagnosis, investigation, and secondary prevention. *Lancet Neurol*. 2013;12:989–998.

McArdle PF, Kittner SJ, Ay H, et al. Agreement between TOAST and CCS ischemic stroke classification: the NINDS SiGN study. *Neurology*. 2014;83(18):1653–1660.

Moresoli P, Habib B, Reynier P, et al. Carotid stenting versus endarterectomy for asymptomatic carotid artery stenosis: a systematic review and meta-analysis. *Stroke*. 2017;48:2150–2157.

North American Symptomatic Carotid Endarterectomy Trial Collaborators. Beneficial effect of carotid endarterectomy in symptomatic patients with high-grade carotid stenosis. *N Engl J Med*. 1991;325:445–453.

Petty GW, Brown RD Jr, Whisnant JP, et al. Ischemic stroke subtypes: a population-based study of incidence and risk factors. *Stroke*. 1999;30:2513–2516.

Petty GW, Brown RD Jr, Whisnant JP, et al. Ischemic stroke subtypes: a population-based study of functional outcome, survival and recurrence. *Stroke*. 2000;31:1062–1068.

Poon MT, Fonville AF, Al-Shahi Salman R. Long-term prognosis after intracerebral haemorrhage: systematic review and meta-analysis. *J Neurol Neurosurg Psychiatry*. 2014;85:660–667.

Reed SD, Blough DK, Meyer K, et al. Inpatient costs, length of stay, and mortality for cerebrovascular events in community hospitals. *Neurology*. 2001;57:305–314.

Rinkel GJ, Algra A. Long-term outcomes of patients with aneurysmal subarachnoid haemorrhage. *Lancet Neurol*. 2011;10(4):349–356.

Rothwell PM, Giles MF, Flossmann E, et al. A simple score (ABCD) to identify individuals at high early risk of stroke after transient ischaemic attack. *Lancet*. 2005;366:29–36.

Spence JD, Tamayo A, Lownie SP, et al. Absence of microemboli on transcranial Doppler identifies low-risk patients with asymptomatic carotid stenosis. *Stroke*. 2005;36(11):2373–2378.

Stinear CM. Prediction of motor recovery after stroke: advances in biomarkers. *Lancet Neurol*. 2017;16:826–836.

Vernino S, Brown RD Jr, Sejvar JJ, et al. Cause-specific mortality after first cerebral infarction: a population-based study in Rochester, Minnesota. *Stroke*. 2003;34:1828–1832.

Vlak MH, Rinkel GJ, Greebe P, et al. Lifetime risks for aneurysmal subarachnoid haemorrhage: multivariable risk stratification. *J Neurol Neurosurg Psychiatry*. 2013;84:619.

Wabnitz AM, Turan TN. Symptomatic carotid artery stenosis: surgery, stenting, or medical therapy? *Curr Treat Options Cardiovasc Med*. 2017;19:62.

Tratamiento y rehabilitación después de un ictus

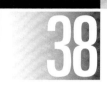

38 Fisioterapia

Los datos disponibles sustentan la utilidad de recurrir a un programa de rehabilitación coordinado para tratar el deterioro funcional relacionado con el ictus. Este programa de rehabilitación también puede reducir la mortalidad. El programa de rehabilitación debe proporcionar un entorno de alta motivación para ayudar a alcanzar la máxima capacidad funcional física y psicológica del paciente y debe adaptarse a las necesidades de cada paciente y su familia. Para planificar y aplicar este programa con la mayor eficacia, es necesario un abordaje de equipo coordinado e interdisciplinario. Además de un médico con conocimientos en rehabilitación de ictus, la composición del equipo varía, pero suele incluir personal de enfermería de rehabilitación, fisioterapeutas, terapeutas ocupacionales, terapeutas del lenguaje, psicólogos y trabajadores sociales. Las funciones de los miembros clave del equipo multidisciplinario (EMD) suelen ser las siguientes: el **médico consultor** que coordine el EMD debe ser idealmente un especialista dedicado con un interés específico en el ictus. El médico debe vigilar al paciente para detectar las complicaciones del ictus y optimizar el tratamiento para evitar una recidiva y las complicaciones médicas. Es necesario enseñar al personal de enfermería cómo manejar a los pacientes con ictus sin causarles lesiones. Deben recibir instrucción en cuanto a los principios de la rehabilitación, la prevención de las úlceras por presión y el manejo de la continencia. Deben ejercer su experiencia emocional y psicológica en su interacción con los pacientes con ictus y sus familias. El **personal de enfermería** proporciona a los demás miembros del EMD información sobre la evolución del paciente en los planes de atención y tratamiento a partir de su observación del paciente las 24 h del día. Además, el personal de enfermería debe reforzar el plan de acción aplicado por otros miembros del EMD (como el plan de ejercicio y movilidad iniciado por los fisioterapeutas). La dotación de personal de enfermería debe ser suficiente para garantizar la seguridad de las personas con ictus. Los **fisioterapeutas** deben adquirir experiencia en el tratamiento de los pacientes con ictus. En particular, debe hacerse hincapié en la protección del hombro y el brazo hemipléjicos, y esta importante actividad debe venir seguida por otros miembros del EMD. Uno de los principales objetivos del fisioterapeuta es optimizar la movilidad. El **terapeuta ocupacional** debe tratar de mejorar la función, reeducar y, si es posible, recuperar el rol vital del paciente. El terapeuta ocupacional tiene un papel importante en lo que respecta a las evaluaciones perceptivas y cognitivas. Una evaluación funcional, tanto en el hospital como en el domicilio del paciente, es esencial en la mayoría de los casos. La terapia para optimizar la función debe ser continua. Durante la fase aguda del ictus, el **terapeuta del lenguaje** o el terapeuta ocupacional deben evaluar a los pacientes para detectar una posible disfagia. Esto requerirá un seguimiento continuo en la sala de rehabilitación. En el caso de los pacientes hospitalizados que no pueden deglutir, debe utilizarse una vía de alimentación alternativa (si no se ha establecido ya) poco después del traslado a la sala de rehabilitación. Los pacientes con dificultades de comunicación o lenguaje deben recibir terapia de lenguaje a largo plazo. Un **trabajador social** debe proporcionar apoyo al paciente y al cuidador e iniciar los servicios de apoyo de la comunidad en el momento del alta. También facilitan la transición a la atención en un centro de enfermería especializada en caso de que sea necesario después de la estancia en el centro de rehabilitación. El **farmacéutico** debe revisar de forma crítica la medicación, colaborar con el resto de los cuidadores en la elaboración de un listado de medicación al alta, ayudar al personal a supervisar un programa de automedicación y proporcionar asistencia a los pacientes y a sus familias para promover su cumplimiento. El **dietista** debe verificar que los pacientes reciban una nutrición adecuada y coordinar la provisión de una alimentación apropiada a las necesidades de cada uno. El dietista debe colaborar estrechamente con el terapeuta del lenguaje, sobre todo cuando se requiera una alimentación alternativa. En el caso de los individuos hospitalizados con hiperlipidemia o diabetes, debe ofrecerse un asesoramiento adecuado. También es aconsejable que un **neuropsicólogo** clínico participe en la evaluación y el tratamiento tempranos de los supervivientes de un ictus, especialmente en el caso de los pacientes jóvenes con déficits cognitivos. La planificación del alta debe iniciarse en una fase temprana del ingreso y contar con la plena colaboración de la atención primaria y los servicios sociales locales. Los servicios de rehabilitación en la comunidad deben desarrollar asociaciones con los servicios de ictus de los hospitales.

La rehabilitación debe iniciarse con aumentos tempranos, sistemáticos y realistas de las actividades del paciente y debe avanzar por etapas en un hospital local, en una clínica ambulatoria, en el domicilio o en una unidad de rehabilitación especializada. El programa debe incluir la rehabilitación específica para el déficit. Para que la rehabilitación sea productiva, el paciente debe participar voluntariamente y tener la capacidad cognitiva para seguir cuando menos las órdenes de un paso y la memoria para recordar las lecciones aprendidas en la terapia. Para quienes padecen una enfermedad vascular cerebral y tienen una disfunción cardiaca importante (como angina, arritmia o infarto de miocardio), el programa de rehabilitación debe combinarse con un programa de rehabilitación cardiaca. La **frecuencia de las sesiones de tratamiento de rehabilitación** varía según el entorno y el momento después de un ictus y según la respuesta del paciente a la terapia. Por lo general, la terapia se proporciona dos veces al día en un entorno de hospitalización; tres veces a la semana en un entorno ambulatorio; y diariamente, cuando lo solicita un médico, en un entorno de residencia de adultos mayores. Según la experiencia de la Clínica Mayo, aproximadamente el 50% de los pacientes que sobreviven a un ictus isquémico durante una semana son buenos candidatos que se benefician de la fisioterapia (la mediana de sesiones es de 16); el 40% se beneficia de la terapia ocupacional (la mediana de sesiones es de ocho); y el 13% se beneficia de la terapia del lenguaje. Alrededor del 15% de los pacientes acaban siendo trasladados a una unidad de rehabilitación, en la que la duración media de la estancia es de unos 32 días. Cerca de la mitad de aquellos que sobreviven durante 6 meses después del ictus son parcial o totalmente dependientes en sus actividades de la vida diaria, como bañarse, vestirse, alimentarse y moverse (incluyendo el 10% de los supervivientes que necesitan cuidados de enfermería a largo plazo). Casi un tercio de las personas que sobreviven después de un ictus durante un año son incapaces de seguir siendo independientes, y esta proporción se mantiene relativamente sin cambios en los supervivientes que reciben un seguimiento de hasta 5 años.

Aunque la **duración de la rehabilitación** suele ser determinada por el ritmo de recuperación funcional del paciente, la probabilidad de mejoría del movimiento en las extremidades paralizadas es máxima durante el primer mes después del ictus y disminuye significativamente después de 6 meses, mientras que la mejoría considerable del habla, las habilidades domésticas y de trabajo, la estabilidad y la marcha puede prolongarse hasta 2 años. La recuperación del movimiento del brazo suele ser menos completa que la del movimiento de la pierna, y la ausencia total de cualquier movimiento al inicio del ictus o la ausencia de fuerza de sujeción medible a las 4 semanas se asocia con un mal pronóstico de retorno de la función útil del brazo. Sin embargo, la recuperación funcional (disminución de la discapacidad o limitación), que depende tanto de la recuperación neuronal intrínseca como de la recuperación adaptativa (el uso de estrategias alternativas o equipos de adaptación para realizar una actividad), suele continuar mucho después de que los déficits neurológicos específicos hayan dejado de cambiar. Todavía no existen guías establecidas para ayudar a seleccionar a los pacientes para intervenciones de rehabilitación específicas.

El **posicionamiento** adecuado en la cama y el reposicionamiento (los pacientes con hemiplejía deben ser girados cada 1-2 h, y se deben subir las barandillas laterales para evitar que el paciente caiga) ayudan a prevenir las contracturas y las úlceras de decúbito, y deben comenzar tan pronto como el paciente haya sido ingresado y se haya realizado el diagnóstico (fig. 38-1). En el caso de los pacientes conscientes, se debe colocar un trapecio sobre la cama para que puedan cambiar su propia posición.

La **fisioterapia** en forma de ejercicios pasivos debe comenzar tan pronto como el déficit se estabilice (amplitud de movimiento pasivo completa de las extremidades paréticas y no paréticas durante unos 15 min al menos tres veces al día, con especial atención a los hombros, los codos, las caderas y los tobillos), y deben intentarse los ejercicios activos y la deambulación tan pronto como el paciente pueda tolerarlos. Estas medidas son importantes no solo para mantener y aumentar la función y la movilidad de las extremidades, sino también para prevenir las trombosis venosas profundas, especialmente en los pacientes que no reciben un anticoagulante (o antiplaquetario).

Los pacientes que están alertas y tienen un sistema cardiovascular estable deben **sentarse** en la cama tan pronto como se estabilice el déficit neurológico (generalmente en el primer o segundo día tras el inicio de los síntomas), excepto en el caso de los pacientes con hemorragia subaracnoidea por aneurisma tratados de forma

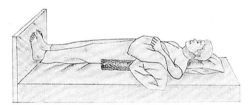

Posicionamiento adecuado en la cama

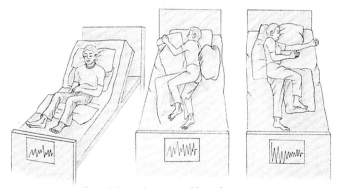

Reposicionamiento sugerido en la cama

FIGURA 38-1. Arriba: colocación en la cama de un paciente que ha sufrido un ictus. **Abajo:** sugerencias de reposicionamiento en la cama.

conservadora, en quienes se suele recomendar el reposo en cama hasta el tratamiento definitivo o durante al menos 2-3 semanas. Los pacientes que toleran estar sentados en la cama pueden sentarse en una silla y luego se les debe ayudar o instruir de forma escalonada sobre cómo **ponerse de pie**; transferirse a una silla de ruedas y salir de ella; **caminar** (o impulsar una silla de ruedas); y **realizar otras actividades habituales de la vida diaria**, como comer, lavarse los dientes, lavarse, afeitarse, vestirse y desvestirse, según lo permita su estado neurológico (debe evitarse la actividad repentina o intensa). Los ejercicios de fortalecimiento, la estimulación eléctrica neuromuscular y la terapia asistida por robots también pueden ser útiles como complementos de las prácticas de tareas funcionales. Las personas con problemas de equilibrio, poca confianza en el equilibrio o miedo a las caídas deben acudir a un programa de entrenamiento del equilibrio que incluya un entrenamiento intensivo y repetitivo de tareas de movilidad, ya que corren el riesgo de caer. También pueden ser necesarios dispositivos de asistencia u ortesis para ayudar a mejorar el equilibrio en estas personas. Durante la primera parte del programa de ejercicio, se debe vigilar de cerca a los pacientes y se debe prestar especial atención a los cambios en la presión arterial y la función cardiaca. En el caso de los pacientes hemipléjicos, el terapeuta ocupacional debe cooperar estrechamente con el fisioterapeuta, el personal de enfermería, el terapeuta del lenguaje y el cónyuge o la familia del paciente para proporcionarles un reentrenamiento en las actividades básicas de autocuidado (como alimentarse, vestirse y lavarse). El terapeuta ocupacional puede individualizar varios tipos de férulas para las extremidades superiores que pueden ayudar a los pacientes a aumentar sus capacidades funcionales.

La terapia de movimiento inducido por restricción (TMIR) es una forma de fisioterapia con base en la actividad que ha resultado útil en ciertos pacientes con hemiparesia unilateral inducida por un ictus, en particular aquellos con déficits motores moderados en los brazos. Con la TMIR, la mano no afectada se sujeta mientras la mano afectada se somete a una terapia intensa como medio para superar el desuso aprendido relacionado con el ictus. La intensidad de la terapia debe adaptarse a cada paciente, ya que más terapia no siempre es mejor. Para prevenir la **parálisis por compresión del nervio cubital** y el **síndrome hombro-mano** (disminución de la movilidad de la articulación del hombro afectado y edema sobre la mano y los dedos con sensibilidad local sobre el hombro y la mano), el brazo débil del paciente no debe dejarse péndulo sin apoyo (el tratamiento del síndrome hombro-mano se aborda en el capítulo 40). Para los pacientes con deformidad en equinovaro del pie o contractura en flexión de la muñeca y los dedos paréticos, se suele utilizar una ortesis plástica de tobillo-pie (una férula corta o larga para pierna) o una férula de extensión de la muñeca y los dedos (fig. 38-2).

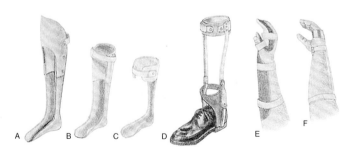

FIGURA 38-2. A-D: tipos de ortesis. **E:** férula de posicionamiento de plástico. **F:** férula de posicionamiento de la muñeca dorsal.

El ejercicio terapéutico selectivo junto con el masaje puntual y el entrenamiento autógeno, la termoterapia, la crioterapia y la acupuntura también pueden instituirse para **reducir la espasticidad**. Los ejercicios de coordinación y la práctica frecuente de la bipedestación y la marcha entre barras paralelas serán necesarios para los pacientes con **mala coordinación** (ataxia sin parálisis) y **desequilibrio**. Si la función cognitiva está preservada en un paciente con hemiparesia, las instrucciones para el uso de diversos dispositivos especiales (como pasamanos a lo largo de las paredes, bastones con cuatro patas, mesilla de noche, tarjeteros especialmente diseñados, máquinas de escribir, teléfonos y otras ayudas para actividades específicas) pueden ayudar al paciente a ser más independiente en las actividades de la vida diaria.

Terapia del lenguaje

Todos los pacientes con un problema de comunicación derivado de un ictus deben ser remitidos a una evaluación y terapia del lenguaje. El terapeuta del lenguaje también puede evaluar a los pacientes que tienen déficits en la deglución o el pensamiento y están lo suficientemente alertas como para participar. La terapia del lenguaje intensiva suele estar indicada para las personas con afasia motivadas. La terapia para establecer un medio de comunicación eficaz se inicia cuando el paciente con afasia o disartria está despierto, alerta y estable (la participación del terapeuta suele ser muy útil). Se pueden proporcionar al paciente técnicas de comunicación, alternativas y terapias para mejorar las habilidades de comunicación y evitar la frustración que se produce cuando los pacientes no pueden comunicar adecuadamente sus necesidades. El terapeuta puede utilizar técnicas verbales o no verbales, y la comunicación puede facilitarse combinando el lenguaje escrito y el hablado o utilizando uno o varios dispositivos alternativos de comunicación, que van desde simples tableros de dibujos o deletreo hasta dispositivos portátiles de amplificación y otros sistemas muy sofisticados con capacidad de seguimiento ocular.

Idealmente, el tratamiento de la afasia debería incluir el entrenamiento del compañero de comunicación, que en estudios recientes ha demostrado su eficacia. Los interlocutores de la comunicación pueden ser los familiares y otros cuidadores, así como los profesionales sanitarios. La terapia de grupo, incluyendo el uso de grupos de afasia de la comunidad, también puede ser útil, y la terapia con apoyo de sistemas informáticos puede ser un complemento útil para el tratamiento proporcionado por un patólogo del habla y lenguaje.

Para que la estimulación auditiva sea eficaz, debe combinarse con la visual, que debe ser lo suficientemente intensa, clara, repetitiva y lenta para ayudar al proceso de aprendizaje según el estado funcional del paciente. Los estímulos deben adaptarse aún más para que sean coherentes con sus antecedentes, educación, historial laboral y aficiones. El paciente debe escuchar con frecuencia el habla de la conversación, la radio, la televisión o aplicaciones electrónicas en línea y se le debe alentar a responder (con intervalos adecuados de descanso). La motivación mediante el estímulo y otros refuerzos positivos es importante. También son útiles el dibujo, la copia, el trazado de letras y diseños geométricos y diversas terapias ocupacionales. Cuando el habla inteligible no es un objetivo razonable, el terapeuta debe aumentar los intentos de habla y permitir la comunicación a través de medios distintos del lenguaje hablado. La mejoría en la evolución del habla puede continuar durante 2 años o más.

Otras terapias

En la actualidad se está estudiando una amplia gama de **terapias basadas en fármacos**, **biológicos** y **dispositivos** para intentar mejorar la recuperación después de un ictus. Estas terapias restauradoras suelen iniciarse días o semanas después del inicio del ictus y están diseñadas para mejorar la función mediante la restauración de aspectos normales de la estructura y función del cerebro. En muchos casos, las terapias están diseñadas para amplificar los mecanismos innatos de reparación del cerebro. Los intentos por mejorar los resultados funcionales se basan en la plasticidad cerebral dependiente de la experiencia, y a menudo se utiliza el refuerzo conductual para maximizar los efectos beneficiosos de las terapias.

En los últimos 40 años se ha probado la eficacia de numerosas **terapias basadas en fármacos** para mejorar la recuperación del ictus, y muchas no han resultado de beneficio. Sin embargo, más recientemente, los ensayos aleatorizados han sugerido el potencial beneficio de los fármacos que mejoran la neurotransmisión de serotonina o dopamina.

Los inhibidores selectivos de la recaptación de serotonina (ISRS), como la fluoxetina y el escitalopram, han demostrado potencialmente mejorar los resultados motores y cognitivos en ensayos aleatorizados, presumiblemente con base en el aumento de la disponibilidad de serotonina cerebral. Otros estudios han indicado que la probabilidad de respuesta a los fármacos serotoninérgicos puede estar sustentada de forma sustancial por diversos marcadores de variabilidad genética.

El fármaco dopaminérgico Sinemet® (carbidopa-levodopa), cuando se combina con la fisioterapia, ha demostrado ser significativamente mejor que el placebo en un ensayo aleatorizado con medición del estado motor a través de la prueba *Rivermead Motor Assessment* a las 3 semanas. Otros estudios también han sugerido que la mejoría de la neurotransmisión dopaminérgica puede tener efectos positivos sobre la plasticidad cerebral y el aprendizaje en sujetos sanos. Al igual que con los fármacos serotoninérgicos, hay pruebas que sugieren que las medidas de variabilidad genética pueden ayudar a predecir la probabilidad de responder al tratamiento.

Entre las **terapias basadas en biológicos**, actualmente se están probando varias terapias celulares como métodos para mejorar la recuperación del ictus. Entre ellas se encuentran las células madre, como las células pluripotentes inducidas, las células estromales mesenquimatosas, las células madre embrionarias y las células del cordón umbilical, así como las células tumorales transformadas; todas ellas pueden introducirse por vía intracerebral, intraarterial o intravenosa. En este momento, estas terapias deben considerarse principalmente en el marco de un estudio de investigación clínica apropiado.

También se están estudiando factores de crecimiento como la eritropoyetina, la gonadotropina coriónica humana β, el factor de crecimiento epidérmico y el factor estimulante de colonias de granulocitos. Estos pueden fomentar la mejoría neurológica clínica a través de mecanismos de reparación neuronal como la angiogénesis, la inmunomodulación y el aumento de la proliferación de células madre.

Se ha propuesto el uso de anticuerpos monoclonales como medio para neutralizar diversas moléculas inhibidoras, como la glucoproteína asociada con la mielina, que pueden producir señales inhibitorias en el sistema nervioso central después de un ictus. Estos biológicos actualmente se encuentran en las primeras fases de estudio.

Se ha sugerido que varias **terapias basadas en dispositivos** son potencialmente favorables para mejorar los resultados de los ictus, incluyendo las de medicina alternativa, como la acupuntura y la acupresión. Otros dispositivos que se han introducido y probado son la estimulación magnética transcraneal, la estimulación transcortical de corriente directa, las interfases cerebro-computadora y diversas terapias robóticas. Se han creado entornos enriquecidos a través de la música, los juegos electrónicos y los estímulos informáticos, incluido el uso de la realidad virtual y aumentada.

En los últimos años, se ha prestado mayor atención a la aplicación del abordaje de la **telerrehabilitación**, que utiliza la comunicación electrónica y la tecnología de la información para potenciar la rehabilitación del ictus y mejorar la funcionalidad del paciente a lo largo del tiempo. Estas estrategias pueden aumentar en gran medida la comodidad y la participación del paciente con una amplia gama de servicios, que incluyen la evaluación, la educación, el asesoramiento y el tratamiento. Las sesiones diarias pueden adaptarse a las preferencias y los horarios individuales, y cada vez tienen más actividades en forma de juegos divertidos que incorporan tecnologías electrónicas.

41 Otras complicaciones crónicas del ictus

Las deficiencias secundarias más frecuentes en los pacientes que sobreviven a un infarto cerebral o a una hemorragia intracerebral son el dolor y el edema en el brazo hemipléjico, también conocido como *síndrome hombro-mano* (5-10% de los pacientes) o, con menor frecuencia, el dolor y el edema en la pierna. El edema en las extremidades pléjicas puede aliviarse mediante elevación, compresión neumática o guantes de compresión. El tratamiento de las articulaciones dolorosas en las extremidades paralizadas incluye el mantenimiento de una amplitud de movimiento pasivo adecuada dentro de un arco o arcos sin dolor, un posicionamiento adecuado (el frío o el calor superficial deben preceder a los estiramientos pasivos) y el reentrenamiento motor. El hombro paralizado debe colocarse en rotación externa (antebrazo con supinación y extensión de los dedos con abducción) y la cadera en rotación interna y flexión con la rodilla y el tobillo en flexión.

También se puede considerar el tratamiento con antiinflamatorios no esteroideos y un antidepresivo a dosis bajas (como la amitriptilina, 50-75 mg, en dosis divididas o a la hora de acostarse, especialmente para el dolor crónico asociado con la depresión) o fármacos antiepilépticos (como la carbamazepina, 400 mg diarios, o la gabapentina, ajustando la dosis a 300-600 mg tres veces al día). Las inyecciones de toxina botulínica en los músculos del hombro pueden considerarse en los casos en los que la espasticidad de las extremidades superiores es significativa y coincide con el dolor de hombro. No se ha definido el beneficio de la inyección glenohumeral o subacromial de corticoesteroides, pero puede ser eficaz, al menos para el alivio a corto plazo, en pacientes seleccionados. Hay datos que sugieren que el bloqueo del nervio supraescapular puede ser eficaz en algunas personas con dolor de hombro. Los anestésicos locales (clorhidrato de lidocaína al 0.5% administrado por vía percutánea, hasta 60 mL, o por vía intravenosa regional, 10-50 mL), el tratamiento térmico de la artropatía postinfarto, la estimulación nerviosa eléctrica transcutánea y la acupuntura también pueden ser eficaces, especialmente para el dolor localizado. La tenotomía quirúrgica de determinados músculos del hombro puede considerarse en aquellos casos de hemiplejía intensa y dolor de hombro.

En los pacientes que tienen **disfagia** que los ponen en riesgo de desnutrición, deshidratación, atragantamiento y neumonía por aspiración, se debe considerar el uso a corto plazo (hasta 4-6 semanas) de la alimentación por sonda nasogástrica hasta que se recupere la función o el uso a largo plazo de una sonda de alimentación percutánea. La colocación percutánea de una sonda de alimentación en el estómago o en el intestino delgado es especialmente aconsejable para los pacientes que presentan una alteración persistente y profunda de la deglución asociada con ictus hemisféricos bilaterales o del tronco encefálico.

La **diplopía** suele mejorar con el tiempo, y los déficits sutiles pueden tratarse con gafas. En el caso de una diplopía persistente y estable durante más de 6 meses, se puede considerar la corrección quirúrgica.

Las **crisis epilépticas** pueden complicar los trastornos cerebrovasculares a partir de la fase aguda o muchos meses después del evento. Las crisis convulsivas crónicas se asocian muy a menudo con el ictus hemorrágico lobular, el ictus isquémico cortical y la hemorragia subaracnoidea. No está indicada la profilaxis anticonvulsiva para los pacientes que no han sufrido una crisis. El tratamiento de los trastornos epilépticos en individuos que sobreviven a un ictus es similar al de aquellos con epilepsia por otras causas.

La **espasticidad** y las **contracturas** pueden controlarse con técnicas de fisioterapia estándar de estiramiento muscular repetitivo mediante ejercicios de amplitud de movimiento, posicionamiento y manipulación (con férulas). El masaje con calor o hielo puede provocar una reducción a corto plazo de la espasticidad. Aunque ningún fármaco ha sido útil con el tiempo en el tratamiento de la espasticidad, si las medidas fisioterapéuticas son ineficaces y la espasticidad es marcada, el tratamiento médico que puede considerarse incluye el baclofeno (comenzando con 5 mg c/12 h y aumentando, según se tolere, hasta 80 mg diarios divididos en dos o cuatro dosis), diazepam (empezando con 2-5 mg c/12 h y aumentando gradualmente, según se tolere), dantroleno sódico (empezando con 25 mg y aumentando, según se tolere, hasta 400 mg/día) y tizanidina en dosis de 36 mg/día. Sin embargo, todos estos fármacos tienen posibles efectos secundarios, como debilidad o cuasidebilidad, que suele desarrollarse a medida que disminuye la espasticidad, ya que la rigidez que se asocia con la espasticidad puede ayudar a sostener las extremidades débiles, especialmente las piernas. Otros posibles efectos secundarios son la somnolencia, el malestar gástrico y las náuseas con el baclofeno; la sedación y la bradipsiquia con el diazepam; y las náuseas, la somnolencia y la hepatotoxicidad con el dantroleno. La tizanidina también puede producir hipotensión sistémica. La inyección de toxina botulínica dirigida a músculos determinados de las extremidades superiores o inferiores puede ser bastante eficaz para disminuir la espasticidad, reduciendo la probabilidad de los efectos secundarios asociados con la medicación antiespástica oral. Pueden considerarse la administración intratecal de baclofeno y diversos procedimientos quirúrgicos (como el corte, el alargamiento o el trasplante de tendones) si otros tratamientos no son eficaces.

Es necesario evaluar a los pacientes con **incontinencia urinaria** para detectar infecciones de las vías urinarias. Si no hay infección o si el tratamiento no resuelve la incontinencia, deben medirse los volúmenes de orina residual posmiccional. Los pacientes con orina estéril y volúmenes de orina residual posmiccional inferiores a 100 mL pueden ser tratados con anticolinérgicos. Si la orina es estéril y los volúmenes posmiccionales son superiores a 100 mL, suele indicarse el cateterismo intermitente seguido de una evaluación urológica completa. Se deben tratar adecuadamente las infecciones de vías urinarias.

Los **déficits cognitivos** y la **depresión** son complicaciones frecuentes del ictus y afectan a cerca del 64% y 70% de los supervivientes, respectivamente. Los déficits cognitivos causados por el ictus provocan entre el 15 y 20% de las demencias en los adultos mayores, y la depresión grave se produce en alrededor del 33% de todos los pacientes después de un ictus. La disfunción sexual después de un ictus puede ser consecuencia de la depresión, la medicación, la parálisis o el miedo. La depresión reactiva puede reducirse de manera sustancial fomentando la verbalización de los miedos y la ira del paciente. Es importante que las personas en recuperación y sus familias comprendan que la mayoría de los problemas de comportamiento que se desarrollan como resultado directo del ictus (como la risa inapropiada, el llanto o la irritación con poca provocación) no suelen durar mucho y, a menudo, no expresan los verdaderos sentimientos de la persona. Los datos sugieren que el riesgo de depresión tras un ictus no depende de la localización. En casi el 25% de los pacientes se observa un impacto emocional del ictus, que puede incluir ira, negación, ansiedad, depresión y trastorno de estrés postraumático. Algunos individuos con trastornos del estado de ánimo pueden requerir tratamiento por parte de personal experto en abordajes psicológicos.

Está comprobado que los servicios de apoyo a la familia mejoran la calidad de vida de los cuidadores y reducen su potencial de estrés.

Los psicofármacos y la psicoterapia formal pueden ser necesarios para algunos pacientes (como aquellos con apatía considerable, depresión, indiferencia u oposición al tratamiento). Los fármacos que se emplean incluyen los inhibidores selectivos de la recaptación de serotonina (ISRS), como el citalopram (20 mg, aumentando a 40 mg según la necesidad), el clorhidrato de nortriptilina (inicialmente 25 mg c/24 h, según se tolere, y aumentando, según la necesidad, gradualmente hasta 100 mg/día en dosis divididas), el clorhidrato de trazodona (inicialmente 50 mg c/8-12 h, según se tolere, y aumentar, según la necesidad, 50 mg/día cada 3-4 días hasta 200-400 mg/día en dosis divididas) y el metilfenidato (5-10 mg c/12 h) para la depresión, y los ISRS, o el dextrometorfano/quinidina, para los problemas de comportamiento, incluyendo la labilidad emocional y la risa o el llanto inapropiados.

42 Educación del paciente y su familia

La terapia psicosocial debe iniciarse con los miembros de la familia en el momento de la hospitalización del paciente y comenzar con este tan pronto como sea posible. Los miembros de la familia deben recibir información e instrucciones realistas y directas para brindar apoyo al paciente y desarrollar un sentido de colaboración para solucionar los problemas lo antes posible. El familiar más cercano debe observar al personal sanitario ofrecer asistencia y practicar bajo la supervisión de una enfermera o fisioterapeuta. El médico debe proporcionar información y disipar los mitos relacionados con el ictus para ayudar a propiciar el entorno psicosocial más favorable y realista a fin de motivar, alentar e inspirar al paciente a seguir adelante para volver a una vida productiva y útil. Los datos precisos y explicados con sencillez sobre la causa del ictus son esenciales tanto para el paciente como para la familia, y ambos deben comprender que la recuperación suele ser un proceso lento.

La participación de la familia es aún más importante cuando el paciente es atendido en su domicilio después del alta hospitalaria. Los miembros de la familia deben dar ánimos, mostrar confianza en la mejoría y permitir a la persona que se recupera hacer todo lo que pueda y ser lo más independiente y vigorosa posible. Es importante que el paciente no se desanime demasiado por los fracasos. Los pacientes necesitan reafirmación de que se les quiere y se les necesita, y que siguen siendo importantes para la familia y forman parte del cuadro social. Tienen que entender que muchas otras personas se han recuperado de los ictus y han podido volver a sus actividades normales o seguir haciendo un trabajo muy útil. Proporcionar a la persona convaleciente ciertas tareas razonables (como animarle a asumir algunas tareas domésticas) suele ser de ayuda. También puede ser muy útil ayudar al paciente a desarrollar nuevos intereses alternos dentro de sus posibilidades, especialmente si no puede volver a tener un empleo remunerado. El asesoramiento y la educación de la familia en forma de sesiones individuales o a través de grupos regionales de apoyo a la familia son importantes para ayudar a los familiares a superar el estrés asociado con las nuevas responsabilidades y, a veces, la depresión que puede producirse en sus miembros.

El médico también debe estar familiarizado con las directrices locales de conducción de vehículos y compartir esta información con el paciente y su familia. Al considerar la posibilidad de volver a conducir después de un ictus, se debe evaluar con cuidado al paciente en cuanto a los problemas físicos, perceptivos, motores y cognitivos que podrían impedir que conduzca con seguridad. Por lo general, debe realizarse una prueba formal en el camino después de que el paciente haya mejorado y se debe constatar que puede conducir con seguridad.

Un programa de tratamiento que reduzca la probabilidad de mayor morbilidad o mortalidad de los pacientes después de ictus agudos depende de 1) el mecanismo fisiopatológico responsable del episodio, 2) el grado de déficit funcional (la intensidad de las terapias específicas varía inversamente con el grado de déficit funcional residual) y 3) los beneficios y riesgos potenciales del método terapéutico que se considere. Si se dispone de un tratamiento específico para el mecanismo subyacente, deben brindarse las medidas adecuadas, como se indica en los capítulos 16 y 17. La corrección de los factores de riesgo cerebrovascular asociados con un seguimiento adecuado también puede ayudar a reducir el riesgo de un ictus subsecuente (*véanse* caps. 24-31).

RECURSOS PARA PACIENTES

American Stroke Association
National Center
7272 Greenville Avenue
Dallas, TX 75231
Teléfono: 888-478-7653
Página web: www.strokeassociation.org

National Stroke Association
9707 E. Easter Lane
Denver, CO 80112
Teléfono: 800-787-6537
Página web: www.stroke.org

LECTURAS RECOMENDADAS PARA LA SECCIÓN VII

Anderson C, Mhurchu CN, Rubenach S, et al. Home or hospital for stroke rehabilitation? Results of a randomized controlled trial. II: cost minimization analysis at 6 months. *Stroke.* 2000;31:1032–1037.

Anderson C, Rubenach S, Mhurchu CN, et al. Home or hospital for stroke rehabilitation? Results of a randomized controlled trial. I: health outcomes at 6 months. *Stroke.* 2000;31:1024–1031.

Carson AJ, MacHale S, Allen K, et al. Depression after stroke and lesion location: a systematic review. *Lancet.* 2000;356:122–126.

Cramer SC. Repairing the human brain after stroke. II. Restorative therapies. *Ann Neurol.* 2008;63(5):549–560.

Dobkin BH, Dorsch A. New evidence for therapies in stroke rehabilitation. *Curr Atheroscler Rep.* 2013;15(6):331.

Dombovy ML, Basford JR, Whisnant JP, et al. Disability and use of rehabilitation services following stroke in Rochester, Minnesota, 1975–1979. *Stroke.* 1987;18:830–836.

Dombovy ML. Maximizing recovery from stroke: new advances in rehabilitation. *Curr Neurol Neurosci Rep.* 2009;9(1):41–45.

Dromerick A, Reding M. Medical and neurological complications during inpatient stroke rehabilitation. *Stroke.* 1994;25:358–361.

Ernst E. A review of stroke rehabilitation and physiotherapy. *Stroke.* 1990;21:1081–1085.

Evans RL, Hendricks RD, Haselkorn JK, et al. The family's role in stroke rehabilitation: a review of the literature. *Am J Phys Med Rehabil.* 1992;71:135–139.

Feder M, Ring H, Rozenthul N, et al. Assessment chart for inpatient rehabilitation following stroke. *Int J Rehabil Res.* 1991;14:223–229.

Feng W, Belagaje SR. Recent advances in stroke recovery and rehabilitation. *Semin Neurol.* 2013;33(5):498–506.

Gibbons B. Stroke and rehabilitation. *Nurs Stand.* 1994;8:49–54.

Gladman J, Whynes D, Lincoln N. Cost comparison of domiciliary and hospital-based stroke rehabilitation. DOMINO Study Group. *Age Ageing.* 1994;23:241–245.

Hamilton BB, Granger CV. Disability outcomes following inpatient rehabilitation for stroke. *Phys Ther.* 1994;74:494–503.

Intiso D, Santilli V, Grasso MG, et al. Rehabilitation of walking with electromyographic biofeedback in foot-drop after stroke. *Stroke.* 1994;25:1189–1192.

Johansson T, Wild C. Telerehabilitation in stroke care–a systematic review. *J Telemed Telecare.* 2011;17(1):1–6.

Kalra L. Does age affect benefits of stroke unit rehabilitation? *Stroke.* 1994;25:346–351.

Kalra L. The influence of stroke unit rehabilitation on functional recovery from stroke. *Stroke.* 1994;25:821–825.

Langhorne P, Bernhardt J, Kwakkel G. Stroke rehabilitation. *Lancet.* 2011;377:1693–1702.

Mant J, Carter J, Wade DT, et al. Family support for stroke: a randomised controlled trial. *Lancet.* 2000;356:808–813.

Noll SF, Roth EJ. Stroke rehabilitation. 1. Epidemiologic aspects and acute management. *Arch Phys Med Rehabil.* 1994;75:S38–S41.

Reding MJ, McDowell FH. Focused stroke rehabilitation programs improve outcome. *Arch Neurol.* 1989;46:700–701.

Roth EJ. Heart disease in patients with stroke. Part II: impact and implications for rehabilitation. *Arch Phys Med Rehabil.* 1994;75:94–101.

Sandin KJ, Cifu DX, Noll SF. Stroke rehabilitation. 4. Psychologic and social implications. *Arch Phys Med Rehabil.* 1994;75:S52–S55.

Shah S, Vanclay F, Cooper B. Efficiency, effectiveness, and duration of stroke rehabilitation. *Stroke.* 1990;21:241–246.

Shih JJ, Krusienski DJ, Wolpaw JR. Brain-computer interfaces in medicine. *Mayo Clin Proc.* 2012;87(3):268–279.

Simmons-Mackie N, Raymer A, Armstrong E, et al. Communication partner training in aphasia: a systematic review. *Arch Phys Med Rehabil.* 2010;91:1814–1837.

Teasdale TW, Christensen AL, Pinner EM. Psychosocial rehabilitation of cranial trauma and stroke patients. *Brain Inj.* 1993;7:535–542.

Wade DT. Stroke: rehabilitation and long-term care. *Lancet.* 1992;339:791–793.

Wild D. Stroke focus. Stroke: a nursing rehabilitation role. *Nurs Stand.* 1994;8:36–39.

Winstein CJ, Stein J, Arena R, et al. Guidelines for adult stroke rehabilitation and recovery. A guideline for healthcare professionals from the American Heart Association/American Stroke Association. *Stroke.* 2016;47:e98–e169.

Wolfe CD, Taub NA, Woodrow EJ, et al. Assessment of scales of disability and handicap for stroke patients. *Stroke.* 1991;22:1242–1244.

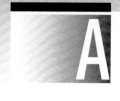

Anatomía clínica del sistema vascular del encéfalo y la médula espinal

A-1. Anatomía y síndromes vasculares del encéfalo y la médula espinal

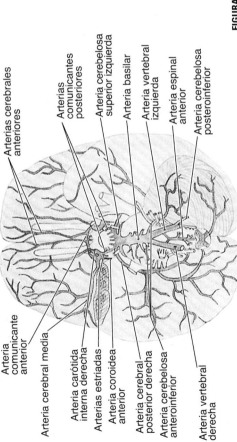

Arterias cerebrales anteriores

Arterias comunicantes posteriores

Arteria cerebelosa superior izquierda

Arteria basilar

Arteria vertebral izquierda

Arteria espinal anterior

Arteria cerebelosa posteroinferior

Arteria comunicante anterior

Arteria cerebral media

Arteria carótida interna derecha

Arterias estriadas

Arteria coroidea anterior

Arteria cerebral posterior derecha

Arteria cerebelosa anteroinferior

Arteria vertebral derecha

FIGURA A-1-1. Irrigación del encéfalo.

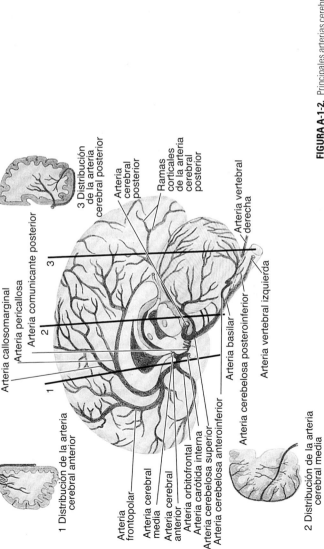

Arteria callosomarginal
Arteria pericallosa
Arteria comunicante posterior

3 Distribución
de la arteria
cerebral posterior

Arteria
cerebral
posterior

Ramas
corticales
de la arteria
cerebral
posterior

Arteria vertebral
derecha

3

2

1

Arteria vertebral izquierda

Arteria basilar

Arteria cerebelosa posteroinferior

1 Distribución de la arteria
cerebral anterior

Arteria
frontopolar
Arteria cerebral
media
Arteria cerebral
anterior
Arteria orbitofrontal
Arteria carótida interna
Arteria cerebelosa superior
Arteria cerebelosa anteroinferior

2 Distribución de la arteria
cerebral media

FIGURA A-1-2. Principales arterias cerebrales: distribución de la irrigación.

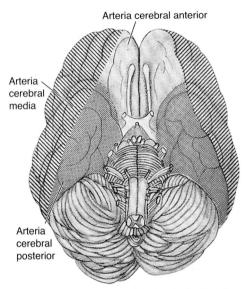

Arteria cerebral anterior

Arteria cerebral media

Arteria cerebral posterior

FIGURA A-1-3. Principales arterias cerebrales: distribución de la irrigación, vista de la base del encéfalo.

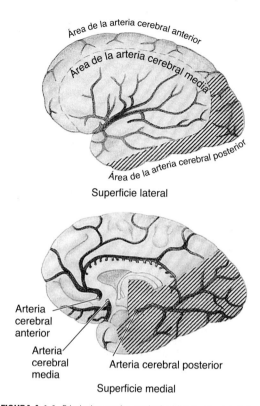

Área de la arteria cerebral anterior

Área de la arteria cerebral media

Área de la arteria cerebral posterior

Superficie lateral

Arteria cerebral anterior

Arteria cerebral media

Arteria cerebral posterior

Superficie medial

FIGURA A-1-4. Principales arterias cerebrales: distribución de la irrigación.

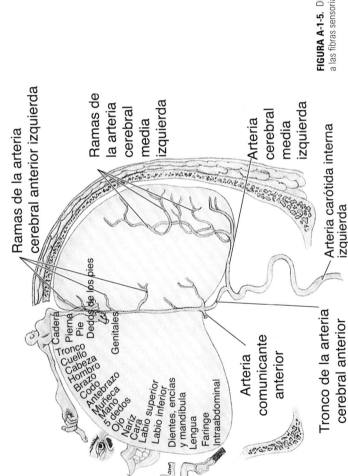

FIGURA A-1-5. Distribución de la arteria cerebral anterior y media a las fibras sensoriales y sensitivas.

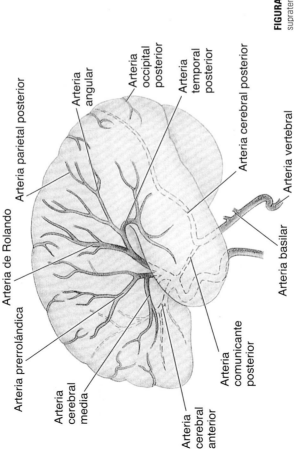

FIGURA A-1-6. Trayecto y distribución de las principales arterias supratentoriales, vista lateral.

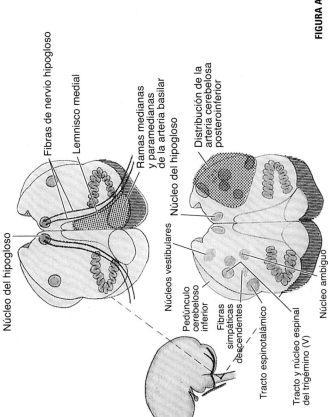

Fibras de nervio hipogloso

Lemnisco medial

Ramas medianas
y paramedianas
de la arteria basilar

Núcleo del hipogloso

Distribución de la
arteria cerebelosa
posteroinferior

Núcleo del hipogloso

Núcleos vestibulares

Pedúnculo
cerebeloso
inferior

Fibras
simpáticas
descendentes

Tracto espinotalámico

Tracto y núcleo espinal
del trigémino (V)

Núcleo ambiguo

FIGURA A-1-7. Irrigación de la médula.

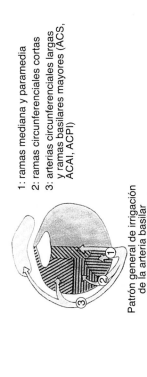

1: ramas mediana y paramedia
2: ramas circunferenciales cortas
3: arterias circunferenciales largas
   y ramas basilares mayores (ACS,
   ACAI, ACPI)

Patrón general de irrigación
de la arteria basilar

Arteria
cerebelosa
superior

Ramas circunferenciales
cortas

Ramas medianas y paramedianas
de la arteria basilar

Arteria
cerebelosa
superior

Ramas
circunferenciales
cortas

Ramas medianas
y paramedianas
de la arteria
basilar

FIGURA A-1-8. Irrigación del puente y del mesencéfalo. ACAI: arteria cerebelosa anteroinferior; ACPI: arteria cerebelosa posteroinferior; ACS: arteria cerebelosa superior.

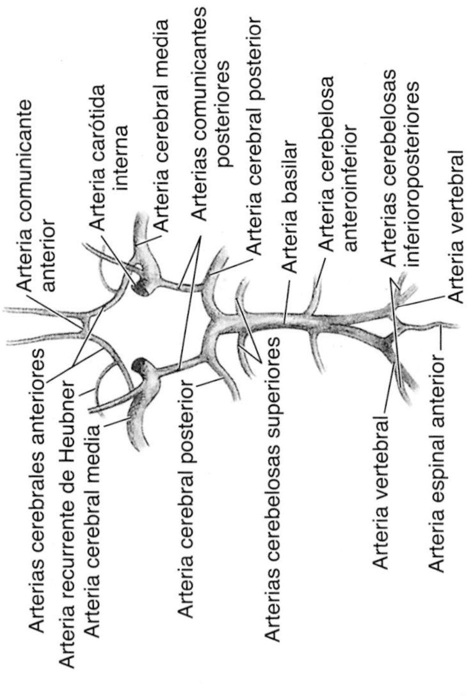

FIGURA A-1-9. Polígono de Willis.

Arterias cerebrales anteriores

Arteria recurrente de Heubner

Arteria cerebral media

Arteria cerebral posterior

Arterias cerebelosas superiores

Arteria vertebral

Arteria espinal anterior

Arteria comunicante anterior

Arteria carótida interna

Arteria cerebral media

Arterias comunicantes posteriores

Arteria cerebral posterior

Arteria basilar

Arteria cerebelosa anteroinferior

Arterias cerebelosas inferioroposteriores

Arteria vertebral

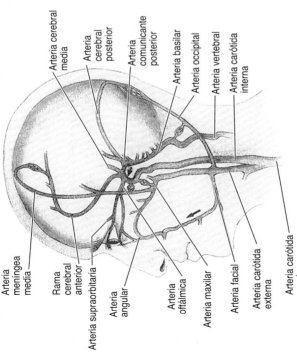

Arteria meningea media

Rama cerebral anterior

Arteria supraorbitaria

Arteria angular

Arteria oftálmica

Arteria maxilar

Arteria facial

Arteria carótida externa

Arteria carótida

Arteria cerebral media

Arteria cerebral posterior

Arteria comunicante posterior

Arteria basilar

Arteria occipital

Arteria vertebral

Arteria carótida interna

FIGURA A-1-10. Irrigación colateral para la circulación intracraneal.

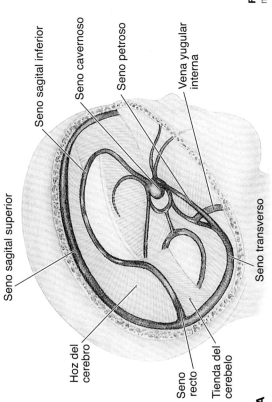

Seno sagital inferior

Seno cavernoso

Seno petroso

Vena yugular interna

Seno sagital superior

Seno transverso

Hoz del cerebro

Seno recto

Tienda del cerebelo

A

FIGURA A-1-11. Sistema de drenaje venoso. **A.** Duramadre y senos venosos mayores. **B.** Senos venosos mayores y drenaje venoso profundo.

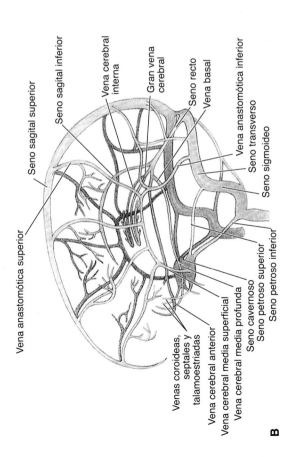

Seno sagital superior

Seno sagital inferior

Vena cerebral interna

Gran vena cerebral

Seno recto

Vena basal

Vena anastomótica inferior

Seno transverso

Seno sigmoideo

Vena anastomótica superior

Venas coroideas, septales y talamoestriadas

Vena cerebral anterior

Vena cerebral media superficial

Vena cerebral media profunda

Seno cavernoso

Seno petroso superior

Seno petroso inferior

B

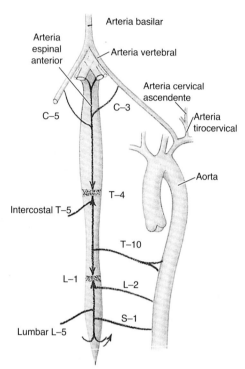

FIGURA A-1-12. Irrigación de la médula espinal.

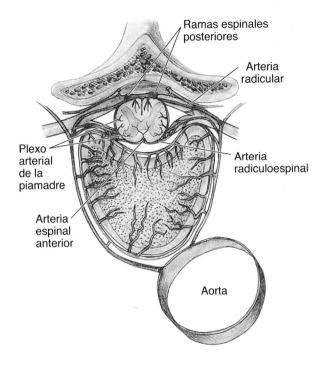

FIGURA A-1-13. Irrigación de la médula espinal, vista axial.

A-2. Síndromes vasculares isquémicos del sistema nervioso central

Vaso	Estructuras principales irrigadas	Principales hallazgos clínicos (síndromes)
Tronco braquiocefálico	Lado derecho de la cabeza, brazo	Presión arterial más baja en el brazo ipsilateral, otros hallazgos iguales a los del síndrome de la ACI
Arteria carótida común	Cada lado de la cabeza	Mismos hallazgos que el síndrome de la ACI; ruidos cardiacos mal transmitidos a lo largo de la ACI, ausencia de pulso de la arteria temporal superficial
ACI	Todas las estructuras de los lóbulos frontal, parietal y temporal; superficies mediales de los dos hemisferios	Hemiparesia contralateral, hemianestesia, hemianopsia, afasia; afasia global, inatención o hemiinatención
Arteria oftálmica	Órbita, frente, dura de la fosa anterior	Ceguera monocular ipsilateral o amaurosis fugaz
Arteria coroidea anterior	Tracto óptico, pedúnculo del cerebelo, dos tercios de la extremidad posterior de la cápsula interna, radiación óptica	Hallazgos como los del síndrome de la arteria cerebral media (abajo), pero el lenguaje no se ve afectado, ictus puramente motor o sensitivo, hemiparesia atáxica, varios déficits intelectuales
Arteria cerebral anterior	Caras mediales del cerebro, borde superior de los lóbulos frontal y parietal	Debilidad, torpeza y pérdida sensitiva que afecta principalmente a la pierna distal contralateral
Ramas pequeñas	Rostro del cuerpo calloso, *septum pellucidum* y lámina terminal	Anomia táctil o apraxia ideomotora de las extremidades
Arteria de Heubner	Brazo anterior de la cápsula interna, porción anterior del putamen, globo pálido	Debilidad contralateral del brazo y la cara con o sin rigidez o distonía
Ramas corticales	Porción mayor de las caras mediales del hemisferio, lóbulo paracentral	Debilidad contralateral y pérdida sensitiva en la pierna; si es bilateral, alteraciones del comportamiento
Arteria cerebral media	La mayor parte de la superficie lateral de cada hemisferio y las estructuras profundas de los lóbulos frontal y parietal	Hemiplejía (cara, brazo y pierna igualmente afectados), hemianestesia, hemianopsia, afasia, heminegligencia o apraxia del vestido
División superior	Cápsula interna (porción superior del brazo anteroposterior), corona radiada, cápsula externa, putamen, núcleos caudados (cuerpo)	Hemiplejía (cara/brazo más afectados que la pierna), hemianestesia o hemianopsia, afasia de Broca o desorientación espacial

División inferior	Superficie lateral del hemisferio cerebral en la ínsula del surco lateral	Hemianopsia o afasia de Wernicke pura (HD) u otros déficits intelectuales (HND)
Penetrantes	Brazo anterior de la cápsula interna, núcleos basales	Hemiplejía o hemiparesia contralateral pura
Ramas corticales	Superficie opercular temporal, parietal o frontal del hemisferio	Monoparesia, pérdida sensitiva discriminativa y propioceptiva, cuadrantanopsia, afasia de Broca o síndrome de Gerstmann, otros déficits intelectuales
Arteria vertebral	Mesencéfalo, puente, bulbo raquídeo y cerebelo	Diversas combinaciones de signos: ataxia, diplopía, vértigo, síndrome bulbar, debilidad facial
Arteria cerebelosa posteroinferior	Médula lateral, cerebelo (cara posteroinferior); nervios craneales V, IX, X; núcleos vestibulares; núcleo/tracto solitario	Síndrome de Wallenberg (hemianestesia alternante, parálisis faríngea y laríngea, disfagia, ronquera, disminución del reflejo nauseoso, marcha y ataxia de las extremidades ipsilaterales) o síndrome de Dejerine
Arteria espinal anterior	Médula caudal (área paramediana), nervio craneal VII, núcleo y tracto solitario, médula espinal (cuadrantes dorsolaterales)	Dolor radicular, pérdida de la sensación de dolor o temperatura, debilidad espástica en las piernas con (nivel cervical) o sin (por debajo del nivel cervical) atrofia focal y debilidad en los brazos
Arteria espinal posterior	Médula espinal (funículo dorsal), astas grises dorsales	Pérdida de los reflejos tendinosos profundos y del sentido de la posición articular, astereognosia en el nivel implicado
Arteria basilar	Puente, mesencéfalo, cerebelo, lóbulo occipital, parte del lóbulo temporal	Diplopía, coma, signos motores y sensitivos bilaterales, signos cerebelosos y de los nervios craneales

(continúa)

A-2.   Síndromes vasculares isquémicos del sistema nervioso central (*continuación*)

Vaso	Estructuras principales irrigadas	Principales hallazgos clínicos (síndromes)
Arterias paramedianas cortas	Puente basal medial (núcleos pontinos, fibras corticoespinales, lemnisco medial)	Paraparesia, cuadriparesia, disartria, disfagia, hemiparesia y atrofia de la lengua, parálisis de la mirada, parálisis del VI nervio craneal, hemiparesia contralateral; síndromes de Millard-Gubler-Foville, Raymond-Cestan, Marie-Foix
Arteria auditiva interna	Nervios craneales auditivo y facial	Vértigo, náusea, vómito, nistagmo
Arteria cerebelosa anteroinferior	Cara lateral del puente y cerebelo anteroinferior	Parálisis facial ipsilateral, pérdida del gusto en la mitad de la lengua, sordera o acúfenos, ataxia de las extremidades, pérdida sensitiva contralateral en el cuerpo
Arteria cerebelosa superior	Mesencéfalo lateral, superficie superior del cerebelo	Parálisis de los nervios craneales VI y VII ipsilaterales, ataxia de la marcha y de las extremidades, signos cerebelosos, hemiparesia contralateral
Arteria cerebral posterior	Todo el lóbulo occipital, parte inferior y medial del lóbulo temporal	Hemianopsia, cuadrantanopsia (visión macular preservada), síndrome de Gerstmann o ceguera cortical
Pequeñas arterias perforantes	Mesencéfalo, tálamo posterior	Síndromes del mesencéfalo (Weber, Benedict) o talámicos (Dejerine-Roussy)
Arterias corticales	Lóbulo occipital (superficie medial), uncus, fusiforme, lóbulo temporal (giro), polo occipital	Hemianopsia o cuadrantanopsia con preservación de la visión macular, alexia o anomia cromática (HD), ceguera cerebral (si hay lesiones bilaterales)
Arterias espinales piales	Raíces nerviosas y médula espinal	Síndromes de la arteria espinal anterior o posterior

ACI: arteria carótida interna; HD: hemisferio dominante; HND: hemisferio no dominante.

A-3. Síntomas de los aneurismas intracraneales no rotos

Arteria afectada y localización más frecuente	Estructuras principales implicadas (comprimidas)	Hallazgos clínicos[a]
Arteria carótida interna		
Parte infraclinoidea-intracavernosa	Nervios craneales III, IV, VI y fosa pituitaria	Oftalmoplejía total ipsilateral con pupila pequeña y poco reactiva, a menudo asociada con parálisis de los nervios craneales IV, V, VI; dolor facial o parestesias o pérdida sensorial parcial; hipopituitarismo; ruido pulsátil en la cabeza
Parte supraclinoidea	Nervios craneales II, III; quiasma óptico	Defectos del campo visual asociados con la parálisis del nervio craneal II ipsilateral, disminución de la agudeza visual, escotoma, atrofia óptica o ceguera; oftalmoplejía parcial por parálisis del nervio craneal III
Fosa craneal media, cerca del vértice petroso	Ganglio del trigémino; nervios craneales IV, VI	Síndrome paratrigeminal de Raeder (paresia oculosimpática unilateral [miosis y ptosis] asociada con dolor craneal, facial o retroorbitario ipsilateral y parálisis de los nervios craneales IV y VI)
Arteria oftálmica	Nervio craneal II, agujero óptico, fosa pituitaria	Pérdida de visión ipsilateral indolora, atrofia del nervio óptico, evidencia de agrandamiento del agujero óptico, hipopituitarismo
Arteria cerebral anterior (en la unión con la arteria comunicante anterior)	Tracto olfativo, quiasma óptico, lóbulos frontales	Anosmia ipsilateral, hemianopsia bitemporal (puede empezar por los cuadrantes bitemporales inferiores); un aneurisma grande puede producir déficits intelectuales
Arteria cerebral media (a nivel de la fisura lateral)	Superficie lateral del hemisferio cerebral, superficie entre los lóbulos frontal y temporal	Dolor ipsilateral en el ojo o detrás de este y en la sien baja asociado con convulsiones motoras focales contralaterales, hemiparesia, disfasia (afectación del hemisferio dominante), hemianopsia homónima o cuadrantanopsia superior

(*continúa*)

A-3. Síntomas de los aneurismas intracraneales no rotos (*continuación*)

Arteria afectada y localización más frecuente	Estructuras principales implicadas (comprimidas)	Hallazgos clínicos[a]
Arteria comunicante posterior (en la unión con la arteria carótida interna)	Nervios craneales III, VI	Parálisis dolorosa del nervio craneal III (el dolor se produce típicamente por encima de la ceja y se irradia hacia la oreja) con o sin parálisis del VI nervio craneal ipsilateral (la paresia del nervio craneal III suele ser incompleta)
Arteria vertebral (en la superficie del bulbo raquídeo)	Nervios craneales IX, X, XI, XII	Síndromes ipsilaterales de Collet-Sicard, Villaret, Schmidt, Jackson o Tapia y ocasionalmente parálisis del VIII nervio craneal
Arteria basilar (borde superior del puente)	Nervio craneal V	Dolor facial ipsilateral con o sin tic doloroso
Arteria cerebelosa anteroinferior	Nervio craneal VII y estructuras del tronco encefálico	Parálisis ipsilateral de todos los músculos faciales, pérdida del gusto, ocasionalmente signos de hidrocefalia
Arteria cerebelosa superior (en la unión vertebrobasilar)	Nervio craneal III y estructuras del tronco encefálico	Cefalea focal homolateral, localización occipital o cervical posterior, asociada con ptosis ipsilateral, estrabismo divergente, diplopía horizontal-vertical, dilatación pupilar, ataxia
Arteria cerebral posterior (porción proximal)	Estructuras del mesencéfalo	Cefalea ipsilateral focal (región occipital o cervical posterior), signos seudobulbares, disminución del estado de consciencia

[a]A menudo, se trata de un tumor intracraneal en la misma localización con signos neurológicos focales lentamente progresivos. Prácticamente todos los aneurismas que provocan síntomas distintos a la rotura tienen un tamaño de 7 mm o más.

A-4. Signos diferenciales que indican la localización hemisférica de los déficits intelectuales

Hemisferio no dominante	Hemisferio dominante	Lesiones hemisféricas bilaterales
Prosopagnosia: incapacidad para reconocer visualmente a personas conocidas.	**Afasia de Wernicke:** dificultad para entender las frases cuando el significado depende de la sintaxis, mala comprensión de las palabras habladas y escritas, pero discurso fluido, a veces con jerga y repetición alterada.	**Deterioro de la memoria analítica y remota.**
Deterioro de la orientación espacial.		**Parálisis seudobulbar:** disartria, disfagia, reflejos de prensión, palmomentoniano, de succión, de hociqueo o de búsqueda; aumento de la sacudida de la mandíbula; labilidad emocional; músculos bulbares preservados.
Anosognosia: ignorar el lado hemiparético opuesto; negar la debilidad.	**Afasia de Broca** (apraxia motora del habla): buena comprensión de palabras habladas y escritas, pero mala repetición, denominación y escritura; habla agramatical no fluida.	**Mutismo acinético:** ausencia de cualquier intento de comunicación oral.
Apraxia constructiva: incapacidad para copiar patrones geométricos.		**Palilalia:** repetición de la última palabra o palabras del discurso.
Apraxia del vestido: llamativa dificultad para vestirse.	**Afasia de conducción:** la conversación está relativamente conservada, pero no puede repetir palabras o frases correctamente y comete errores fonémicos, semánticos o parafásicos.	**Apraxia de la marcha:** pérdida de los movimientos coordinados de la marcha en ausencia de debilidad, enfermedad cerebelosa o pérdida sensitiva.
Amusia: incapacidad para identificar las características auditivas de la música o identificar las canciones al escucharlas.	**Afasia sensorial transcortical:** repite bien las palabras o las frases, pero no puede comprender el significado de las palabras habladas o escritas.	**Paratonía** (*gegenhalten*): «rigidez plástica»; el tono muscular aumenta en proporción a la velocidad y la fuerza del movimiento en una articulación.
Impersistencia motora: incapacidad para concentrarse en una tarea, con la consiguiente impersistencia motora o verbal (p. ej., al recibir instrucciones, no puede aguantar la respiración o mantener el brazo en alto durante más de unos segundos).	**Afasia motora transcortical:** habla no fluida, comprensión auditiva preservada, capacidad casi normal para repetir frases pronunciadas por el examinador.	
Acalculia espacial: alteración de la organización espacial de los números: desalineación de los dígitos, negligencia visual (p. ej., 124 como 24), inversión de los dígitos (p. ej., 9 interpretado como 6) y errores de inversión (p. ej., 23 interpretado como 32).	**Afasia global:** habla no fluida, agramatical o mutismo, con deterioro de la comprensión y la repetición.	

(continúa)

A-4. Signos diferenciales que indican la localización hemisférica de los déficits intelectuales (*continuación*)

Hemisferio no dominante	Hemisferio dominante	Lesiones hemisféricas bilaterales
Aprosodia sensorial: mala percepción de los matices emocionales del lenguaje hablado.	**Agnosia de los dedos:** incapacidad para identificar los dedos específicos nombrados por el examinador.	**Anartria o afonía puras:** mutismo con escasa capacidad de escritura.
	Agnosia del color: incapacidad para nombrar colores o señalar un color nombrado por el examinador.	
	Acalculia: dificultad para realizar cálculos aritméticos.	
	Síndrome de Gerstmann: agrafia, acalculia, confusión derecha-izquierda, agnosia de los dedos.	
	Agrafia: incapacidad para escribir correctamente.	
	Ecografia: copia compulsiva de palabras y frases.	
	Apraxia del habla: habla automática o reactiva sin errores; el habla volitiva contiene sustituciones, repeticiones y prolongaciones.	

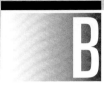

Escala de coma de Glasgow

Prueba	Respuesta	Puntuación
Apertura de los ojos	Espontánea	4
	Abre los ojos ante los estímulos verbales	3
	Abre los ojos ante los estímulos dolorosos	2
	No responde a ningún estímulo	1
Verbalización (respuesta verbal)	Totalmente alerta y orientada	5
	Confusa	4
	Inapropiada	3
	Incomprensible	2
	Ninguna	1
Respuesta motora del lado no paralizado	Normal (obedece las órdenes)	6
	Localiza el estímulo doloroso	5
	Respuesta de retirada ante el dolor	4
	Respuesta de flexión ante el dolor (descorticación)	3
	Respuesta de extensión ante el dolor (descerebración)	2
	Ninguna	1

Escalas de estado funcional (escalas de gravedad del ictus)

C-1. Escala de Barthel[a]

Función	Puntuación	Descripción	
Alimentación	10	Independiente, capaz de aplicar cualquier dispositivo necesario, come en un tiempo razonable	
	5	Necesita ayuda (p. ej., cortar)	___
Trasladado a la silla de ruedas o la cama	15	Independiente, incluyendo la colocación de los frenos de la silla de ruedas y la elevación de los reposapiés	
	10	Asistencia o supervisión mínimas	
	5	Es capaz de sentarse, pero necesita la máxima ayuda para el traslado	___
Aseo personal (aseo)	5	Se lava la cara, se peina, se cepilla los dientes, se afeita (maneja el enchufe si utiliza una máquina de afeitar eléctrica)	___
Traslado al inodoro	10	Independiente con el inodoro o el cómodo (bacinilla, cuña); manipula la ropa; se limpia, tira de la cadena o limpia el cómodo	
	5	Necesita ayuda para mantener el equilibrio, manipular la ropa o el papel higiénico	___
Baño	5	Puede utilizar la bañera o la ducha o tomar un baño completo con esponja sin ayuda	___
Deambulación	15	Independiente a lo largo de 50 m; puede utilizar dispositivos de ayuda, excepto andador con ruedas	
	10	Camina 50 m con ayuda	
	5	Independiente con silla de ruedas por 50 m, solo si no puede caminar	___
Subir y bajar escaleras	10	Independiente, puede utilizar dispositivos de ayuda	

Función	Puntuación	Descripción	
	5	Necesita ayuda o supervisión	____
Vestirse y desvestirse	10	Independiente, ata los cordones de los zapatos, abrocha los cierres	
	5	Necesita ayuda, pero realiza al menos la mitad de la tarea en un tiempo razonable	____
Control del intestino	10	Sin accidentes, capaz de cuidar del dispositivo de recolección si se usa	
	5	Accidentes ocasionales o necesita ayuda con un enema o supositorio	____
Control de la vejiga	10	Sin accidentes, capaz de cuidar del dispositivo de recolección si se usa	
	5	Accidentes ocasionales o necesita ayuda con el dispositivo	____
		Puntuación total	____

[a]La escala de Barthel puntúa 10 funciones en una escala que va de totalmente dependiente a independiente. Si el funcionamiento del paciente es inferior a lo descrito, la puntuación es 0; no se otorga la puntuación completa a una actividad si se necesita una ayuda o supervisión mínima. Un resultado favorable suele definirse como una puntuación de 75-100 (adaptada de: Mahoney FI, Barthel DW. Functional evaluation: the Barthel index. *Md State Med J.* 1965;14:61–65).

DEFINICIÓN Y DISCUSIÓN DE LA PUNTUACIÓN DE LA ESCALA DE BARTHEL

Alimentación

10 Independiente. El paciente puede alimentarse por sí mismo desde una bandeja o la mesa cuando alguien pone la comida a su alcance. Debe ser capaz de ponerse un dispositivo de ayuda (si lo necesita), cortar la comida, usar sal y pimienta, untar mantequilla, entre otros. Debe conseguirlo en un tiempo razonable.

5 Se requiere alguna ayuda (p. ej., cortar la comida), como se indica más arriba.

Pasar de la silla de ruedas a la cama y volver a ella

15 Independiente en todas las fases de esta actividad. El paciente puede acercarse con seguridad a la cama en una silla de ruedas, bloquear los frenos, levantar los reposapiés, desplazarse con seguridad a la cama, tumbarse, llegar a una posición sentada en el lado de la cama, cambiar la posición de la silla (si es necesario para volver a trasladarse a ella con seguridad) y regresar a esta.

10 El paciente necesita una ayuda mínima en algunos pasos de esta actividad o que se le recuerde o supervise la seguridad de una o más partes de esta actividad.

5 El paciente puede llegar a la posición de sentado sin la ayuda de una segunda persona, pero necesita que lo levanten de la cama o requiere mucha ayuda para trasladarse.

Aseo personal

5 El paciente puede lavarse las manos y la cara, peinarse, cepillarse los dientes y afeitarse. Puede utilizar cualquier tipo de máquina de afeitar, pero debe colocar la cuchilla o enchufar la máquina sin ayuda y sacarla del cajón o del armario. Las pacientes deben maquillarse ellas mismas, si lo hacen, pero no es necesario que se hagan trenzas ni se peinen.

Subir y bajar del inodoro

10 El paciente es capaz de subir y bajar del inodoro, abrocharse y desabrocharse la ropa, evitar que se ensucie la ropa y utilizar el papel higiénico sin ayuda. Puede emplear una barra de pared u otro objeto estable para apoyarse si es necesario. Si requiere usar un cómodo en lugar del inodoro, debe ser capaz de colocarlo en una silla, vaciarlo y limpiarlo.

5 El paciente necesita ayuda por desequilibrio o requiere ayuda para manipular la ropa o para usar el papel higiénico.

Bañarse

5 El paciente puede utilizar la bañera o la ducha o tomar un baño completo con esponja. Debe ser capaz de realizar todos los pasos del método que se utilice sin la presencia de otra persona.

Caminar sobre una superficie plana

15 El paciente puede caminar al menos 50 m sin ayuda o supervisión. Puede llevar ortesis o prótesis y utilizar muletas, bastones o un andador, pero no un andador con ruedas. Debe ser capaz de bloquear y desbloquear los aparatos ortopédicos si se utilizan, adoptar la posición de pie y sentarse, colocar las ayudas mecánicas necesarias en la posición para su uso y disponer de ellas al sentarse (poner y quitar los aparatos se puntúa en el apartado de «Vestirse»).

10 El paciente necesita ayuda o supervisión en cualquiera de los aspectos anteriores, pero puede caminar al menos 50 m con poca ayuda.

Impulsar una silla de ruedas

5 El paciente no puede deambular, pero puede impulsar de forma independiente una silla de ruedas. Debe ser capaz de rodear las esquinas; girar; maniobrar la silla hasta una mesa, la cama, el inodoro, entre otros sitios. Debe poder impulsar una silla por al menos 50 m (no puntuar este apartado si el paciente recibe una puntuación por caminar).

Subir y bajar escaleras

10 El paciente es capaz de subir y bajar un tramo de escaleras con seguridad sin ayuda ni supervisión. Puede (y debe) utilizar pasamanos, bastones o muletas cuando sea necesario. Debe ser capaz de llevar bastones o muletas para subir o bajar escaleras.

5 El paciente necesita ayuda o supervisión de cualquiera de los elementos anteriores.

Vestirse y desvestirse

10 El paciente es capaz de ponerse, quitarse y abrocharse toda la ropa y los cordones de los zapatos (a menos que sea necesario utilizar adaptaciones). La actividad incluye ponerse, quitarse y abrocharse el corsé o los aparatos ortopédicos cuando se prescriben. Cuando sea necesario, se podrá utilizar ropa especial como tirantes, zapatos tipo mocasín o vestidos que se abran por delante.

5 El paciente necesita ayuda para ponerse, quitarse o abrocharse cualquier prenda. Debe hacer al menos la mitad de la tarea. Debe conseguirlo en un tiempo razonable (no es necesario que las mujeres reciban una puntuación por el uso de un sostén o faja, a menos que sean prendas prescritas).

Control del intestino

10 El paciente es capaz de controlar los intestinos y no tiene accidentes. Puede utilizar un supositorio o aplicarse un enema cuando sea necesario (como en el caso de un paciente con lesión medular y que ha recibido entrenamiento intestinal).

5 El paciente necesita ayuda para usar el supositorio o aplicarse el enema o tiene accidentes ocasionales.

Control de la vejiga

10 El paciente es capaz de controlar la vejiga de día y de noche. El paciente que tiene una lesión medular y lleva un dispositivo externo y una bolsa de recolección, debe ponérselos de forma independiente, limpiar y vaciar la bolsa, y mantenerse seco día y noche.

5 El paciente tiene accidentes ocasionales o no puede esperar al orinal o llegar al baño a tiempo o necesita ayuda con dispositivos externos.

Se otorga una puntuación de 0 en todas las actividades enunciadas cuando el paciente no puede cumplir con los criterios definidos con anterioridad.

C-2. Escala de ictus de los National Institutes of Health y el National Institute of Neurological Disorders and Stroke (NIHSS)[a]

1. Fecha de realización:

__ __/__ __/__ __

día   mes   año

2. (a) Estado de consciencia:	Alerta	( )	0
	Somnoliento	( )	1
	Estuporoso	( )	2
	Coma	( )	3
(b) Preguntas para evaluar el estado de consciencia:			
Responde correctamente ambas		( )	0
Responde correctamente una		( )	1
Incorrectas		( )	2
(c) Órdenes para evaluar el estado de consciencia:			
Obedece ambas correctamente		( )	0
Obedece una correctamente		( )	1
Incorrectas		( )	2
3. Mejor mirada:	Normal	( )	0
	Parálisis parcial de la mirada	( )	1
	Desviación forzada	( )	2
4. Mejor visión:	Sin pérdida visual	( )	0
	Hemianopsia parcial	( )	1
	Hemianopsia completa	( )	2
	Hemianopsia bilateral	( )	3
5. Parálisis facial:	Normal	( )	0
	Menor	( )	1
	Parcial	( )	2
	Completa	( )	3
6. Mejor respuesta motora del brazo derecho:	No hay caída de la extremidad	( )	0
	Caída	( )	1
	No puede resistir la gravedad	( )	2
	Sin esfuerzo contra la gravedad	( )	3
	No hay movimiento	( )	4
7. Mejor respuesta motora del brazo izquierdo:	No hay caída de la extremidad	( )	0

	Caída	( )	1
	No puede resistir la gravedad	( )	2
	Sin esfuerzo contra la gravedad	( )	3
	No hay movimiento	( )	4
8. Mejor respuesta motora de la pierna derecha:	No hay caída de la extremidad	( )	0
	Caída	( )	1
	No puede resistir la gravedad	( )	2
	Sin esfuerzo contra la gravedad	( )	3
	No hay movimiento	( )	4
9. Mejor respuesta motora de la pierna izquierda:	No hay caída de la extremidad	( )	0
	Caída	( )	1
	No puede resistir la gravedad	( )	2
	Sin esfuerzo contra la gravedad	( )	3
	No hay movimiento	( )	4
10. Ataxia de las extremidades:	Ausente	( )	0
	Presente en cualquiera de las extremidades superiores o inferiores	( )	1
	Presente en las extremidades superiores e inferiores	( )	2
11. Sensibilidad:	Normal	( )	0
	Pérdida parcial	( )	1
	Pérdida densa	( )	2
12. Negligencia:	Sin negligencia	( )	0
	Descuido parcial	( )	1
	Negligencia total	( )	2
13. Disartria:	Articulación normal	( )	0
	Disartria de leve a moderada	( )	1
	Casi ininteligible o peor	( )	2
14. Mejor lenguaje:	Sin afasia	( )	0
	Afasia de leve a moderada	( )	1
	Afasia grave	( )	2
	Mutismo	( )	3

[a]Una puntuación alta significa un peor estado clínico. La gravedad del ictus suele dividirse en cinco grupos: ictus leve ($\leq$ 6), ictus moderado (7-10), ictus moderadamente grave (11-15), ictus grave (16-22) e ictus muy grave ($\geq$ 23) (modificada de: Goldstein LB, Bertels C, Davis JN. Interrater reliability of the NIH stroke scale. *Arch Neurol.* 1989;46:660–662).

GLOSARIO DEL NATIONAL INSTITUTES OF HEALTH-NATIONAL INSTITUTE OF NEUROLOGICAL DISORDERS AND STROKE

Estado de consciencia

0 Totalmente alerta, responde inmediatamente a los estímulos verbales, es capaz de cooperar completamente

1 Somnoliento, consciencia ligeramente alterada, se despierta cuando se le estimula verbalmente o después de sacudirle, responde adecuadamente

2 Estuporoso, se despierta con dificultad (a menudo hay que aplicar estímulos dolorosos), el despertar suele ser incompleto, responde inadecuadamente, vuelve al estado inicial cuando no se le estimula

3 En coma, no responde a ningún estímulo o responde con efectos reflejos motores o autonómicos

Preguntas sobre el estado de consciencia

0 El paciente conoce su edad y el mes (solo se califica la respuesta inicial)

1 El paciente responde correctamente a una pregunta

2 El paciente es incapaz de hablar o entender o responde incorrectamente a ambas preguntas

Órdenes para el estado de consciencia

0 El paciente empuña la mano y cierra o abre los ojos ante la orden

1 El paciente hace una correctamente

2 El paciente no hace ninguna de las dos cosas correctamente

Mejor mirada

0 Normal

1 Parálisis parcial de la mirada, mirada anómala en uno o ambos ojos, pero no hay desviación forzada o paresia total de la mirada

2 Desviación forzada o paresia total de la mirada no superada por maniobra oculocefálica

Mejor visión

0 Normal

1 Hemianopsia parcial, corte de campo claro

2 Hemianopsia completa

3 Hemianopsia bilateral

Parálisis facial

0 Normal

1 Menor (asimetría con la sonrisa y el discurso espontáneo, buen movimiento voluntario)

2 Parcial (debilidad definida, pero sigue habiendo algo de movimiento)

3 Completa (sin movimiento de toda la mitad de la cara)

Respuesta motora del brazo derecho e izquierdo

El paciente es examinado con los brazos extendidos a 90° (si está sentado) o a 45° (si está en posición supina). Solicite el máximo esfuerzo durante 10 segundos. Si la consciencia o la comprensión son anómalos, entonces indique al paciente que levante activamente el brazo en posición mientras solicita el esfuerzo.

0 No hay caída (la extremidad se mantiene a 90° durante 10 segundos)
1 Caída (la extremidad se mantiene a 90° pero hay caída antes de los 10 segundos)
2 No puede resistir la gravedad (la extremidad no puede mantener los 90° durante 10 segundos completos, pero sí algún esfuerzo contra la gravedad)
3 Sin esfuerzo contra la gravedad (el miembro cae, no hay resistencia contra la gravedad)
4 No hay movimiento

Respuesta motora de la pierna derecha e izquierda

En posición supina, se pide al paciente que mantenga la pierna a 30° durante 5 segundos. Si la consciencia o la comprensión son anómalos, entonces indique al paciente que levante activamente la pierna en posición mientras solicita el esfuerzo.

0 No hay caída (la pierna se mantiene a 30° durante 5 segundos)
1 Caída (la pierna cae a la posición intermedia al final de los 5 segundos)
2 No puede resistir la gravedad (la pierna cae a la cama después de 5 segundos, pero hay cierto esfuerzo contra la gravedad)
3 Sin esfuerzo contra la gravedad (la pierna cae a la cama inmediatamente, sin resistencia contra la gravedad)
4 No hay movimiento

Ataxia de las extremidades

Se realizan pruebas de dedo-nariz-dedo y de talón-tibia. La ataxia solo se puntúa si es claramente desproporcionada con respecto a la debilidad (la ataxia de las extremidades no es evaluable en la hemiplejía).

0 Ausente
1 Presente en la extremidad superior o inferior
2 Presente en ambas extremidades

Sensibilidad

Pruebe con un alfiler si la consciencia o la comprensión del paciente son anómalas; puntúe la sensibilidad como normal a menos que se reconozca claramente un déficit (p. ej., una asimetría clara de la cara); sin asimetría, solo se cuentan como anormales las pérdidas hemisensitivas.

0 Normal, sin pérdida de la sensibilidad
1 Leve/moderada (pinchazo menos agudo o sordo en el lado afectado, o pérdida del dolor superficial con el pinchazo pero el paciente es consciente de que se le está haciendo la prueba)
2 Grave/total (el paciente no es consciente de haber sido tocado)

Negligencia

0 Ninguna
1 Hemiinatención visual, táctil o auditiva
2 Hemiinatención profunda a más de una modalidad

Disartria

0 Habla normal
1 Leve a moderada (arrastra algunas palabras, entiende con dificultad)
2 Lenguaje ininteligible (en ausencia o fuera de proporción con cualquier disfasia)

Mejor lenguaje

0 Normal, sin afasia

1 Afasia de leve a moderada (errores de búsqueda de palabras, errores de denominación, parafasias o deterioro de la comunicación por discapacidad de comprensión
o expresión)

2 Afasia grave (afasia de Broca o de Wernicke totalmente desarrollada o variante)

3 Mutismo o afasia global.

C-3.   Puntuación de discapacidad de Rankin modificada[a]

Grado 1	Sin discapacidad significativa; capaz de realizar todas las actividades habituales de la vida diaria (sin ayuda). Nota: esto no excluye la presencia de debilidad, pérdida sensorial, alteraciones del lenguaje, entre otros, pero sugiere que son leves y que no provocan o han provocado que el paciente limite sus actividades (p. ej., si tenía un empleo antes, sigue en el mismo trabajo).
Grado 2	Discapacidad leve; no puede llevar a cabo algunas actividades anteriores, pero es capaz de ocuparse de sus propios asuntos sin mucha ayuda (p. ej., no puede volver a su trabajo anterior; no puede hacer algunas tareas domésticas, pero es capaz de desenvolverse sin supervisión o ayuda diaria).
Grado 3	Discapacidad moderada; requiere algo de ayuda, pero es capaz de caminar sin asistencia (p. ej., necesita supervisión diaria, requiere ayuda con pequeños aspectos de la vestimenta o la higiene, no puede leer o comunicarse con claridad). Nota: la ortesis de tobillo-pie o el bastón no implican la necesidad de asistencia.
Grado 4	Discapacidad moderadamente grave; incapaz de caminar sin ayuda y de atender sus propias necesidades corporales sin asistencia (p. ej., necesita supervisión las 24 h del día y asistencia de moderada a máxima en varias actividades de la vida diaria, pero sigue siendo capaz de realizar algunas actividades por sí mismo o con una ayuda mínima).
Grado 5	Discapacidad grave; postrado en la cama, con incontinencia, y requiere cuidados y atención constante de enfermería.
Grado 6	Muerte.

[a]La ausencia de discapacidad significativa suele definirse como una puntuación de 1-2, la discapacidad moderada o grave como una puntuación de 3-5, y el mal resultado como una puntuación de 3-6 (modificada de: Rankin J. Cerebral vascular accidents in patients over the age of 60: II. Prognosis. *Scott Med J.* 1957;2:200–215).

C-4. Grados clínicos de la hemorragia subaracnoidea[a]

Escala de Hunt y Hess

Grado	Criterios
I	Dolor de cabeza o rigidez de cuello asintomáticos o mínimos
II	Dolor de cabeza de moderado a grave, rigidez de cuello, sin déficit neurológico aparte de la parálisis de un nervio craneal
III	Somnolencia, confusión o signos focales leves
IV	Estupor, hemiparesia de moderada a intensa, posiblemente signos tempranos de descerebración
V	Coma profundo

Escala de la Federación Mundial de Cirujanos Neurológicos (WFNS)

Grado WFNS	Puntuación de la ECG	Déficit motor
I	15	Ausente
II	13-14	Ausente
III	13-14	Presente
IV	7-12	Presente o ausente
V	3-6	Presente o ausente

ECG: escala de coma de Glasgow.
[a]La hemorragia subaracnoidea grave suele definirse como grado IV o V de la escala de Hunt y Hess o como grado IV o V de la escala de la WFNS (de: Hunt WE, Hess RM. Surgical risk as related to time of intervention in the repair of intracranial aneurysms. *J Neurosurg.* 1968;28:14–19; and from Drake CG. Report of World Federation of Neurological Surgeons Committee on a universal subarachnoid hemorrhage grading scale (letter). *J Neurosurg.* 1988;68:985–986).

D

Perfiles de riesgo cardiovascular e ictus

D-1. Probabilidad de sufrir un ictus en un plazo de 10 años para hombres de 55-84 años de edad que no han sufrido ninguno[a]

Factor de riesgo	Puntos										
	0	1	2	3	4	5	6	7	8	9	10
Edad (años)	54-56	57-59	60-62	63-65	66-68	69-71	72-74	75-77	78-80	81-83	84-86
PAS (mm Hg)	95-105	106-116	117-126	127-137	138-148	149-159	160-170	171-181	182-191	192-202	203-213
Tx HA	No		Sí								
DM	No		Sí								
Tab	No			Sí							
ECV	No			Sí							
FV	No				Sí						
HVI	No						Sí				

Puntos	Probabilidad a 10 años (%)	Puntos	Probabilidad a 10 años (%)	Puntos	Probabilidad a 10 años (%)
1	2.6	11	11.2	21	41.7
2	3.0	12	12.9	22	46.6
3	3.5	13	14.8	23	51.8
4	4.0	14	17.0	24	57.3
5	4.7	15	19.5	25	62.8
6	5.4	16	22.4	26	68.4
7	6.3	17	25.5	27	73.8
8	7.3	18	29.0	28	79.0
9	8.4	19	32.9	29	83.7
10	9.7	20	37.1	30	87.9

DM: antecedentes de diabetes mellitus; ECV: antecedentes de infarto de miocardio, angina de pecho, insuficiencia coronaria, claudicación intermitente o insuficiencia cardiaca congestiva; FA: antecedentes de fibrilación auricular; HVI: hipertrofia ventricular izquierda en el electrocardiograma; PAS: presión arterial sistólica; Tab: tabaquismo; Tx HA: tratamiento antihipertensivo.

[a]Agregar puntos por los factores de riesgo enumerados (tabla superior), luego agregar puntos adicionales por el grado de presión arterial en el tratamiento antihipertensivo.
Utilizar la tabla inferior para obtener la probabilidad a 10 años de sufrir un ictus.

Fuente: Wolf PA, D'Agostino RB, Belanger AJ, et al. Probability of stroke: a risk profile from the Framingham Study. *Stroke.* 1991;22:312-318.

D-2. Probabilidad de sufrir un ictus en un plazo de 10 años en mujeres de 55-84 años de edad que no han sufrido ninguno[a]

Factor de riesgo	Puntos										
	0	1	2	3	4	5	6	7	8	9	10
Edad (años)	54-56	57-59	60-62	63-65	66-68	69-71	72-74	75-77	78-80	81-83	84-86
PAS (mm Hg)	95-104	105-114	115-124	125-134	135-144	145-154	155-164	165-174	175-184	185-194	195-204
Tx HA	No (en caso afirmativo, *véase* más abajo)										
DM	No			Sí							
Tab	No			Sí							
ECV	No		Sí								
FV	No				Sí						
HVI	No						Sí				

Si una mujer está actualmente bajo tratamiento antihipertensivo, entonces añada puntos según la PAS:

Factor de riesgo	Puntos										
	6	5	5	4	3	3	2	1	1	0	0
PAS (mm Hg)	95-104	105-114	115-124	125-134	135-144	145-154	155-164	165-174	175-184	185-194	195-204

Puntos	Probabilidad a 10 años (%)	Puntos	Probabilidad a 10 años (%)	Puntos	Probabilidad a 10 años (%)
1	2.6	11	11.2	21	41.7
2	3.0	12	12.9	22	46.6
3	3.5	13	14.8	23	51.8
4	4.0	14	17.0	24	57.3
5	4.7	15	19.5	25	62.8
6	5.4	16	22.4	26	68.4
7	6.3	17	25.5	27	73.8
8	7.3	18	29.0	28	79.0
9	8.4	19	32.9	29	83.7
10	9.7	20	37.1	30	87.9

DM: antecedentes de diabetes mellitus; ECV: antecedentes de infarto de miocardio, angina de pecho, insuficiencia coronaria, claudicación intermitente o insuficiencia cardiaca congestiva; FA: antecedentes de fibrilación auricular; HVI: hipertrofia ventricular izquierda en el electrocardiograma; PAS: presión arterial sistólica; Tab: tabaquismo; Tx HA: tratamiento antihipertensivo.

[a]Agregar puntos por los factores de riesgo enumerados (tabla superior), luego agregar puntos adicionales por el grado de presión arterial en el tratamiento antihipertensivo. Utilizar la tabla inferior para obtener la probabilidad a 10 años de sufrir un ictus.

Fuente: Wolf PA, D'Agostino RB, Belanger AJ, et al. Probability of stroke: a risk profile from the Framingham Study. *Stroke*. 1991; 22:312–318.

Algoritmos para el tratamiento de la enfermedad vascular cerebral

E-1. Guía para la evaluación inicial por teléfono de un paciente con enfermedad vascular cerebral

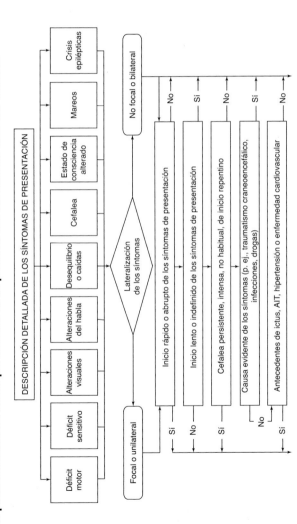

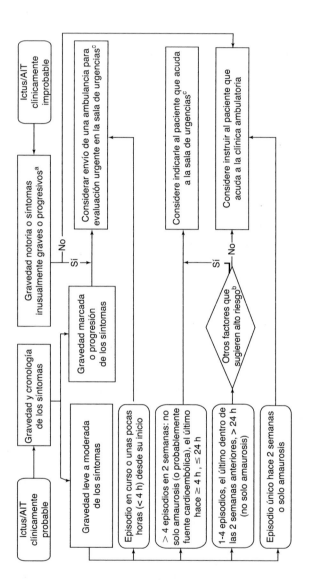

AIT: ataque isquémico transitorio.

[a] Incluyendo evidencia de otros trastornos médicos graves que surjan durante la entrevista telefónica.

[b] Probable fuente cardioembólica o estenosis arterial causal.

[c] En el servicio de urgencias, se puede usar un sistema de puntuación como ABCD2 o ABCD3-I para predecir el riesgo a corto plazo de ictus después de un AIT, lo que permite tomar decisiones informadas respecto a la hospitalización (véase cap.10).

E-2. Guía para el ataque isquémico transitorio/infarto cerebral leve

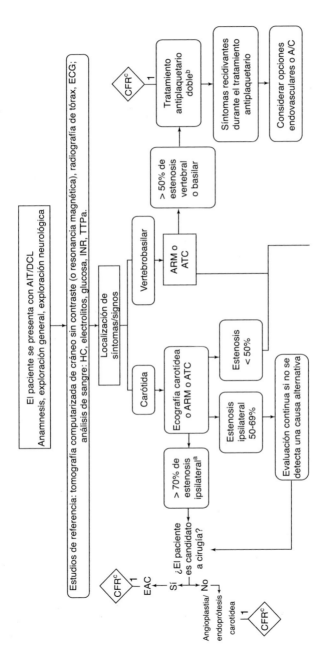

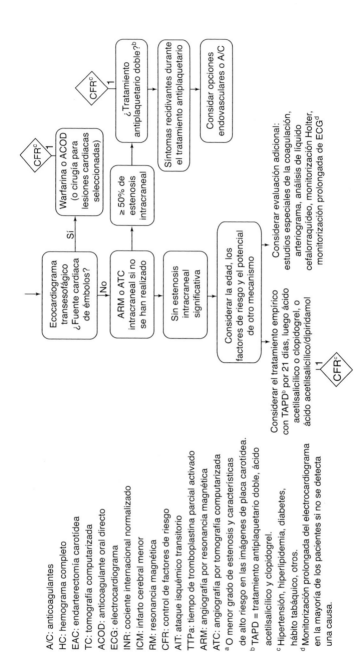

A/C: anticoagulantes
HC: hemograma completo
EAC: endarterectomía carotídea
TC: tomografía computarizada
ACOD: anticoagulante oral directo
ECG: electrocardiograma
INR: cociente internacional normalizado
ICM: infarto cerebral menor
RM: resonancia magnética
CFR: control de factores de riesgo
AIT: ataque isquémico transitorio
TTPa: tiempo de tromboplastina parcial activado
ARM: angiografía por resonancia magnética
ATC: angiografía por tomografía computarizada
[a] O menor grado de estenosis y características
de alto riesgo en las imágenes de placa carotídea.
[b] TAPD = tratamiento antiplaquetario doble, ácido
acetilsalicílico y clopidogrel.
[c] Hipertensión, hiperlipidemia, diabetes,
hábito tabáquico, otros.
[d] Monitorización prolongada del electrocardiograma
en la mayoría de los pacientes si no se detecta
una causa.

E-3. Guía para el ictus isquémico grave

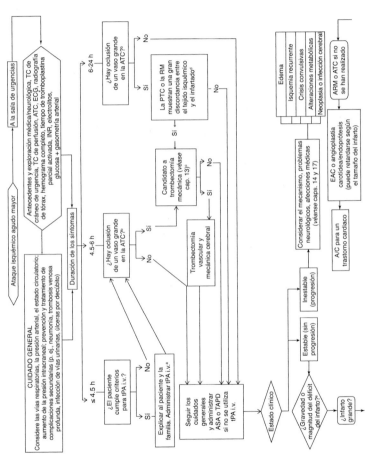

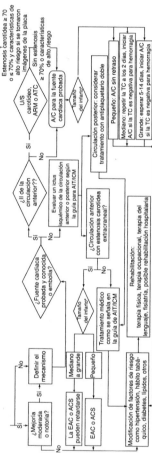

A/C: anticoagulantes; ACS: angioplastia carotídea con colocación de stent; ARM: angiografía por resonancia magnética; ASA: ácido acetilsalicílico; ASPECTS: Alberta Stroke Program Early CT Score; ATC: angiografía por tomografía computarizada; EAC: endarterectomía carotídea; ECG: electrocardiografía; ICM: infarto cerebral menor; II: ictus isquémico; NIHSS: National Institutes of Health Stroke Scale; PTC: perfusión por tomografía computarizada; TC: tomografía computarizada; tPA: activador tisular del plasminógeno; U/S: ultrasonido.

[a] Los pacientes con más probabilidades de beneficiarse del tPA intravenoso incluyen: 1) ictus isquémico de 3 h de duración (las guías apoyan el uso en caso de 3-4,5 h si cumplen con los criterios basados en ensayos clínicos); 2) sin hemorragia o efecto de masa en la TC de cráneo; 3) ausencia de hipertensión no controlada; 4) ausencia de déficit que mejora rápidamente; 5) los pacientes con un núcleo de infarto relativamente pequeño y una penumbra isquémica grande en estudios avanzados de imágenes con PTC o RM de perfusión-difusión pueden tener un mejor resultado funcional cuando solo se tratan con tPA i.v. 4,5-9 h. Véase cap. 13.

[b] Los ensayos clínicos han evaluado de forma más extensa las oclusiones del segmento M1 de la arteria carótida interna distal o de la arteria cerebral media.

[c] Para el tratamiento < 6 h, la trombectomía mecánica es más eficaz para aquellos con oclusión arterial intracraneal proximal, déficit neurológico grave con NIHSS 4, TC sin una gran área de isquemia (puntuación ASPECTS 6) y buen estado funcional previo al ictus.

[d] Discordancia según se define en los ensayos clínicos. Véase cap. 13.

[e] Clasificación del tamaño del infarto: pequeño, solo subcortical y < 2 cm de diámetro máximo o menos de la mitad del lóbulo; medio, hasta un lóbulo; grande, más grande que un lóbulo.

E-4.   Guía para la hemorragia subaracnoidea

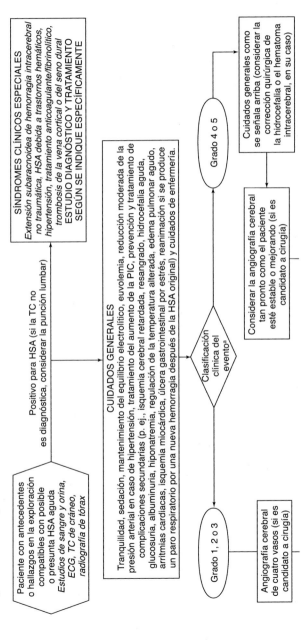

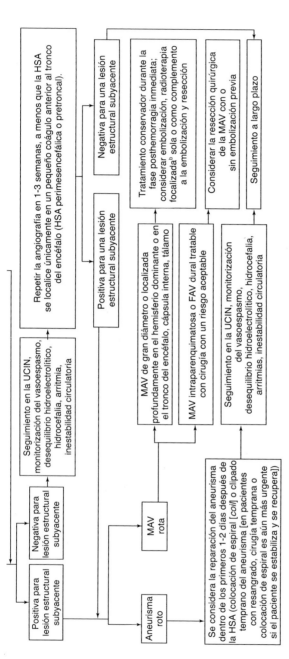

Positiva para lesión estructural subyacente

Negativa para lesión estructural subyacente

Seguimiento en la UCIN, monitorización del vasoespasmo, desequilibrio hidroelectrolítico, hidrocefalia, arritmia, inestabilidad circulatoria

Repetir la angiografía en 1-3 semanas, a menos que la HSA se localice únicamente en un pequeño coágulo anterior al tronco del encéfalo (HSA perimesencefálica o pretroncal).

Aneurisma roto

MAV rota

Se considera la reparación del aneurisma dentro de los primeros 1-2 días después de la HSA (colocación de espiral [*coil*] o clipado temprano del aneurisma [en pacientes con resangrado, cirugía temprana o colocación de espiral es aún más urgente si el paciente se estabiliza y se recupera])

MAV de gran diámetro o localizada profundamente en el hemisferio dominante o en el tronco del encéfalo, cápsula interna, tálamo

MAV intraparenquimatosa o FAV dural tratable con cirugía con un riesgo aceptable

Seguimiento en la UCIN, monitorización del vasoespasmo, desequilibrio hidroelectrolítico, hidrocefalia, arritmias, inestabilidad circulatoria

Negativa para una lesión estructural subyacente

Positiva para una lesión estructural subyacente

Tratamiento conservador durante la fase posthemorragia inmediata; considerar embolización, radioterapia focalizada[b] sola o como complemento a la embolización y resección

Considerar la resección quirúrgica de la MAV con o sin embolización previa

Seguimiento a largo plazo

ECG: electrocardiografía; HSA: hemorragia subaracnoidea; MAV: malformación arteriovenosa; PIC: presión intracraneal; TC: tomografía computarizada; UCIN: unidad de cuidados intensivos neurológicos.
[a] Hunt y Hess y grados clínicos de HSA de la WFNS.
[b] Las opciones de radioterapia para el tratamiento de las MAV incluyen bisturí de rayos gamma, linac y haz de protones.

E-5.   Guía para la hemorragia intracerebral/intraventricular

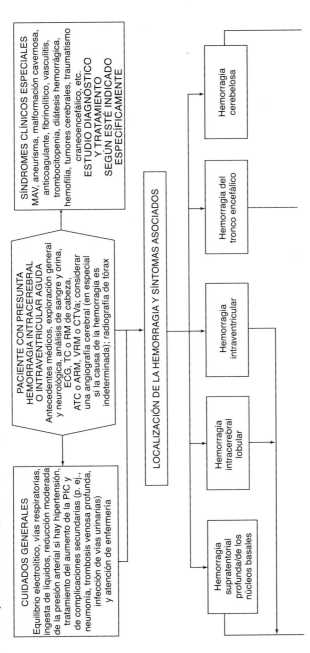

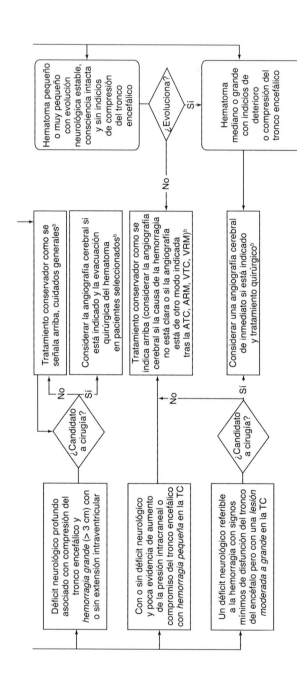

ATC: angiografía por tomografía computarizada; ARM: angiografía por resonancia magnética; ECG: electrocardiografía; RM: resonancia magnética; TC: tomografía computarizada; VRM: venografía por resonancia magnética; VTC: venografía por tomografía computarizada.

[a] VRM o VTC en los pacientes con signos de una hemorragia que sugiera una causa venooclusiva.

[b] Rehabilitación en una unidad de rehabilitación hospitalaria, de cuidados a largo plazo o domiciliaria; prevención de un ictus posterior (p. ej., tratamiento de una enfermedad subyacente, modificación de los factores de riesgo).

Esquema de dietas hipolipídicas y tabla del peso corporal ideal

F-1. Dieta baja en grasas y colesterol

Alimentos	En cualquier momento	A veces	Evitar
Frutas y hortalizas	Cualquier producto fresco, en jugo (zumo), congelado, enlatado o seco	Aguacate, aceitunas	Coco; vegetales con queso, nata o mantequilla; vegetales fritos
Cereales (panes, cereales, arroz, pasta y productos de panadería)	Pan, panecillos, palitos de pan, bollos, pan de pita, panqueques, tortillas de maíz, tortillas calientes y frías, cereales calientes y fríos, arroz, bulgur, pasta, rocetas de maíz (simples o ligeras para microondas), pretzels, *chips* de tortilla sin aceite, galletas saladas y bajas en grasa	Galletas, magdalenas (de mezcla), pan de maíz, granola baja en grasas, tortitas, gofres, pan francés, mezclas de arroz envasadas, rocetas de maíz (normales, de microondas o con mantequilla), aperitivos bajos en grasas o reducidos en grasas	Rosquillas, *croissants*, panecillos dulces, magdalenas comerciales, granola, fideos de huevo, relleno, papas (patatas) fritas normales, galletas, pasteles, tartas, galletas
Productos lácteos	Leche descremada y con 1% de grasa, suero de leche, leche en polvo sin grasa, yogur y queso sin grasa, quesos *cottage* sin grasa o bajos en grasa, sustitutos lácteos	Leche con un 2% de grasa, requesón con un 4% de grasa, quesos de leche reducida en grasa y semi-desnatada, yogur bajo en grasa, yogur congelado, leche helada, sorbetes	Leche entera, yogur y quesos de leche entera, helado (normal y gourmet)

(continúa)

F-1. Dieta baja en grasas y colesterol (*continuación*)

Alimentos	En cualquier momento	A veces	Evitar
Carne, huevos y sustitutos de la carne	Cualquier pescado o marisco de aleta (excepto las gambas), atún envasado en agua, surimi, aves de corral, pavo molido (sin piel), carne de vacuno de la USDA (solomillo, falda, redondo molido), cordero (pierna), cerdo (jamón cortado al centro, chuletas de lomo, solomillo), tocino canadiense, fiambres bajos en grasa, frijoles (judías) y chícharos (guisantes) secos, lentejas, sustitutos del huevo, claras de huevo, tofu, tempeh, sustitutos de la carne de soya (soja) y de proteínas texturizadas, sustitutos de la carne sin grasa	Gambas, pescado en aceite, palitos de pescado, carne de ave (con piel), carne picada (extra magra y magra), huevos (4/semana)	Pescado o aves de corral fritos, carne de vacuno, cerdo o cordero de primera calidad de la USDA (costilla, falda, paleta, chuleta), vísceras, carne picada normal, salchichas, tocino, la mayoría de los embutidos normales, mantequilla de maní, frutos secos
Grasas	Aceites poliinsaturados (maíz, girasol, soya, sésamo, semilla de algodón), aceites monoinsaturados (canola, oliva, maní), margarina, margarina reducida en grasa, aderezo de ensalada reducido en grasa, crema agria sin grasa	Aderezo de ensalada normal, mayonesa, crema agria reducida en grasa, queso crema reducido en grasa, mitad y mitad agria	Aceite de coco, aceites de palma y de almendra de palma, manteca de cerdo, mantequilla, nata, crema y leche, queso fresco, salsa, la mayoría de las cremas no lácteas

USDA: Departamento de Agricultura de los Estados Unidos.
Fuente: con autorización de la Mayo Foundation for Medical Education and Research. Derechos reservados.

F-2. Dieta muy baja en grasas y colesterol

	En cualquier momento		
Frutas y hortalizas	Cereales	Lácteos	Frijoles, huevos, sustitutos de la carne
Frescos, congelados, enlatados, secos o en jugo: manzanas, albaricoques, plátanos (bananas), moras, arándanos, melón, cerezas, arándanos rojos, grosellas, dátiles, higos, grosellas espinosas, pomelos, uvas, melaza, kiwis, limones, limas, mangos, moras, nectarinas, naranjas, melocotones, peras, piñas (ananás), ciruelas, granadas, ciruelas pasas, frambuesas, frutas estrella, fresas, mandarinas, sandía, helados de fruta, sorbetes	Panes integrales, panecillos, palitos de pan, panecillos ingleses, pan de pita, panecillos normales, cereales integrales calientes y fríos (maíz, avena, centeno, trigo, cebada, bulgur, mijo, quinoa, trigo sarraceno), arroz (integral, blanco, salvaje), sémola, macarrones, pasta, fideos sin huevo, tortillas de maíz, rocetas de maíz infladas, pretzels, galletas sin grasa, magdalenas sin grasa	Postres no lácteos sin grasa, leche de soya sin grasa, leche de arroz sin grasa, batidos de soya, sustitutos del queso sin grasa **Grasas** Chocolate sin grasa, aderezo de ensalada sin grasa, crema no láctea sin grasa **Varios** Chili vegetariano sin grasa y otras sopas (chicharos, lentejas; verduras)	Frijoles (riñón, garbanzo, pinto, negro, marrón, blanco, gran norte, mung, azul, rojo, mexicano, lima), lentejas, chicharos (partidos, de ojo negro), productos de soya (tofu, tempeh, miso), seitán (gluten de trigo), claras de huevo, sustitutos de la carne sin grasa,[a] incluyendo hamburguesas vegetarianas, perritos calientes vegetarianos, tocino canadiense vegetariano, pollo vegetariano, pavo vegetariano con o sin salsa vegetariana, y tiras, salchichas y hamburguesas vegetarianas para el desayuno
Frescos, congelados, enlatados, secos o en jugo: alcachofas, espárragos, alubias (verdes, de cera, de lima), betabel (remolacha), brócoli, coles de Bruselas, coles (repollos), zanahorias, coliflor, apio, berzas, maíz, pepinos, hojas de diente de león, berenjena, escarola, hinojo, ajo, col rizada, puerros, lentejas, lechuga, setas (botón, taza, planas, rebozuelo, colmenilla, ostra, shiitake, etc.), mostaza, okra, chirivía, chicharos, pimientos (campana, chile), papas (al horno, en puré),), hojas de mostaza, quimbombó, cebollas, pimientos (campana, chile), papas (al horno, en puré), rábanos, colinabos, tirabeques, espinacas, brotes (alfalfa, mostaza, frijoles, rábanos), calabaza (zapallo), boniato (al horno, en puré), acelga, tomate, nabos, hojas de nabo			

(*continúa*)

F-2. Dieta muy baja en grasas y colesterol (*continuación*)

A veces		

Frutas y hortalizas
Aguacate, coco, aceitunas, verduras en salsa de queso baja en grasa,[b] verduras en salsa de crema baja en grasa[a]
Cereales
Aperitivos muy bajos en grasa, aperitivos bajos en grasa (rocetas de maíz bajas en grasa, papas fritas bajas en grasa, galletas, pasteles),[b] fideos de huevo

Lácteos
Leche descremada, yogur sin grasa, crema agria sin grasa, queso crema sin grasa, queso *cottage* sin grasa, yogur bajo en grasa,[b] crema agria baja en grasa,[b] queso crema bajo en grasa,[b] queso *cottage* bajo en grasa[b]
Grasas
Aderezo para ensaladas bajo en grasa, aceite de oliva y otros aceites vegetales con poca grasa saturada y sin colesterol

Varios
Pastel vegetariano con sustituto de la carne, enchiladas vegetarianas bajas en grasa, burritos vegetarianos bajos en grasa, pizza de verduras asadas con cobertura de queso vegetariano o bajo en grasa
Frijoles, huevos, sustitutos de la carne
Frutos secos (maníes, nueces, pecanas, almendras, nueces de Brasil, etc.), semillas (sésamo, calabaza, girasol, etc.), sustituto del huevo, proteína vegetal texturizada,[b] hamburguesas vegetarianas,[b] tiras de desayuno sin carne,[b] salchichas y hamburguesas,[b] sustitutos de carne molida sin carne,[b] pechuga de pollo sin carne,[b] hamburguesas,[b] brochetas,[b] alitas Búfalo sin carne, bistec Salisbury sin carne,[b] salchichas de cóctel sin carne,[b] filete de pescado sin carne,[b] filetes de salmón sin carne, pan de lentejas[b]

Evitar

Frutas y hortalizas
Vegetales fritos, vegetales en queso normal, salsa de nata o mantequilla, vegetales en margarina

Cereales
Pastel normal, papas fritas normales, fideos chow mein, galletas normales, croissants, rosquillas, granola, magdalenas normales, tartas, rocetas de maíz normales, bocadillos normales, relleno, panecillos dulces

Lácteos
Leche entera o al 2%, yogur entero o reducido en grasa, queso reducido en grasa o normal, helado, nata, crema agria reducida en grasa o normal, queso crema reducido en grasa o normal, requesón reducido en grasa o normal

Grasas
La mayoría de las margarinas, los aderezos normales para ensaladas, los aceites con grandes cantidades de grasas saturadas (de coco, de palma, de palmiste, etc.), la mantequilla, la manteca de cerdo, la manteca vegetal, las cremas no lácteas normales, el chocolate normal o con leche

Carnes, huevos
Carne (incluyendo aves, pescado y marisco), yemas de huevo

---

[a] Siempre que no contenga grasas saturadas ni colesterol.
[b] Siempre que tengan menos de 7 g de grasa total, menos de 2 g de grasa saturada y menos de 5 mg de colesterol por ración.

F-3. Tablas metropolitanas de estatura y peso

	Hombres[a]				Mujeres[b]		
Estatura (m)	Complexión delgada (kg)	Complexión media (kg)	Complexión robusta (kg)	Estatura (m)	Complexión delgada (kg)	Complexión media (kg)	Complexión robusta (kg)
1.57	58-60	59-63	62-68	1.47	46-50	49-54	53-59
1.60	59-62	60-64	63-69	1.49	46-51	50-55	54-60
1.62	59-63	61-65	64-70	1.52	47-52	51-57	55-62
1.65	60-64	62-67	65-72	1.54	48-53	52-58	56-63
1.67	61-64	63-68	66-74	1.57	48-54	53-59	58-64
1.70	62-65	64-69	67-76	1.60	50-56	54-61	59-66
1.72	63-67	65-71	68-78	1.62	51-57	56-62	60-68
1.75	64-68	67-72	70-79	1.65	53-58	57-63	62-70
1.77	65-69	68-73	71-81	1.67	54-60	58-65	63-72
1.80	66-71	69-75	73-83	1.70	55-61	60-66	64-73
1.82	67-72	71-77	74-85	1.72	57-63	61-68	66-75
1.85	68-74	72-78	76-87	1.75	58-64	63-69	67-77
1.87	70-76	74-80	78-89	1.77	59-65	64-70	68-78
1.90	71-78	75-82	79-91	1.80	61-67	65-72	70-79
1.93	73-79	77-84	82-93	1.82	62-68	67-73	71-81

[a] Pesos de 25-59 años, con base en la menor mortalidad. Peso en kilogramos, de acuerdo con la complexión corporal (en ropa interior de 2.26 kg, zapatos con tacón de 2.5 cm).
[b] Pesos de 25-59 años, con base en la menor mortalidad. Peso en kilogramos, de acuerdo con la complexión corporal (en ropa de interior con un peso de 1.36 kg, zapatos con tacón de 2.5 cm).
Fuente: Metropolitan life foundation: height and weight, Table 1. *Stat Bull Metrop Life Found.* 1983;64:2-9.

ÍNDICE ALFABÉTICO DE MATERIAS

Nota: los números de página seguidos por *f* y *t* indican figuras y tablas, respectivamente.